Evidence-Based Practice

編著
北川眞理子
谷口千絵

看護実践のための根拠がわかる

母性看護技術

メヂカルフレンド社

序

　今日，周産期医療体制の集約化とEvidence-basedによる周産期医療の標準化が進んでいます。母性看護学領域で広く利用されている『産婦人科診療ガイドライン－産科編』は2008年に発刊され，すでに2回の改訂が行われました。『助産所業務ガイドライン』は2004年に発刊され，2009年，2011年，2014年と改訂されてきています。2008年に発刊された本書は，このたび初めての改訂になります。"根拠がわかる"という書名のとおり，「入手可能で最良な研究結果を知ったうえで，理にかなった医療を行うための行動指針」である最新のガイドラインを反映したことと，初版と同様に母性看護技術をケアの対象となる母子およびその家族へ提供する際の理論的な裏づけを詳細に記載しました。
　今回改訂の編集上の特徴は，次の5点に集約されます。

1．周産期の母子を対象とした看護技術に焦点を当てました。

　母性看護学は周産期の母子とその家族を対象とした看護のみならず，女性のライフサイクル各期の性にかかわる課題の支援も含まれます。幅広い看護技術が母性看護技術に含まれますが，本書では周産期の母子とその家族を対象とした看護技術に焦点を当てました。

2．看護のポイントを具体的に示し，写真や図で細やかに解説を入れました。

　周産期の母子とその家族を対象に提供する看護技術は，基礎知識として空間的な認知が求められます。妊婦の身体の中の子宮の大きさや形を妊婦の腹壁の上から子宮の一部である子宮底を触診することで認識したり，同様に胎児の身体の一部を妊婦の腹壁越しに触れて胎児の身体全体を認識します。あるいは超音波断層装置の平面の画像から立体的な胎児の形や大きさ，臓器を認識します。分娩期には，さらに胎児が産婦の骨盤のどの部分に位置しているのか（下降度）や，どのように身体の向きを変えているのか（回旋）認識することが，看護技術が「看護」として母子に提供されるための基礎知識になります。
　今回の改訂では，写真や図を多く取り入れていますが，読者の皆様が「パッと見て理解した気になってしまう」ことのないように，解説や図のコメントを充実させました。特に看護技術のポイントとなるところは，写真の上にさらに図を加えたり，実施者の力の入れる方向を矢印で示しました。本来なら手袋を装着して実施する技術も，爪の向きや皮膚のしわの入り方を見て，実施者の手の向きや指の関節の角度がわかるように，素手の状態で撮った写真を採用しました。実際に実施する際は手袋の着用をお願いします。

3．具体的な方法とその「根拠と留意点」を一覧できる表にしました。

　一つひとつの看護技術について，実施する目的，適応，必要物品を示したうえで，具体的な方法と根拠・留意点を手順ごとに解説し一覧表にしました。実際に看護技術を実施する場面を具体的に想定して示しています。

4．看護技術が実際に提供される場面を事例で示しました。

　実際に看護技術が提供される場面について，簡単な事例をもとに一例となる看護計画のモデルを示しています。読者の皆様が実際の場面で使用する際には，対象者や状況に合わせて修正してご使用ください。

5．教育媒体に活用できるように工夫しました。

　実際に教育媒体として活用できるように，妊婦体操のように複数の図は親しみやすいイラストを用いて見開きページで示しました。

　本書は，看護学を学ぶ学生にとっては"わかる書"として，助産学を学ぶ学生には"基礎知識の確認"として，また実際に産婦人科で看護師としてご活躍されている方々にもご活用いただけますよう，願っております。

2015年9月

北川眞理子・谷口千絵

本書の特長と使い方 — よりよい学習のために —

「学習目標」
各節の冒頭に，学習目標を提示しています。何を学ぶのか確認しましょう。

看護技術習得に不可欠な知識！
具体的な看護技術を見る前に，技術習得のために必要な知識を解説しています。技術を用いる際の基盤となるので，しっかり理解しましょう。

個別性を考えた看護技術を

実際に患者に対して技術を実施する場合には，本書で示している基本形をベースに，患者それぞれの個別性を考えて応用することが必要です。

応用できるようになるには，"なぜそうするのか？"といった根拠や留意点までをきちんと学び，基本形を確実に理解・習得することが第一歩です。

「看護技術の実際」
各節で習得してほしい看護技術の実際を，順を追って提示しています。正確な技術の習得に向けて，本書で示している基本形を繰り返し練習し，頭とからだで覚えるよう意識してください。

「方法」に対する「留意点と根拠」が見やすい！
表形式で，左欄には順を追った技術の実施方法を，右欄にはそれに対応する留意点と根拠を明示しています。表形式だから左右の欄を見比べやすく，また対応する箇所には番号（❶など）をふっているので，方法に対する根拠がすぐにわかるようになっています。

看護技術の実際

- 目　　的
- 適　　応
- 必要物品

看護技術の「目的」
何を目指してこの技術を用いるのかを端的に示しています。

看護技術の「適応」
この技術が，どんな状態の患者に用いられるのかを示しています。

方　法	留意点と根拠
…を説明し了解を得る	●予告なく触診すると褥婦が驚き，不安…必ず説明する
…せるよう説明する（→❶）	❶子宮と膀胱は隣接しているため，…

《簡便法》
1）褥婦の両膝を立て，腹壁を弛緩させる
2）恥骨結合上縁から子宮の外縁を探し，子宮の形（高さ，幅），硬さ，傾きを確認する
3）子宮底部の位置を確認し，臍あるいは恥骨結合上縁からの指の幅で子宮底の高さを測定する 図2-2

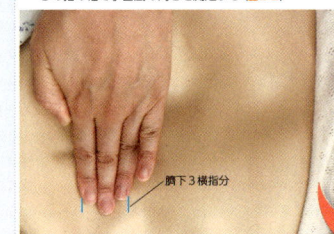

- ●簡便法は，観察者の手指幅を基準にして，恥骨結合上縁中央と臍の高さ間（臍恥間）における子宮底部の位置を測定する方法である
- ●触診するときは，観察者の手が冷たくないように留意する
- ●腹部に手を垂直に押し当てると子宮底部がわかりやすい（→❷）
- ❷子宮硬度が良好な場合はすぐに子宮底部が触知できる
- ●子宮底が，臍と恥骨結合間の中央より上に位置する場合は「臍下○横指」，中央より下に位置する場合は「恥骨結合上○横指」，臍と恥骨結合間のほぼ中央に触知する場合は「臍恥中央」と表現する
- ●1横指は約1.2〜1.5cmである
- ●第2指（示指），第3指（中指），第4指（環指），第5指（小指）の順に用いる
- ●分娩後の日数と子宮底長，子宮底高の関係は表2-1を参照

臍下3横指分

図2-2　子宮底の高さの測定（簡便法）

《実測法》
1）褥婦の両膝を立て，腹壁を弛緩させる
2）恥骨結合上縁から子宮の外縁を探し，子宮の形（高さ，幅），硬さ，傾きを確認する

わかりやすい写真がたくさん！
写真を中心に，イラストや表などがもりだくさんで，イメージしやすくなっています。

「正常を逸出した場合のケア」
簡単な事例を紹介して実際に看護技術が提供される場面での看護計画のモデルを示しています。

正常を逸脱した場合のケア

A 会陰・腟壁血腫となった産婦への支援

●事例：Aさん，34歳，初産婦。妊娠週数38週5日，13時15分3,600gの児を吸引分娩し，腟裂傷ならびに会陰切開部を縫合した。分娩2時間後の帰室時，外陰部に腫脹や疼痛はなかった。

「文献」
引用・参考文献を提示しています。
必要に応じてこれらの文献にもあたり，さらに学習を深めましょう。

文　献
1）北川眞理子・内山…　2013．
2）北川眞理子・内山…・内山和美編：根拠がわかる母性看護技術，メヂカルフレンド社，2008．
3）新道幸恵・中野仁雄・遠藤俊子編：新体系看護学全書 母性看護学② マタニティサイクルにおける母子の健康と看護，メヂカルフレンド社，2012．
…道幸恵編：新体系看護学31 母性看護学② 妊婦・産婦・褥婦・新生児の看護，メヂカルフレンド社，2003．

■ 編　集

北川眞理子	人間環境大学大学院看護学研究科
谷口　千絵	神奈川県立保健福祉大学保健福祉学部

■ 執筆者（執筆順）

谷口　千絵	神奈川県立保健福祉大学保健福祉学部
北川眞理子	人間環境大学大学院看護学研究科
藏本　直子	人間環境大学看護学部
星　　貴江	人間環境大学看護学部
下見　千恵	広島国際大学看護学部
杉下　佳文	人間環境大学看護学部
田中　泉香	名古屋市立大学看護学部
脇本　寛子	名古屋市立大学看護学部
安達久美子	首都大学東京大学院人間健康科学研究科
谷口　通英	前静岡県立大学看護学部
喜多　里己	日本赤十字看護大学
中山　和美	新潟医療福祉大学健康科学部
島田真理恵	上智大学総合人間科学部
渡邊　典子	新潟青陵大学大学院看護学研究科
寺口　顕子	名古屋市立大学大学院看護学研究科
上山　直美	宝塚大学看護学部
田淵　紀子	金沢大学医薬保健研究域保健学系
名取　初美	山梨県立大学看護学部

目次 contents

第Ⅰ章 母性看護学の実践に向けて　1

❶ 母性看護学の対象の理解　（谷口千絵）　2

- **❶ 妊娠期における妊婦と胎児の理解**　3
  - 1）妊娠期の特徴　3
  - 2）妊婦の看護　3
- **❷ 分娩期における産婦と胎児の理解**　4
  - 1）分娩期の特徴　4
  - 2）産婦の看護　4
- **❸ 産褥期における褥婦と新生児の理解**　5
  - 1）褥婦の特徴と看護　5
  - 2）新生児の特徴と看護　5

❷ 母性看護学のアセスメントとケアの考え方　（北川眞理子）　7

- **❶ 母性看護学における看護ケアとは**　7
  - 1）家族中心の看護　7
  - 2）意思決定への支援　7
  - 3）セルフケアへの援助　7
  - 4）ケアリング　8
  - 5）エンパワーメント　8
- **❷ 母性看護学におけるアセスメント**　9
  - 1）看護過程　9
  - 2）看護理論　9
- **❸ 母性看護学における看護ケアの技術**　10

第Ⅱ章 妊娠期のアセスメントとケア　13

❶ 妊娠初期の妊婦のケア　（谷口千絵）　14

- **❶ 妊娠の成立と分娩予定日**　14
- **❷ 血液検査**　14
- **❸ 妊娠の届け出**　16
  - 1）妊娠の届け出　16
  - 2）母子健康手帳　16
- **❹ 胎児の発育と臨界期**　16
- 🌱 **看護技術の実際**　17
  - A　尿検査　17
    - 1）妊娠反応（免疫学的妊娠反応）　17
    - 2）尿たんぱく　18
    - 3）尿糖　19
    - 4）ケトン体　19
  - B　内診の介助　19
  - C　経腟エコーの介助　21
  - D　子宮頸部細胞診検査の介助　22
  - E　超音波ドップラーによる胎児心音の聴取　23
  - F　下肢の浮腫の診察　25
  - G　細菌性腟症の検査の介助　26
  - H　妊娠の可能性のある女性への説明　26
  - I　妊娠が成立した女性への説明　27
  - J　就業上の注意点についての説明　30
- 🌱 **正常を逸脱した場合のケア**　32
  - A　切迫流産妊婦への支援　32
  - B　妊娠悪阻に苦しむ妊婦への支援　33
  - C　妊娠の継続に悩む妊婦への支援　34
  - D　人工妊娠中絶を希望する妊婦への支援　34

❷ 妊娠中期の妊婦のケア　（藏本直子） —— 36

❶ 妊婦のヘルスアセスメント ……………… 36
　　1）血液検査 ………………………………… 36
　　2）耐糖能検査 ……………………………… 36
　　3）頸管・腟分泌物の検査 ………………… 37
❷ 胎児のヘルスアセスメント ……………… 37
　　1）胎位・胎向・胎勢 ……………………… 37
　　2）胎児の発育・成長 ……………………… 39
　　3）出生前診断の検査 ……………………… 39
❸ 妊娠中期の日常生活への支援 …………… 41
❹ 妊娠高血圧症候群予防（PIH）への支援 … 42
　　1）妊娠高血圧症候群（PIH）とは ………… 42
　　2）妊娠高血圧症候群（PIH）予防への支援 … 43
❺ 鉄欠乏性貧血予防への支援 ……………… 43
　　1）妊娠性貧血とは ………………………… 43
　　2）鉄欠乏性貧血予防への支援 …………… 43
🌱 看護技術の実際 …………………………… 43
　　Ａ レオポルド触診法 ……………………… 43
　　Ｂ 子宮底長・腹囲の測定 ………………… 45
　　Ｃ 経腟エコーの介助 ……………………… 47
　　Ｄ 血液検査 ………………………………… 48
　　Ｅ 乳房の観察・測定 ……………………… 50
　　Ｆ 耐糖能検査（50gGCT，75gOGTT） … 52
　　Ｇ クラミジア検査 ………………………… 53
　　Ｈ Ｂ群溶血性レンサ球菌（GBS）検査 …… 54
　　Ｉ 妊娠による心身の変化とセルフケア … 55
　　　1）食生活・栄養 ………………………… 55
　　　2）運動（妊婦体操） …………………… 57
　　　3）衣類・靴 ……………………………… 61
　　　4）排　泄 ………………………………… 62
　　　5）清　潔 ………………………………… 65
　　　6）腹　帯 ………………………………… 66
　　Ｊ 就業上の注意点についての説明 ……… 68
　　Ｋ 血圧の自己測定についての説明 ……… 69
🌱 正常を逸脱した場合のケア（星　貴江） 71
　　Ａ 切迫早産妊婦への支援 ………………… 71
　　Ｂ 不育治療中の妊婦と家族への支援 …… 72

❸ 妊娠末期の妊婦のケア　（下見千恵） —— 73

❶ 胎児の健常性（well-being）の評価 ……… 73
　　1）ノンストレステスト（non-stress test：NST）… 73
　　2）生物物理的プロフィールスコア
　　　　（biophysical profile score：BPS）…… 73
　　3）胎児血流の評価 ………………………… 73
　　4）尿中エストリオール（E_3），ヒト胎盤性ラクトーゲン
　　　　（human placental lactogen：hPL）…… 73
　　5）子宮底長，腹囲の測定 ………………… 75
❷ 分娩様式の選択 …………………………… 75
❸ 妊娠末期のマイナートラブル …………… 75
　　1）マイナートラブルと異常との鑑別 …… 76
　　2）母性健康管理指導事項連絡カードの活用
　　　　―職業をもつ妊婦へのケア ………… 76
❹ 出産準備 …………………………………… 76
🌱 看護技術の実際 …………………………… 77
　　Ａ 超音波検査の介助（胎児血流，BPS）… 77
　　Ｂ ノンストレステスト（NST） ………… 78
　　Ｃ 妊娠による心身の変化とセルフケア … 79
　　　1）休息・睡眠（姿勢：仰臥位低血圧症候群の予防）… 79
　　　2）衣類・靴 ……………………………… 80
　　　3）マイナートラブル …………………… 81
　　　4）出産準備 ……………………………… 83
🌱 正常を逸脱した場合のケア ……………… 85
　　Ａ 血圧が140mmHgで持続する妊婦への支援 …… 85
　　Ｂ 辺縁前置胎盤と診断され腹部緊満感と性器出血
　　　　を訴えた妊婦への支援 ……………… 86
　　Ｃ 妊娠36週3日，骨盤位が自己回転しない妊婦へ
　　　　の支援 ………………………………… 87

第Ⅲ章　分娩期のアセスメントとケア　89

❶ 分娩第1期のケア　（杉下佳文）　90

- **❶ 分娩とは** …… 90
  - 1) 分娩期の区分 …… 90
  - 2) 分娩の種類 …… 90
- **❷ 分娩の3要素** …… 92
  - 1) 娩出力 …… 92
  - 2) 娩出物 …… 94
  - 3) 産道 …… 95
- **❸ 分娩の経過** …… 97
  - 1) 分娩第1期 …… 97
  - 2) 分娩第2期 …… 97
  - 3) 分娩第3期 …… 97
- **❹ 胎児心拍数モニタリング** …… 98
  - 1) 胎児心拍数モニタリングとは …… 98
  - 2) 胎児心拍数の読み方 …… 98
- 🌱 **看護技術の実際** …… 101
  - A 破水時の産婦の診察の介助 …… 101
  - B 分娩監視装置を用いた陣痛と胎児モニタリング …… 102
  - C 陣痛の観察 …… 104
  - D 常位胎盤早期剥離 …… 104
  - E 産痛緩和のケア …… 105
  - F 自由な姿勢で過ごすためのケア …… 108
  - G 産婦と家族へのケア …… 109
  - H 産婦の基礎体力の保持や生活に対するケア（水分・食事摂取，排尿〈導尿〉）…… 110
- 🌱 **正常を逸脱した場合のケア** …… 110
  - A 前期破水10時間後に分娩開始となった産婦への支援（杉下佳文）…… 110
  - B 微弱陣痛で分娩第1期が延長している産婦への支援（田中泉香）…… 112
  - C 分娩停止となり帝王切開を受ける産婦と家族への支援（田中泉香）…… 112
  - D 陣痛発作に苦しむ産婦への支援（田中泉香）…… 113
  - E GBS陽性産婦とその家族への支援（脇本寛子）…… 114

❷ 分娩第2期のケア　（安達久美子）　116

- **❶ 分娩第2期の経過** …… 116
  - 1) 分娩所要時間 …… 116
  - 2) 分娩の進行と分娩の3要素 …… 116
  - 3) 産婦の心理 …… 117
- **❷ 胎児心拍数モニタリング** …… 117
  - 1) 分娩第2期の胎児心拍数モニタリング …… 117
  - 2) 徐脈の種類と対応 …… 118
- **❸ 児頭の回旋とその異常** …… 118
  - 1) 児頭の回旋 …… 118
  - 2) 回旋異常 …… 118
- **❹ 分娩第2期と異常出血** …… 120
- 🌱 **看護技術の実際** …… 120
  - A 間接介助 …… 120
    - 1) 分娩の間接介助 …… 120
    - 2) 吸引分娩・鉗子分娩時の間接介助 …… 124
  - B 外陰部の消毒・清拭（間接介助者が実施する場合）…… 128
  - C 産痛緩和のケア …… 129
- 🌱 **正常を逸脱した場合のケア** …… 129
  - A 吸引分娩した産婦へのケア …… 129
  - B 常位胎盤早期剥離時のケア …… 131

❸ 分娩第3期のケア　（谷口通英）　133

- **❶ 分娩第3期とは** …… 133
  - 1) 胎盤剥離徴候 …… 133
  - 2) 胎盤娩出様式 …… 134
  - 3) 胎盤圧出法 …… 134
  - 4) 分娩第3期の出血 …… 135
- **❷ 産婦の心理状態** …… 135
- **❸ 産科出血への対応** …… 135

看護技術の実際 ……………………138
A 連続的なバイタルサインの測定 …………138
B ショック指数（SI）の算出 ………………139

C 出血量の測定 ………………………………139
正常を逸脱した場合のケア ……………140
A 頸管裂傷のある産婦への支援 ……………140

❹ 分娩2時間までのケア　（喜多里己） ──────────────142

❶ 分娩第4期の産婦の特徴 ……………142
1）産婦の退行性変化 ………………………142
2）産婦の全身状態 …………………………142
3）産婦の心理的状態 ………………………143
❷ 出生直後の新生児・胎児付属物の特徴 …143
1）出生直後の児の観察と異常の発見 ……143
2）胎児付属物 ………………………………145

看護技術の実際 ……………………147
A 早期母子接触 ………………………………147
B 出生2時間の新生児の観察 ………………149
C 出生2時間の新生児のケア ………………150
正常を逸脱した場合のケア ……………151
A 弛緩出血時のケア …………………………151

第Ⅳ章　産褥期のアセスメントとケア　153

❶ 出産後24時間の褥婦のケア　（中山和美） ──────────────154

❶ 産褥期の特徴 …………………………154
❷ 褥婦の状態の理解 ……………………155
1）身体的な変化 ……………………………155
2）心理的状態 ………………………………155
看護技術の実際 ……………………157
A 産褥復古のケア（子宮・悪露の観察と悪露交換） ………………………………………157
B 早期離床ケア（初回歩行と排尿） ………159
C 排泄（排尿）のケア ………………………161

D 授乳のケア …………………………………161
E 診察の介助（退院診察） …………………162
F 検　査 ………………………………………162
G 処置（抜糸） ………………………………163
H 教育・相談（母子同室） …………………164
正常を逸脱した場合のケア ……………165
A 会陰・腟壁血腫となった産婦への支援 …165
B 分娩後24時間以内の弛緩出血（後期弛緩出血）している産婦への支援 ……………166

❷ 出産後から入院期間中の褥婦のケア　（杉下佳文） ────────168

❶ 褥婦の状態の理解 ……………………168
1）退行性変化 ………………………………168
2）進行性変化 ………………………………171
3）心理的変化（役割の変化） ……………172
❷ 産褥期の精神障害 ……………………173
1）マタニティブルーズ ……………………173
2）産後うつ病 ………………………………174
3）産褥精神病 ………………………………175
看護技術の実際 ……………………176
A 子宮復古の観察 ……………………………176
B 会陰部の観察 ………………………………177
C 排尿障害の有無についての観察 …………178

D 乳房の観察 …………………………………178
E 授乳場面の観察 ……………………………180
F 心理状態の観察 ……………………………181
G 産褥復古のケア ……………………………182
　1）子宮輪状マッサージ …………………182
　2）膀胱・直腸充満の除去 ………………183
　3）運動（産褥体操） ……………………183
H 親役割への支援 ……………………………186
I 褥婦の日常生活とセルフケアへの支援 ……187
J 新生児の生後の変化についての説明と支援 …189
K 母乳育児の支援 ……………………………190
L 家族計画指導 ………………………………192

- 正常を逸脱した場合のケア ･････････193
  - A 乳房トラブルを抱える母親への支援（杉下佳文）･････193
  - B 子宮復古不全の母親への支援（田中泉香）･････194
  - C 母子分離を余儀なくされた母親への支援（田中泉香）･･･195
- D 肺塞栓症になった母親への支援（杉下佳文）････196
- E 帝王切開術後の母親への支援（杉下佳文）････196
- F 多胎児を出産した母親への支援（星 貴江）････197
- G 産褥熱にかかった母親への支援（星 貴江）････198

❸ 退院から出産後1か月までの褥婦のケア　（島田真理恵）――200

- ❶ 褥婦の状態の理解 ････････････････････････200
  - 1）退行性変化 ･････････････････････200
  - 2）進行性変化 ･････････････････････200
- ❷ 褥婦の心理とメンタルヘルス ･･････････201
- 看護技術の実際 ････････････････････201
  - A 産後健診 ････････････････････････201
- B 母乳育児相談 ････････････････････203
- 正常を逸脱した場合のケア ････････････204
  - A 母乳分泌不足を訴える母親への支援 ････････204
  - B 乳汁うっ滞をもつ母親への支援 ････････205
  - C 乳腺炎（急性化膿性乳腺炎）のケア ････････206
  - D 多胎妊婦と家族への支援 ････････207

❹ 産後に仕事復帰する女性のケア　（渡邊典子）――209

- ❶ 女性の就労状況 ･････････････････････209
  - 1）女性の労働力人口と就業パターン ････････209
  - 2）女性の就業形態 ･････････････209
- ❷ 就労している女性の育児，保育を取り巻く状況 ････211
  - 1）出産後の女性の就業継続 ････････212
  - 2）育児休業 ･･･････････････････212
  - 3）育児時間 ･･･････････････････212
  - 4）保育所 ･････････････････････213
- ❸ 就労しながら育児を行う女性および男性に関する制度 ･････････････214
- ❹ 産後に仕事復帰する女性の母乳育児継続へのケア ･････215
- 看護技術の実際 ････････････････････217
  - A 搾乳・冷凍母乳 ･･････････217
    - 1）搾乳と搾母乳の保存 ････････217
    - 2）冷凍母乳の解凍・加温 ････････219
- 正常を逸脱した場合のケア ････････････219
  - A 授乳をしながら仕事復帰する女性への支援 ････････219
  - B 就労しながら育児を行う女性への支援 ････････220

第Ⅴ章 新生児期のアセスメントとケア　223

❶ 出生直後の新生児のケア　（寺口顕子）――224

- ❶ 新生児の呼吸の特徴 ････････････････224
- ❷ 胎児循環から新生児循環への移行 ････････225
- ❸ 体温喪失ルートと低体温の影響 ････････225
- ❹ 早期母子接触 ･･････････････････225
- 看護技術の実際 ････････････････････226
  - A 呼吸の観察 ･･･････････226
  - B 心拍数の観察 ･･･････････227
  - C 体温（直腸温）の観察 ･･･････228
  - D 酸素飽和度の測定 ･･･････229
  - E 臍帯血の血液ガス分析 ･･･230
  - F 筋緊張の観察 ･･･････････232
  - G 反射の観察 ･･･････････232
  - H 身体計測 ･･････････234
  - I 成熟度判定 ････････239
  - J 乾式清拭（ドライケア・ドライテクニック）･･･240
  - K 点眼 ････････241
  - L 臍の消毒 ･･････242
  - M 温度・湿度の管理 ･･････242
- 正常を逸脱した場合のケア ････････244
  - A 新生児蘇生 ････････244
  - B 低出生体重児の母親とその家族への支援 ････246

❷ 出生後24時間以内の新生児のケア　（上山直美）──────248

- ❶ 新生児の意識 …………………………248
- ❷ 授乳のサイン：母乳育児の早期開始 …248
- ❸ 初期嘔吐 ………………………………250
- ❹ 生理的黄疸と早期黄疸 ………………250
- ❺ 低血糖 …………………………………251
- 🌱 看護技術の実際　252
    - A 血清ビリルビン値の測定 …………252
    - B 血糖測定 …………………………253
- C ビタミンKの投与 …………………254
- D 初回排尿・初回排便の観察 ………255
- E 更　衣 ………………………………256
- F おむつ交換 …………………………257
- G 体位変換 ……………………………259
- H 褥室と同室時の整備（母児同室）……261
- I 取り違えの防止 ……………………261

❸ 出生2日目から退院までの新生児のケア　（田淵紀子）──────263

- ❶ 生理的体重減少 ………………………263
- ❷ 新生児黄疸の管理 ……………………264
    - 1）黄疸の症状と所見 ………………264
    - 2）検　査 ……………………………265
    - 3）黄疸の治療 ………………………267
- ❸ 新生児マス・スクリーニング ………268
    - 1）新生児マス・スクリーニングとは …268
    - 2）これまで行われてきた新生児スクリーニング …268
    - 3）タンデムマス法によるスクリーニング …268
    - 4）タンデムマス法を用いた拡大スクリーニング …269
- ❹ 聴覚検査 ………………………………269
    - 1）新生児聴覚スクリーニング検査の概要 …269
    - 2）新生児聴覚スクリーニング検査の種類 …269
    - 3）聴覚マス・スクリーニングの現状 …270
- 🌱 看護技術の実際　270
    - A 新生児マス・スクリーニング ……270
    - B 聴覚検査（AABR検査）……………272
    - C 沐　浴 ………………………………274
    - D 母親への新生児の特徴の説明とケアへの助言 …280
    - E 便の排泄の援助 ……………………283
- 🌱 正常を逸脱した場合のケア　283
    - A 光線療法中の新生児と母親への援助 …283

❹ 退院から出生後1か月までの新生児のケア　（名取初美）──────285

- ❶ 新生児の成長・発達の特徴 …………285
    - 1）体　重 ……………………………285
    - 2）身長・頭囲・胸囲 ………………285
    - 3）臍 …………………………………285
    - 4）運動機能 …………………………285
    - 5）原始反射 …………………………285
    - 6）黄　疸 ……………………………286
    - 7）睡　眠 ……………………………286
    - 8）感覚器系 …………………………286
    - 9）心理・社会的発達 ………………286
- ❷ 新生児健診 ……………………………286
- 🌱 看護技術の実際　287
    - A 体重増加の評価 ……………………287
    - B 身体測定の評価（パーセンタイル値，成長曲線）……………………………288
    - C 神経発達の評価 ……………………289
    - D 皮膚トラブルの予防とトラブルへの対処 …290
    - E 予防接種のスケジュール作成への援助 …292
    - F 家庭内の養育環境整備への援助 …293

索　引 ……………………………………295

第 I 章

母性看護学の実践に向けて

1 母性看護学の対象の理解

学習目標
- 母性看護学の対象である妊婦・産婦・褥婦・新生児の特性を理解する。
- 周産期における妊婦と胎児の特徴を理解する。
- 周産期における産婦と胎児の特徴を理解する。
- 周産期における褥婦と新生児の特徴を理解する。

　母性看護学は，妊娠・分娩・産褥期の母子を対象にした看護を中心に，女性の一生（ライフサイクル）や父性も含めて，その概念や領域を拡大・発展してきた。今日，母性看護学の対象は，妊娠・出産する女性への看護だけでなく，次世代の育成や女性の一生を通じた健康の維持・増進，疾病の予防に向けた看護へと広がってきている。看護師が主にケアを提供するのは，医療機関を受診する妊産褥婦および新生児であるが，生殖器の疾患やライフサイクル各期のホルモンの変化による不調，出産による骨盤内臓器への影響により受診する患者など様々である。

　性と生殖は大変プライベートな事柄であり，羞恥心を伴うため相談しにくい内容でもある。同居する家族にも気軽に相談できず，一人で問題を抱えて受診する，あるいは受診をためらい，必要な時期に受診できない人もいる。患者やその家族の価値観を尊重することは言うまでもないが，性暴力，ドメスティックバイオレンス，虐待といった生命や健康を脅かす状況については，たとえ本人からの訴えがなかったとしても，医療者として見過ごしてはいけない。

　また，出生前診断として行われる検査（母体血清マーカー）は，主治医や遺伝カウンセラーが説明やカウンセリングをするが，胎児に影響のある感染症の結果やいまだ偏見をもたれる可能性のあるヒト免疫不全ウイルス（HIV）検査の結果についても，主治医から検査の精度（感度，特異度），治療や予後を含めての説明が必要となる場合がある[1]。

　このように，母性看護学の対象は非常に多様であり，デリケートかつ複雑な問題を抱えている。

　本書では，母性看護学の対象のなかでも女性のマタニティサイクル（妊娠期，分娩期，産褥期，新生児期）に焦点をしぼり，これが正常に経過するための異常の早期発見と予防などヘルスアセスメントの技術と，日常生活のためのケア技術について解説する。

1 妊娠期における妊婦と胎児の理解

1）妊娠期の特徴

日本全国の1年間（2012年度）の妊娠届けの総数は約108万件（実数1,080,193件）[2]，出生数は約103万件（実数1,029,816）であった[3]。

2013年度の母親の年齢別の出生数では，最も多いのが30〜34歳，次いで25〜29歳，35〜39歳，20〜24歳である（図1-1）[4]。15歳未満あるいは50歳以上の出産も40数名おり[5]，妊婦といっても幅広い年齢層が対象となることがわかる。

16歳未満の妊婦は義務教育を受けている年代でもあり，婚姻できず，社会的・経済的にも不利な状況に置かれているため，妊娠の継続や育児には多くの支援が必要となる。また，30歳を過ぎるとがんの罹患率が上昇するなど，加齢とともに疾患をもつ妊婦が増える[6]。家庭をもっている女性は，40〜50歳にかけて介護を担う割合が増え，50歳代では主介護者となっていることもある[7]。女性は年齢が高くなるほど，育児のほかに親の介護と家庭内での役割が増える傾向にある。

妊産婦死亡は，2011年では41名で，原因別では，直接産科死亡として，産科的塞栓症9名，分娩時出血4名，前置胎盤および（常位）胎盤早期剝離3名，妊娠高血圧症候群（妊娠・分娩・産褥における浮腫，たんぱく尿および高血圧性障害）3名，子宮外妊娠2名，その他5名，間接産科的死亡は15名となっている。

2）妊婦の看護

妊婦は，妊娠期間中，自分のためだけではなく，胎児の健康のためにも，からだやこころの健康づくりに努めることになる。分娩や育児は女性にとって大きな変化をもたらす出来事であり，妊娠期は胎児と自らの生命を尊重できるように準備をする大切な時期である。

妊娠するまでの経過では，予定していなかった妊娠である場合もあれば，不妊治療を受

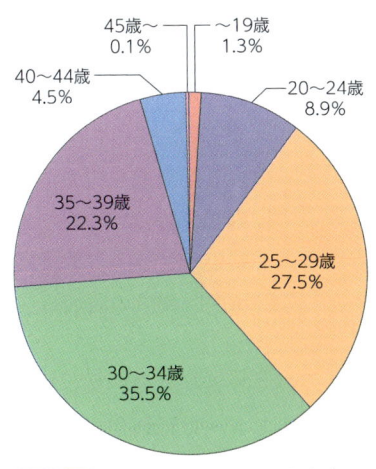

図1-1　母親の年齢別にみた出生率

政府統計の総合窓口（e-Stat）：平成25年度人口動態調査，2013．より引用

けての妊娠もある。その期間や方法も多様であり，妊娠に至るまでの体験も多様である。また，初めての妊娠なのか，2回目，3回目なのか，前の妊娠のときとは別のパートナーや家族との生活なのか，妊娠の継続を希望しているのか，流産や死産，新生児死亡などを経験していないかなど，看護師は様々なことに配慮していかなければならない。

妊婦への看護では，指導的な態度ではなく，妊婦とそのパートナーや家族が納得した妊娠・出産・育児をしていけるよう助言および支援をしていくことを心がける。

また，胎児の養育環境が整うように，母子へのサポート体制づくりをする。妊婦は，胎動や超音波の画像をとおして，時にはこれ以外の方法により胎児の存在を認め，共に生き，生活しながら愛着を感じるようになっていく。看護師は，妊婦健康診査時には，妊婦と胎児の両者に挨拶するなど，胎児の存在も尊重してかかわる。

2 分娩期における産婦と胎児の理解

1）分娩期の特徴

分娩期は，陣痛が始まってから胎児および胎児付属物が娩出されるまでの期間（分娩第3期）を指す。分娩期に引き続き，分娩終了後24時間は分娩に関連した種々の産科的異常が発生することが多く，特に分娩後2時間（分娩第4期）は異常出血が起こりやすいため，注意が必要である[8]。

胎児は，陣痛による母体からの血流低下により低酸素状態になりやすく，生命の危機的状態でもあり，分娩時のストレスにより脳性麻痺になる可能性もある。一方で，陣痛は胎児に対して，胎外生活へ適応するための刺激となる。

母体にとっても，陣痛によるいきみや痛みで血圧が上昇したり，常位胎盤早期剝離や羊水栓塞などから播種性血管内凝固症候群（disseminated intravascular coagulation：DIC）を引き起こすなど，母体（および胎児）の生命を脅かす可能性がある。

分娩期は母子共にクリティカルな時期であるため，医療者は注意深く分娩の経過を観察する。

2）産婦の看護

出産や母乳育児の方針については，妊娠期から継続的に妊婦と医療者が話し合っていることが望ましい。

心理的な側面としては，産婦は感受性が強く，達成感や自己効力感を得やすい反面，陣痛の痛みや医療介入に対して不安を抱きやすい。陣痛の痛みで産婦は強く感情を表出するが，周囲の出来事や看護師の対応を非常に冷静に受け止めている。一方，分娩期の記憶は断片的であったり，陣痛の痛みが強い場合や麻酔使用時には，医療者の説明は必要最低限になるため，産婦が分娩経過をすべて把握することは難しい。

分娩は危機的な体験でもあるので，産婦は医療者と共に分娩後にバースレビュー（出産の想起）という形で振り返りをすることがある。バースレビューは母親が自分の出産体験を振り返ることで出産に価値を見出し，また喪失感や否定的な感情が生じた場合にその感情を表出することで新たに自己を再構築していくのに役立つ。

分娩直後の母児の皮膚と皮膚の接触（早期母子接触）は，母親の愛着形成や母乳育児に有効であり，母子のきずなが深まるなどの効果がある。出生直後の新生児は呼吸や循環が未熟なため，注意深い観察のもとに行う。

3 産褥期における褥婦と新生児の理解

1）褥婦の特徴と看護

　分娩を機に褥婦のホルモン動態は急激に変化する。児の養育のために乳汁を分泌する進行性変化と同時に，妊娠前のからだに戻る子宮復古などの退行性変化が起こる。

　心理的には，ホルモン動態の変化により情緒が不安定になることや，分娩による疲労が回復する間もなく昼夜を問わずに児の世話に追われるため，それまでの睡眠−活動パターンが変化し疲労が蓄積しやすい。母親という新しい役割が増え，家族の再統合など社会的にも変化の大きい時期となる。産後うつ病については，退院後1か月の健診でスクリーニングが行われるようになってきている。

　年々虐待相談の件数が増加し[9]，虐待者は実母が半数以上を占めている[10]。2007（平成19）年度から，生後4か月までの全戸母子へ全戸訪問事業（こんにちは赤ちゃん事業）が開始されているが，退院後早期の新生児訪問や産褥入院制度など，母子の愛着形成に向けた退院後の支援がますます重要となっている。

2）新生児の特徴と看護

　生後1週間は早期新生児期，生後4週間は新生児期と定義されている。新生児は，妊娠期は「胎児」としてアセスメントされ，母体を通じて看護師から間接的にケアを受けている。分娩期は最も胎児にストレスがかかるため，胎児心拍数陣痛図によりモニタリングし，必要があれば酸素飽和度をモニタリングする。

　胎児は，受精の瞬間から成長・発達し続け，分娩により胎外生活への適応が始まる。胎児循環から肺呼吸に変わるので，直後は呼吸や循環が不安定でクリティカルなケアを必要とする。分娩時は羊水にぬれ，また体表面積が体重に比して大きいので体温を喪失しやすく，適切なケアが提供されなければただちに危機的な状況に陥る。また，分娩による子宮収縮で低酸素状態になりダメージを受けたり，娩出時に損傷を受けることがある。先天異常は妊娠中に指摘されている場合もあるが，分娩後に初めてわかることもある。

　新生児は，観察やケアを集中的に必要とする存在である一方で，自らの生きる力を分娩後すぐに発揮する。たとえば，分娩後すぐにセミファーラー位にした母親の腹部に児を腹臥位にして置くと，両足で母親の腹部を蹴りながら乳頭を目指して進み，吸啜し，母乳を嚥下する[11]。

　出生直後の新生児は無呼吸になりやすいためモニタリングが必要であるが，母親から離しておくと啼泣し，呼吸・循環が安定しない。新生児は，妊娠期から母と共に生きてきているので，必要な処置やケアは，可能な限り母親から離さず家族のもとで行う。

文 献

1) 櫻林郁之介監，髙加國夫・遠田栄一・小沼利光・他編：患者さんに伝える臨床検査の説明マニュアル，医歯薬出版，2003，p.407-412.
2) 母子保健事業団：年次別，妊娠週数別，妊娠届数（昭和40年〜平成24年度），母子保健の主なる統計 平成26年度刊行，2015，p.98.
3) 母子保健事業団：市郡別，出生の場所別，出生数及び割合（昭和25年〜平成25年），母子保健の主なる統計 平成26年度刊行，2015，p.47.
4) 政府統計の総合窓口 (e-Stat)：平成25年人口動態調査，2013.
5) 前掲書3），p.49.
6) がん情報サービス：最新がん統計，国立がん研究センターがん対策情報センター．
   http://ganjoho.jp/public/statistics/pub/statistics01.html
7) 小山泰代：女性から見た家族介護の実態と介護負担，人口問題研究，68 (1)：54-69, 2012.
8) 武谷雄二・上妻志郎・藤井知行・他：プリンシプル産科婦人科学，2 産科編，第3版，メジカルビュー社，2014，p.152.
9) 前掲書3），p.106.
10) 前掲書3），p.107.
11) Righard L, Alade MO：Effect of delivery room routines on success of first breast-feed, Lancet, 336 (8723)：1105-1107, 1990.

2 母性看護学のアセスメントとケアの考え方

学習目標
- 母性看護学における看護ケアの基本概念を理解する。
- 母性看護学のアセスメントにおいて，看護過程および看護理論を適切に活用できる。
- 母性看護学における包括的なアセスメント技術を理解する。

1 母性看護学における看護ケアとは

　母性看護学における看護ケアの基本概念として，家族中心の看護，意思決定への支援，セルフケアへの援助，ケアリング，エンパワーメントが挙げられる。

1）家族中心の看護

　妊娠・出産・育児は，母親やその家族にとって成長につながる発達課題であり，ライフイベントである。看護師には，母子および家族のケアニーズの充足，親・家族役割への移行に対する援助が求められる。

　母親と子どもの関係づくりのうえで，家族が母親に与える影響など家族の状況や関係性を意識し，家族を1つの単位として常に関連させる対象理解の深さが，よりよいケアにつながるといえる。

2）意思決定への支援

　母性看護における意思決定の内容には，「性」に関するものが少なくない。性は個人的な内容であるとともに人間関係の根幹を成すものである。対象者は，妊娠・出産・育児のあらゆる場面で自分自身の問題に直面し，周囲の人との相互関係を創造・発展させていきながら意思決定をしなければならない。また，情報過多な現代社会において，意思決定にあたっては多数の選択肢が存在するため，看護師による適切で十分な情報提供が重要な意味をもってくる。

3）セルフケアへの援助

　人は本来セルフケアを行う存在であり，看護は健康に関するセルフケアが不足している対象者に向けて行われる。

　オレム（Orem DE）は，セルフケアの目的をセルフケア要件とし，①普遍的セルフケア要件（最適な機能，健康，安寧のための基本的ニーズ），②発達的セルフケア要件（成長・発達

に関連する基本的ニーズ），③健康逸脱に対するセルフケア要件（疾病や障害，治療に関連するニーズ）に分類した[1]。

セルフケアは，周囲の環境や文化に基づくものであり，個人の能力や知識，技術，価値観，動機づけ，調整能力などの影響を受ける。妊娠・出産・育児において，対象者が自分のもてる力で乗り越えられない場合，看護介入が必要となる。

4）ケアリング

ケアとケアリングはほぼ同義に扱われているが，ケアリングの要素である共感する，関心を向ける，分かち合うなどは，看護実践の場面でもしばしば用いられている。

レイニンガー（Leininger MM）は，ケアリングは看護援助の本質であり，文化や社会を超えて普遍的に認められ，人間の存在に欠かせないものとした[2]。

メイヤロフ（Mayeroff M）とスワンソン（Swanson KM）は，ケアの主な要素として知識，リズムを変えること，忍耐，正直，信頼，謙遜，希望，勇気を挙げ，一人の人格をケアすることは最も深い意味でその人が成長することであり，自己実現することにあるとした[3,4]。ローチ（Roach MS）もまた，ケアリングの焦点は他者を成長させる点にあり，ベナー（Benner P）はこれを"気づかい"と表現している。「ヒューマン・ケアリング理論」で有名なワトソン（Watson J）[5]は，ヒューマンケアの11の前提[5]を示し，トメイら[6]はケアリングの構成要素として表2-1を示し，看護の核として位置づけている。

5）エンパワーメント

エンパワーメントは，パワーを与えるという意味であるが，特に医療や看護のなかでは，無力感を取り除き自己効力感（efficacy）を高めることを指す。権限の委譲をすることにとどまることなく，人をできる気にさせることであり，動機づけの概念である[7]。

方向性をもつエンパワーメントにおいては，ケアの受け手のエンパワーメントは自分にとってのケアであり，ケア提供者側のエンパワーメントは意思決定への援助，そして責任範囲に及ぶものである。

表2-1　ケアリングの構成要素（Tomey & Alligood）

1. 人間的・利他的な価値観の形成
2. 信念と希望
3. 自己と他者への感受性の育成
4. 援助・信頼関係の発展
5. 肯定的感情と否定的感情の表出促進と受容
6. 創造的な問題解決の方法
7. 教育と学習
8. 支援的・保護的で適切な環境の提供
9. 基本的なニードへの援助
10. 実存的・現象学的・精神的な力の容認

2 母性看護学におけるアセスメント

　母性看護において看護師がケアを提供するにあたっては，ケア技術だけでなく，何をどのように判断するかが重要となる。
　質のよい看護は，専門的知識による適正な判断と，高度な技術によるケアの結果生まれる。看護師は，まずは健康上および看護上の問題を明確にするために必要な情報を総合的に収集し，対象者を理解する。また，その情報を分析して問題を明確にし，看護援助の必要性を決定する。こうした一連のアセスメントにおいては，看護過程および看護理論の活用が重要となってくる。

1）看護過程

　看護過程（表2-2）は，科学的方法に基づき，看護実践を一貫性のあるものとして裏づける問題解決過程のことである。具体的には，対象者の問題点の認識と表現，観察・理論・経験の総合によって得られた問題点のデータ収集，問題点解決のための仮説の設定と検証から成り立っている。
　問題点の認識については，情報収集する前に，対象者の状態や状況から何をアセスメントすべきであるのか，アセスメントで確定すべき項目にめどを立てる。たとえば，産褥早期においては，母子相互作用の状態や基本的な育児技術の習得状況，育児観や母乳育児についてなどをアセスメントする。産褥の経過とともにアセスメントすべき項目はほぼ体系化できているため，その項目に基づいてアセスメントしていき，何を看護判断しなければならないかを明確にする。また，個別性重視の視点から，個人に特有の看護問題も導き出していく。

2）看護理論

　臨床看護の実践で，特に心理社会的側面において，アセスメント項目が見つけられない，または迷いが生じるなどの場合，看護理論に戻って思考を深めるとよい。
　たとえば，適応状態のアセスメントで，何を情報として収集すればよいのか見当がつかない場合，こころはどのように応じていくか，その状況の核となるものは何かなど，適応理論から自己概念や役割機能などの視点をヒントとして得ることができる。アセスメント内容が整理できれば，看護問題の抽出は容易である。

表2-2　看護過程

1. 情報収集
2. アセスメント
3. 看護判断（診断）
4. 計画
5. 実施・評価

アセスメントと看護診断をまとめて4つのステップにすることもある

3 母性看護学における看護ケアの技術

　母性看護学における看護ケアには，セルフケアへの援助と，対象者が充足できない身体的・社会的・精神的・霊的ニーズへの対応および潜在的ニーズの充足がある（図2-1）。これらの看護ケアには，看護師の手による直接的な技術提供と，対象者の思考の整理や意思決定を助ける援助が含まれる。

　看護判断に基づいた看護ケアを適切に遂行するには多くの技法が必要である。言語的・非言語的な技法を用いた身体的・社会的・精神的・霊的側面へのケア，予防的看護介入や教育的アプローチが行われる。

　技（＝術）は人の能力・機能・動きを表す概念で，手段や手法の意味をもっているが，これを体系化したものを技術という。技術を用いる能力を技能とよび，看護分野のテクニカルタームとして扱われるスキルは，技と技術を用いる能力を意味する。このスキルを駆使して行われる様々な手法を技法という（図2-2）。

　包括的なアセスメント技術が適正なアセスメントを導く重要な鍵を握る。生理学的アセスメントに必要なフィジカルイグザミネーション（身体診査）で正確なデータを得るには，専門的スキルが必要である。専門的スキルの習熟には，知識の理解，技術の原理や手技の理解，技術の模倣，技術操作の繰り返し（訓練），技術の正確性をきわめる段階へとプロセスを踏んでいく。

　健康問題の解決あるいは健康維持・増進に対して適正な看護技術を提供するためには，まずは，その基本となる人間関係を確立する技術が必要となる。さらに対象者が人生のどの時点に立っているかを把握した生活支援技術，妊娠・出産・育児などの時期の特性を重視した援助技術，診療（補助を含む）に伴う援助技術，新生児期から老年期まで，すべてのステージでの健康相談技術など多様である。時には複数の看護技術を用いることもある。

　看護判断（診断）と看護ケアにおいては，看護が実践の科学である以上，臨床実践の場を

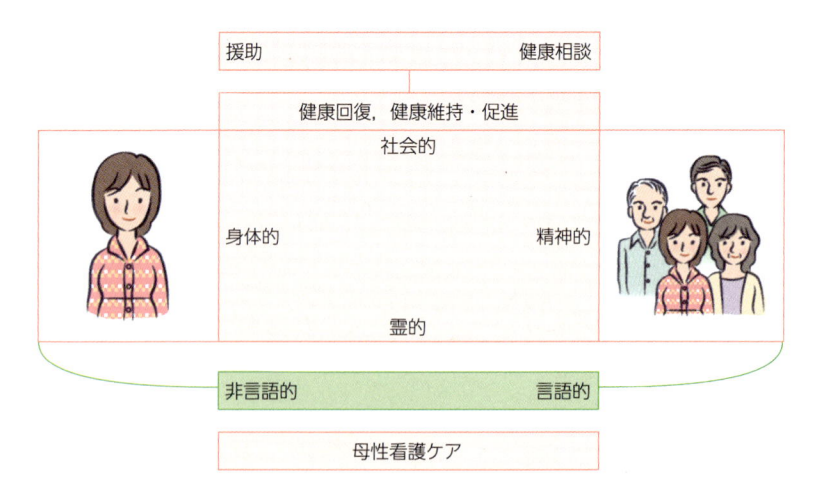

図2-1　母性看護学における看護ケア

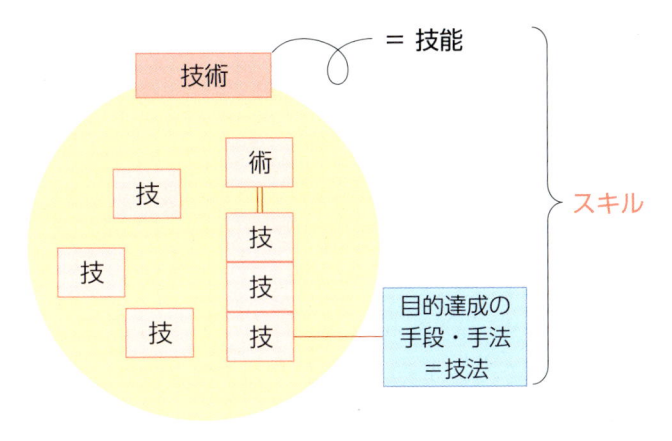

図2-2 技・技術・技法・スキルの位置づけ

通して判断（診断）の精度やアセスメントの適正さを検証し，ケアの実践においては成果の検証やよりよい方法論の探究，ケア技術の創造・開発が行われることが望まれる。

母性看護では，対象者が自分のニーズを満たすためのセルフケアの確立に向けた教育的支援に必要な看護技術の習得が求められる。

高度医療へと邁進するなか，質的看護の重要性が問われるようになった近年において，生活は自然回帰の念が起こり，人にやさしい環境や生き方が唱えられている。このような社会背景から，様々な価値観や多様なニーズに対応する技術の錬磨も必要である。看護師は，常に適切な技術提供への確たる意識をもち続け行動したいものである。

文献

1) Orem DE著，小野寺杜紀訳：オレム看護論―看護実践における基本概念，第2版，医学書院，1988.
2) Leininger MM著，稲岡文昭監訳：レイニンガー看護論―文化ケアの多様性と普遍性，医学書院，1995.
3) Mayeroff M著，田村真・向野宣之訳：ケアの本質，ゆみる出版，1998.
4) Swanson KM：Nursing as informed caring for the well-being of others，*The Journal of Nursing Scholarship*，25(4):352-357，1993.
5) Watson J著，稲岡文昭・稲岡光子訳：ワトソン看護論―人間科学とヒューマンケア，医学書院，1992.
6) Tomey AM, Alligood MR編著，都留伸子監訳：看護理論家とその業績，第3版，医学書院，2004，p.157-158.
7) Bandura A：Toward a unifying theory of behavioral change，*Psychological Review*，84：191-215，1977.
8) 飯田賢一：技術――語の辞典，三省堂，1995，p.4-85.
9) 植村研一：従来の医学教育の問題点，日本医学教育学会監，医学教育マニュアル5　シミュレーションの応用，篠原出版，1984，p.1-10.
10) Hames CC, Joseph DH著，仁木久恵・江口幸子・大岩外志子訳：援助の科学（サイエンス）と技術（アート），医学書院，1985，p.84-218.

第Ⅱ章

妊娠期のアセスメントとケア

1 妊娠初期の妊婦のケア

学習目標
- 妊娠の経過に伴う妊婦の生理的変化を理解する。
- 胎児の発育や健康状態を把握する方法を理解する。
- 妊婦の観察や診察に必要な基本技術を習得する。
- 安全・安楽でプライバシーに配慮した診察時の介助方法を習得する。
- 観察・診察・検査結果から妊婦のアセスメントができる。

1 妊娠の成立と分娩予定日

妊娠とは，受精卵の着床に始まり，胎芽または胎児および付属物（胎盤，臍帯，卵膜，羊水）の排出をもって終了するまでの状態である[1]。

分娩予定日（expected date of confinement〈delivery〉：EDC〈EDD〉）は，最終月経初日に280日を加えた日で，妊娠40週0日にあたる。基礎体温測定の場合は，低温期の最終日に266日（38週）を加えた日とする[2]。

2 血液検査

妊娠初期の検査として，厚生労働省「妊娠に対する健康診査についての望ましい基準」および「産婦人科診療ガイドライン－産科編2014」では，以下の項目を実施することを推奨している（図1-1）[3)4)]。

- ABO式血液型
- Rh式血液型
- 不規則抗体スクリーニング（間接クームス試験など）
- 血算
- HBs抗原
- HCV抗体
- 風疹抗体：赤血球凝集抑制試験（hemagglutination inhibition test：HI法）
- 梅毒スクリーニング
- HTLV-1（ヒトT細胞白血病ウイルス1型）抗体：妊娠中期以降でも可
- HIV（ヒト免疫不全ウイルス）スクリーニング：インフォームドコンセント後に実施
- 血糖検査：随時血糖値（＜200mg/dL），妊娠中期（24〜28週）に50g経口ブドウ糖負荷試験（oral glucose tolerance test：OGTT）（＜140mg/dL）あるいは随時血糖値（＜

II-1 妊娠初期の妊婦のケア

項目	初診 厚労省	初診 産婦人科ガイドライン	妊娠初期(~13週6日) 厚労省	妊娠初期(~13週6日) 産婦人科ガイドライン	妊娠中期(14週0日~27週6日) 厚労省	妊娠中期(14週0日~27週6日) 産婦人科ガイドライン	妊娠後期(妊娠28週0日~) 厚労省	妊娠後期(妊娠28週0日~) 産婦人科ガイドライン
問診票を用いた情報収集(初診)	○							
自己申告非妊娠時BMI								
体重測定				初期から健診ごと		初期から健診ごと		初期から健診ごと
浮腫評価				初期から健診ごと		初期から健診ごと		初期から健診ごと
尿たんぱく・尿糖半定量				初期から健診ごと		初期から健診ごと		初期から健診ごと
血圧				初期から健診ごと		初期から健診ごと		初期から健診ごと
子宮底長						初期から健診ごと(16週まで省略可能。超音波検査を実施した場合は省略できる)		初期から健診ごと(16週まで省略可能。超音波検査を実施した場合は省略できる)
血算			○	○	○(24~35週までに1回)	○(20~24週頃)	○(24~35週までに1回、36週~出産までに1回)	30・37週
血液型等の検査(ABO式血液型、Rh式血液型)			○	○				
不規則抗体			○	○				
風疹(HI法)			○	○				
HBs抗原			○	○				
HCV抗体			○	○				
HTLV-1抗体			○(初期から妊娠30週までに1回)	○(中期でも可)				
HIV抗体			○	○				
梅毒検査			○	○				
トキソプラズマ抗体				○				
随時血糖			○(初期に1回)		○(24~35週までに1回)	○(24~28週)または50g OGTT(24~28週)	○(24~35週までに1回)	
子宮頸がん検査(細胞診)			○(初期から23週までに2回)		○(24~35週までに1回)		○(24~35週までに1回、36週から出産までに1回)	
超音波検査				○				
(超音波)妊娠確認・予定日決定						○(20~24週頃)		○(30~37週頃)
(超音波)子宮頸管長						○(20週頃)		○(30週頃)
(超音波)胎児発育				○(10~15週)		○(20週頃)		○(30~37週頃)
(超音波)胎児位置・羊水量						○(20週頃)		○(30~37週頃)
(超音波)胎位								○(41週頃)
胎児well-being確認								
細菌性腟症				○(30週頃までに)				
クラミジア		○(初診~30週までに1回)	○(初診から30週までに1回)					
B群溶血性レンサ球菌(GBS)								○(33~37週に1回)
(情報提供)トキソプラズマ感染予防				○				
(情報提供)サイトメガロウイルス感染予防				○				
(情報提供)常位胎盤早期剥離初発症状								

BMI: body mass index、HI: 赤血球凝集抑制試験、HTLV-1: ヒトT細胞白血病ウイルス1型、HIV: ヒト免疫不全ウイルス、50gOGTT: 50g経口ブドウ糖負荷試験

図1-1 特にリスクのない妊婦に勧められている検査や情報提供

100mg/dL）陰性
- トキソプラズマ抗体：EIA（enzyme immunoassay）によるトキソプラズマ特異的IgG（免疫グロブリンG）およびIgM（免疫グロブリンM）抗体測定

3 妊娠の届け出

1）妊娠の届け出

妊娠をした者は妊娠の届け出をする（母子保健法第15条「保健所を設置する市又は特別区においては保健所長を経て市長又は区長に，その他の市町村においては市町村長に妊娠の届出をするようにしなければならない」）。

届け出る項目は，①届出年月日，②氏名，年齢および職業，③居住地，④妊娠月数，⑤医師または助産師の診断または保健指導を受けたときは，その氏名，⑤性病および結核に関する健康診断の有無（結核についての検査は特には実施していない）である（母子保健法施行規則第3条）。

2）母子健康手帳

妊娠の届け出をすると，市町村から母子健康手帳が交付される。妊産婦は，医師，歯科医師，助産師または保健師に健康診査や保健指導を受けたときは，そのつど，母子健康手帳に必要な事項の記載を受けなければならない。乳児または幼児の健康診査または保健指導を受けた当該乳児または幼児の保護者についても同様とする（母子保健法第16条）。

4 胎児の発育と臨界期

受精卵の着床後，外・中・内胚葉の形成に続いて各器官の原基が形成される。この胚発生段階を器官形成期という。満12週未満[5]，妊娠4～10週（胎生2～8週）[6]，胎生3～8週[7] などとされる。この時期は催奇形作用因子に対し感受性が強く，ある閾値以上の外因（teratogenic range）が働くと形態形成が阻害され，奇形となるか胎芽あるいは胎児が死亡し流産する[8]。そのため，この時期は奇形形成の臨界期ともよばれる[8]。

受精後第2週から妊娠10週未満の胎児は胎芽（胚子），妊娠10週以降から胎児とよばれる。胚と胎芽の期間区分については明確な見解がない[9]。胎齢で表現する場合は第9週（満8週）未満の胎児ということになる（受精してからの最初の1週を「胎齢第1週＝妊娠満2週」としている）。この時期は器官形成も不十分で，人の胎児としての特徴が備わっていないので特に胎芽という。胎芽期にすべての主要な器官が形成されるため，正常発育に重要な時期である。

看護技術の実際

A 尿検査

1）妊娠反応（免疫学的妊娠反応）

- **目　的**：妊婦健康診査来院時の随時尿を検体として，尿中ヒト絨毛性ゴナドトロピン（human chorionic gonadotropin：hCG）を免疫学的に検出し，妊娠の診断に必要な情報とする
- **適　応**：妊娠5～6週でほぼ陽性となる。妊娠6週以降の場合は，経腟エコーにて胎芽心拍動が観察され，妊娠の診断に必要な情報となるため，必要に応じて実施する
- **必要物品**：採尿用コップ，妊娠反応検査キット，マスク，ディスポーザブル手袋，ディスポーザブルエプロン

	方　法	留意点と根拠
1	**問診する** 1）問診には数10分の時間が必要なことを説明し，尿意がある妊婦には問診の前に採取するよう依頼する 2）最終月経，月経周期，妊娠に関する症状を確認する（➡❶） 3）月経周期，持続時間，最終月経，初経，妊娠歴，不妊治療歴を聴取する 4）基礎体温表を持参していれば，診察のためにあずかる 5）受診前に市販の妊娠反応検査を実施したかどうか尋ねる（➡❷）。実施した場合は，陽性になった日付を尋ねる	❶妊娠および分娩予定日の算出に必要な情報となる ●妊娠週数によっては，経腟エコーによって妊娠の診断が可能な場合もある ●妊娠反応検査は，妊娠5～6週でほぼ陽性となる ●胎芽心拍動は，経腟エコーにて妊娠5週5日頃から検出され，妊娠6週4日では100％観察される ❷測定感度が25IU/Lの高感度妊娠診断薬を用いると，妊娠3週以降で85.7％，妊娠4週以降で100％の陽性率を示す。分娩予定日決定の際の目安となる ●市販の妊娠反応検査が陽性である場合，同じ検査は不要である
2	**採尿の準備をする** 1）採尿用コップに氏名を記載してもらい確認する 2）尿定性も同じ検体で検査する場合は，中間尿の採取方法を説明する（➡❸）	●「出始めと終わりの尿はとらないで，中間部分だけをとります」と説明する ❸中間尿の採取で，外陰部由来の分泌物の混入を避けることができる❶
3	**採尿・判定する** 1）手袋，エプロン，マスクを着用する（➡❹） 2）検体となる採尿用コップの氏名と検査の指示，妊婦の氏名を確認する 3）妊娠反応検査薬の使用期限を確認する 4）使用する妊娠反応検査薬の指示に従い，必要な尿検体量（付属のピペットを使用）を滴下する 5）使用する妊娠反応検査薬の指示に従い判定する（図1-2） 6）判定した結果をカルテに記載し，実施者のサインをする。その際，再度検体の名前を確認する 7）妊婦の診察が終了後，検体の尿を破棄する	❹CDC標準予防策に準じる

方　法	留意点と根拠

図1-2　尿検査（妊娠反応）

❶櫻林郁之介監，髙加國夫・遠田栄一・小沼利光・他編：患者さんに伝える臨床検査の説明マニュアル，医歯薬出版，2003，p.420.

2）尿たんぱく

- ●目　　的：妊娠高血圧症候群の徴候がないか判定する（スクリーニング）
- ●適　　応：妊婦健康診査で毎回実施する。2回の健診で続けて尿たんぱく（＋），尿たんぱく（＋＋）以上，あるいは高血圧存在下で尿たんぱく（＋）の場合は，たんぱく尿確認検査（尿中たんぱく/クレアチニン比測定あるいは24時間蓄尿）を行う
- ●必要物品：採尿用コップ，尿中たんぱく半定量試験紙，マスク，ディスポーザブル手袋，ディスポーザブルエプロン

方　法	留意点と根拠
1　採尿の準備をする 　1）採尿用コップに氏名を記載してもらい確認する 　2）尿定性も同じ検体で検査する場合は，中間尿の採取方法を説明する	●採取した尿に異物が混入すると試料として使用できないので，ティッシュペーパーなどを採尿カップにかぶせないように伝える ●内診後に採尿すると血液が混入するおそれがある
2　採尿・判定する 　1）手袋，エプロン，マスクを着用する（➡❶） 　2）検体となる採尿用コップの氏名と検査の指示，妊婦の氏名を確認する 　3）使用する試験紙の指示に従い，判定する（図1-3，表1-1） 　4）判定した結果をカルテに記載し，実施者のサインをする。その際，再度検体の名前を確認する 　5）妊婦の診察が終了後，検体の尿を破棄する	❶CDC標準予防策に準じる

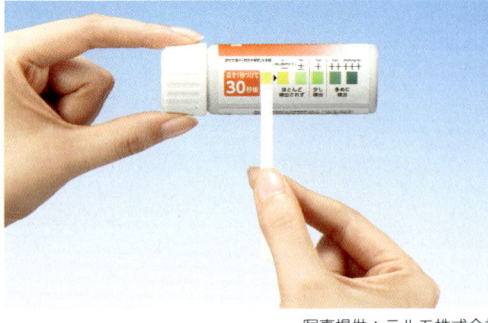

写真提供：テルモ株式会社

図1-3　尿検査（尿たんぱく）

表1-1　尿たんぱく，尿糖の判定

	尿たんぱく	尿糖
−	9mg/dL以下	20mg/dL以下
±	10〜19mg/dL	21〜49mg/dL
＋	20〜79mg/dL	50〜149mg/dL
＋＋	80〜199mg/dL	150〜299mg/dL
＋＋＋	200〜399mg/dL	

3）尿　糖

- ●目　　的：耐糖能異常（妊娠糖尿病）の徴候がないか判定する（スクリーニング）
- ●適　　応：妊婦健康診査で毎回実施する。尿糖半定量による妊娠糖尿病の基準はない
- ●必要物品：採尿用コップ，尿中糖半定量試験紙（テステープ），マスク，ディスポーザブル手袋，ディスポーザブルエプロン

	方　法	留意点と根拠
1	A 2）「尿たんぱく」の「方法1～2」に準じる	

4）ケトン体

- ●目　　的：妊娠悪阻の徴候がないか判定する（スクリーニング）
- ●適　　応：つわりでほぼ毎日嘔吐している妊婦，持続的に体重が減少している妊婦に実施する
- ●必要物品：採尿用コップ，ケトン体試験紙，マスク，ディスポーザブル手袋，ディポーザブルエプロン

	方　法	留意点と根拠
1	A 2）「尿たんぱく」の「方法1～2」に準じる	●つわりの場合，乏尿のことが多いので，採尿できないこともある ●コップの底に数滴でもあればただちに（濃縮前に）スポイトで吸い取って試験紙で定性を検査する。飲水によって希釈された尿を待つよりも，情報的には有用性が高く，時間のむだもない ●ほぼ毎日嘔吐し，尿中ケトン体陽性で，持続的に体重が減少する場合，特に5％以上体重が減少する場合は妊娠悪阻と診断する❶

❶日本産科婦人科学会・日本産婦人科医会編：産婦人科診療ガイドライン－産科編2014，日本産科婦人科学会事務局，2014，p.108．

B　内診の介助

- ●目　　的：（1）妊婦が不快感なく安全に内診を受けられ，検査の目的が達成できるように医師および助産師の介助を行う
　　　　　（2）内診の結果から妊娠経過を判断する情報を得る
- ●適　　応：妊娠全期間，必要に応じて実施する
- ●必要物品：腟鏡，長鑷子，内診用半滅菌手袋，綿球，ガーゼ，洗浄液，ティッシュペーパー，足を覆う布（バスタオル，足袋）

	方　法	留意点と根拠
1	**診察室，内診台の準備をする**（図1-4） 1）室温24～25℃，湿度50～60％に設定する（→❶） 2）内診台の電源を入れ，動作確認をし，汚染がないか内診台のシーツが十分に残っているか確認する 3）内診台の背もたれや足台の角度を調整する 4）洗浄液が適温であるか，物品に不足がないか確認する	❶寒冷刺激による腹壁・子宮の収縮を予防する ●妊婦は肌を露出した状態で内診台に乗るので内診台は清潔・安全な状態であるよう準備する ●外陰部を露出している時間を最小限にするよう準備を整える

方　法	留意点と根拠

図1-4　内診台の準備

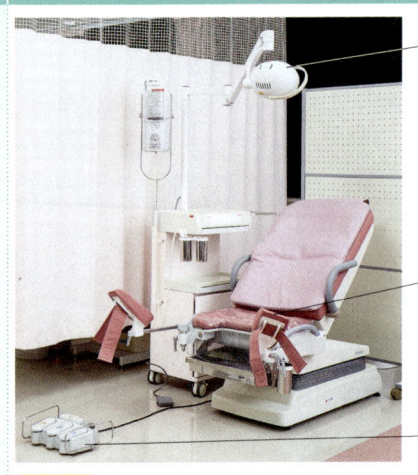

- ライト
- 内診用シーツを引き出して新しい物に交換する
- フットスイッチで内診台の高さを調節する

方　法	留意点と根拠
2　妊婦へ説明する 　1）妊婦に排尿が済んでいるか確認する（→❷） 　2）妊婦に内診の目的を説明し，下着（ショーツ）をはずし，バスタオルなどで下半身を覆うよう伝える	●妊婦の不安を軽減し，診察に対する理解と協力が得られるよう説明する ❷膀胱が充満していると子宮の大きさや位置が正しく診察できない。また，双合診で腹部を圧迫されると妊婦が尿意を感じて不快である
3　内診台に誘導する 〈自動で砕石位になる内診台の場合〉 　1）内診用シーツの上に直接殿部をつけて座り，足台に足を乗せるよう伝える 　2）妊婦に内診台の台が上がることを伝えて，内診台を上げる 〈砕石位になるように固定している内診台の場合〉 　1）内診台の内診用シーツの上に直接殿部をつけて座るよう説明する 　2）妊婦が座りやすいようにカーテンのすそを持つ 　3）妊婦が足台に足を乗せたら，バスタオルなどで下半身を覆う 　4）妊婦に内診台の台が上がることを伝えて，内診台を上げる	
4　内診時の説明をする 　1）からだの力を抜き，股関節を十分に開いてもらう 　2）殿部を内診台に密着させ，殿部が浮かないよう伝える 　3）両手を胸の上に置き，口からゆっくり息を吐くとからだの力を抜きやすいことを伝える	●初診時に初めて内診を経験する妊婦もいるので，ていねいに説明し，支持的な態度で接する ●妊婦が好むのであれば，妊婦の肩や手に触れてそばにいることを伝えたり，妊婦の行動を保証・承認する態度を示す ●内診台に上がると，妊婦が不安になることもあるので，声をかける
5　内診を介助する 　1）ライトが外陰部に当たるように調整する（→❸） 　2）診察者が腟内に指や腟鏡を挿入するタイミングに合わせて，妊婦に口から息を吐くように伝える（→❹） 　3）診察直前に，妊婦の下半身を覆っているバスタオルなどを妊婦の側に寄せる	❸内性器の診察時は十分な明るさが必要である ❹息を吐いているときに内診する指や腟鏡を挿入すると妊婦のからだの力が抜けていて痛みや不快感が軽減できる ●診察中は診察者および妊婦の両者に対応する。診察者と妊婦がカーテンで仕切られている場合は，何が起こっているのか不安になるので，そばを離れず声をかける

方法	留意点と根拠
6　診察終了時の介助をする 　1）診察終了後は，外陰部の水分を清潔なガーゼなどで拭き取り，殿部の水分をティッシュペーパーで拭き取る。バスタオルを下半身にかけ直す 　2）内診台を下げ，完全に台が止まったら妊婦に台から降りるよう伝える	●腟にびらんがある場合，内診の刺激で分泌物が出たり出血する場合がある。その際はナプキンを当てる
7　身じたくを整えてもらう	●妊婦の履き物をそろえ，カーテンのすそを引いて，足元が見えるようにする
8　後片づけをする 　1）内診台の汚れや水分を拭き取り，内診用シーツを新しい物に交換する 　2）使用した器具を所定の方法で消毒する	●器械類の金属音を不快に感じる妊婦もいるので，腟鏡や鑷子を片づけるときはていねいに，なるべく音を立てないようにする

C 経腟エコーの介助

- 目　　的：（1）妊婦が不快感なく安全に経腟エコー検査を受けることができるよう，医師の診察を介助する
　　　　　（2）検査の結果から妊娠経過についての情報を得る
- 適　　応：妊娠5週から妊娠初期の胎児の診断・診察，妊娠中期以降は胎盤の位置確認，子宮頸管長の測定の際に実施する。子宮頸管長の測定は，本章「2　妊娠中期の妊婦のケア」p.48参照
- 必要物品：超音波診断装置，経腟プローブ，プローブカバー，超音波用ゼリー，バスタオル，ティッシュペーパー

方法	留意点と根拠
1　B「内診の介助」の「方法1〜4」に準じる	
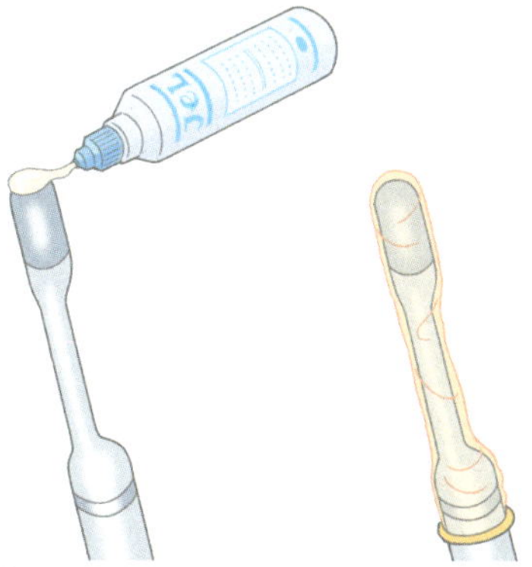 2　検査前の準備をする 　1）経腟プローブの先端に超音波用ゼリーを塗布する（図1-5a） 　2）プローブカバーをかぶせる（図1-5b）	●超音波診断装置は，妊婦の右足の近く（検者の左側）に置く ●プローブは精密器械であるため，特に先端部分を破損しないようていねいに扱う ●カバーとゼリーの間に空気が混入しないようにカバーをかぶせる

a. プローブの先端に超音波用ゼリーをつける
b. プローブカバーをかぶせて準備する

図1-5　経腟エコーの介助①

方　法	留意点と根拠
3　経腟エコーを介助する（図1-6） 　1）妊婦に，プローブ挿入のタイミングに合わせて息を吐くように伝える（➡❶） 　2）妊婦が画像を確認する場合は，モニターの位置を伝える（表1-2，図1-7）	❶全身の緊張をほぐすため

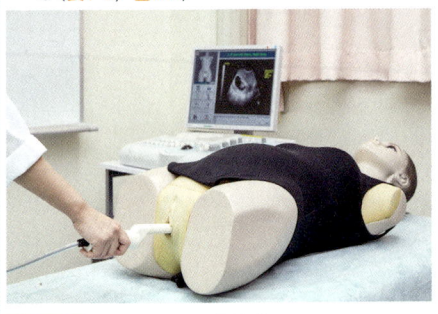

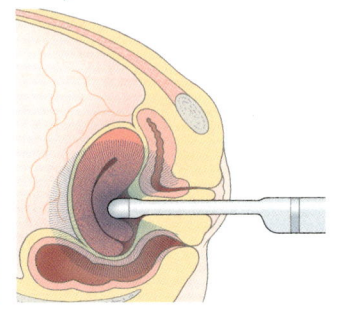

図1-6　経腟エコーの介助②

表1-2　超音波断層法でスクリーニングできるもの

妊娠4〜11週	子宮内の胎嚢*1（胎嚢の数，胎児数），頭殿長*2，胎児心拍，分娩予定日，子宮奇形・子宮筋腫・卵巣腫瘍の有無
妊娠20〜23週	胎児発育・胎児形態異常，胎盤，子宮頸管
妊娠28〜31週	胎児発育，胎児形態異常，前置胎盤（確定診断），子宮頸がんの有無
妊娠40週以降	胎児発育，羊水量，胎児の健常性（well-being）

*1：胎嚢（gestational sac：GS）；妊卵の外周が環状に描出される。妊娠4週未から描出可能で，妊娠5週でほぼ完全に描出できる
*2：頭殿長（crown-rump length：CRL）；妊娠7週から計測可能で，妊娠8〜10週で正確な値が得られる。分娩予定日の修正に用いられる

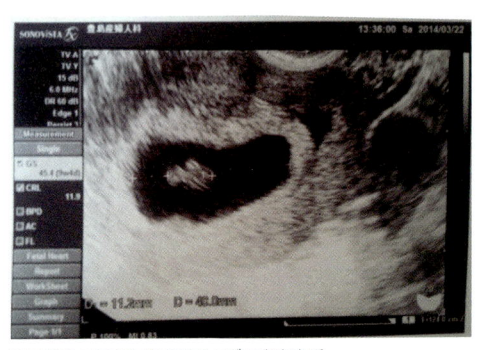

写真提供：日高有佳子氏および日高奈央氏

図1-7　妊娠初期の胎児

方　法	留意点と根拠
4　診察終了時の介助を行う 　1）腟口付近をティッシュで拭く 　　出血の有無や帯下の状態を観察する 　2）砕石位からもとの体位に戻す	●内診台の動作時は，完全に停止するまで動かないように妊婦に説明する
5　身じたくを整えてもらう	

D 子宮頸部細胞診検査の介助

- 目　　的：（1）妊婦が不快感なく安全に子宮頸部細胞診検査を受けられるよう，医師の診察を介助する
　　　　　　（2）検査結果から妊婦の健康状態について情報を得る
- 適　　応：妊娠8週前後の妊婦に行う
- 必要物品：腟鏡，検体採取用綿棒，スライドガラス，固定液

方　法	留意点と根拠
1　B「内診の介助」の「方法1〜4」に準じる	

方法	留意点と根拠
2 妊婦へ説明する 1）検査の目的と方法を説明する 2）妊婦が具体的にどのように行動するのか説明する	
3 検査を介助する 1）医師に腟鏡を渡し，腟鏡を挿入するタイミングに合わせて，妊婦に息を吐くように伝える 2）ライトをつけ，腟鏡内がよく見えるように調整する 3）医師に綿棒を渡す 4）医師が検体を採取する。外子宮口を中心として子宮腟部の表面を綿棒で擦過して細胞を採取する（図1-8）❶ 5）スライドガラスを持ち，医師が採取した細胞を塗布できるように差し出す 6）細胞を塗布したスライドガラスをただちに固定液につける。あるいは固定液を噴霧する	●妊娠している女性あるいは妊娠の可能性のある女性については，ヘラやブラシによる細胞の採取は禁忌である❷ ●医師が綿棒で採取した検体はなるべく均一にスライドガラスに塗布する ●塗布後はただちに固定液に入れ（湿固定），乾燥させない。婦人科細胞診はパパニコロー染色が一般的なので，固定液は95％エタノールを使用する。イソプロピルアルコールを主成分とした固定液を噴霧するコーティング法もある❶
4 妊婦に検査の終了を伝える	

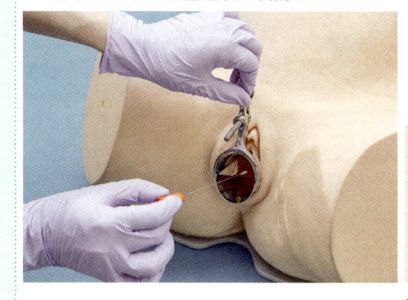

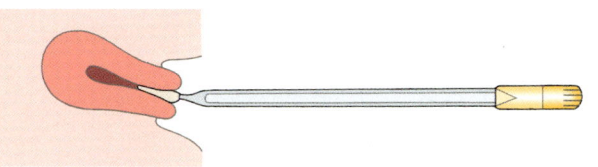

サイトピックの上端を1.5cmほど挿入し360度回転させ細胞を擦過する

図1-8　子宮頸部細胞診検査の介助

❶武谷雄二・上妻志郎・藤井知行・他：プリンシプル産科婦人科学1 婦人科編，第3版，メジカルビュー社，2014，p.381-382.
❷日本産科婦人科学会・日本産婦人科医会編：産婦人科診療ガイドライン－産科編2014，日本産科婦人科学会事務局，2014，p.34-35.

E 超音波ドップラーによる胎児心音の聴取

- ●目　　的：胎児の心拍を確認し胎児の異常を発見する
- ●適　　応：妊娠10週以降の妊婦に行う
- ●必要物品：超音波ドップラー，綿毛布（バスタオル，掛け布），ティッシュペーパー，超音波用ゼリー

方法	留意点と根拠
1 妊婦へ説明する 1）検査の目的と方法を説明する 2）妊婦が具体的にどのように行動するのか説明する	●妊婦が妊娠の経過や身体の変化を理解し，胎児の存在や成長を実感できるように説明する
2 検査の準備をする 1）妊婦に診察台で仰臥位になってもらい，綿毛布などをかける 2）妊娠週数に応じた胎児の大きさと子宮の大きさ，子宮底の高さの目安を伝え（図1-9，1-10），腹部を露出し，ショーツを恥骨まで下げるように伝える 3）超音波用ゼリーがショーツなどにつかないように，ティッシュペーパーで覆う	●妊娠10週では恥骨の直上での聴取となるため，子宮底のおよその高さを伝えながら聴取部位が露出するように衣類，ショーツを下げるよう協力を求める

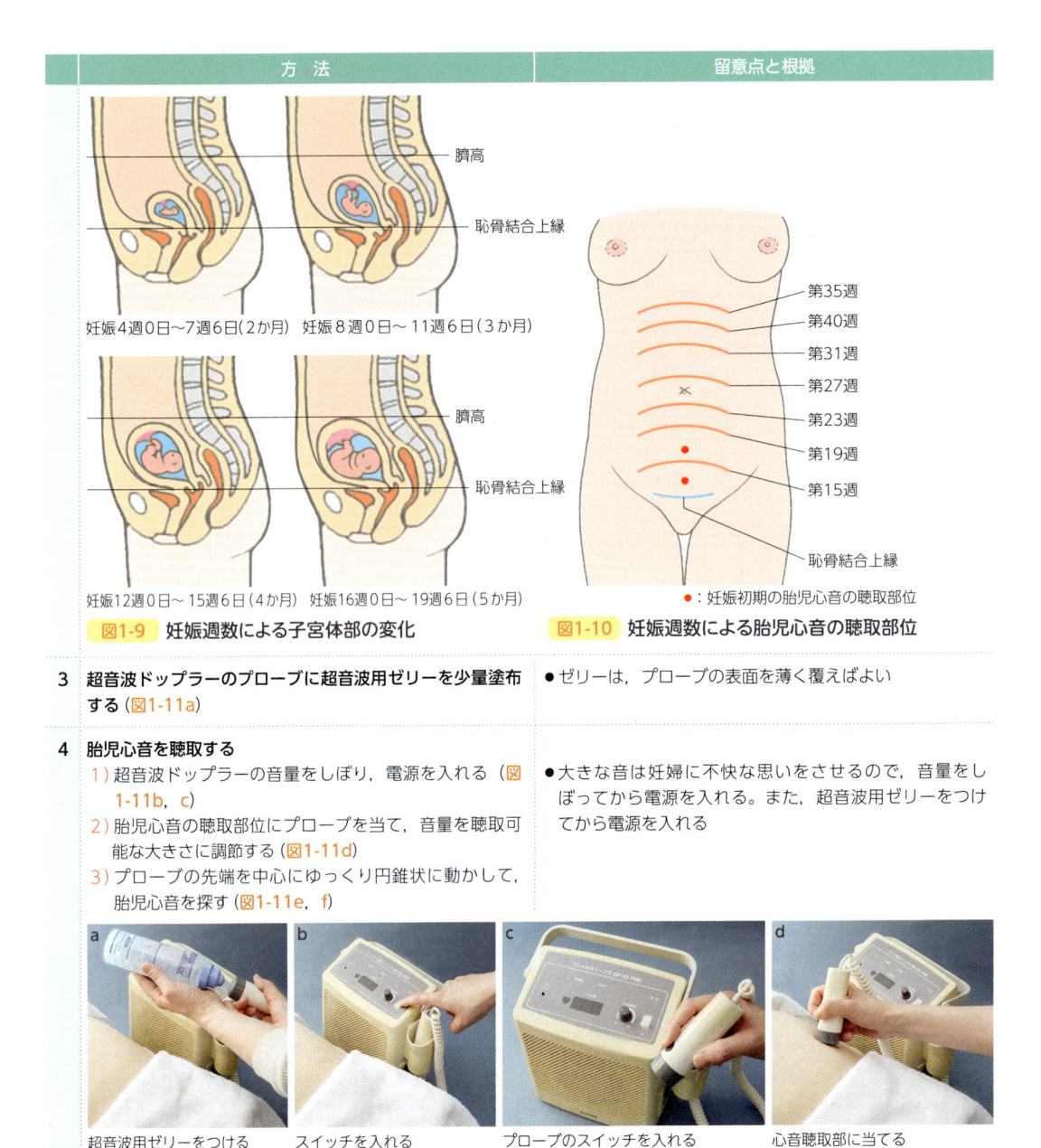

方　法	留意点と根拠

図1-9　妊娠週数による子宮体部の変化

妊娠4週0日～7週6日（2か月）　妊娠8週0日～11週6日（3か月）
妊娠12週0日～15週6日（4か月）　妊娠16週0日～19週6日（5か月）

図1-10　妊娠週数による胎児心音の聴取部位

第35週／第40週／第31週／第27週／第23週／第19週／第15週／恥骨結合上縁

●：妊娠初期の胎児心音の聴取部位

方法	留意点と根拠
3　超音波ドップラーのプローブに超音波用ゼリーを少量塗布する（図1-11a）	●ゼリーは，プローブの表面を薄く覆えばよい
4　胎児心音を聴取する 　1）超音波ドップラーの音量をしぼり，電源を入れる（図1-11b, c） 　2）胎児心音の聴取部位にプローブを当て，音量を聴取可能な大きさに調節する（図1-11d） 　3）プローブの先端を中心にゆっくり円錐状に動かして，胎児心音を探す（図1-11e, f）	●大きな音は妊婦に不快な思いをさせるので，音量をしぼってから電源を入れる。また，超音波用ゼリーをつけてから電源を入れる

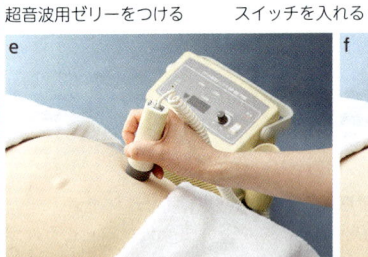

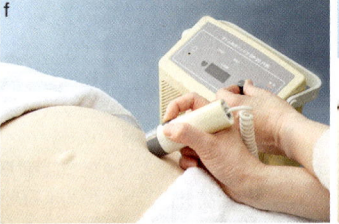

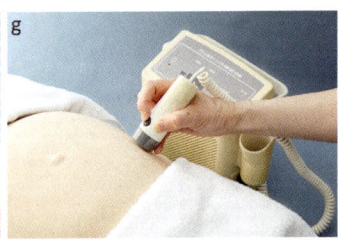

a　超音波用ゼリーをつける　b　スイッチを入れる　c　プローブのスイッチを入れる　d　心音聴取部に当てる
e　角度を変えて心音を探す　　　　　　　　　　　　　g　深くはっきりと心音が聴取できたら止める

図1-11　超音波ドップラーによる胎児心音の聴取

方法	留意点と根拠
4) 胎児心音を確認したら，1分間心拍数とリズムを聴取する。心拍数の表示を確認する（図1-11g）	●時計の秒針で，超音波ドップラーの心拍数が妥当であるか確認する。慣れてくると正常な心拍の速さの目安を覚えることができる ●胎児心音を聞いたときの妊婦の反応を観察し，妊婦の感情に共感を示す ●心拍数が多い（成人の心拍数よりも速い）ことに疑問を感じる妊婦もいるので，正常値を伝える
5　電源を切り，プローブをはずす	
6　妊婦の腹部の超音波用ゼリーをティッシュペーパーで拭き取り，身じたくを整えるように伝える	
7　後片づけをする 　1) プローブのゼリーを拭き取る 　2) 超音波ドップラーのプローブ受けにプローブを置き，音量をしぼっておく	
8　測定結果を記録し，妊婦に説明する	

F 下肢の浮腫の診察

- 目　的：妊婦の下肢の循環状態を評価する
- 適　応：妊娠〜産褥期までの全期間の妊婦に行う

方法	留意点と根拠
1　妊婦へ検査の目的と方法を説明する	
2　脛骨，腓骨，足背，外果，内果を母指または示指で圧迫する（図1-12）	図1-12　下肢の浮腫の診察
3　浮腫の程度を観察する（表1-3） 　1) 圧迫した部分の皮膚の凹みに触れ，左右差，皮膚の変色，肥厚，潰瘍を観察する 　2) 下肢以外の箇所の浮腫がないか確認する	表1-3　下肢の浮腫の判定 | 浮腫の程度	評価基準
1＋	軽度に凹み，すぐに回復する
2＋	10〜15秒で回復する
3＋	はっきりとした凹みがあり，1分くらいで回復する 下肢が腫脹している
4＋	深い凹みが2〜5分続く 部位の変形がひどい	

	方　法	留意点と根拠
4	測定結果を記録し，妊婦に説明する	●妊娠期は自己管理が重要なので，妊婦自身で実施できる検査方法を伝える

G 細菌性腟症の検査の介助

- ●目　　的：（1）妊婦が不快感なく安全に細菌性腟症（必ずしも炎症を伴わないため，細菌性腟炎ではなく腟症としている）❶の検査を実施できるように，医師の検査を介助する
  （2）検査結果を早産の予防につなげる
- ●適　　応：外陰部に不快な症状がある，あるいは早産の既往がある場合に行う
- ●必要物品：腟鏡，検体採取用綿棒，スライドガラス，カバーガラス，顕微鏡，pH試験紙

	方　法	留意点と根拠
1	B「内診の介助」の「方法1～4」に準じる	
2	妊婦へ説明する 　1）検査の目的と方法を説明する 　2）妊婦が具体的にどのように行動するのか説明する	●細菌性腟症と早産には関連があることを説明する❷
3	内診を介助する 　1）医師に腟鏡を渡し，妊婦に腟鏡を挿入するタイミングに合わせて息を吐くよう伝える 　2）ライトをつけ，腟鏡内がよく見えるように調整する 　3）医師に綿棒を渡す 　4）医師が検体を採取する 　5）スライドガラスを持ち，医師が採取した細胞を塗布できるように差し出す 　6）スライドガラスにカバーガラスをかけ，顕微鏡の検鏡台にセットする	●細菌性腟症は，腟分泌物の性状，腟粘膜の炎症所見の有無，アミン臭（魚くさいにおい）の有無，腟分泌物pH（4.5以上），腟分泌物の鏡検による細胞像などによって総合的に診断する❸
4	妊婦に検査が終了したことを伝える	

❶三島隆：腟鏡診，腟・子宮検体の検査，村越毅・加藤智子編，産科の必須手技ベスト58－本当に知りたかった技とコツ，メディカ出版，2012, p.17.
❷前掲書❶，p.15.
❸武谷雄二・上妻志郎・藤井知行・他：プリンシプル産科婦人科学1婦人科編，第3版，メジカルビュー社，2014, p.727-728.

H 妊娠の可能性のある女性への説明

- ●目　　的：妊娠していた場合にリスクとなることを防ぐ
- ●適　　応：妊娠の可能性のある女性に行う
- ●必要物品：パンフレット，本などの資料

	方　法	留意点と根拠
1	妊婦の理解度を確認する	●妊娠反応が陽性であっても，胎児の生存が確認されて初めて妊娠と診断されることを理解しているか確認する

方法	留意点と根拠
2 妊婦へ生活上の注意点を伝える ・禁煙，禁酒 ・内服中の薬物がある場合は，主治医に妊娠の可能性を伝えて相談する ・市販薬は内服しない ・医療機関（歯科を含む）を受診する際には，必ず「妊娠している可能性がある」ことを医師・看護師・薬剤師・その他の医療者に伝える	●胎児への影響を伝えながら説明する
3 妊婦の疑問にこたえる ・直近で内服・投与された薬剤，X線撮影，放射線などによる胎児への影響など心配事がないか確認し，不安・疑問を表出してもらう ・風疹流行時には，風疹抗体価の結果が出るまでは，人ごみや子どもの多い場所を避け，同居の家族に予防接種を勧める ・妊婦本人は風疹抗体価が低くても，予防接種ができないことと出産後早期に接種することを説明する（➡❶）	❶風疹の予防接種は生ワクチンなので，妊婦には禁忌である

Ⅰ 妊娠が成立した女性への説明

- ●目　　的：妊娠の経過を理解し，必要な手続きや妊婦健康診査の受診ができるようにする
- ●適　　応：すべての妊婦に行う
- ●必要物品：パンフレット，本などの資料

方法	留意点と根拠
1 妊娠について祝福の言葉を述べる	●妊娠を継続するかしないかは本人の意思であるが，妊娠そのものについては祝福する
2 妊娠の届け出の必要性を説明する（➡❶） 1）次回妊婦健康診査までに届け出るよう伝える（➡❷） 2）母子健康手帳・行政サービスの情報を伝える（妊婦健康診査受診券または補助券など）	❶妊娠の届け出をすることで，妊娠と乳幼児養育に関する行政情報，保健・育児情報が提供される❶ ❷妊娠の届け出は妊娠12週以内に行われることが望ましい❶ ●妊娠の届け出は母子保健法第15条，母子健康手帳の交付は母子保健法第16条に記載されている ●医療機関のある地域の届け出窓口を確認しておく
3 妊婦健康診査の目的（表1-4）❷ と頻度（表1-5），妊娠週数の数え方，分娩予定日について説明する	●市町村は，必要に応じ妊婦に健康診査を行い，または健康診査を受けることを推奨しなければならない（母子保健法第12・13条） ●41週以降は定期的に胎児の健常性（well-being）評価を含む健診を行う

方　法	留意点と根拠

表1-4　妊婦健康診査の目的

①妊娠の診断と妊娠週数の確定
②母体の生理的・機能的・形態的変化を観察し，妊娠の時期に相応する変化を遂げているかの診断
③偶発合併症や産科異常の有無の診断
④胎児の発育と健康状態の把握
⑤ハイリスク因子の発見
⑥妊婦自身のセルフケア能力の評価

我部山キヨ子・武谷雄二編：助産学講座6　助産診断技術学Ⅱ[1] 妊娠期，第5版，医学書院，2013，p.174. より引用

表1-5　妊婦健康診査の頻度

■厚生省児童家庭局長通知（2015年4月1日雇児母発0401第1号）

妊娠初期～妊娠23週	4週間に1回
妊娠24～35週	2週間に1回
妊娠36週以降分娩まで	1週間に1回

■日本産科婦人科学会の産婦人科診療ガイドライン－産科編2014

妊娠11週末	3回程度
妊娠12～23週末	4週ごと
妊娠24～35週末	2週ごと
妊娠36週～40週末	1週ごと

頻度についてのエビデンスはない

4　血液検査，腟分泌物の検査のスケジュールと目的を説明する

- パンフレットを渡し，詳細については妊婦が後で読み返せるようにする
- 説明事項が多いので概略を説明し，質問や疑問に答える

5　初診時に実施した検査について，目的と結果報告の時期を説明する

- 妊娠初期に実施する検査（血算，血液型，不規則抗体，風疹，HBs抗原，HCV抗体，HIV抗体，梅毒検査，トキソプラズマ抗体，随時血糖，子宮頸がん）については，説明前に実施している場合が多い

6　妊娠による心身の変化とセルフケアについて説明する
1）妊娠中に注意したい症状を伝え，症状がみられた際は医師に相談するよう伝える（表1-6）
2）次回の妊婦健康診査時や，母子健康手帳を持参したときには，妊婦と記載事項を確認する

表1-6　妊娠中に注意したい症状

- むくみ，性器出血，お腹の張り，腹痛，発熱，下痢，がんこな便秘，ふだんと違ったおりもの，強い頭痛，めまい，悪心・嘔吐，動悸
- つわりで衰弱が激しい
- イライラや不安感が強い
- （胎動自覚後に）今まであった胎動を感じなくなった

- 妊娠により心身に変化が生じること，母児が健康に妊娠経過を過ごし，出産し，育児を行うためには，妊婦自身のセルフケアとパートナーをはじめとする家族や周囲の協力が必要になることを理解してもらう

7　体重増加について説明する
1）妊婦の非妊娠時の体重を尋ね，BMI（body mass index）を算出する
BMI＝体重（kg）/身長（m）^{2}

2）医師の指示がない，あるいは合併症のない妊婦には，母子健康手帳に記載されている厚生労働省「すこやか親子21」の推奨体重増加量を説明する（表1-7）（➡❸, ❹）

- 初診時の体重と非妊時の体重が著しく異なる場合は，つわりの症状の有無，最近の食事・排泄・活動量について尋ねる
- BMIの分母の身長の単位は「メートル」であることに注意する
- ❸日本人の食事摂取基準（2010年版）（厚生労働省策定）では，普通の体格の妊婦が妊娠40週の時点で約3kgの単胎児を出産するのに必要な体重増加量は11kgとしているが，個人差がある
- ❹妊娠中の母体体重増加量が大きいほど児の出生体重が重くなる傾向があり，この傾向は妊娠前BMI値が小さい女性にはよく当てはまる。一方，肥満女性では妊娠中の体重増加量よりも妊娠前肥満度のほうが出生体重が重くなる傾向がある

方法	留意点と根拠

表1-7 適正な出生体重

体格区分（非妊娠時）	
18.5未満	9〜12kg
18.5以上25.0未満	7〜12kg
25.0以上	およそ5kg

■厚生労働省「すこやか親子21」(2009) の推奨値

BMI <18（やせ）	9〜12kg
BMI 18.5〜25（普通）	7〜12kg
BMI ≧25（肥満）	個別対応

■妊娠中毒症*の予防（日本産科婦人科学会周産期委員会, 1997）

BMI <18	10〜12kg
BMI 18.5〜24	7〜10kg
BMI ≧24	5〜7kg

＊：妊娠高血圧症候群と診断基準は異なる

■産科的異常の減少（日本肥満学会, 2011）

BMI <18.5（やせ）	9〜12kg
BMI 18.5〜25（標準）	7〜12kg
BMI ≧25（肥満）	個別対応（5kg程度が一応の目安）

3）体調管理の一つの指標として以下を提案する
- 毎日体重を測る
- 食事記録をつける
- 食事記録をもとに栄養相談をする
- 胎盤完成後は，適度な運動をする

8 栄養，食生活について説明する
1）バランスのとれた栄養摂取を説明する
2）妊産婦のための食事バランスガイド（図1-13）を用いて具体的な料理の組み合わせを考える

9 妊娠による心身の変化に対応した休息と活動について説明する
1）マイナートラブルや子宮が収縮する際には休息を十分にとり，自分の健康を最優先するよう伝える（➡❺）
2）子宮の収縮がある場合や浮腫，立ちくらみなどがある場合には臥床するよう伝える
3）睡眠環境を整える（➡❻）
- マットレス，照明，温度などを調整する
- シムス位や寝返りが十分にうてるスペースを確保する
- 枕，クッション，布団を利用して体位を整える

● 不調なときは自分の体調を最優先して十分休息し，胎盤が形成されたら適度な運動をするなど，睡眠-活動のリズムをつけ，規則正しい生活が送れるよう指導する

❺ 妊娠経過中や出産後に自然に経過・消失する様々なマイナートラブルがある

❻ 腰痛や腹部の増大に伴って十分な睡眠がとれなくなってくる

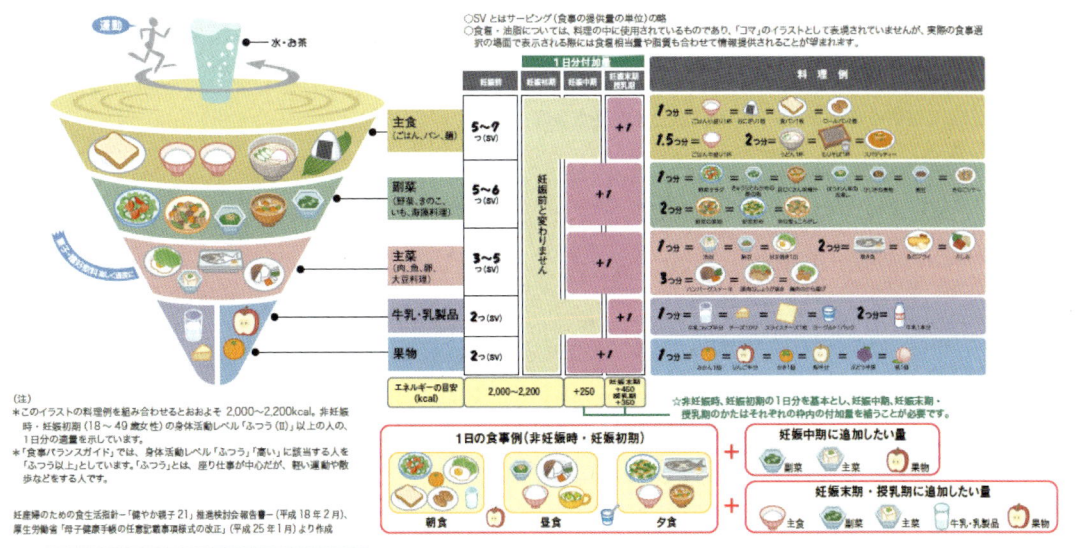

図1-13 妊娠中と産後の食事の目安

方法	留意点と根拠
10　出産準備教室を紹介する 　1）主体的に妊娠・出産・育児をするための準備をする（➡❼） 　2）地域の仲間などネットワークをつくる 　3）妊婦同士で情報を共有する	● 講義形式よりも参加型のほうが成人教育（大人の学び）の方法として効果的である ❼妊産婦とパートナーは，出産準備教室において出産の過程を体験することができ，十分に学習することにより主体性を獲得できる❸ ● 開催機関として，病院，産院，助産所，市町村などがある
11　出産施設の選択を援助する 　1）出産する施設の方針や役割，提供している分娩様式，サービス内容を伝え，パートナーおよび家族と話し合うように伝える 　2）出産施設を選ぶ際に，産科医療補償制度に加入している施設であるか，日本医療機能評価機構ホームページで確認できることを説明する	● 分娩施設については，居住地からの距離や妊婦や胎児のリスクを考慮する。社会福祉制度（入院助産）を活用する場合は施設が限定されることもある ● 医療者とも随時話し合いながら，自己決定できるようにかかわる ● 産科医療補償制度とは，加入している施設で出産し，児が分娩に関連して重度の脳性麻痺となった場合には，看護・介護の補償金が支払われるとともに，脳性麻痺の原因分析が行わる制度である

❶福永一郎：わが国のおもな母子保健制度と母子保健施策，我部山キヨ子・毛利多恵子編，助産学講座9　地域母子保健・国際母子保健，第4版，医学書院2010, p.57.
❷我部山キヨ子・武谷雄二編：助産学講座6　助産診断・技術学Ⅱ[1]妊娠期，第5版，医学書院，2013，p.48, 174.
❸水口きせこ：新しい出産準備への提言，これからのラマーズ法，メディカ出版，1986，p.123-137.

J　就業上の注意点についての説明

- ●目　　的：過度の労働による流・早産や妊娠高血圧症候群（PIH）などの異常を回避する
- ●適　　応：就労している妊婦に行う
- ●必要物品：パンフレット，本などの資料

方法	留意点と根拠
1　カルテや妊婦から情報収集する 　1）現在の就労の有無 　2）就労の種類，勤務時間，就労内容，職場環境 　3）時間外労働・休日労働の有無 　4）通勤手段，通勤時間など	● 症状に応じて，主治医などが記載した母性健康管理指導事項連絡カード（図1-14）を用いることで就業内容の変更を申し出ることができる（➡❶） ❶男女雇用機会均等法第13条
2　妊婦の権利について説明する（本章「2　妊娠中期の妊婦のケア」表2-12，p.69参照）	
3　母性健康管理指導事項連絡カード（図1-14）の利用を説明する 　1）勤務時間短縮，作業の変更などを事業主に申し出て，措置を受けることができることを伝える（➡❷） 　2）症状などとして以下の項目があることを伝える 　・つわり，妊娠悪阻，妊娠貧血，子宮内胎児発育遅延，切迫流産，切迫早産，妊娠浮腫，妊娠たんぱく尿，妊娠高血圧症候群 　・妊娠前からもっている病気（妊娠によって悪化がみられる場合） 　・静脈瘤，痔，腰痛症，膀胱炎，多胎妊娠，産後の回復不全	❷男女雇用機会均等法第13条
4　健康診査を定期的に受け，適切な栄養，運動，休息がとれないなどがあれば，いつでも医療者に相談するように伝える	● 妊婦は職場で不利な評価を受けるのではないかと心配して，不調を訴えない可能性があることを考慮する ● 就業時間は1日の活動時間の大半を占めるため，食事，運動，休憩は仕事によって大きく影響を受けることに注意する

❶厚生労働省：妊婦健康診査の公費負担の状況にかかる調査結果について，2014. http://www.mhlw.go.jp/stf/houdou/0000044116.html

(表)

母性健康管理指導事項連絡カード

平成　年　月　日

事業主殿

医療機関等名　_____

医師等氏名　_____　印

下記の1の者は，健康診査及び保健指導の結果，下記2～4の措置を講ずることが必要であると認めます。

記

1 氏名等

氏名	妊娠週数	週	分娩予定日	年　月　日

2 指導事項（該当する指導項目に○を付けてください。）

症　状　等		指導項目	標　準　措　置
つわり	症状が著しい場合		勤務時間の短縮
妊娠悪阻			休業（入院加療）
妊婦貧血	Hb 9g/dL以上11g/dL未満		負担の大きい作業の制限又は勤務時間の短縮
	Hb 9g/dL未満		休業（自宅療養）
子宮内胎児発育遅延	軽症		負担の大きい作業の制限又は勤務時間の短縮
	重症		休業（自宅療養又は入院加療）
切迫流産（妊娠22週未満）			休業（自宅療養又は入院加療）
切迫早産（妊娠22週以後）			休業（自宅療養又は入院加療）
妊娠浮腫	軽症		負担の大きい作業，長時間の立作業，同一姿勢を強制される作業の制限又は勤務時間の短縮
	重症		休業（入院加療）
妊娠蛋白尿	軽症		負担の大きい作業，ストレス・緊張を多く感じる作業の制限又は勤務時間の短縮
	重症		休業（入院加療）
妊娠高血圧症候群（妊娠中毒症）	高血圧が見られる場合	軽症	負担の大きい作業，ストレス・緊張を多く感じる作業の制限又は勤務時間の短縮
		重症	休業（入院加療）
	高血圧に蛋白尿を伴う場合	軽症	負担の大きい作業，ストレス・緊張を多く感じる作業の制限又は勤務時間の短縮
		重症	休業（入院加療）
妊娠前から持っている病気（妊娠により症状の悪化が見られる場合）	軽症		負担の大きい作業の制限又は勤務時間の短縮
	重症		休業（自宅療養又は入院加療）

(裏)

症　状　等		指導項目	標　準　措　置
妊娠中にかかりやすい病気	静脈瘤	症状が著しい場合		長時間の立作業，同一姿勢を強制される作業の制限又は横になっての休憩
	痔	症状が著しい場合		
	腰痛症	症状が著しい場合		長時間の立作業，腰に負担のかかる作業，同一姿勢を強制される作業の制限
	膀胱炎	軽症		負担の大きい作業，長時間作業場所を離れることのできない作業，寒い所での作業の制限
		重症		休業（入院加療）
多胎妊娠（　　　胎）			必要に応じ，負担の大きい作業の制限又は勤務時間の短縮 多胎で特殊な例又は三胎以上の場合，特に慎重な管理が必要
産後の回復不全	軽症		負担の大きい作業の制限又は勤務時間の短縮
	重症		休業（自宅療養）

標準措置と異なる措置が必要である等の特記事項があれば記入してください。

3 上記2の措置が必要な期間（当面の予定期間に○を付けてください。）

| 1週間（　月　日～　月　日） |
| 2週間（　月　日～　月　日） |
| 4週間（　月　日～　月　日） |
| その他（　　　　　　　） |

4 その他の指導事項（措置が必要である場合は○を付けてください。）

| 妊娠中の通勤緩和の措置 |
| 妊娠中の休憩に関する措置 |

[記入上の注意]
(1)「4 その他の指導事項」の「妊娠中の通勤緩和の措置」欄には，交通機関の混雑状況及び妊娠経過の状況にかんがみ，措置が必要な場合，○印をご記入ください。
(2)「4 その他の指導事項」の「妊娠中の休憩に関する措置」欄には，作業の状況及び妊娠経過の状況にかんがみ，休憩に関する措置が必要な場合，○印をご記入ください。

指導事項を守るための措置申請書

上記のとおり，医師等の指導事項に基づく措置を申請します。
平成　年　月　日

所属　_____

氏名　_____　印

事業主殿

この様式の「母性健康管理指導事項連絡カード」の欄には医師等が，また，「指導事項を守るための措置申請書」の欄には女性労働者が記入してください。

図1-14　母性健康管理指導事項連絡カード

厚生労働省：母性健康管理指導事項連絡カードの活用について．より引用

正常を逸脱した場合のケア

A 切迫流産妊婦への支援

- **事例**：Aさん，33歳，初産婦。妊娠8週2日に妊娠と診断され，翌日さっそく母子健康手帳の交付を受け，母子健康手帳に「妊娠しました！ うれしい！」と書いていた。マタニティマークを通勤用のバッグにつけて通勤していた。妊娠10週4日の16時頃にトイレで下着に血がついていることに気がつき，仕事を早退して受診した。Aさんの出血量はごく少量で淡いピンク色であった。

- **あなたの対応は？**

- **Aさんについて看護師が考えたこと**
- ・Aさんは思わぬ出血で心配しているだろう。
- ・Aさんの妊娠週数は10週4日なので，切迫早産かもしれない。
- ・切迫早産のほかには，性器出血か絨毛膜下血腫が考えられる。
- ・胎児の健常性（well-being）をまず確認したい。

看護問題	看護計画
出血し切迫早産の疑いがある	**OP** 1) 妊娠週数 2) 出血の有無（持続的か断続的か） 3) 出血量（月経時に認められる出血量と同様か，それ以下の出血量か） 4) 出血の性状 5) 腹痛の有無 6) 胎児心拍の有無 7) 超音波検査の結果 **TP** 1) 急な出血で気持ちが不安定なので，診察前後に声をかけて検査や処置の説明をし，診察室に付き添う 2) 診察中は医師の説明が理解できているか，確認のために声をかける 3) ナプキンを当てて陰部を清潔にする **EP** 1) 出血量や性状について観察するよう伝える 2) 出血している場合は入浴をしないように説明する 3) ベッド上安静は懐疑的な意見がある一方で有効であったという報告もある。医師の説明と不一致がないように安静度について説明する 4) 薬物療法による流産予防効果が期待できないので，軽度の出血や軽度の腹痛の場合は外来診療時間外に受診する必要がなく，翌日または予定された期日に受診するように説明する。ただし，出血量が増えたり腹痛が強い場合はすぐに受診するように説明する。判断できない場合は，病院に電話するよう伝える

B 妊娠悪阻に苦しむ妊婦への支援

- **事例**：Bさん，30歳，初産婦，妊娠9週5日。妊娠8週頃からつわりがあった。非妊娠時の体重が46.0kgであったが，本日の体重は44.0kg。朝は気分が悪くて目が覚め，トイレにこもって嘔吐を繰り返している。妊娠前までは，同居するパートナー（夫）に朝食を作っていたが，気持ちが悪くてできないと話している。仕事はパートタイムで事務をしているが，仕事中は気が紛れて嘔吐はない。

- **あなたの対応は？**

- **Bさんについて看護師が考えたこと**
- Bさんは，つわりで嘔吐していることがつらいうえに，これまで夫にしてきたことができないこともつらいと思っている。
- Bさんのつわりが生理的範囲なのか正常を逸脱するのか観察する。
- Bさんのつらさを少しでも分かち合えるように話を聞く。
- 少しでも楽になるための対処方法を考える。

看護問題	看護計画
つわりにより嘔吐がある	**OP** 1) 嘔吐の量・回数，吐物の内容 2) 水分摂取量 3) 食事摂取量・内容 4) 嘔吐を誘因するもの（食べ物，におい，時間帯など） 5) 体重 6) 体温，脈拍 7) 頭痛の有無 8) 尿の回数・量（目安），濃縮尿の有無 9) 尿検査（ケトン体） 10) 活気があるか 11) 表情 12) 眼球運動障害の有無，意識障害の有無（ウェルニッケ脳症の早期発見） **TP** 1) 診察の待ち時間に吐き気があったり，嘔吐を誘因するにおいなどがある場合は，別室で休憩できるようにする 2) 嘔吐してもよいように，ガーグルベースンか，ビニール袋に不透明の紙袋をかぶせて渡す 3) 落ち着いて話のできる場所でつわりについて尋ね，ゆっくり話を聞く。「つわりは生理的なもので，時期が来ればなくなる」という事実を伝えてもよいが，伝えただけでは本人のつらさに共感しにくい **EP** 1) 少量頻回に食事摂取と水分補給をするように伝える 2) 心身の安静と休養が必要なので，気になることがないか尋ね，周囲の協力を得るように伝える 3) 食べ物のにおいは嘔吐を誘因するので，夫の朝食作りはしばらく休み，つわりが落ち着くまでは夫に作ってもらうように提案する 4) 惣菜を購入するなど，食事づくりの時間を少なくする 5) 家族や周囲の人の協力を得て，家事を分担してもらう 6) 空腹が嘔吐を誘発することもあるので，枕元に一口で食べられるものを置いておき，食べてから起き上がるよう伝える 7) 口腔衛生が保たれないことに留意して，うがいを勧める。歯ブラシが嘔吐を誘因することもあるため，歯ブラシはヘッドの小さいものを使用する 8) 深部静脈血栓症のリスク軽減のため，下肢の挙上や膝の運動などを勧める（双胎や35歳以上でさらにリスクが高まるが，Bさんは30歳で単胎妊娠なので，費用のかからない予防対策を勧める）

C 妊娠の継続に悩む妊婦への支援

- **事例**：Cさん，20歳，大学生。市販の妊娠検査薬が陽性になったので受診した。パートナーは24歳の会社員で未入籍である。大学の寮が住所になっていた。出産の希望の欄には「まだ決めていない」に○があった。問診票では既往歴，妊娠歴はなかった。月経周期は28日周期で規則的であった。家族は弟と両親がいるが，Cさんはひとり暮らしである。
- **あなたの対応は？**

- **Cさんについて看護師が考えたこと**
- ・Cさんは予想外の妊娠で不安や緊張が高く，妊娠の継続について悩んでいると思われる。
- ・Cさんは，パートナーに相談しているのか。
- ・Cさんが妊娠している場合，妊娠週数はどのくらいか（人工妊娠中絶が選択できる時期か）。
- ・Cさんは学生なので，妊娠を継続するためにどのような支援が必要になるだろうか。

看護問題	看護計画
予定外の妊娠の可能性があり緊張している	**OP** 1) 最終月経からの分娩予定日および本日の妊娠週数 2) 妊娠の可能性があることについての受け止め 3) つわりの有無 4) 大学生活の状況（学年，学部学科，大学の環境，卒業のめど，生活パターン，食生活） 5) パートナーとの関係，妊娠の可能性について伝えているのか，今後の入籍の予定 6) パートナーの妊娠の受け止め 7) 本人およびパートナーの経済状況 8) 家族との関係（妊娠の可能性について伝えているのか，伝えていたらその反応，サポートの有無） 9) 身近な相談相手の有無 **TP** 1) 内診や経腟エコーについて簡単に説明する 2) プライバシーの保たれる個室で問診票をもとに話を聞く 3) 不安が高い可能性があるので，質問攻めにしないように注意し状況を尋ねる 4) 診察終了後に，再度，話をする時間をとる。また，そのことを本人に伝える **EP** 1) 診察室や待合室の場所を説明し，本人が理解したかどうか確認する

D 人工妊娠中絶を希望する妊婦への支援

- **事例**：Dさん，30歳，経産婦（2回）。市販の妊娠反応検査が陽性になったので受診し，本日6週6日であった。医師から妊娠していることを伝えられると，「夫が今は仕事がなく，私が妊娠して働けなくなると困るので，今回は産む予定はありません。夫とも相談して決めています。中絶の手術を受けたい」とはっきりと話した。待合室にいた夫に入室してもらい，医師から人工妊娠中絶手術の説明がなされ，同意書がDさんに手渡された。医師から，手術予定日が伝えられた。
- **あなたの対応は？**

- **Dさんについて看護師が考えたこと**

- Dさんの人工妊娠中絶を希望する意思は強く，夫も同意している。
- Dさんは，経済的理由で人工妊娠中絶を希望している。
- Dさんの家族計画はどのようになっているのだろうか。

看護問題	看護計画
安全に人工妊娠中絶の手術を受ける	**OP** 1) 体温，脈拍，血圧（通常のバイタルサインの値を確認する） 2) 体重，身長 3) 薬物アレルギーの有無 4) 既往歴の有無（特に喘息の既往の有無） 5) 血算値，凝固系検査値，血液型 6) 出血・腹痛の有無 7) 手術についての受け止め 8) 夫や家族のサポートの有無 **TP** 1) 医師が説明した人工妊娠中絶の目的とリスク，使用する麻酔による副作用について，Dさんおよび夫が理解できているか確認し，質問がないか尋ねる 2) 手術日までの間に人工妊娠中絶をしないと決めたら，遠慮なく連絡するように伝える **EP** 1) 麻酔による誤嚥を防ぐために，手術前日21時から禁食，起床してからは水分も摂取しないように伝える 2) 麻酔の影響があるので，当日は車を運転しないように伝える 3) 手術日までに出血や腹痛があった場合は，受診するように伝える 4) 手術日まで，体調を整えるように伝える 5) 手術の1週間後に受診するよう伝える 6) 人工妊娠中絶は母体にとって負担がかかるので，受胎調節法について説明する

文 献

1) 日本産科婦人科学会編：産科婦人科用語集・用語解説集，改訂第3版，2013，p.282.
2) 前掲書1），p.304.
3) 厚生労働省：妊婦に対する健康診査についての望ましい基準，2015. 3. 31.
4) 日本産科婦人科学会・日本産婦人科医会編：産婦人科診療ガイドライン－産科編2014，日本産科婦人科学会事務局，2014，p.2，8-9.
5) 前掲書1），p.167-168.
6) 我部山キヨ子・武谷雄二編：助産学講座6 助産診断技術学Ⅱ［1］妊娠期，第5版，医学書院，2013，p.48，367-368.
7) Cunningham FG, Leveno K, Bloom SL, et al：Williams Obstetrics, 24th ed, McGraw-Hill Professional, 2014, p.242-243.
8) 前掲書1），p.167-168.
9) 前掲書1），p.254-255.

2 妊娠中期の妊婦のケア

学習目標
- 妊娠中期における母体の生理的変化を理解する。
- 胎児の発育や健康状態を把握する方法を理解する。
- 妊婦のセルフケア行動や母親役割を遂行するための援助方法を理解する。
- 妊婦の観察およびアセスメントに必要な基礎技術を習得する。
- 妊娠期における安全と快適さに配慮した診察介助技術を習得する。

1 妊婦のヘルスアセスメント

1）血液検査

　妊娠の経過に従って，総血漿量と総血球量は次第に増加する。血球量の増加よりも血漿量の増加のほうが大きいため，見かけ上の貧血（水血症）状態となる。妊娠28～36週ではヘマトクリット（Ht）値やヘモグロビン（Hb）値は最低を示す。

　妊娠中，母体の免疫機能は抑制される傾向にある。白血球は多核白血球や骨髄球の増加により8,700～10,000/μLまで増加する。また，凝固系は亢進するが，線溶系は抑制される傾向にある。血小板数は不変かやや減少する。

2）耐糖能検査

　妊娠糖尿病（gestational diabetes mellitus：GDM）とは，妊娠中に初めて発見または発症した糖尿病に至っていない耐糖能異常であり，妊娠時に診断された明らかな糖尿病を含めないと定義されている。GDMの合併症は，糖尿病による合併症（腎症，網膜症，神経障害，低血糖など）のほかに，周産期合併症として妊娠高血圧症候群（pregnancy-induced hypertension：PIH），早産，羊水過多症，先天異常，巨大児（糖尿病性胎児病），胎児発育不全などが起こる。

　GDMのスクリーニングは，全妊婦を対象に妊娠初期と中期（妊娠24～28週）に実施することが推奨されている。スクリーニングの方法は，妊娠初期の随時血糖測定と妊娠中期の50gGCT（glucose challenge test）または随時血糖測定の2段階で行う。スクリーニング陽性妊婦に対しては，75g経口ブドウ糖負荷試験（oral glucose tolerance test：75gOGTT）を施行し，GDMを診断する。

3）頸管・腟分泌物の検査
（1）クラミジア
　クラミジア（*Chlamydia trachomatis*）は，性感染症（sexually transmitted disease：STD）の原因菌の1つであり，子宮頸管炎を引き起こす。妊婦のクラミジア感染は，子宮頸管炎から絨毛膜羊膜炎へと広がり，流・早産や前期破水の原因になることがある。また，分娩時に産道感染して新生児に結膜炎や咽頭炎，肺炎を引き起こす可能性がある。妊婦健康診査にてクラミジア感染を発見し，分娩までに完治させることが重要となる。

（2）B群溶血性レンサ球菌
　B群溶血性レンサ球菌（group B *Streptococcus*：GBS）は，肛門や直腸，腟の常在菌であり，妊婦の約10～30％が保菌している。GBSは新生児や生後3か月未満の乳児の肺炎や敗血症，髄膜炎の主要な原因菌である。

　GBS感染症は，生後7日未満に発症する早発型とそれ以降の遅発型に分類される。感染経路は，早発型では子宮への上行性感染や分娩時の産道感染による垂直感染であるが，遅発型では水平感染も認められる。

　GBS陽性妊婦に対しては，分娩中および前期破水後に抗菌薬の予防投与（ペニシリン系薬剤の静注）が推奨されている。

2　胎児のヘルスアセスメント

1）胎位・胎向・胎勢
（1）胎　　位
　胎位とは，胎児の縦軸と子宮の縦軸との関係を表すものである（図2-1）。胎児の縦軸が子宮の縦軸に一致するものを**縦位**という。縦位であり，児頭が子宮の下方にあるものを**頭位**，骨盤端が下方にあるものを**骨盤位**という。また子宮の縦軸と胎児の縦軸が直角に交差するものを**横位**といい，直角でないものを**斜位**という。

（2）胎　　向
　胎向とは，児背または児頭と母体の左右，前後側に対する関係を表すものである（図2-2）。縦位では児背，横位では児頭が母体の左側に向かうものを**第1胎向**，右側に向かうものを**第2胎向**という。また，児背が母体の前方（腹部）に傾くものを**第1分類**，後方（背部）に傾くものを**第2分類**という。

　横位では児背が母体の前方（腹部）か後方（背部）に向かうのがほとんどであり，前方に傾くものを第1分類，後方に傾くものを第2分類という（図2-1の横位は第1胎向第1分類と表される）。

（3）胎　　勢
　胎勢とは，胎児の姿勢のことをいう（図2-3）。正常な胎勢は背部が前方に彎曲し，下顎が胸部に軽く接する**屈位**である。頭部および背部を後方に彎曲，伸展させる胎勢は**反屈位**といい，異常胎勢である。反屈位の場合には難産になりやすい。

図2-1 胎位

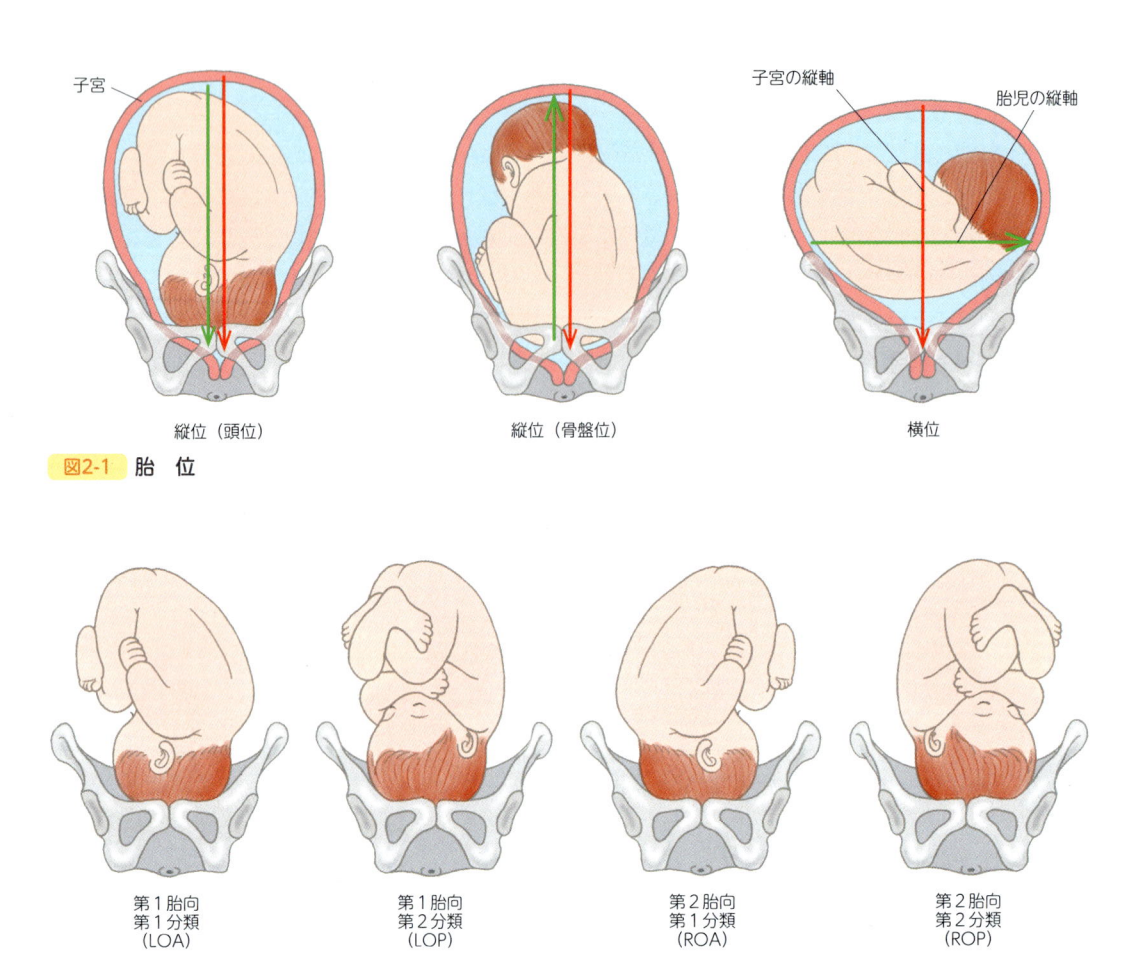

縦位（頭位）　　縦位（骨盤位）　　横位

図2-2 胎向（頭位の場合）

第1胎向 第1分類（LOA）　　第1胎向 第2分類（LOP）　　第2胎向 第1分類（ROA）　　第2胎向 第2分類（ROP）

胎位と胎向を合わせてよぶことが多い（例：第1頭位第1分類）
通常，頭位ではどちらの向きも正常である

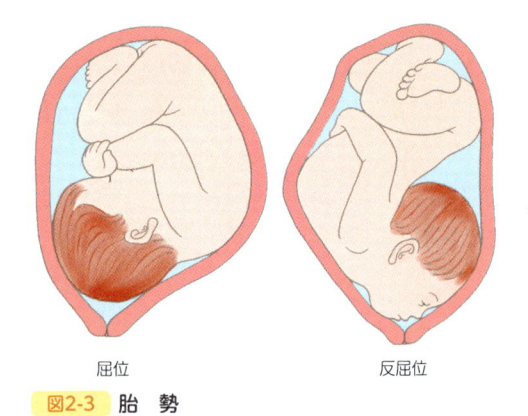

図2-3 胎勢

屈位　　反屈位

表2-1 経腟エコーと経腹エコーの長所・短所

	経腟エコー	経腹エコー
周波数	5.0〜7.5MHz（高周波）	3.0〜5.0MHz
解像度	良好	やや劣る
走査範囲	腟から近い部分のみ	広い
膀胱充満	不要	必要
肥満妊婦	影響なし	不明瞭な画像

2）胎児の発育・成長
（1）超音波検査
　胎児の発育や健康状態，胎児付属物の異常を早期発見するために超音波検査が用いられる。妊娠初期には経腟エコー（経腟プローブを腟内に挿入して診察する方法），妊娠中期以降には経腹エコー（母体の腹壁上から診察する方法）で検査する。妊娠の時期に関係なく，子宮頸管周辺の観察には経腟エコーを用いる（表2-1）。

①妊娠初期（妊娠11週頃まで）の精査項目：胎嚢（gestational sac：GS）・胎芽，胎児数（単胎または多胎），胎児心拍動（fetal heart beat：FHB），頭殿長（crown-rump length：CRL），子宮や卵巣の形態異常。

②妊娠中期以降の精査項目：FHB，胎位と胎勢，胎児の大きさ，胎児の健康状態（biophysical profile scoring：BPS，本章「3　妊娠末期の妊婦のケア」p.73参照），羊水量，胎盤と臍帯，子宮頸管周辺部，血流評価，胎児の形態異常。

（2）胎児の発育評価
　胎児の大きさは，胎児の推定体重（estimated fetal weight：EFW）を算出して評価する。胎児の体重増加が順調であれば，胎児の発育や胎盤機能が正常であると考えられる（図2-4，2-5）[1][2]。

　EFWは，児頭大横径（biparietal diameter：BPD），腹部の横断面［体幹前後径（anterior-posterior trunk diameter：APTD）と体幹横径（transverse trunk diameter：TTD）または腹囲（abdominal circumference：AC）］，大腿骨長（femur length：FL）をそれぞれ測定して，計算式に当てはめて推定する。一般的に，超音波診断装置は自動的に推定体重を計算してくれる。

3）出生前診断の検査
　出生した新生児のうち，約3～5％は何らかの異常をもって生まれるといわれている。妊娠中に実施する検査によって胎児の異常を診断することを出生前診断という。発見される胎児の異常には，発育異常や形態異常，染色体異常，先天性代謝異常，遺伝性疾患などがある。

　出生前診断に用いられる検査は，非確定的検査と確定的検査の2つに大別される。非確定的検査は超音波検査や血清マーカー検査，母体血を用いた胎児染色体検査などであり，確定的検査は絨毛検査や羊水検査，臍帯血検査である（表2-2）[3]。非確定的検査は，胎児疾患の可能性の高さを推測する検査であるため，正確な診断には確定的検査を行う。

　各検査に際しては十分な遺伝カウンセリングを行うことが重要であり，インフォームドコンセント後に検査を実施する。出生前診断により胎児に疾患が認められた場合，両親は精神的に動揺し，児に対する不安が強くなることが予想される。さらに，児の予後や治療方法，出生後の社会的支援など，多くの深刻な問題に直面する。両親が適切な支援が受けられるように，医療者には倫理的・社会的側面を含めた総合的な対応が求められる。

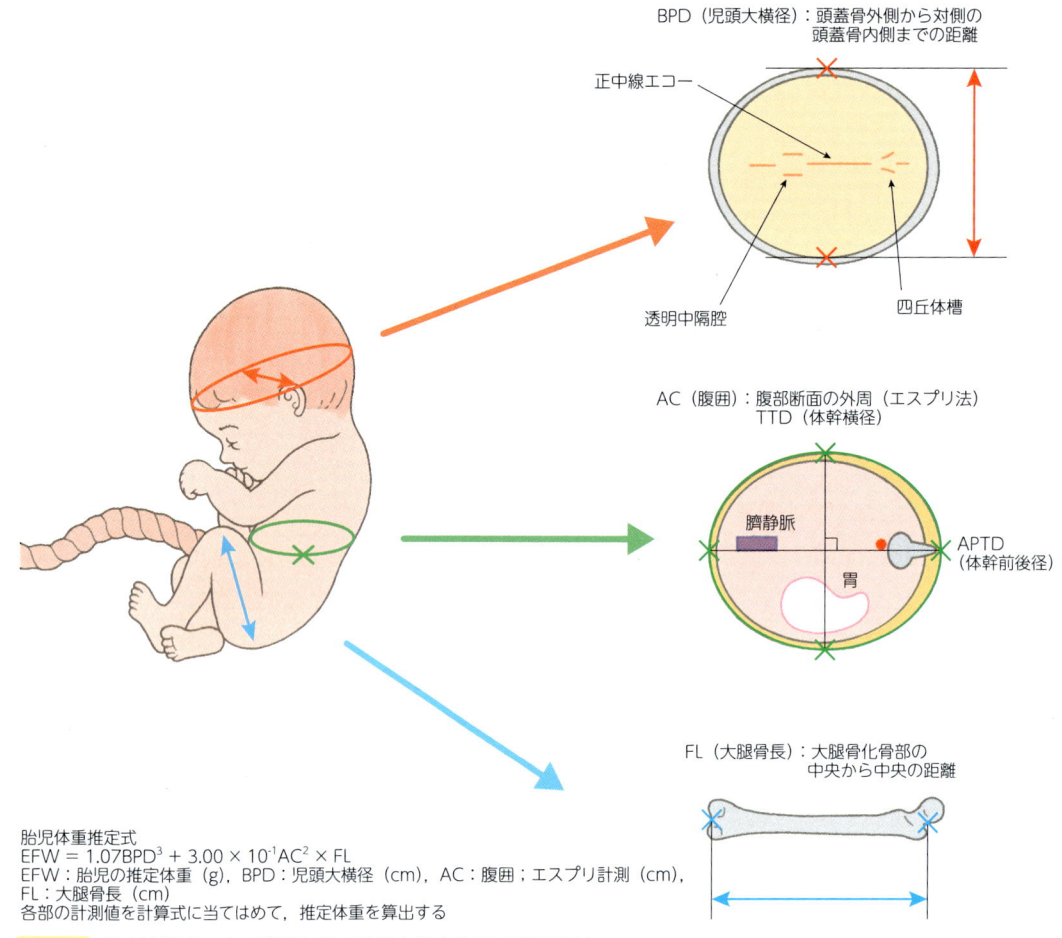

BPD（児頭大横径）：頭蓋骨外側から対側の頭蓋骨内側までの距離

正中線エコー

透明中隔腔　　四丘体槽

AC（腹囲）：腹部断面の外周（エスプリ法）
TTD（体幹横径）

臍静脈

胃

APTD（体幹前後径）

FL（大腿骨長）：大腿骨化骨部の中央から中央の距離

胎児体重推定式
EFW ＝ 1.07BPD^3 ＋ 3.00 × 10^{-1}AC^2 × FL
EFW：胎児の推定体重（g），BPD：児頭大横径（cm），AC：腹囲；エスプリ計測（cm），
FL：大腿骨長（cm）
各部の計測値を計算式に当てはめて，推定体重を算出する

図2-4　超音波検査による胎児各部の計測と推定体重の算出方法
日本産科婦人科学会周産期委員会：超音波胎児計測の標準化と日本人の基準値，日本産科婦人科学会雑誌，57(1)：93-117，2005．を参考に作成

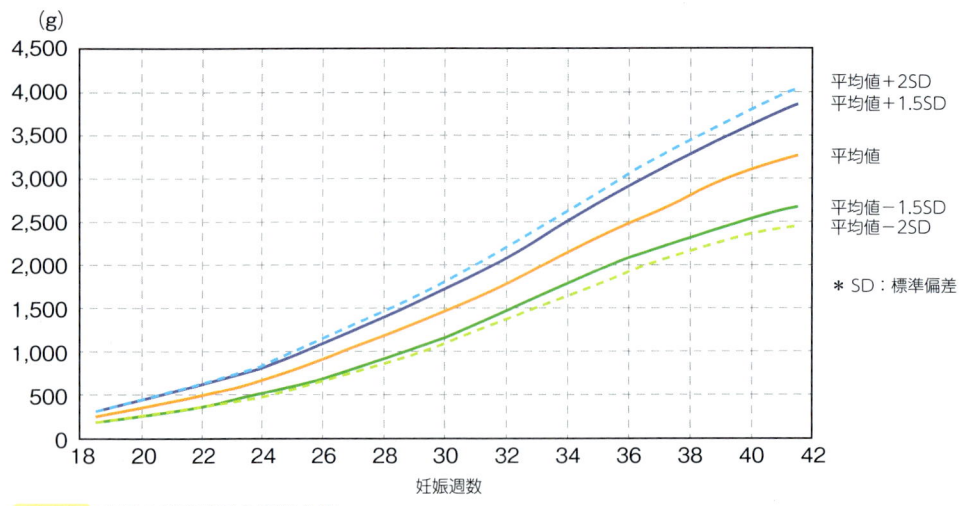

平均値＋2SD
平均値＋1.5SD
平均値
平均値－1.5SD
平均値－2SD

＊SD：標準偏差

妊娠週数

図2-5　胎児の推定体重の発育曲線
日本産科婦人科学会周産期委員会：超音波胎児計測の標準化と日本人の基準値，日本産科婦人科学会雑誌，57(1)：107，2005．を参考に作成

表2-2 出生前診断の各検査の特徴

	検査名	特　徴	施行時期	検査感度
非確定的検査	超音波検査	・超音波断層法で胎児の後頸部の皮下に認められるNTを計測する ・NTが3.5mm以上で厚い場合には，染色体異常，先天性疾患の確率が増加する	11～13週	64～70％
	血清マーカー検査（クアトロ検査）	・母体血清中に存在する胎児・胎盤由来成分（AFP, hCG, u-E_3, インヒビンA）を測定する ・21，18トリソミー，開放性神経管奇形に罹患している確率を推定する	15～20週	81％
	母体血胎児染色体検査	・母体血漿中に流入する胎児由来cell-free DNA断片量を分析する ・胎児染色体異常（21，18，13トリソミー）のハイリスク妊婦に対する陽性適中率が高い ・臨床試験として一部の認可施設で開始（遺伝カウンセリングが必須）	10週以降	99％
確定的検査	絨毛検査	・絨毛を採取し，染色体異常や遺伝子異常を検査する ・早期から検査が可能であるが手技に熟練を要する ・検査に伴う流産のリスクがある（1％）	11週以降	ほぼ100％
	羊水検査	・羊水を採取して，染色体異常や遺伝子異常を検査する ・手技が容易である ・検査に伴う流産のリスクがある（0.3～0.5％）	15～16週以降	ほぼ100％
	臍帯血検査	・臍帯静脈を穿刺し，胎児血液を採取し，染色体異常，遺伝子異常，胎児貧血などを検査する ・手技に熟練を要する ・検査に伴う胎児死亡のリスクがある（約1.4％）	18週以降	ほぼ100％

NT：液体貯留像，AFP：αフェトプロテイン，hCG：ヒト絨毛ゴナドトロピン，u-E_3：非結合型エストリオール
日本産科婦人科学会・日本産婦人科医会編：産婦人科診療ガイドラインー産科編2014，日本産科婦人科学会事務局，2014，p.82．を参考に作成

3 妊娠中期の日常生活への支援

　妊娠中期に入ると，妊娠初期の不快症状や悪心・嘔吐，食欲不振といったつわりが軽快する。妊娠15～16週頃には胎盤が完成し，妊娠中期は比較的，身体的に安定する時期である。心理的にも妊娠を受け入れることができ，肯定的となり，情緒が安定する。さらに胎動初覚によって，胎児の存在を実感でき，胎児への愛着が強まる。胎動は妊婦の心理的適応を促進するため，セルフケア行動が積極的にとれるようになる。

　しかし，妊娠が経過するにつれ，母体には，腹部や乳房が大きくなり体重が増加するなどの身体的変化が現れる。また，マイナートラブル（胸やけ，便秘，頻尿，腰背部痛，腟分泌量の増加，浮腫，静脈瘤，下肢のけいれんなど）が出現しやすく，妊娠への適応や日常生活動作の障害となる可能性がある。また，貧血や妊娠高血圧症候群（PIH），切迫早産などの異常が起こりやすいため，妊婦健康診査で異常の早期発見に努めることも重要となる。

　マイナートラブルや妊娠合併症の発症は，母性性の獲得や母親役割行動などの心理面にも影響を及ぼす。看護師は，妊婦が妊娠に伴う生理的変化に適応し，健康的に日常生活が送れるよう支援していく。

4 妊娠高血圧症候群（PIH）予防への支援

1）妊娠高血圧症候群（PIH）とは

　PIHとは，妊娠20週以降，分娩後12週までの期間に高血圧がみられる場合，または高血圧にたんぱく尿を伴う場合のいずれかで，かつこれらの症状が単なる妊娠の偶発合併症によるものではないものをいう（表2-3, 2-4）。正常妊婦の血圧は，妊娠初期から妊娠20週頃までは低下するが，妊娠20週以降は非妊時の状態に戻る。しかし，PIH妊婦では妊娠20週頃から血圧の上昇が認められることが多い。

　PIHの根本的治療はターミネーション（妊娠の中断，つまり分娩すること）である。分娩時期は，母体の臓器障害発症の可能性や児の成熟度および胎内環境を総合的に判断して決定する。早発型（妊娠32週未満の発症），特に妊娠28週未満の発症では，児が未熟であることから，妊娠期間の延長を図るために待機的治療が行われる。待機的治療では，安静，薬物療法（降圧薬の使用など），食事療法を行う。

表2-3　妊娠高血圧症候群の病型分類

妊娠高血圧腎症	妊娠20週以降に初めて高血圧を発症し，かつたんぱく尿を伴うもので，分娩後12週までに正常に復する場合をいう
妊娠高血圧	妊娠20週以降に初めて高血圧を発症し，分娩後12週までに正常に復する場合をいう
過重型妊娠高血圧腎症	①高血圧症が妊娠前あるいは妊娠20週までに存在し，妊娠20週以降，たんぱく尿を伴う場合 ②高血圧とたんぱく尿が妊娠前あるいは妊娠20週までに存在し，妊娠20週以降，いずれか，または両症状が増悪する場合 ③たんぱく尿のみを呈する腎疾患が妊娠前あるいは妊娠20週までに存在し，妊娠20週以降に高血圧を発症する場合
子癇	妊娠20週以降に初めてけいれん発作を起こし，てんかんや2次けいれんが否定されるもの。けいれん発作の起こった時期により，妊娠子癇，分娩子癇，産褥子癇とする

表2-4　妊娠高血圧症候群の症候による亜分類と発症時期による病型分類

症候による亜分類	軽症	血圧：次のいずれかに該当する場合 　　　収縮期血圧 140mmHg以上，160mmHg未満の場合 　　　拡張期血圧 90mmHg以上，110mmHg未満の場合 たんぱく尿：≧300mg/日，＜2g/日
	重症	血圧：次のいずれかに該当する場合 　　　収縮期血圧 160mmHg以上の場合 　　　拡張期血圧 110mmHg以上の場合 たんぱく尿：2g/日以上のときはたんぱく尿重症とする ※たんぱく尿の重症度判定は，24時間尿を用いた定量によることを原則とする。随時尿を用いた試験紙法による成績しか得られない場合は，複数回の新鮮尿検体で，連続して3+以上（300mg/dL）の陽性と判定されるとき，たんぱく尿重症とみなす
発症時期による病型分類	早発型	妊娠32週未満に発症するもの
	遅発型	妊娠32週以降に発症するもの

2）妊娠高血圧症候群（PIH）予防への支援

PIHの予防について，ポイントを以下に示す。

- 規則正しい生活を送る。睡眠時間は7時間以上確保し，疲れたら日中でも休息をとる。
- 軽い運動を行う。
- ストレスを避ける。特に就労妊婦の場合は，職場環境を整える。
- 過度な体重増加や浮腫がないかを観察する。
- 個々のBMI（body mass index）をもとにして適度な体重増加となるようコントロールする。
- 栄養状態をアセスメントし，塩分摂取は10g/日以下にする。極端なカロリー制限や塩分制限はしない。
- 低用量アスピリン療法や経口カルシウム製剤などの薬剤投与には，有効な予防効果は認められていない。

5 鉄欠乏性貧血予防への支援

1）妊娠性貧血とは

妊娠性貧血とは，血中Hb濃度11.0g/dL未満，Ht 33％未満をいう。そのなかでも小球性低色素性貧血である鉄欠乏性貧血が大半を占める。

妊娠期は，基本的損失に加え，胎児の成長や循環血液量の増加に伴って鉄分の需要が増加するため鉄欠乏性貧血を発症しやすい。血液検査で貧血が認められた場合は，平均赤血球容積（MCV）および平均赤血球Hb濃度（MCHC）により貧血の種類を鑑別する。Hb濃度6g/dL以下の重症貧血は，胎盤機能に影響し，胎児発育不全（fetal growth restriction：FGR）や子宮内胎児死亡を引き起こす危険性がある。

2）鉄欠乏性貧血予防への支援

貧血では，易疲労感や倦怠感，動悸，息切れ，頭痛，めまい，食欲不振などの自覚症状を呈する。しかし，Hb濃度が8〜9g/dL以下になるまでは無症状のことが多く，また慢性的に貧血状態が続いている場合では症状が出現しにくいことがある。そのため，顔色および眼瞼結膜下や爪の色などの他覚的所見を観察するとともに，予防的な保健指導を行う。

看護技術の実際

A レオポルド触診法

- 目　的：(1) 腹壁上から子宮の状態，羊水量，胎位・胎向，胎勢，胎動，胎児の大きさ，胎児数，胎児下降度を観察する
  　　　　(2) 子宮底の位置や胎児心音の聴取部位を確認する
- 適　応：すべてを観察できるのは，妊娠28週以降の妊婦である。妊娠12週以降になると腹壁上

第Ⅱ章　妊娠期のアセスメントとケア

　　　　　で子宮体が触知可能になる
● 必要物品：綿毛布

方　法	留意点と根拠
1　診察室の準備をし，妊婦へ説明する 　1）室温24〜25℃，湿度50〜60％に設定する 　2）妊婦へ，外診台またはベッドに仰臥位になるように説明する	
2　下肢を綿毛布で覆い，腹部を十分に露出する（➡❶）	● 不必要な露出を避け，プライバシーを保護する 　❶寒冷刺激は子宮収縮を誘発するため，保温に留意する
3　腹部を観察する 　1）腹部の大きさと形状，皮膚の着色，妊娠線の有無，臍窩の状態を観察する 　2）胎動の有無を確認する	● 触診の前に腹部を観察する
4　妊婦の顔側に向けて，第1〜4段階までの手技を行う（図2-6） 　1）第1段：両手の指先をそろえて軽く曲げ，小指側を子宮底部に置き，腹壁を静かに圧する 　・観察項目：子宮底の位置・高さ，形，胎児部分の種類・硬さ 　2）第2段：子宮底部に置いた両手を下方にずらし，手掌を平らにして子宮の両側壁に当て，手掌全体で左右交互にゆっくりと深く子宮を圧する 　・観察項目：腹壁の緊張度，子宮の形・大きさ・緊張度，子宮壁の厚さ，羊水量，胎向（児背，小部分），胎動 　3）第3段：右手の母指と他指を十分に開き，恥骨結合上縁に当て，胎児部分をはさむように触知する 　・観察項目：胎児下降部の種類・形状・大きさ・硬さ・移動性，骨盤内進入状況 　4）第4段：実施者は妊婦の足元のほうにからだの向きを変え，手の4指の指先をそろえて左右の鼠径靱帯に並行して両手を進め，指先を胎児下降部と骨盤間に静かに圧入し，両手で胎児下降部を触知する 　・観察項目：胎児下降部の種類・位置，骨盤内進入程度	● 妊婦の膝や股関節を曲げ，腹壁の緊張を和らげる ● 子宮収縮を防ぐために，実施者は手を温めておき，腹壁にやさしく触れる ● 多胎の場合，胎位や胎向を正確に把握することは難しい ● 指先に力を入れず，手掌全体でゆっくりとていねいに行う（➡❷） 　❷指先など一部分に力が加わると，妊婦に痛みを与えてしまう ● 触診中に子宮収縮が起こった場合は手技を一時中断し，子宮が弛緩してから再開する ● 仰臥位性低血圧症候群が起こった場合は，すぐに妊婦を左側臥位にする ● 触診上の特徴を覚えることによって，何を触れているか理解しやすい（表2-5）。横位の場合には，第1段と第3段で球状の塊を感じない

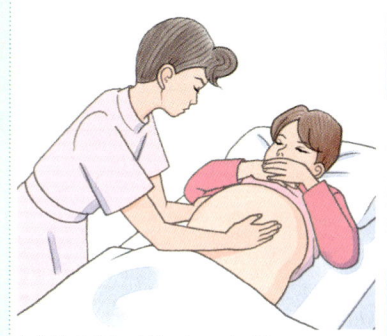

実施者は妊婦の右側に立つことが多い
レオポルド触診法に続いて，子宮底長の測定や胎児心音の聴取を行う

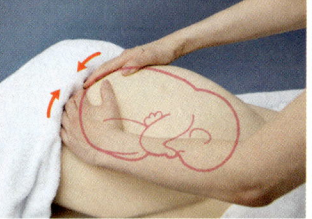

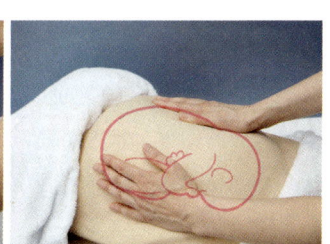

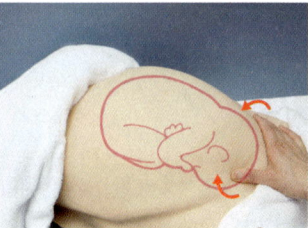

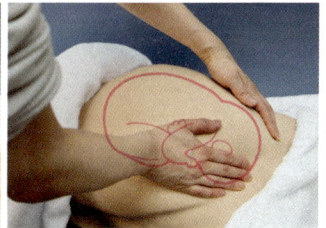

第1段階　　第2段階　　第3段階　　第4段階

図2-6　レオポルド触診法

	方法	留意点と根拠
5	身じたくを整えてもらう	●診察や観察継続時には不要
6	観察結果を記録し，妊婦に説明する	

表2-5 胎児部分の特徴

	大部分			小部分
項目	頭部	殿部	背部	四肢
形状	球状，平滑で凹凸がない	球状に近く，凹凸がある	弓状に彎曲しており，板状である	背部の反対側に，1個または数個の小結節として触れる
大きさ	胎児部分のなかで最大	頭部より小さい	広い	小さい
硬さ	骨様に硬い	頭部より軟らかい	一様に広く硬い	部分的に硬い，突起物
移動性	あり	少ない	少ない	あり，衝突性運動
浮球感*	著明（児頭固定前）	なし	なし	なし

*：浮球感(ballottement)とは，軽く圧するといったん沈むがすぐに跳ね返りを感じること。羊水量や児の大きさ，可動性などに影響される

B 子宮底長・腹囲の測定

- ●目　　的：（1）妊娠週数相当の長さであるかを観察し，胎児の発育状態の指標とする
　　　　　　（2）胎児発育不全，巨大児，羊水異常，多胎などの胎児異常を早期発見する
- ●適　　応：通常，子宮底長測定が可能となるのは妊娠16週以降である。腹囲は妊娠初期から測定できる
- ●必要物品：メジャー，綿毛布

	方法	留意点と根拠
1	**事前にメジャーを点検する（➡❶）** 1）目盛が読み取れるか 2）すり切れや伸びがないか	❶正確な測定値を得るためには，器具の精度が重要である
2	**診察室の準備をし，妊婦へ説明する** 1）室温24〜25℃，湿度50〜60％に設定する 2）妊婦へ，外診台またはベッドに仰臥位になるように説明する（➡❷）	❷子宮底を触知しやすいように，膝を曲げ，腹壁の緊張をとる
3	**下肢を綿毛布で覆い，腹部を十分に露出する（➡❸）**	●不必要な露出を避け，プライバシーを保護する ❸寒冷刺激は子宮収縮を誘発するため，保温に留意する
4	**子宮底長を測定する（安藤の方法）** 1）恥骨結合上縁中央部を起点に，メジャーの目盛0を利き手の示指で固定する（図2-7） 2）非利き手の示指と中指の間にメジャーをはさみ，腹壁のカーブに密着させながら移動して，中指と環指で子宮底の最高部位を触知する 3）両膝を伸展させ，子宮底の最高点の目盛を読む 4）妊娠週数相当の長さであるかを確認する（表2-6）	●恥骨は外性器に隣接するため，触診時は不快感を与えないように注意する

方法	留意点と根拠
	● 子宮底長の計測には安藤の方法（膝を伸展して測定する方法）と今井の方法（膝を屈曲して測定する方法）がある。一般的には安藤の方法を用いることが多い❶❷。安藤の方法で子宮底を触知する際は，両膝を屈曲し，測定時は伸展する（→❹） ❹個人差および測定者による誤差を考慮し，測定方法は常に統一しておく ● 妊娠週数と計測した子宮底長，前回の計測値，測定実施者による誤差などを考慮してアセスメントする

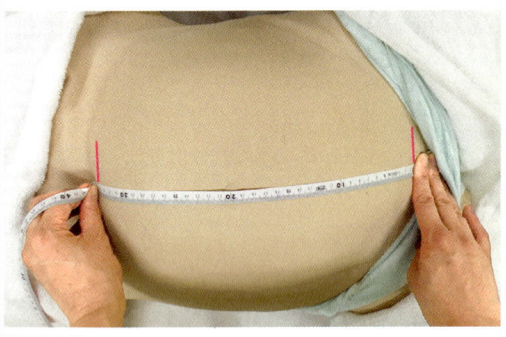

安藤の方法

図2-7 子宮底長の測定

右の図：荒木勤：最新産科学 正常編，改訂第22版，文光堂，2008，p.137．を参考に作成

表2-6 子宮底長と子宮底の高さ

妊娠月数	妊娠週数	安藤の方法	子宮底の高さ	子宮底長の概算法
3か月	11週		恥骨結合上縁の高さ，またはわずかに上	
4か月	15週	11cm	恥骨結合上2～3横指	妊娠月数×3
5か月	19週	16cm	恥骨結合と臍との中央	
6か月	23週	20cm	臍高	妊娠月数×3+3
7か月	27週	23cm	臍上2～3横指	
8か月	31週	27cm	臍と剣状突起との中央	
9か月	35週	30cm	剣状突起下2～3横指	
10か月	39週	32cm	臍と剣状突起との中央	

我部山キヨ子・大石時子編：助産師のためのフィジカルイグザミネーション，医学書院，2008，p.18, 19．を参考に作成

5 **腹囲を測定する（臍周囲の計測方法）**
1) 非利き手にメジャーを持ち，妊婦に腰部を少し浮かせてもらい，メジャーを背中の下に挿入する。同時に利き手を妊婦の腹部を超えて背部に差し込み，他方の手からメジャーを受け取り伸ばす。このとき，メジャーのねじれが背部で生じないように，送り出した側（背部にあるほう）の指でアダプターの役割をしながら（ねじれ矯正），背部から手を抜き出す
2) メジャーは臍を通る周囲に沿ってベッド面に対して垂直になるように巻く（図2-8）
3) 両膝を伸展した状態で安静呼気時に目盛を読む

● あらかじめ前回の測定値以上の長さにメジャーを伸ばしておく
● 伸ばしたメジャーの中間点を妊婦の背骨に合わせて腹部のカーブに巻きつけると臍の中央付近で数値を読むことができる
● 測定時，背部側の衣服を巻き込まないように背部の衣服にも注意する
● 臍周囲を計測する方法と，最大腹囲3か所を計測し，そのうち最大値を腹囲とする方法がある。一般的には臍周囲（臍の高さ）で測定する方法が用いられる
● 測定方法は常に統一しておく
● 分娩開始時の腹囲の平均値は85～87cm❸
● 腹囲が1m以上は，多胎，羊水過多，肥満が多い❶
● 計測後，メジャーをはずす場合は摩擦熱による苦痛を妊婦に与えないように注意する

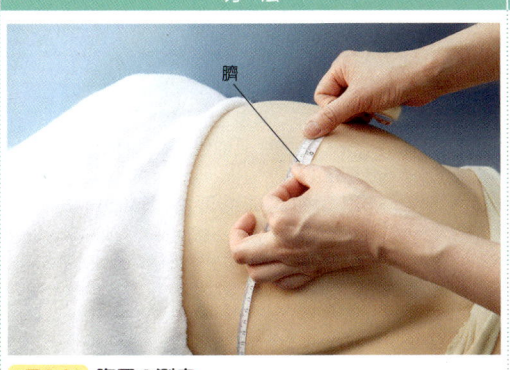

方　法	留意点と根拠
図2-8　腹囲の測定	
6　身じたくを整えてもらう	●診察や観察継続時には不要
7　測定結果を記録し，妊婦に説明する	●測定値の単位はcmとする

❶荒木勤：最新産科学 正常編，改訂第22版，文光堂，2008．
❷平澤美惠子・村上睦子監：写真でわかる助産技術—妊産婦の主体性を大切にしたケア，安全で母子に優しい助産のわざ，インターメディカ，2012．
❸北川眞理子・内山和美編，生田克夫監：今日の助産−マタニティサイクルの助産診断・実践過程，改訂第3版，南江堂，2013．

C 経腟エコーの介助

- ●目　　的：子宮頸管周辺の観察や頸管長を測定することによって，早産徴候を早期発見できる
- ●適　　応：妊娠16週以降の妊婦に行う
- ●必要物品：超音波断層装置，経腟プローブ，プローブカバー，超音波用ゼリー，バスタオル，ティッシュペーパー

	方　法	留意点と根拠
1	妊婦に検査前に排尿を済ませるよう説明する（➡❶）	❶子宮頸管は柔軟な組織のため，膀胱充満などの圧迫によって容易に形状が変化する
2	検査前の準備をする 1）経腟プローブの先端に超音波用ゼリーを塗布する 2）プローブカバーをかぶせる	●超音波診断装置は，妊婦の右足の近く（検者の左側）に置く ●プローブは精密器械であるため，特に先端部分を破損しないようていねいに扱う ●カバーとゼリーの間に空気が混入しないようにカバーをかぶせる
3	内診台に誘導し説明する 1）妊婦を誘導し，内診台で仰臥位または座位となってもらい，下腹部から膝にバスタオルをかける 2）内診台が動くことを説明する 3）診察ボタンを押し，砕石位をとる	●経腟エコーは，妊婦にとって不安や羞恥心が強い検査であることに留意し，露出は最小限にし，プライバシーに配慮する ●内診台の動作中はそばに付き添い，転落しないよう安全に配慮する
4	経腟エコーを介助する 1）検者（医師）が経腟プローブを腟口より静かに挿入し，画像を確認しながら前腟円蓋まで進める 2）ゆっくりと経腟プローブを移動・回転させる 3）頸管の内腔全体の画像が得られるように矢状断を描出する 4）画像を見せながら，妊婦に説明する	●経腟エコーの前後に腟鏡診で出血の有無や頸管の状態を確認する ●頸管長（内子宮口から外子宮口までの距離）を測定する際は，頸管に沿って計測する（図2-9a） ●正常妊婦の頸管長は，妊娠30週未満で平均4cm前後である。妊娠24週未満に25mm以下になる場合には早産の危険性が高い（➡❷）

方法	留意点と根拠
5）診断の根拠となる画像を印刷する 6）経腟プローブを腟口からゆっくりと抜く	❷妊娠24週で頸管長が40mmの妊婦と比較すると，26mm以下では6.19倍，22mmでは9.49倍，13mmでは13.99倍と短縮するにつれて早産の危険性が上昇する❶ ● 頸管長が短縮している場合は直線状に描画されることがある（図2-9b）。短縮していない場合は彎曲している 〈注意すべき所見〉 ● 頸管長の短縮，内子宮口の開大，頸管腺領域の消失→切迫早産の可能性 ● 頸管腺領域が不明瞭→頸管が熟化している可能性 ● 内子宮口がV字型に開大している（funneling）→早産の危険性
a 観察のポイント：頸管長の短縮，内子宮口の開大，頸管腺領域の消失 （膀胱，児頭，子宮頸管，外子宮口，頸管腺，組織学的内子宮口（産科学的内子宮口ともよぶ）） **図2-9** 子宮頸管長の測定	b 内子宮口が開き，羊水腔が頸管部に細長く入り込んでいる（頸管長の短縮）
5　診察終了時の介助を行う 　1）腟口付近をティッシュペーパーで拭く 　　出血の有無や帯下の状態を観察する 　2）砕石位からもとの体位に戻す	● 内診台の動作時は，完全に停止するまで動かないように妊婦に説明する
6　身じたくを整えてもらう	

❶ Iams JD, Goldenberg RL, Meis PJ, et al：The length of the cervix and the risk of spontaneous premature delivery. National Institute of Child Health and Human Development Maternal Fetal Medicine Unit Network, *New England Journal of Medicine*, 334(9)：567-572, 1996.

D 血液検査

- 目　　的：（1）妊娠に伴う血球成分の減少を早期発見し，妊娠性貧血を予防する
- 　　　　　（2）母体や胎児の健康状態に影響する血液疾患を早期発見する
- 適　　応：妊婦健康診査では，妊娠初期，妊娠24〜35週，妊娠36週以降の各時期に1回実施する
- 必要物品：採血用ホルダー，真空採血用注射針，真空採血管，駆血帯，消毒綿，絆創膏，肘枕，手袋，処置用シーツ，膿盆または医療廃棄物容器

方法	留意点と根拠
1　必要物品を準備する 　1）手を洗う 　2）トレイに必要物品を準備する 　・採血用ホルダーと真空採血用注射針を接続する 　・検査の種類，採血容器，採血量を確認する 　3）手袋を装着する	

	方　法	留意点と根拠
2	妊婦に採血の目的・方法・必要性を説明する	
3	処置用シーツを敷き，肘枕の上に肘頭部をのせて，手掌を上向きにし，上肢を伸展してもらう	●緊張を和らげるように声をかける（➡❶） ❶採血時に患者が緊張していると，針を刺したときに血管迷走神経反射（VVR）が起こることがある。VVRは，血圧低下や徐脈などを主症状とする反応で，若い女性で比較的多くみられる[❶]
4	血管を怒張させ，注射部位を消毒する 1）採血部位から5～10cm中枢側で駆血帯を締める。あわせて，血管が怒張しやすいように，母指を中にして手を握らせる 2）採血部位を消毒綿で清拭する	●採血法は注射器を用いる方法と真空採血管を用いる方法がある ●採血部位は肘正中皮静脈，尺側皮静脈，橈側皮静脈などから選択する ●総駆血時間は2分以内にする（➡❷） ❷2分以上になると静脈血のうっ血により静脈血管壁が過剰拡張し，血球成分が変化するおそれがある[❷]
5	注射針を刺入し採血する 1）注射針を刺入する 　刺入時にしびれ感や電撃痛がないか確認する 2）採血用ホルダーに真空採血管を真っすぐに差し込む 3）真空採血管に血液の流入が停止したら，ホルダーから採血管を抜去する。ほかにも検査項目がある場合は2），3）を繰り返す 4）採取した採血管を静かに混和する（➡❸）	●針の刺入時には血管を末梢方向に軽く引くようにすると，血管が真っすぐになり，固定されて採血しやすくなる ●真空採血管のキャップの口を消毒しておく ❸血球成分用の採血管内には抗凝固薬が添加されているため，血球を壊さないように静かに混和する
6	駆血帯をはずし，握っている手を開かせる	●採血管を挿入したまま駆血帯をはずさない（➡❹） ❹採血管に入った血液が血管内に逆流する可能性がある
7	採血終了時の処置を行う 1）刺入部位に消毒綿を軽く当て，ホルダーごと採血針を抜針する 2）絆創膏で固定し，圧迫止血する 　止血部位の出血や腫脹・疼痛などを確認する	●注射針はすぐに膿盆や医療廃棄物容器に入れ，リキャップしない。針刺し事故に注意する ●採血部位を約2～3分間，圧迫止血するように説明する
8	身じたくを整えてもらう 顔色の変化・気分不快の有無を観察する	
9	検体を検査室に提出する	●検体を取り扱う際には手袋を用いる
10	妊婦へ説明する 1）検査結果が出たら，医師が結果を説明する 2）医師からの説明に対し疑問や質問がないか確認し，必要な指導・援助を行う ・自覚症状を尋ね，他覚症状の有無を観察する ・妊娠性貧血が認められる場合は，食生活や栄養について指導する 3）検査結果を記録する	〈血液検査のアセスメントのポイント〉 ●貧血：Hb濃度11.0g/dLまたはHt 33％未満（一般的に治療開始はHb濃度10.0g/dL以下），MCV≦80fL，フェリチン＜20ng/mL，血清鉄≦60μg/dLで鉄欠乏性貧血と診断される ●多血症：Hb濃度13.0g/dL以上，Ht 40％以上。妊娠高血圧症候群（PIH）に合併することが多く，血栓や塞栓症，胎児発育不全を招きやすい ●特発性血小板減少性紫斑病（ITP）：血小板10万/μL以下，重症1万/μL以下 ●妊娠高血圧腎症やHELLP症候群の発症時には，血小板減少などの異常が先行して起こる

[❶]畑尾正彦・宮本尚彦編：医療ミスをなくす注射・点滴マニュアル〈クリニカルナースBOOK〉，医学芸術社，2004, p.62-66.
[❷]石塚睦子・黒坂知子：注射の基本がよくわかる本，照林社，2005, p.180-190.

E 乳房の観察・測定

- ●目　　的：（1）妊娠による乳房の変化を観察する
  　　　　　（2）乳房にしこりや硬結などの異常がないか観察する
  　　　　　（3）母乳育児に適した乳頭の形状，乳腺の発育状況であるか確認する
- ●適　　応：妊娠初期から実施できる。妊娠期では前半と後半に観察するとよい
- ●必要物品：綿毛布，タオルもしくはティッシュペーパー，ノギスまたはメジャー

	方　法	留意点と根拠
1	環境を整え，必要物品を準備する	● カーテンやスクリーンを用い，プライバシーに配慮した環境に整える
2	妊婦に乳房観察の目的を説明し，座位にて胸部を十分に露出してもらう	● 乳房の観察は羞恥心を伴うため，不必要な露出は避ける
3	乳房の形・大きさを観察する 　1）位置，形，左右均等性，皮膚色，陥没の有無，妊娠線，基底面の大きさ・可動性，乳腺の発育状況，血管の分布状況を観察する（図2-10，2-11）（➡❶） 　2）しこりや硬結の有無を確認する（➡❷） 　3）皮膚色の変化や陥没，乳汁とは異なる分泌物があれば色や性状を観察する	● 乳房の形は座位と仰臥位で変わるため，座位で身体の前面および側面から確認する ❶ 乳腺の発育不良は乳汁産生能力が不十分となるリスク因子である❶ ❷ 母乳育児だけでなく，乳がんの早期発見の視点でも重要である

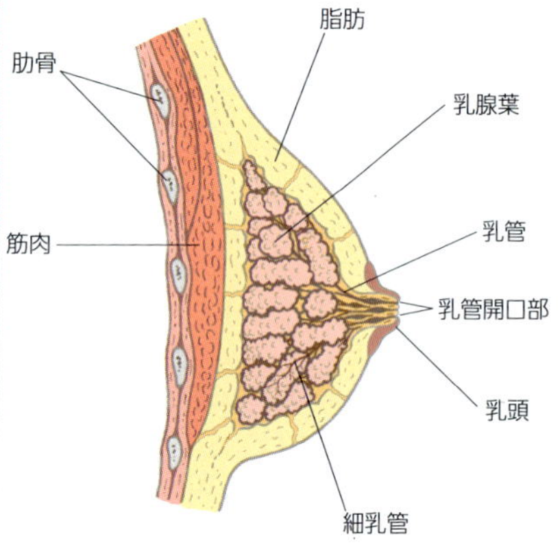

図2-10　乳房の解剖図
肋骨／脂肪／筋肉／乳腺葉／乳管／乳管開口部／乳頭／細乳管

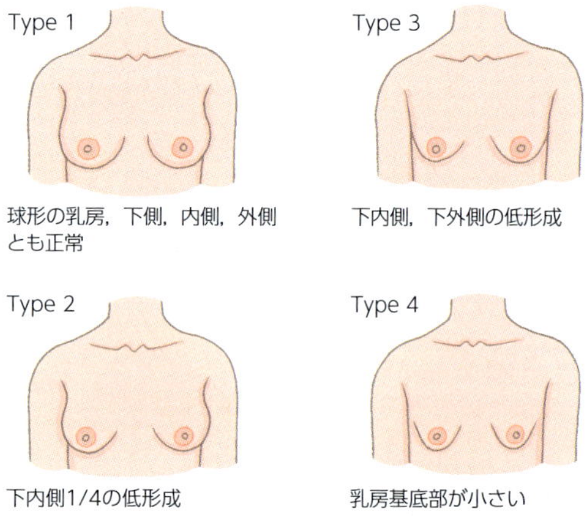

図2-11　乳房の形態分類
Type 1　球形の乳房，下側，内側，外側とも正常
Type 2　下内側1/4の低形成
Type 3　下内側，下外側の低形成
Type 4　乳房基底部が小さい

4	計測する 　1）両乳頭上と肩甲骨直下を通る周囲を計測する 　2）左右の乳頭の直径・長さをノギスまたはメジャーで計測する	● 妊娠前半と後半に測定することによって，乳腺発育の目安とする ● 妊娠中の乳房サイズの増大は乳腺の発育を意味する ● 日本人の平均的な授乳中の乳頭の直径は1.3cm，長さは0.9cm，乳管口は平均9本である
5	ピンチテストを行い（図2-12），乳頭・乳輪部を観察する 　1）母指と他4指を開き，乳輪部に添え，乳房を包むように把持する 　2）乳輪を乳頭基底部に向けて圧迫する 　3）乳頭・乳輪部の形態を観察する（図2-13） 観察項目：位置，形，長さ，大きさ，伸展性，硬度，変形の有無，乳管口の開通数，皮膚の状態（乾燥や瘙痒感），乳頭の汚れ，乳頭トラブルの有無（亀裂や発赤など）	● ピンチテストによって陥没乳頭の有無を観察する（➡❸） ❸ ピンチテストで乳頭が引き込まれる場合は乳頭基底部に癒着があり，真性陥没乳頭とよばれる❷ ● 乳頭刺激により腹部緊満感が出現する場合は触診を中止する

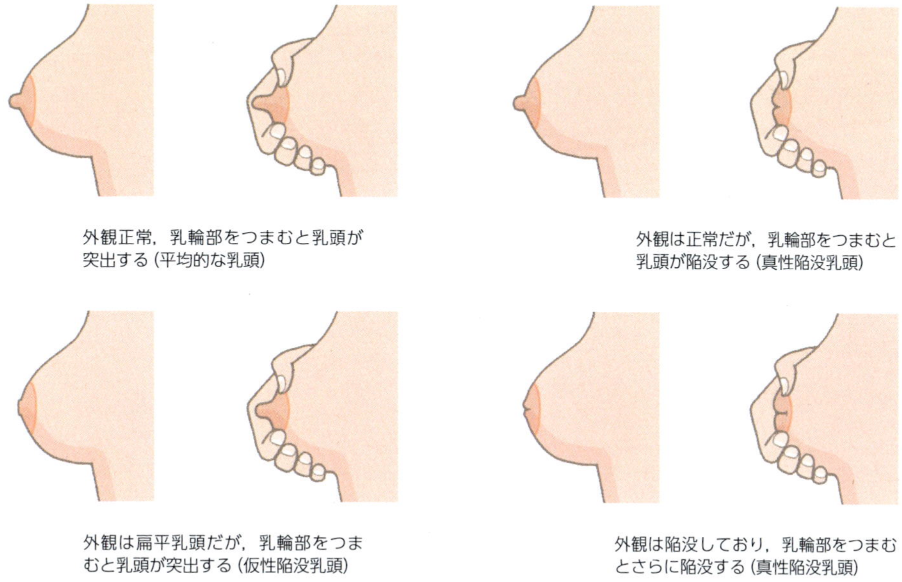

方 法	留意点と根拠

外観正常，乳輪部をつまむと乳頭が突出する（平均的な乳頭）

外観は正常だが，乳輪部をつまむと乳頭が陥没する（真性陥没乳頭）

外観は扁平乳頭だが，乳輪部をつまむと乳頭が突出する（仮性陥没乳頭）

外観は陥没しており，乳輪部をつまむとさらに陥没する（真性陥没乳頭）

図2-12 ピンチテスト

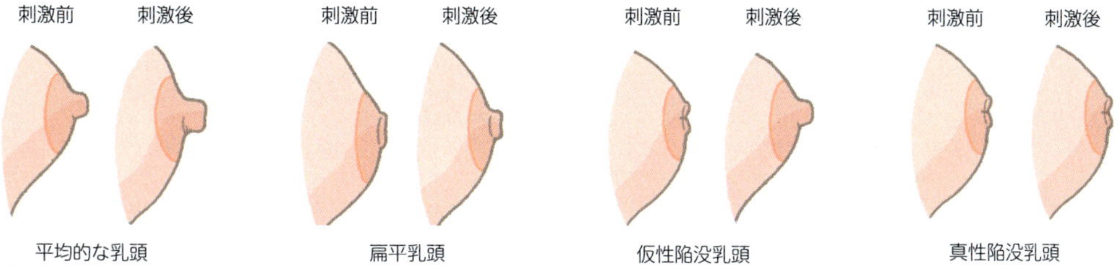

刺激前　刺激後　　刺激前　刺激後　　刺激前　刺激後　　刺激前　刺激後

平均的な乳頭　　扁平乳頭　　仮性陥没乳頭　　真性陥没乳頭

図2-13 乳頭の基本型

6	仰臥位にて，乳房・乳頭・乳輪部を触診する（→❹） 1）右乳房の基底面外縁に，両手を母指と他4指を開いた「ハの字」の状態で置き，乳房の基底面の大きさ，可動性を確認する 2）片方の手で乳房軸が垂直になるように固定し，他方の手の母指と4指全体で乳房を触知する 3）乳房軸を固定したまま，母指と示指，中指で乳頭および乳輪部を把持し，その状態で上に持ち上げ，乳頭・乳輪部の伸展性をみる（上下左右） 4）乳房を固定した状態で，乳頭表面の汚れをタオルでやさしく取り除く 5）反対側の乳房も同様に実施する	❹乳房の基底面の可動性は仰臥位のほうが観察しやすい ●基底面の可動性を確認するときは，少し浮かせるようにしながらゆっくりと上下左右に動かす ●初乳の分泌により乳頭表面に汚れがある場合には乳頭を傷つけないようにやさしく清拭する
7	左右の腋窩を触診する 1）腋窩のリンパ節腫脹がないかを確認する 2）副乳の有無を確認する	
8	身じたくを整えてもらう	
9	観察結果を記録し，妊婦に説明する	

❶ Walker M：Breastfeeding management for the clinician；Using the evidence, 3rd ed, Jones & Bartlett Learning, 2013, p.78.
❷ 水野克己・水野紀子：母乳育児支援講座，南山堂，2011，p.148-156.

F 耐糖能検査（50gGCT, 75gOGTT）

- 目　　　的：妊娠中に発見される糖代謝異常を早期発見し，母児に対する種々の合併症を予防する
- 適　　　応：50gGCTは妊娠中期（妊娠24〜28週）の妊婦に行う。その後，スクリーニング陽性妊婦に対して75gOGTTを行う
- 必要物品：50gブドウ糖液（トレーラン®G液50g）または75gブドウ糖液（トレーラン®G液75g），採血用ホルダー，真空採血用注射針，真空採血管，駆血帯，肘枕，消毒綿，手袋，処置用シーツ，膿盆または医療廃棄物容器

	方　法	留意点と根拠
1	手を洗い，必要物品を準備する	
2	妊婦に検査の目的・必要性を説明する	
3	**50gGCTを実施する** 1）妊婦に前日の生活状況，健康状態，体調の変化の有無を確認する 2）検査中は安静にし，過度な運動を避けること，検査終了までは水以外の水分は摂取しないよう説明する 3）50gブドウ糖液を内服させる 4）内服から1時間後に採血し，血糖値を測定する（採血の手順はD「血液検査」に準じる）	●50gGCTは食事摂取の有無にかかわらず，糖代謝異常を検査する方法である ●妊娠中期のスクリーニングとしては，50gGCTの1時間値が140mg/dL以上を陽性とする，または随時血糖値が100mg/dL以上を陽性とする ●スクリーニング陽性妊婦には，改めて75gOGTTを行う
4	**75gOGTTを実施する** 1）妊婦に前日の生活状況，健康状態，体調の変化の有無を確認する 2）検査中は安静にし，過度な運動を避けること，検査終了までは水以外の水分は摂取しないよう説明する 3）採血し，空腹時血糖値を測定する 4）妊婦に75gブドウ糖液を内服させる 5）内服から1時間後に採血し，血糖値を測定する 6）内服から2時間後に採血し，血糖値を測定する	●75gOGTTを実施する場合には，検査前日の21時以降は絶食とし，水以外の水分は禁止する。また，普段どおりの生活をし，暴飲暴食や過激な運動をしないよう事前に説明する ●妊娠初期の随時血糖値が200mg/dL以上の場合は75gOGTTは行わず，「妊娠時に発見された明らかな糖尿病」の診断基準に従う（表2-7） ●肥満や高齢妊婦，糖尿病家族歴，巨大児分娩や羊水過多の既往，尿糖陽性などがある場合は妊娠糖尿病（GDM）ハイリスク群として対応する ●GDMの場合は，分娩後6〜12週に75gOGTTを実施し，耐糖能を再評価する（→❶） ❶GDM女性は2型糖尿病発症のリスクを有しており，将来，高率で糖尿病を発症することが報告されている[1] ●日本では糖尿病人口の増加とともに，糖代謝異常合併妊娠も増加している
5	**妊婦へ説明する** 1）検査結果が出たら，医師が結果を説明する 2）医師からの説明に対し疑問や質問がないか確認し，必要な指導・援助を行う	●検査値に異常が認められた場合，安心して治療に臨めるよう支援していく

[1] 難波光義・杉山隆編著：「妊娠と糖尿病」母児管理のエッセンス，金芳堂，2013，p.212-216.

表2-7 妊娠糖尿病（GDM）診断基準

定義：
妊娠糖尿病（gestation diabetes mellitus：GDM）は妊娠中に初めて発見，または発症した糖代謝異常。しかし，overt diabetes in pregnancy（妊娠時に診断された明らかな糖尿病）はGDMに含めない
診断基準：
1）妊娠糖尿病（GDM）
　75gOGTTにおいて次の基準の1点以上を満たした場合に診断する
　　①空腹時血糖値≧92mg/dL（5.1mmol/L）
　　②1時間値≧180mg/dL（10.0mmol/L）
　　③2時間値≧153mg/dL（8.5mmol/L）
2）妊娠時に診断された明らかな糖尿病（overt diabetes in pregnancy）
　以下のいずれかを満たした場合に診断する
　　①空腹時血糖値≧126mg/dL
　　②HbA1c≧6.5 %〔HbA1c（JDS）≧6.1 %〕*
　　③確実な糖尿病網膜症が存在する場合
　　④随時血糖値≧200mg/dL，あるいは75gOGTTで2時間値≧200mg/dLで上記①〜③のいずれかがある場合

＊：国際標準化を重視する立場から，新しいHbA1c値（%）は，従来わが国で使用していたJapan Diabetes Society（JDS）値に0.4%を加えたNational Glycohemoglobin Standardization Program（NGSP）値を使用するものとする
　HbA1c＜6.5 %〔HbA1c（JDS）＜6.1 %〕で75gOGTT 2時間値≧200mg/dLの場合は，妊娠時に診断された明らかな糖尿病とは判定しにくいので，high risk GDMとし，妊娠中は糖尿病に準じた管理を行い，出産後は糖尿病に移行する可能性が高いので厳重なフォローアップが必要である

日本産科婦人科学会・日本産婦人科医会編：産婦人科診療ガイドライン−産科編2014，日本産科婦人科学会事務局，2014，p.20．より引用

G クラミジア検査

- **目　　的**：スクリーニングによって性器クラミジア感染を発見し，経腟分娩時の母子感染を予防する
- **適　　応**：検査日数や分娩時までのクラミジア陽性者の治療期間を考慮し，妊娠30週までの妊婦に行う
- **必要物品**：スワブ検体採取キット（スワブ2本，保存容器），腟鏡，腟鏡保温器（または湯を入れたベースン），手袋，ティッシュペーパー，バスタオル

	方　法	留意点と根拠
1	環境を整え，必要物品を準備する 1）室温24〜25℃，湿度50〜60%に設定する 2）腟鏡は保温器（または湯を入れたベースン）に入れ，温めておく（➡❶）	❶冷たい腟鏡の使用で，妊婦に痛みや不快感を与えないようにする
2	妊婦に検査の目的・方法を説明する	●生殖器の診察は羞恥心を伴い，負担が大きい診察であることに留意する
3	内診台に誘導し説明する 1）妊婦を内診室へ誘導し，下着や腹帯をはずし，内診台で仰臥位または座位になるよう説明する 2）妊婦の体位が整ったら，下腹部から膝にバスタオルをかける 3）内診台が動くことを説明する 4）診察ボタンを押し，砕石位をとってもらう	●内診の介助については，本章「1　妊娠初期の妊婦のケア」p.19参照 ●不必要な露出を避け，プライバシーに配慮する ●動作や診察の区切りには適宜声をかけ，不安を与えないようにする

方　法	留意点と根拠
4　検査を介助する 　1）検者（医師）が先端を閉じた状態の腟鏡を斜めに腟口から挿入し，ゆっくりと正中に回転させ，固定する❶ 　2）スワブで過剰な粘液を拭き取り，そのスワブは破棄する 　3）新しいスワブを頸管内に1cmほど挿入し，静かに回転させ，分泌物（擦過物）を採取する（図2-14） 　4）分泌物を採取したスワブを保存容器に入れ，ふたを閉める 　5）腟鏡をゆっくりと斜めに方向を変えながら腟口から抜去する	●緊張を和らげるために，腟鏡挿入時は妊婦にゆっくり深呼吸するよう促す（➡❷） ❷緊張が強いと苦痛を強く感じるだけでなく，診察に支障をきたすおそれがある ●短時間に検査が終えられるように，看護師は無駄のない動きで診察介助する ●検体を扱うときは手袋を使用する（➡❸） ❸クラミジア感染の診断には高感度の核酸増幅法（PCR法，TMA法，SDA法など）が用いられる❶。PCR法の場合，血液の細胞成分が混入すると正しい結果が得られない（偽陰性となる） ●スワブや容器は滅菌であるため，検体を保存する際にスワブの柄をはさみで切らない

図2-14　クラミジア検体採取方法

方　法	留意点と根拠
5　診察終了時の介助を行う 　1）腟口付近をティッシュペーパーで拭く 　2）砕石位からもとの体位に戻す 　3）内診台のシートを新しいものに取り換える	●分泌物の性状・臭気，外陰部の状態などを観察する ●内診台の動作時は完全に停止するまで動かないように妊婦に説明する
6　身じたくを整えてもらう	●検査には時間がかかるため，後日結果を説明することを伝える
7　検体を検査室に提出する	●結果が陽性の場合に速やかに治療に移れるように配慮する（➡❹） ❹再感染予防のために，パートナーにも検査や治療を勧めることが重要である❶

❶日本性感染症学会：性感染症　診断・治療ガイドライン2011，日本性感染症学会誌，22(1 Suppl)：60-64，2011．

H　B群溶血性レンサ球菌（GBS）検査

- **目　　的**：スクリーニングによってGBSの保菌状態の有無を確認し，児に対する早発型GBS感染症を予防する
- **適　　応**：妊娠33〜37週の妊婦に行う
- **必要物品**：検体採取キット（綿棒，滅菌容器），手袋，ティッシュペーパー，バスタオル

方　法	留意点と根拠
1　G「クラミジア検査」の「方法1〜3」に準じる	
2　検査を介助する 　1）検者（医師）がキットの綿棒を腟内に挿入し，腟入口部の内壁を擦過する	●GBSの検体採取には腟鏡を用いない❶（➡❶） ❶腟鏡を用いて子宮頸管や後腟円蓋部から採取した場合には陽性率が低下する

方法	留意点と根拠
2）同じ綿棒（もしくはもう1本の綿棒）を肛門に挿入し内部からも採取する 3）綿棒を滅菌容器に入れて，ふたを閉める	●緊張を和らげるために，妊婦にゆっくり深呼吸するよう促す ●検体を扱うときは手袋を使用する。また，綿棒や容器内は滅菌であるため，触れないよう取り扱いに注意する ●腟内と肛門内の検体を別々に採取する場合は，各々の採取部位がわかるように容器のラベルに記入する。実際の採取方法は施設の方針に従う
3　身じたくを整えてもらう	●検査には時間がかかるため，後日結果を説明することを伝える
4　検体を検査室に提出する	●結果が陽性の場合は，経腟分娩時または前期破水後に母子感染予防を行う（➡❷） ❷ペニシリン系抗菌薬の予防投与が推奨されている❷（図2-15）

❶小林康祐：B群溶血性連鎖球菌の周産期スクリーニング，産婦人科治療，102(2)：145-150，2011.
❷日本産科婦人科学会・日本産婦人科医会編：産婦人科診療ガイドライン―産科編 2014，日本産科婦人科学会事務局，2014，p.295-297.

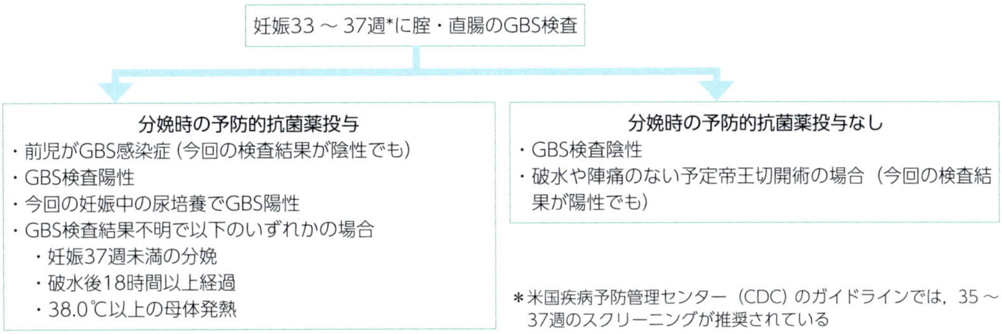

妊娠33～37週*に腟・直腸のGBS検査

分娩時の予防的抗菌薬投与
・前児がGBS感染症（今回の検査結果が陰性でも）
・GBS検査陽性
・今回の妊娠中の尿培養でGBS陽性
・GBS検査結果不明で以下のいずれかの場合
　・妊娠37週未満の分娩
　・破水後18時間以上経過
　・38.0℃以上の母体発熱

分娩時の予防的抗菌薬投与なし
・GBS検査陰性
・破水や陣痛のない予定帝王切開術の場合（今回の検査結果が陽性でも）

*米国疾病予防管理センター（CDC）のガイドラインでは，35～37週のスクリーニングが推奨されている

図2-15　早発型B群溶血性レンサ球菌（GBS）感染症予防のための分娩時抗菌薬投与の適応

I 妊娠による心身の変化とセルフケア

1）食生活・栄養

● 目　　的：妊娠期に必要な栄養摂取の知識を理解し，貧血や妊娠高血圧症候群（PIH）を予防する
● 適　　応：すべての妊婦に行う
● 必要物品：パンフレット，本などの資料，食品模型など

方法	留意点と根拠
1　指導の実施場所・時間を設定する	●プライバシーが確保でき，落ち着いて話せる環境を準備する
2　カルテや妊婦から情報収集する 　1）非妊時の食習慣 　2）食事の量・質，食べ方 　3）非妊時のBMI 　4）妊婦健康診査の結果（貧血の有無，体重増加，血圧値，たんぱく尿の有無） 　5）貧血症状の有無	

	方　法	留意点と根拠
3	貧血予防のための食生活・栄養について以下の点を指導する 1）貧血症状を増悪するようなリスク因子がないかアセスメントする(➡❶) ・非妊時からの貧血状態 ・不適切な食習慣 ・多胎・頻産婦（出産5回以上）など 2）鉄を多く含む食品（レバー，赤身の肉や魚，海産物〈のり，わかめ〉，青野菜など）を摂取する(➡❷) 女性（月経なし）の推奨量：18〜29歳6.0mg/日，30〜49歳6.5mg/日（これに妊娠初期では＋2.5mg/日，妊娠中期・後期では＋15.0mg/日を付加する） 3）鉄の吸収率を高めるビタミンCとたんぱく質を組み合わせて摂取する(➡❸) 4）鉄の吸収を抑制するタンニンを含む食品（緑茶，紅茶，コーヒーなど）の摂取は控える 5）バランスのよい食事を摂取する	❶妊娠初期から貧血が認められる場合は，妊娠週数に従って貧血が増悪するリスクが高い ❷鉄不足は母体の貧血症状の悪化や合併症の要因，胎児の発育障害，分娩時出血に対する抵抗力の低下をきたす ❸鉄の吸収率は同時に摂取する食品によっても大きく変わる ●偏食が多い妊婦は特に鉄不足に陥りやすい。妊娠の自覚を促すとともに食習慣を見直すよう指導する
4	妊娠高血圧症候群(PIH)予防のための食生活や栄養について，以下の点を指導する 1）PIH発症のリスク因子がないかをアセスメントする 2）非妊時のBMIから妊娠中の至適体重増加量を算出する 3）エネルギー摂取（総カロリー）は以下のとおりである 〈正常妊婦〉 ・非妊時の推定エネルギー必要量＋50kcal/日（妊娠初期） 　　　　　　　　　　　　　　＋250kcal/日（妊娠中期） 　　　　　　　　　　　　　　＋450kcal/日（妊娠後期） ・予防にはBMI別による妊娠中の適切な体重増加が勧められる 〈PIH発症妊婦〉 ・非妊時BMI 24未満の妊婦：30kcal×理想体重(kg)＋200kcal/日 ・非妊時BMI 24以上の妊婦：30kcal×理想体重(kg)	●発症リスクの程度に応じて，きめ細かい支援が必要となる（表2-8） ●個々の妊婦の体格に合わせて，体重増加量を設定する（表2-9）(➡❹) ❹妊娠中に過度に体重増加すると，PIHを発症しやすくなる ●厚生労働省「健やか親子21」(2006年)では正期産の出生体重2,500〜4,000gを目標値として設定し，普通の体格(18.5〜25.0未満)である妊婦の体重増加を7〜12kgとしている（本章「1 妊娠初期の妊婦のケア」表1-7，p.29参照）(➡❺) ❺体重増加を過度に制限しすぎると，胎児が低栄養状態にさらされ，成人してから高血圧や動脈硬化，糖尿病などを発症するリスクが高くなる（成人病胎児期発症説（fetal origins of adult diseases：FOAD）❶ ●わが国には妊娠中の体重増加に関して，各々の立場によって複数の推奨値があり，議論されている。体重は評価項目の1つとしてとらえ，バランスよく栄養摂取することを基本に指導する❷ ●推定エネルギー必要量は年齢や身体活動レベルによって決定される（表2-10） ●日本人の食事摂取基準（2015年版）では，普通の体格の妊婦が妊娠40週の時点で約3kgの単胎児を分娩するのに必要な最終体重増加量を11kgとしてエネルギー付加量を策定している ●体重増加には個人差があることを考慮し，妊婦が適切に体重コントロールできるよう支援する ●PIH発症の場合も極端なカロリー制限は行わない

表2-8　想定される妊娠高血圧症候群のリスク因子

・高血圧家系	・年齢が高い	・初診時拡張期血圧が高い
・前回妊娠高血圧症候群	・経産回数が少ない	・初診時ヘモグロビン値が高い
・腎疾患の既往	・非妊娠時体重が重い	
・糖尿病の合併	・肥満度（カウプ指数）が大きい	・初診時ヘマトクリット値が高い
・甲状腺疾患の合併	・初診時収縮期血圧が高い	

江口勝人：妊娠高血圧症候群のすべて，メディカ出版，2007，p.53．より引用

表2-9　妊娠高血圧症候群予防のための体重増加指針

BMI	推奨体重増加量(kg)
18未満	10〜12
18以上〜24未満	7〜10
24以上	5〜7

中村正雄：妊娠中毒症の栄養管理指針，日本産婦人科学会雑誌，51(12)：507-510，1999．

方法	留意点と根拠
4) 塩分摂取は以下のとおりである ・正常妊婦：10g/日以下が勧められる ・PIH発症妊婦：7〜8g/日程度 5) たんぱく質摂取量 ・正常妊婦：理想体重×1.2〜1.4g/日が望ましい ・PIH発症妊婦：理想体重×1.0g/日 6) 栄養素は通常の食事からバランスよく摂取する	●極端な塩分制限は行わない（➡❻） ❻減塩食は減少している母体循環血漿量をさらに減少させるため，病態を悪化させると警告されている❸ ●たんぱく質は臓器や細胞の構成成分，酵素の原料となるため，妊婦の栄養として重要である（➡❼） ❼過剰にたんぱく質を摂取すると，尿素窒素の腸肝循環機能が低下して尿素の排泄が多くなり，妊娠高血圧に伴う腎障害を悪化することがある❸ ●妊婦の食事摂取の基本は，五大栄養素（炭水化物，たんぱく質，脂質，ビタミン，ミネラル）は過不足なく，バランスのよい食事から摂取することである ●PIH発症予防には軽度の運動や規則正しい生活習慣なども大切であるため，併せて日常生活についても指導する ●PIHを発症した場合の食事療法は，カロリー制限，高たんぱく食，塩分制限が原則である

表2-10　推定エネルギー必要量（kcal/日）

年齢区分	身体活動レベル*	
	Ⅰ	Ⅱ
18〜29歳	1,650	1,950
30〜49歳	1,750	2,000
妊婦（付加量）初期	+50	
中期	+250	
後期	+450	
授乳婦（付加量）	+350	

*身体活動レベルは，日常の身体活動量によってⅠ低い，Ⅱふつうのレベルを選ぶ
Ⅰ：生活の大部分が座位で，静的な活動が中心の場合
Ⅱ：座位中心の仕事だが，職場内での移動や立位での作業・接客等，あるいは通勤・買い物・家事，軽いスポーツなどのいずれかを含む場合
（厚生労働省：日本人の食事摂取基準（2015年版）策定検討会報告書，2014, p.73を参考に作成）

5	妊婦からの疑問・質問に答える
6	後片づけをし，次の指導に備える

❶ Baker DJ : The fetal and infant origins of adult disease, *BMJ*, 301 (6761) : 1111, 1990.
❷ 伊東宏晃：PIH妊婦の栄養管理，産婦人科治療，102 (5)：839-845, 2011.
❸ 江口勝人：妊娠高血圧症候群のすべて，メディカ出版，2007, p.86-89.

2）運動（妊婦体操）

- **目　的**：（1）適度な運動により全身の機能を高め，快適な妊娠生活や安楽な分娩につなげる
　　　　　（2）腰痛やむくみ，静脈瘤などのマイナートラブルを予防し，症状を緩和する
　　　　　（3）妊娠中の運動をとおして出産への自信や育児に向けての意欲を高める
- **適　応**：すべての妊婦に行う
- **必要物品**：パンフレット，本などの資料。妊婦体操を行う場合はカーペット，枕，クッション，バスタオル

	方法	留意点と根拠
1	指導の実施場所・時間を設定する	●プライバシーが確保でき，落ち着いて実施できる環境を準備する
2	**カルテや妊婦から情報収集する** 1) 非妊時の運動習慣の有無 2) 妊婦の嗜好，ライフスタイル 3) 腰痛などのマイナートラブルの有無	
3	**妊婦体操を指導する** 1) ウォーミングアップ（ストレッチ）→運動（4〜6種類）→クールダウンの順に構成する。以下の運動を組み合わせる	●妊娠中の運動は，運動不足の解消，肥満予防，気分転換，体力維持，持久力獲得に効果的である

a ウォーミングアップ（ストレッチ）

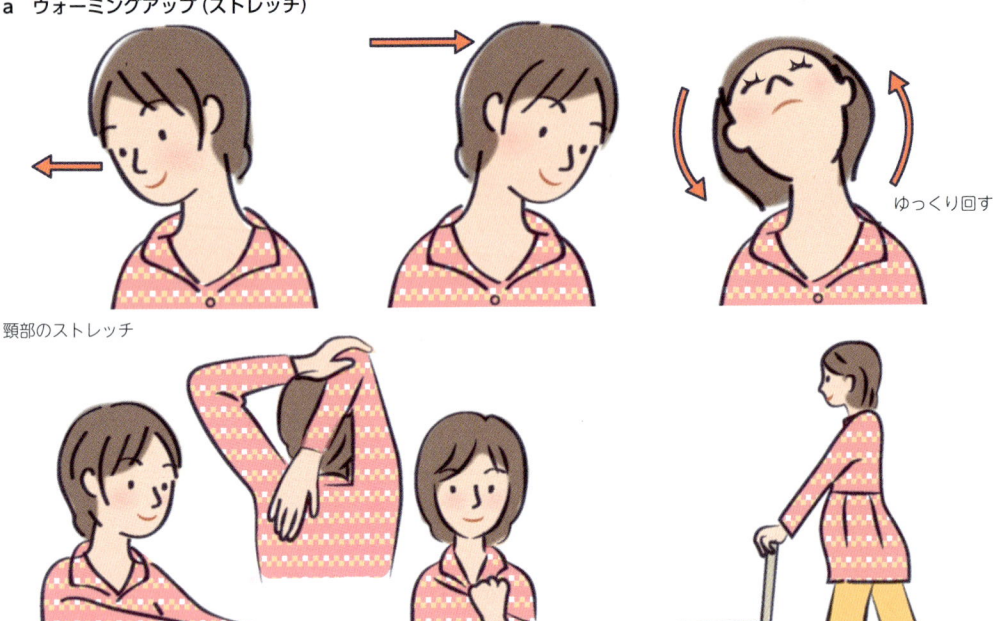

頸部のストレッチ

ゆっくり回す

肩と腕のストレッチ

下腿三頭筋のストレッチ

b 胸部の運動

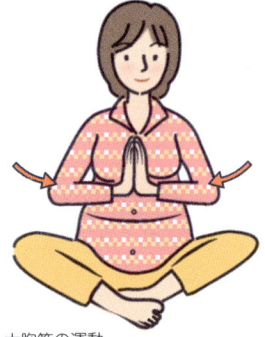

大胸筋の運動
① 背筋を伸ばし，あぐらを組む
② 手掌を合わせて合掌のポーズをとり，押し合う
③ 5〜10秒押し合い，一呼吸（5秒程度）休む
※1クール5〜10回程度行う

c 会陰や骨盤底筋の運動

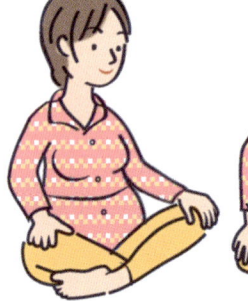

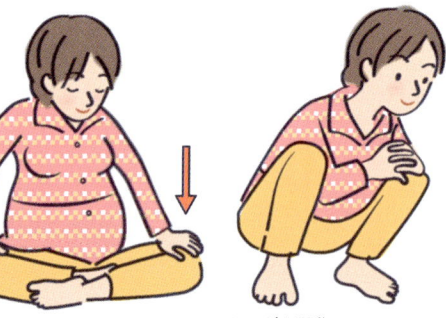

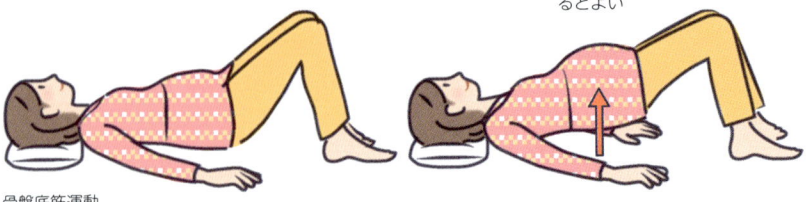

あぐらを組む運動
① あぐらを組み，背筋を伸ばす
② 膝の上に手を置き，両手で静かに膝頭を押し下げる
※テレビを見るときや座るときにあぐらを組んでもよい

しゃがむ運動
① 背筋を伸ばして立つ
② 立位から真っすぐ踵の上にしゃがむ
※日常生活動作に取り入れるとよい

骨盤底筋運動
① 仰臥位になり，膝を軽く曲げる
② 息を吸って吐きながら，肛門，腟，尿道の順に引き締め，背筋力で腰を挙上する
③ 息を吸って，吐きながら腰を下ろす
④ 一呼吸おいてから弛緩させる
※1クール5〜10回程度行う

図2-16 妊婦体操の基本動作

d 骨盤の運動

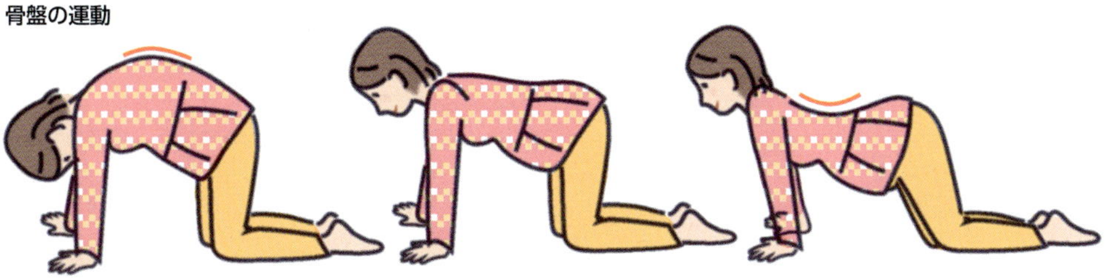

骨盤傾斜運動
① 両手を床につき，四つんばいの姿勢をとる
② 頭を下げ，自分の臍を見るように背中を丸くする
③ 背中が真っすぐになるように姿勢を戻す
④ 腹部を床に近づけるようにして背中を反らす
※ 1 クール 5 ～ 10 回程度行う

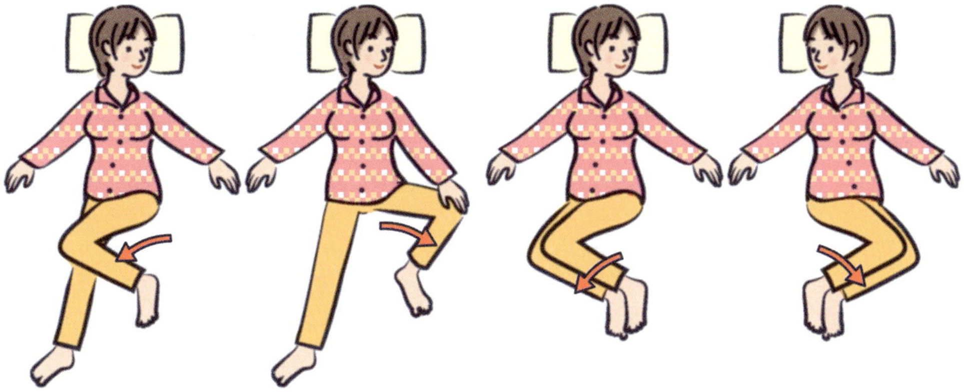

骨盤捻転運動
① 仰臥位になり，片足を伸ばし，他方の膝を立てる
② 膝を曲げたほうの足を床に触れるまで内外に倒す。足を替えて同様に繰り返し行う
③ 両膝をそろえたまま膝を立てる
④ 膝関節外側が床に触れるまで交互に倒す
※ 1 クール 5 ～ 10 回程度行う

e 下肢の運動

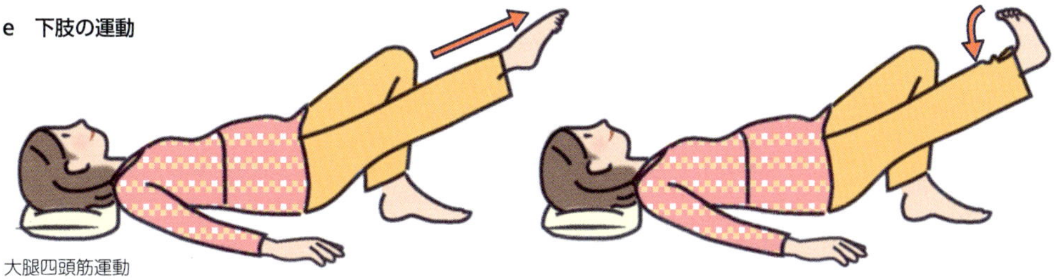

大腿四頭筋運動
① 仰臥位になり，脚をそろえて両膝を立てる
② 息を吸いながら右足のつま先をピンと伸ばし，高く上げる
③ 足首を数回曲げたり伸ばしたりした後，息を吐きながらゆっくり下ろす。左足も同様に繰り返し行う
※ 1 クール 5 ～ 10 回程度行う

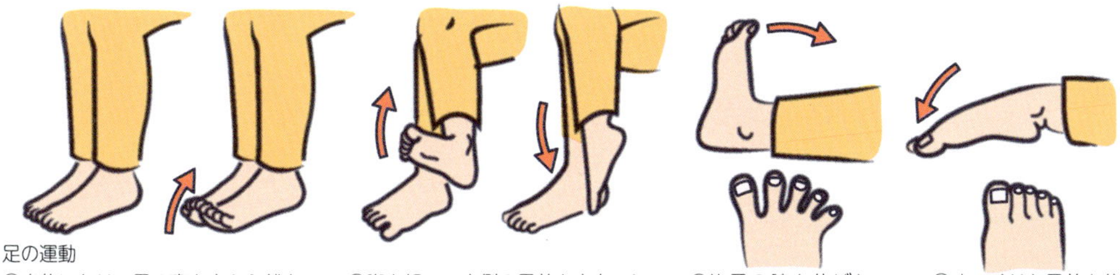

足の運動
① 座位になり，足の裏を床から離さずに爪の先を反らせ，一呼吸して元に戻す
② 脚を組み，上側の足首を支点にしてゆっくりと上下に動かす
③ 片足の膝を伸ばし，ゆっくり足首で背屈させて足の指を左右に開く
④ ゆっくりと足首を伸ばしながら，足の指を閉じて底屈させる
※ 各 5 回程度繰り返す

図2-16 妊婦体操の基本動作（つづき）

方　法	留意点と根拠
・ウォーミングアップ（ストレッチ）（図2-16a） ・胸部の運動（図2-16b） ・会陰や骨盤底筋の運動（図2-16c） ・骨盤の運動（図2-16d） ・下肢の運動（図2-16e） ・クールダウン（弛緩法，呼吸法） 　2）軽い運動から始め，徐々に運動強度を上げる 　3）腰背部の筋肉や大腿四頭筋，骨盤底筋群を鍛える（→❶）	●体操を実施する場合は，必ずウォーミングアップを行い，急にからだを動かさないようにする。また，音楽をかけて楽しくリラックスした雰囲気で行う。集団指導では仲間づくりも意識したプログラムにする ●あぐらやしゃがむ動作など，日常生活に関連づけて実施できるよう助言する ●運動が偏らないようにバランスよく組み合わせる。また，疲労を招かない程度に構成する ❶妊婦体操により効果的に身体機能を高めることができ，妊娠に伴う不快症状を予防・改善できる。また，筋肉の機能を高めスムーズに分娩を進行させる
4　妊娠中の運動の注意点を説明する 　1）母児にとって安全で快適であれば運動に制限はないことを伝える 　2）運動の開始前にはメディカルチェックを受ける（→❷） ・妊娠経過が正常であり，禁忌症例でないことを確認する（表2-11） ・運動開始前後に，血圧・母児心拍数の測定，子宮収縮の有無を確認する 　3）腹部を圧迫する，相手と接触する，転倒しやすい，振動が強い，競技性の高い運動は行わない 　4）仰臥位を保持するような運動は避ける 　5）運動の開始時期は妊娠12〜15週とし，終了時期は分娩開始直前までとする 　6）運動時間は60分以内／回，頻度は2〜3回／週，時間帯は午前10時〜午後14時がよい 　7）運動強度は心拍数150bpm以下とする 　8）高温多湿な環境での運度は行わない。運動の際には適宜，水分補給をする 　9）空腹時に運動をしない 　10）異常が現れた場合には速やかに運動を中止し，必要ならば医師の診察を受けるよう説明する	●マタニティスイミング，エアロビクス，ヨガ，ウォーキング，ジョギング，自転車エルゴメーターなどの有酸素運動は可能である。妊娠中の運動は，非妊時より20〜30％減程度の運動量にする ❷運動負荷による子宮収縮の誘発や子宮血流量減少による胎児心拍への負荷が起こりやすいため，メディカルチェックを受けて専門家の指導のもとで行う ●長時間にわたり，疲れるまで運動しない（→❸） ❸安全基準を逸脱した場合，母体には関節障害や熱中症，子宮収縮の増加，胎児には低酸素血症，胎児心拍異常（徐脈，頻脈），低出生体重などが起こる危険性がある❶ ●仰臥位での運動は仰臥位低血圧症候群を起こす危険性がある（→❹） ❹増大した子宮が下大静脈を圧迫するため心臓への静脈還流量が減少し，心拍出量が低下する。それにより低血圧になり，頻脈，悪心・嘔吐，冷汗，呼吸困難などの症状をきたす ●運動中は適宜水分を補給し，熱中症を予防する ●食事は運動の30分〜1時間前に済ませる ●立ちくらみ，呼吸困難，子宮収縮，下腹部痛，性器出血，胎動減少，羊水流出感などの異常に注意する

表2-11　妊婦運動の禁忌

絶対的禁忌	相対的禁忌
妊娠高血圧症候群 破水 早産 妊娠12週以降の不正出血 頸管の開大（頸管無力症） 子宮内胎児発育遅延（IUGR） 多胎妊娠 胎盤異常 3回以上の流早産の既往	IUGRの既往 短時間で分娩した既往 妊娠初期の不正出血 過度の肥満 過度のやせ 座りがちな生活習慣 28週以降の骨盤位 動悸，不整脈 貧血

伊藤博之：妊婦とスポーツ，周産期医学必修知識，第7版，周産期医学2011年増刊号：993, 2011. より引用

5　妊婦からの疑問・質問に答える	
6　後片づけをし，次の指導に備える	

❶伊藤博之：妊婦とスポーツ，周産期医学必修知識，第7版，周産期医学2011年増刊号：992-993, 2011.

3) 衣類・靴

- **目　　的**：妊娠による身体的変化に適した衣類や靴を選択できる
- **適　　応**：すべての妊婦に行う
- **必要物品**：パンフレット，本などの資料，衣類，下着（ブラジャーやショーツ），靴など

方　法	留意点と根拠
1　指導の実施場所・時間を設定する	● プライバシーが確保でき，落ち着いて話せる環境を準備する
2　カルテや妊婦から情報収集する 　1）妊娠による身体変化（図2-17）の受容 　2）適切な衣類選択についての知識 　3）現在着用している衣類や靴など	

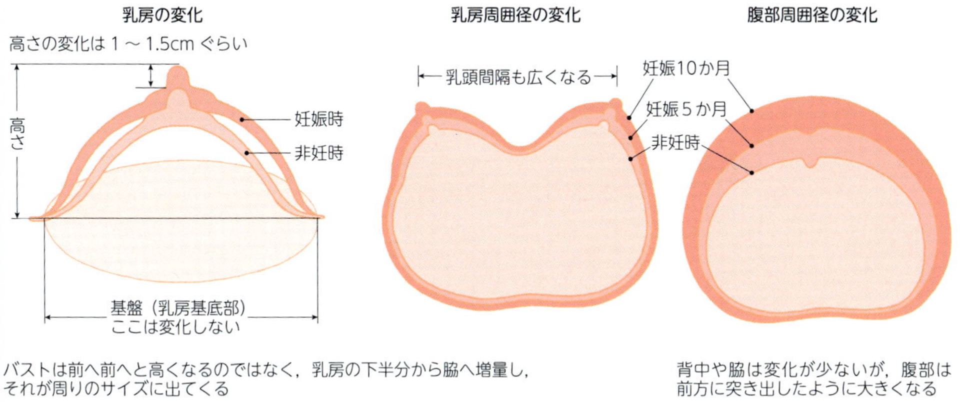

乳房の変化
高さの変化は 1～1.5cm ぐらい
高さ／妊娠時／非妊時／基盤（乳房基底部）ここは変化しない

バストは前へ前へと高くなるのではなく，乳房の下半分から脇へ増量し，それが周りのサイズに出てくる

乳房周囲径の変化
乳頭間隔も広くなる

腹部周囲径の変化
妊娠10か月／妊娠5か月／非妊時

背中や脇は変化が少ないが，腹部は前方に突き出したように大きくなる

図2-17　妊娠による乳房・腹部の変化

方　法	留意点と根拠
3　衣類について以下の点を指導する 　1）ショーツは吸湿性・通気性に富んだ木綿製の素材にする 　2）ショーツは股上が深く，すっぽりと腹部を覆うものにする。浅いショーツを用いる場合は保温のために伸縮性のよい腹巻を併用する 　3）妊娠が判明したら，妊婦用または産前産後用のブラジャーを着用する 　4）ブラジャーは自分に合ったサイズで，妊娠による乳房の変化に対応できるものを選ぶ（図2-18） 　5）マタニティウェアは腹部を圧迫しないゆったりしたものや伸縮性のある素材のものを選ぶ（➡❹）	● 帯下の異常がわかるように白い裏打ち布がしてあるものがよい ● ゴムが子宮の上にかからないもので，ゴムの跡が付くようなきついものは使用しない（➡❶） 　❶ショーツやパンツ，タイツなどのゴムが数本重なると腹部や子宮を圧迫し負担がかかる ● ブラジャーは乳頭を保護し，乳腺の発達を阻害しない余裕のあるものにする（➡❷）。産後の授乳にも使用できる前開きのブラジャーもある 　❷乳房は下半分から脇へと大きくなり，乳房の容量が約2カップ増すため，乳房が保持できるように肩ひもが広く調節できるものや乳房を十分に包み込むものを選ぶ ● 乳房を直円錐形に支えられるものにする（➡❸） 　❸皮膚や乳房内部の靱帯への過度の負担を和らげ，乳房の下垂を予防する ● 組み合わせがしやすく，季節の変化に対応できるものやサイズ調節ができるものがよい。近年では授乳時にも使用できる利便性の高いウェアもある 　❹衣類による締め付けによって循環が阻害されると浮腫の原因となる

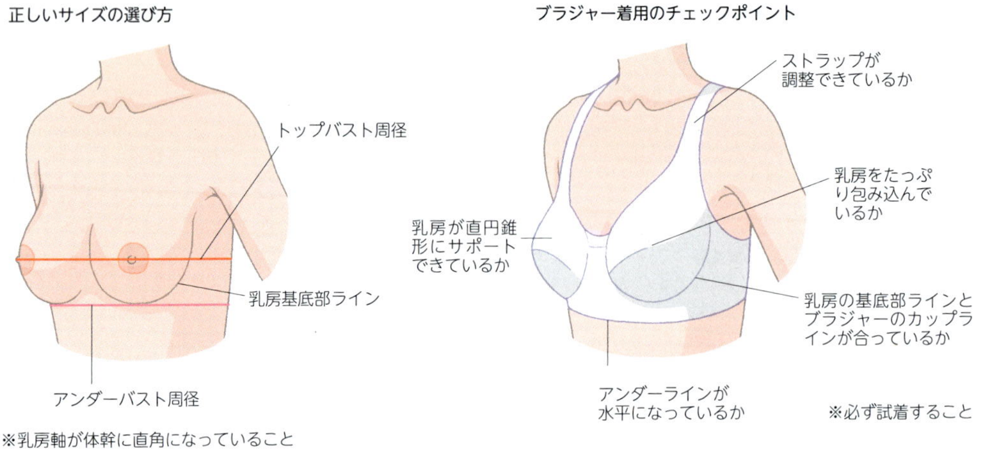

第Ⅱ章 妊娠期のアセスメントとケア

方　法	留意点と根拠
正しいサイズの選び方 トップバスト周径 乳房基底部ライン アンダーバスト周径 ※乳房軸が体幹に直角になっていること	ブラジャー着用のチェックポイント ストラップが調整できているか 乳房をたっぷり包み込んでいるか 乳房が直円錐形にサポートできているか 乳房の基底部ラインとブラジャーのカップラインが合っているか アンダーラインが水平になっているか　※必ず試着すること

図2-18 マタニティ用ブラジャーの着用ポイント

4　靴について以下の点を指導する	
1）安全に配慮して靴底が滑りにくい靴を選ぶ	●靴底はゴム底や滑り止めがついているものにする。サンダルやミュールなどは不安定なので避ける（➡❺） ❺腹部が突出し重心が移動するので，足元が見えにくくなるため転倒しやすい
2）踵が幅広で3cm程度の高さがある靴を選ぶ	●妊婦の姿勢を矯正するには3cm程度の高さがあるものがよい（➡❻） ❻3cmのヒール靴は足関節底屈筋群にかかる負担を軽減させる❷
3）甲に余裕のある靴を選ぶ（➡❼）	❼妊娠後期にはマイナートラブルとして軽度の浮腫が認められることがある
5　妊婦からの疑問・質問に答える	
6　後片づけをし，次の指導に備える	

❶吉沢豊予子編著：周産期看護学アップデート，中央法規出版，2008，p.85-88．
❷山本祐子・遠藤美香・菅原亜子・他：ヒールの高さが妊婦歩行に与える影響，理学療法科学，19(2)：107-110，2004．

4）排　　泄

- 目　　的：妊娠によって変化する排泄機能を理解し，尿失禁や便秘などのマイナートラブルに対してセルフケアできる
- 適　　応：すべての妊婦に行う
- 必要物品：パンフレット，本などの資料，子宮骨盤模型など

	方　法	留意点と根拠
1	指導の実施場所・時間を設定する	●プライバシーが確保でき，落ち着いて話せる環境を準備する
2	カルテや妊婦から情報収集する 　1）非妊時の排泄習慣と現在の状態 　2）不快症状の有無 　3）食事や活動習慣など	

方法	留意点と根拠
3　排尿について以下の点を説明・指導する 　1）頻尿や尿失禁の原因について説明する ・妊娠期は増大した子宮の骨盤底への負荷と膀胱圧迫，骨盤底の軟化によって頻尿や尿失禁（腹圧性，切迫性）を起こしやすい ・妊娠初期は尿意鈍麻，排尿回数の減少傾向と頻尿傾向の両パターンの変化がみられる ・妊娠後期は頻尿や切迫性尿失禁だけでなく，くしゃみや咳，重量物を持ったときなどに不随意に尿漏れ（腹圧性尿失禁）が起こりやすい（➡❶，❷）	❶尿失禁のリスク要因は，3回以上の経産婦，初産婦で体重増加6kg以上，排便時に強くいきむ習慣，非妊時の泌尿器系疾患などである[1] ❷経産婦で妊娠前より腹圧性尿失禁が悪化している場合は，骨盤底支持組織の脆弱や切迫早産のリスクが高い[2] ●膀胱炎や尿路感染症による尿失禁と鑑別する（➡❸） ❸妊娠中は尿管の緊張低下と子宮の圧迫のため尿管が拡大して尿停滞をきたし，膀胱炎を併発しやすい ●頻尿時には，尿意を感じたら我慢しないよう指導する
2）頻尿時の対処方法について説明する 　3）尿失禁を予防するための生活上の工夫について説明する （1）骨盤底筋体操を勧める ・一つの姿勢で10回前後行い，いくつかの姿勢（図2-19）を組み合わせて1日50回以上を目安に行う ・肛門→腟→尿道の順に筋肉を引き締める（収縮する） ・筋運動のプログラム（図2-20）を示し，持続収縮（ゆっくりとした強い収縮と弛緩の繰り返し）と速い収縮の2種類の運動を行う ・持続収縮は3秒ほどの反復から始めて，徐々に持続時間を延長する。収縮した時間の長さを弛緩させ，これを繰り返す	●持続収縮を中心に行う。日常生活動作に取り入れるとよい（➡❹） ❹骨盤底筋体操は，正しく継続した訓練ができた場合には4〜6週間で効果が期待できる

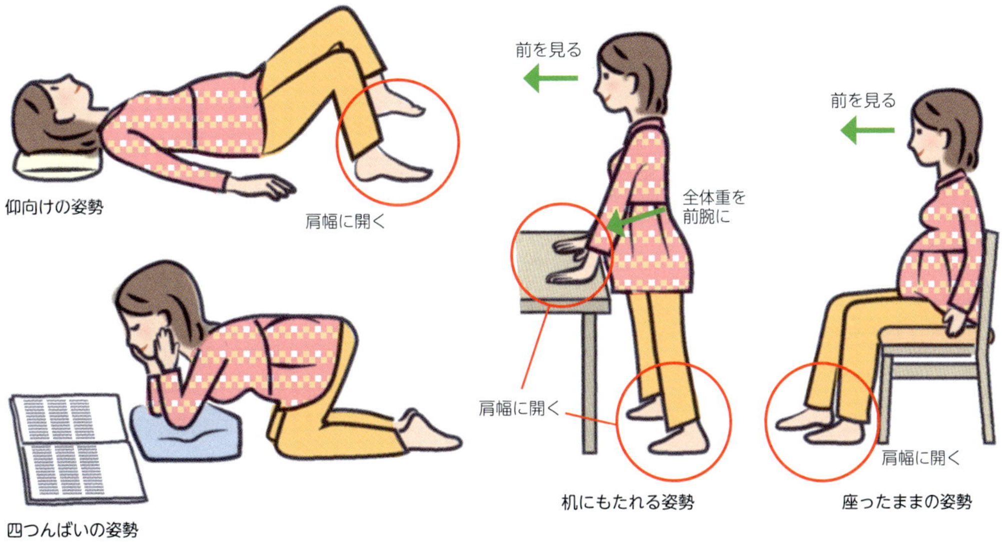

仰向けの姿勢　肩幅に開く

四つんばいの姿勢

前を見る　全体重を前腕に　肩幅に開く　机にもたれる姿勢

前を見る　肩幅に開く　座ったままの姿勢

就寝時や新聞を読むとき，台所で家事をするとき，座っているときなど，日常生活動作に取り入れて体操を行うとよい

図2-19　骨盤底筋体操実施時の姿勢

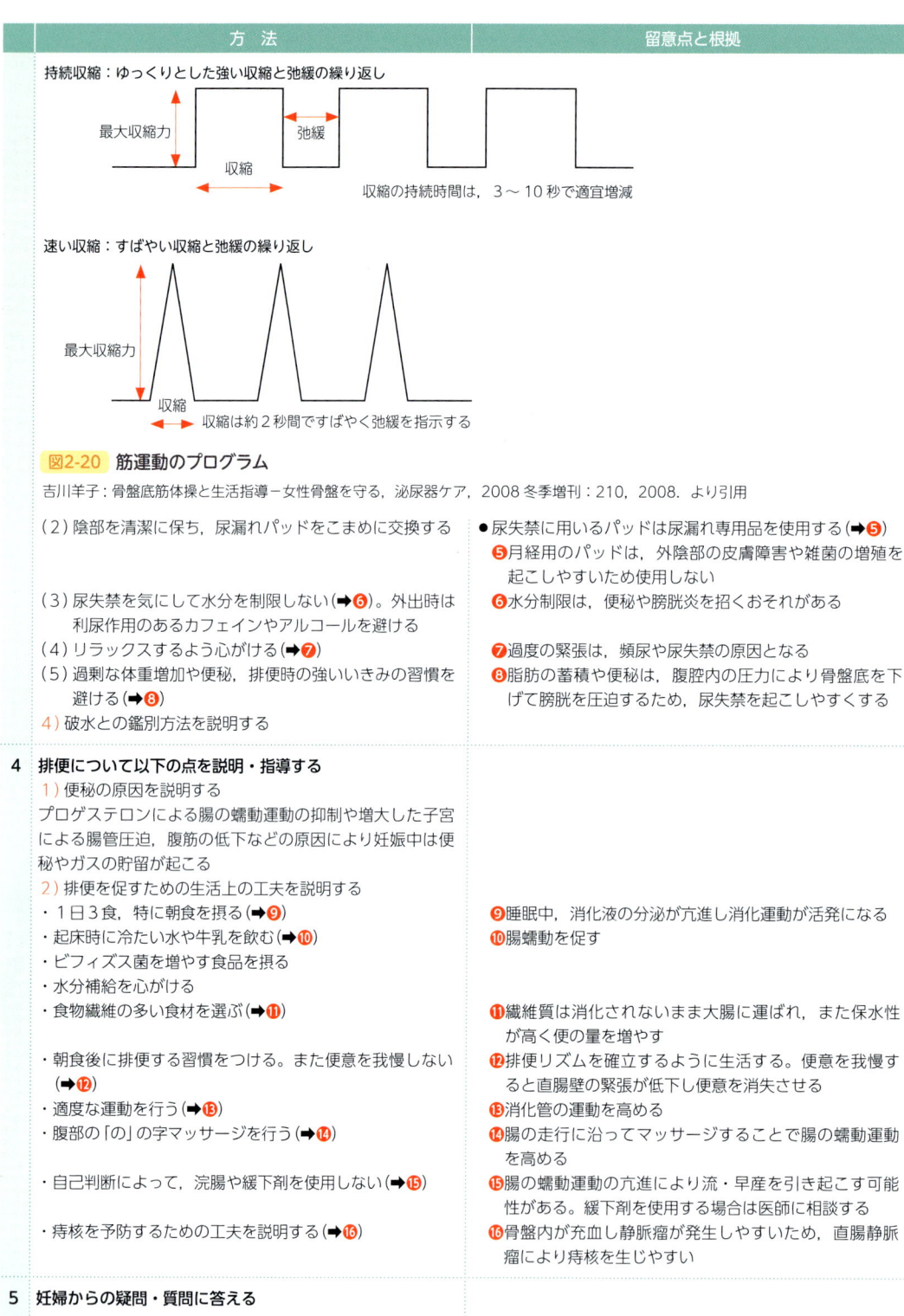

方法	留意点と根拠

持続収縮：ゆっくりとした強い収縮と弛緩の繰り返し

最大収縮力／収縮／弛緩

収縮の持続時間は，3〜10秒で適宜増減

速い収縮：すばやい収縮と弛緩の繰り返し

最大収縮力／収縮

収縮は約2秒間ですばやく弛緩を指示する

図2-20　筋運動のプログラム

吉川羊子：骨盤底筋体操と生活指導－女性骨盤を守る，泌尿器ケア，2008冬季増刊：210，2008．より引用

方法	留意点と根拠
（2）陰部を清潔に保ち，尿漏れパッドをこまめに交換する	● 尿失禁に用いるパッドは尿漏れ専用品を使用する（➡❺） ❺月経用のパッドは，外陰部の皮膚障害や雑菌の増殖を起こしやすいため使用しない
（3）尿失禁を気にして水分を制限しない（➡❻）。外出時は利尿作用のあるカフェインやアルコールを避ける	❻水分制限は，便秘や膀胱炎を招くおそれがある
（4）リラックスするよう心がける（➡❼）	❼過度の緊張は，頻尿や尿失禁の原因となる
（5）過剰な体重増加や便秘，排便時の強いいきみの習慣を避ける（➡❽）	❽脂肪の蓄積や便秘は，腹腔内の圧力により骨盤底を下げて膀胱を圧迫するため，尿失禁を起こしやすくする
4）破水との鑑別方法を説明する	
4　排便について以下の点を説明・指導する 1）便秘の原因を説明する プロゲステロンによる腸の蠕動運動の抑制や増大した子宮による腸管圧迫，腹筋の低下などの原因により妊娠中は便秘やガスの貯留が起こる 2）排便を促すための生活上の工夫を説明する ・1日3食，特に朝食を摂る（➡❾） ・起床時に冷たい水や牛乳を飲む（➡❿） ・ビフィズス菌を増やす食品を摂る ・水分補給を心がける ・食物繊維の多い食材を選ぶ（➡⓫） ・朝食後に排便する習慣をつける。また便意を我慢しない（➡⓬） ・適度な運動を行う（➡⓭） ・腹部の「の」の字マッサージを行う（➡⓮） ・自己判断によって，浣腸や緩下剤を使用しない（➡⓯） ・痔核を予防するための工夫を説明する（➡⓰）	❾睡眠中，消化液の分泌が亢進し消化運動が活発になる ❿腸蠕動を促す ⓫繊維質は消化されないまま大腸に運ばれ，また保水性が高く便の量を増やす ⓬排便リズムを確立するように生活する。便意を我慢すると直腸壁の緊張が低下し便意を消失させる ⓭消化管の運動を高める ⓮腸の走行に沿ってマッサージすることで腸の蠕動運動を高める ⓯腸の蠕動運動の亢進により流・早産を引き起こす可能性がある。緩下剤を使用する場合は医師に相談する ⓰骨盤内が充血し静脈瘤が発生しやすいため，直腸静脈瘤により痔核を生じやすい
5　妊婦からの疑問・質問に答える	
6　後片づけをし，次の指導に備える	

❶吉沢豊予子編著：周産期看護学アップデート，中央法規出版，2008，p.69-70．
❷中田真木：膀胱・尿道の変化とマイナートラブル，ペリネイタルケア，26(6)：22-25，2007．

5）清潔

- **目　的**：（1）新陳代謝が活発になるために生じる発汗や腟分泌物の増加に対して，セルフケアできる
  （2）つわりや食事の変化により口腔内の衛生状態が悪化するため，清潔ケアによって歯肉炎やう蝕などの歯科疾患を予防する
- **適　応**：すべての妊婦に行う
- **必要物品**：パンフレット，本などの資料

	方　法	留意点と根拠
1	指導の実施場所・時間を設定する	●プライバシーが確保でき，落ち着いて話せる環境を準備する
2	カルテや妊婦から情報収集する 　1）非妊時の生活習慣 　2）清潔に対する知識および実施状況 　3）つわりの状況，食習慣の変化など	
3	身体の清潔について以下の点を説明・指導する 　1）清潔ケアの必要性を説明する 　妊娠期には基礎代謝が亢進し皮膚の汚れや帯下が増加するため，清潔に保つようにする 　2）入浴またはシャワー時の注意点を説明する 　・適温40〜41℃，入浴は10分間程度とする❶（➡❶） 　・長湯をしない（➡❷） 　3）入浴時には転倒に注意する（➡❸） 　4）石けんは刺激の少ないものを使用し，やさしく洗う 　5）排泄時には温水洗浄便座を使用し，外陰部を洗浄または清拭する（➡❹） 　6）下着はこまめに取り換える 　7）外陰部の瘙痒感が強い場合は受診する	 ❶42℃以上の高温や長時間の入浴は，過度の交感神経刺激や脱水による弊害が生じやすい。適温でも10分間の入浴で深部体温は1〜1.5℃上昇する。深部体温が38℃を超えると母体の心肺機能への負担だけでなく，胎児にも悪影響を及ぼす可能性がある ❷入浴により血管が拡張し，静脈還流量の減少から血圧低下や脳循環血液量の低下をきたし，めまいや立ちくらみが出現する ❸腹部の増大や姿勢の変化によって足元が不安定になるため注意する ❹増加したエストロゲンにより帯下が増え，不快感が生じる ●おりものシートやナプキンを使用する場合にもこまめに交換する
4	口腔内の清潔について以下の点を指導する 　1）食後には歯みがきをする。歯ブラシによるブラッシングに加えて，歯間ブラシやフロスを使用する 　2）つわりがひどく歯みがきが困難な場合には頻回に含嗽する。また，小さめの歯ブラシを使い，嘔吐を避ける 　3）つわりが軽減した場合は規則正しく食事を摂る 　4）歯科健康診査を受診する	●妊娠期の口腔内トラブルとして，歯肉炎（➡❺），エプーリス（歯肉腫），う歯，口内炎，口臭などがみられる。妊娠中は唾液の分泌低下，プロゲステロンやエストロゲンの影響，つわり時に歯みがきが困難などのために口腔内トラブルが起こりやすい ❺重度の歯周疾患に罹患している妊婦は37週以前の早産のリスクが高い❷ ●妊産婦歯科健康診査受診票にて，妊娠中や分娩後1年までに限り1回公費負担で健診が受けられる。妊娠中は歯科疾患が悪化しやすいため発見した場合は早めに治療する
5	妊婦からの疑問・質問に答える	
6	後片づけをし，次の指導に備える	

❶中井章人：周産期看護マニュアル，東京医学社，2008，p.310.
❷Jeffcoat MK, Geurs NC, Reddy MS, et al：Periodontal infection and preterm birth：results of a prospective study, *Journal of the American Dental Association*, 132(7)：875-880, 2001.

6）腹　帯

- ●目　　的：（1）腹帯を正しく着用し外部刺激から腹部を保護する意識を芽生えさせる。また，増大する腹部を支持して動きやすくする
  - （2）骨盤支持ベルトで骨盤輪を締めることによって，骨盤のゆるみや子宮などの内臓下垂を防ぎ，腰痛や切迫早産などのトラブルを予防する
- ●適　　応：（1）腹部の増大が目立ち始める妊娠中期以降，また妊娠5か月の戌の日に着帯を希望する妊婦に行う
  - （2）骨盤支持ベルトの装着は，妊娠初期以降の妊婦に対して行う
- ●必要物品：パンフレット，本などの資料，腹帯（木綿のさらしやガードルタイプ，コルセットタイプなど）または骨盤支持ベルト

	方　法	留意点と根拠
1	指導の実施場所・時間を設定する	●プライバシーが確保でき，落ち着いて話せる環境を準備する
2	カルテや妊婦から情報収集する 1）腰痛などのマイナートラブルの有無 2）腹帯着用の希望など	
3	**腹帯について以下の点を説明・指導する** 1）腹帯の意義や効用，種類などを説明する ・日本では安産祈願として，さらしの腹帯（岩田帯）を妊娠5か月目の「戌の日」に巻く風習がある（➡❶）。「帯祝い」（着帯の儀式）という ・尖腹や懸垂腹時には姿勢の保持や腰痛予防に用いる（➡❷） 2）腹帯には様々な種類のものがあるため，妊婦の好みや生活スタイルに合ったものを使用する 3）腹部を強く圧迫しないものを選ぶ（➡❸） 4）骨盤輪の弛緩に起因した腰痛や恥骨部痛などには，骨盤支持ベルトを使用する ・妊娠初期から分泌されるリラキシンの影響によって筋肉や骨盤の靭帯結合組織が弛緩し支持力が低下する（➡❹〜❻） ・骨盤支持ベルトを装着する際には上前腸骨棘の下端にベルトがかからないようにする（図2-21）	❶日本での腹帯の歴史は古く，安産祈願や腹部の保温・保護目的で使用されてきた。医学的根拠は乏しく，現在では母親としての自覚を高めることやボディイメージを肯定的にとらえるといった精神的効用の面で用いられることが多い ❷尖腹・懸垂腹の場合は腹帯の使用が効果的との意見もあるが，骨盤輪支持の効果は少なく，腰痛緩和効果のエビデンスは不明である ❸腹部を脊椎方向に強く圧迫すると腹部大動脈の血流を阻害する ❹妊娠による腹部の増大によって重心が移動し，背骨の彎曲が増して反り身の姿勢になるため，腰部への負担がさらに増す。妊娠中のリラキシン濃度と骨盤痛との関連が指摘されている[1] ❺骨盤支持ベルトの装着後は恥骨結合上端部開角が減少し，恥骨部痛が改善する[2] ❻切迫早産妊婦は，正常妊婦と比較して恥骨結合上端部開角が大きくなり，骨盤輪が弛緩する症例が多い。骨盤支持ベルトの併用は切迫早産の補助的治療として有効である[3]

方　法	留意点と根拠

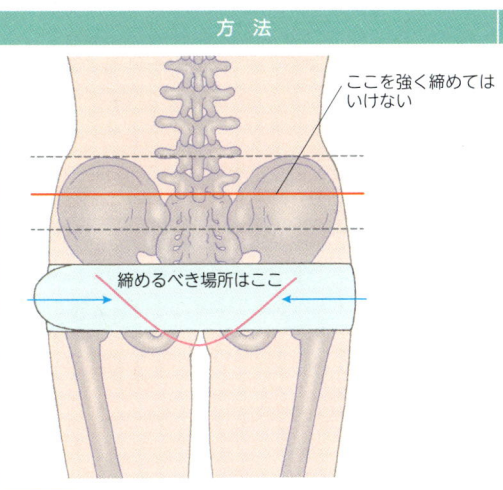

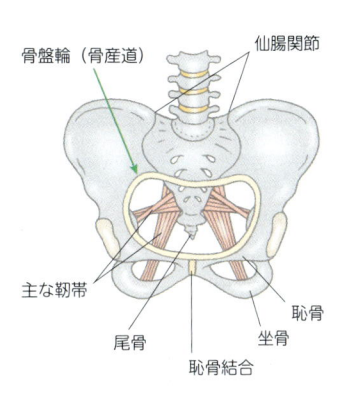

ここを強く締めてはいけない

締めるべき場所はここ

骨盤輪（骨産道）　仙腸関節

主な靱帯　尾骨　恥骨結合　恥骨　坐骨

図2-21 骨盤支持ベルトを締める位置

4　**さらしの腹帯の巻き方を指導する**（図2-22）
　1）一反のさらしを半分に切り，2つ折りにして端から丸める
　2）恥骨結合より上辺りから巻き始める
　3）2つ折りにしたさらしを折り目（輪）が下になるように持ち，右利きの人は左側腹部の下方に当て，右に向かって巻く
　4）環行帯で巻き始めは2巻きし，巻き始めの部分は少し出し，折り返して固定する
　5）腹部に沿って折転帯で5〜6回巻き上げる
　6）巻き終わりは安全ピンなどで止める

● 下から上に支え上げるような感じで巻き，腹部を脊椎方向に圧迫しない
● 腹部と腹帯の間に手を挿入できる程度に巻く

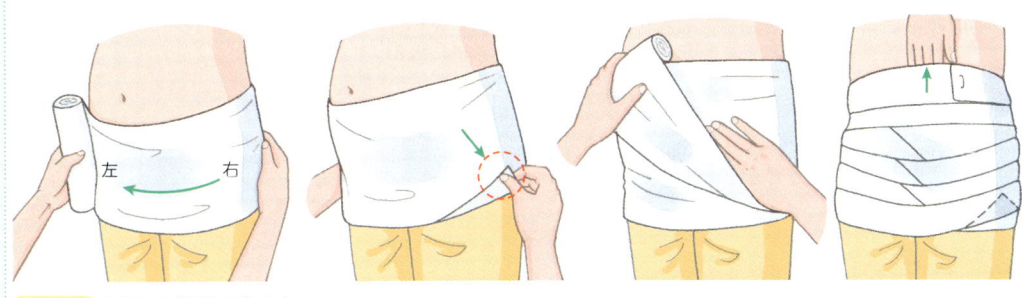

図2-22 さらしの腹帯の巻き方

5　**妊婦からの疑問・質問に答える**

6　**後片づけをし，次の指導に備える**

❶Kristiansson P, Svardsudd K, von Schoultz B：Serum relaxin, symphyseal pain, and back pain during pregnancy, *American Journal of Obstetrics and Gynecology*, 175(5)：1342-1347, 1996.
❷合阪幸三・他：妊産婦恥骨部痛の原因の解明とその治療－超音波断層法を用いた客観的指標の導入, 産婦人科の実際, 52(11)：1633-1637, 2003.
❸生月弓子・合阪幸三・秋山純子・他：切迫早産に対する骨盤支持ベルトの有用性の検討, 日本産科婦人科学会雑誌, 58(2)：714, 2006.

J 就業上の注意点についての説明

- 目　　的：過度の労働による流・早産や妊娠高血圧症候群（PIH）などの異常を回避する
- 適　　応：就労している妊婦に行う
- 必要物品：パンフレット，本などの資料

	方　法	留意点と根拠
1	指導の実施場所・時間を設定する	●プライバシーが確保でき，落ち着いて話せる環境を準備する
2	カルテや妊婦から情報収集する 　1）現在の就労の有無 　2）就労の種類，勤務時間，就労内容，職場環境 　3）時間外労働・休日労働の有無 　4）通勤手段，通勤時間など	
3	就労上の注意点について以下の点を説明・指導する 　1）妊娠中も就労は継続でき，中止する必要はないことを伝える（表2-12） ・事業主は働く女性に妊娠や出産などを理由として解雇その他の不利益な取り扱いをしてはいけない（➡❶） ・産前産後休業中およびその後30日の解雇制限（➡❷） ・事業者は働く女性が妊娠や出産にかかわらず，安心して働くことができる労働環境を整備しなくてはいけない（➡❸） ・事業主は妊産婦を危険や有害事象を及ぼす業務に就かせてはいけない（➡❹） 　2）妊娠を速やかに職場に報告し，理解を得るよう促すつわりや貧血，妊娠合併症などの症状が出現している場合は，母性健康管理指導事項連絡カード（本章「1　妊娠初期の妊婦のケア」図1-14，p.31参照）を利用して事業主に指導事項を伝達する（➡❺） 　3）化学薬物や放射線にかかわる労働や，高温や直射日光など厳しい環境下での労働，激しい肉体労働，深夜労働は避けるよう指導する 　4）母体保護や産前産後休暇などの就労に関係する法律について説明する 　5）妊娠前から労働している場合は，労働量を60〜70％に抑えるように指導する 　6）過度の労働は流・早産やPIHなどを発症しやすいことを説明する	●働く女性を支える母子保健施策について説明し，出産後も安心して就労が続けられるよう助言する ❶男女雇用機会均等法第9条 ❷労働基準法第19条 ❸男女雇用機会均等法第12条・第13条 ❹労働基準法第64条の3 ●母性健康管理指導事項連絡カードを積極的に活用するよう助言する ❺男女雇用機会均等法第13条
4	妊婦からの疑問・質問に答える	
5	後片づけをし，次の指導に備える	

表2-12 働く女性に対する母性健康管理措置および母性保護規定

1．男女雇用機会均等法（雇用の分野における男女の均等な機会及び待遇の確保等に関する法律）

条項	項目	内容
第9条	妊娠，出産等を理由とする不利益取り扱いの禁止	事業主は，女性労働者が妊娠・出産・産前産後休業の取得，妊娠中の時差通勤など男女雇用機会均等法による母性健康管理措置や深夜業免除など労働基準法による母性保護措置を受けたことなどを理由として，解雇その他不利益取扱いをしてはならない
第12条	保健指導または健康診査を受けるための時間の確保	事業主は，女性労働者が妊産婦のための保健指導または健康診査を受診するために必要な時間を確保できるようにしなければならない ・妊娠中：妊娠23週までは4週間に1回 　　　　　妊娠24週から35週までは2週間に1回 　　　　　妊娠36週以後出産までは1週間に1回 ・産後（出産後1年以内）：医師等の指示に従って必要な時間を確保
第13条	指導事項を守ることができるようにするための措置	事業主は，妊娠中および出産後の女性労働者が健康診査等を受け，医師等から指導を受けた場合は指導事項を守ることができるような措置を講じなければならない ・妊娠中の通勤緩和（時差通勤，勤務時間の短縮等の措置） ・妊娠中の休憩に関する措置（休憩時間の延長，休憩回数の増加等の措置） ・妊娠中または出産後の症状等に対応する措置（作業の制限，休業等の措置） ※「母性健康管理指導事項連絡カード」を利用して，指導事項を事業主に伝え，母性健康管理の措置を適切に講ずることができるようにする

2．労働基準法

条項	項目	内容
第64条の3	妊産婦等の危険有害業務の就業制限	妊産婦等を妊娠，出産，哺育等に有害な業務に就かせることはできない
第65条 第1項・第2項	産前産後休業	産前6週間（多胎妊娠の場合は14週間）（いずれも女性が請求した場合に限る），産後は8週間，女性を就業させることはできない（産後6週間を経過後に女性本人が請求し，医師が支障ないと認めた業務については就業させることができる）
第65条 第3項	妊婦の軽易業務転換	妊娠中の女性が請求した場合には，他の軽易な業務に転換させなければならない
第66条 第1項	妊産婦に対する変形労働時間制の適用制限	変形労働時間制がとられる場合でも，妊産婦が請求した場合には1日および1週間の法定時間を超えて労働させることはできない
第66条 第2項・第3項	妊産婦の時間外労働，休日労働，深夜業の制限	妊産婦が請求した場合には，時間外労働，休日労働，深夜業をさせることはできない
第67条	育児時間	生後満1年に達しない生児を育てる女性は，1日2回各々少なくとも30分の育児時間を請求することができる

K 血圧の自己測定についての説明

- ●目　　的：（1）家庭で血圧をスクリーニングし，妊娠高血圧症候群（PIH）の診断・治療に有益な情報を得ることができる
　　　　　　（2）妊婦の健康に対する意識が高まり，異常の早期発見につながる
- ●適　　応：PIHのリスクが高い妊婦に行う
- ●必要物品：上腕カフ血圧計（指用，手首用は使用しない）

	方　法	留意点と根拠
1	指導の実施場所・時間を設定する	●プライバシーが確保でき，落ち着いて話せる環境を準備する
2	カルテや妊婦から情報収集し，リスク因子をアセスメントする 　1）母体の年齢 　2）高血圧の既往，合併症の有無，家族歴の有無 　3）非妊時および妊娠初期の血圧値❶（➡❶） 　4）妊婦健康診査の結果（血圧値，たんぱく尿の有無，肥満度，血液検査の結果） 　5）自覚症状の有無など	❶PIH妊婦は，妊娠初期から分娩まで血圧値が高い傾向を示す。妊娠初期の正常高値血圧（血圧値130/80mmHg以上，平均血圧90mmHg以上）が認められる場合は発症に注意する
3	血圧の自己測定について以下の点を指導する 　1）測定する際は，静かで適温の室内で行う（➡❷） 　2）背もたれつきの椅子に静かに座り，1〜2分安静後に測定する 　3）血圧は朝・晩2回安静座位で測定する。大体同じ時間に測定する（➡❸） 　・朝は起床後1時間以内で，排尿後，朝食前に測定する 　・夜は就寝直前や入浴後は避ける 　4）カフは心臓と同じ高さに保持して上腕カフ血圧計を用いて測定する 　5）原則2回測定し，平均値をその機会の血圧値とする 　6）家庭での自己血圧値は135/85mmHg以上を高血圧とする（表2-13） 　・高血圧基準値は，診察室と家庭とで異なっている❷（➡❹） 　・診察室血圧が140/90mmHg以上で，家庭血圧が135/85mmHg以下の場合→白衣高血圧の可能性❷（➡❺） 　・診察室血圧が正常で，家庭血圧値が高い場合→仮面高血圧❷（➡❻）	❷冬季に寒い部屋での測定は，血圧を上昇させるので注意する ●測定前に飲酒や喫煙，カフェインの摂取は避け，測定時には会話をしないようにする ❸血圧値は日内変動パターンや夜間・早朝で異なる場合がある ●正しい血圧値が得られない可能性があるため，厚手の上着は脱いでから測定する ●1回のみ測定した場合は，1回のみの測定値をその機会の血圧値とする ❹高血圧基準値の評価として，診察室血圧値140/90mmHg以上を高血圧とするが，家庭血圧値では135/85mmHg以上を高血圧として対処する。しかし妊婦の基準値は設定されていない ❺白衣高血圧は高血圧患者の15〜30％にみられる。将来，高血圧や糖尿病に移行するリスクが高い ❻仮面高血圧は診察室では正常なため，家庭での自己測定値が診断に有用である。仮面高血圧では，心血管リスクが持続性高血圧と同じであるため，注意が必要である

表2-13　異なる測定法における高血圧基準（mmHg）

	収縮期血圧		拡張期血圧
診察室血圧	≧140	かつ/または	≧90
家庭血圧	≧135	かつ/または	≧85
自由行動下血圧*			
24時間	≧130	かつ/または	≧80
昼間	≧135	かつ/または	≧85
夜間	≧120	かつ/または	≧70

＊：15〜30分間隔に24時間自由行動下で血圧を測定すること
日本高血圧学会高血圧治療ガイドライン作成委員会編：高血圧治療ガイドライン2014，日本高血圧学会，2014，p.20．より引用

	7）次回の妊婦健康診査時に血圧値を記録したものを持参してもらう 　8）頭重感や頭痛，視力障害，悪心・嘔吐，胃痛などの症状が出現する場合には速やかに医師の診察を受けるようにする	
4	妊婦からの疑問・質問に答える	

	方　法	留意点と根拠
5	後片づけをし，次の指導に備える	

❶日本妊娠高血圧学会編：妊娠高血圧症候群（PIH）ガイドライン2009，メジカルビュー社，2009，p.32-38.
❷日本高血圧学会高血圧治療ガイドライン作成委員会編：高血圧治療ガイドライン2014，日本高血圧学会，2014，p.15-30.

正常を逸脱した場合のケア

A 切迫早産妊婦への支援

● 事例：Aさん，30歳，初産婦。妊娠28週3日，子宮頸管長の短縮が認められ，入院管理となった。入院時から5％ブドウ糖液500mL＋リトドリン（ウテメリン®）30mL/時の点滴治療が開始された。その後，腹部緊満感，下腹部痛，性器出血はない。切迫早産徴候もなく落ち着いている。現在妊娠30週0日，安静度はトイレ以外はベッド上安静であり，清潔は全身清拭，2日に1回のシャワー浴である。

● あなたの対応は？

● Aさんについて看護師が考えたこと
・Aさんは点滴によって日常生活行動が制限され，ストレスがたまっているのではないか。

看護問題	看護計画
安静による日常生活行動の制限に伴うストレス	**OP** 1）腹部緊満感 2）下腹部痛 3）腹壁の硬度 4）性器出血の有無・性状・量 5）胎児心拍 6）胎児の推定体重 7）子宮頸管長 8）治療方針 9）活動範囲 10）清潔・排泄状況 11）治療の必要性の理解度 12）胎児への思い 13）サポート状況 14）Aさんの言動 15）ベッド周囲の環境 **TP** 1）医師の説明などが理解できているか尋ねる 2）ベッドサイドの環境整備を行う **EP** 1）安静の必要性について説明する 2）妊娠週数ごとに胎児の大きさや成長を説明し，Aさんの頑張りをねぎらう 3）不安なことがあればいつでも声をかけるよう伝える

B 不育治療中の妊婦と家族への支援

● **事例**：Bさん，38歳，妊娠12週0日。33歳，35歳時に流産を経験している。検査にて抗リン脂質抗体陽性であり，現在アスピリンの内服治療とヘパリン在宅自己注射療法を行っている。夫の母親からは「早く孫の顔が見たい」と言われている。夫は帰宅が夜遅くなり，なかなか話すことができない。Bさんは，気分が落ち込んで外出ができなくなっている。

● **あなたの対応は？**

● **Bさんについて看護師が考えたこと**
- Bさんは流産を繰り返しているため，今回の妊娠への不安があるのではないか。
- Bさんと夫，家族の関係性はよいのか。
- Bさんと夫，家族は，不育症のことをどのくらい理解しているのか。
- ヘパリンの副作用はあるのだろうか。

看護問題	看護計画
流産を繰り返していることから抱く妊娠継続への不安	**OP** 1）妊娠週数 2）胎児心拍 3）Bさんの言動 4）胎動 5）睡眠 6）食事 7）内服 8）夫・家族への思い 9）友人の有無 **TP** 1）胎児の成長・健康を一緒に確認する 2）妊娠における正常な母体の変化・経過を一緒に確認する 3）訴えを傾聴する 4）不安を表出しやすい環境を調整する **EP** 1）胎児の健康状態を把握し，母体の異常についての正しい情報を提供する 2）夫・家族に不育症に関する情報を提供する

文献

1) 日本産科婦人科学会周産期委員会：超音波胎児計測の標準化と日本人の基準値, 日本産科婦人科学会雑誌, 57(1)：93-117, 2005.
2) 前掲書1), p.107.
3) 日本産科婦人科学会・日本産婦人科医会編：産婦人科診療ガイドライン―産科編2014, 日本産科婦人科学会事務局, 2014, p.82.
4) 青木康子・加藤尚美・平澤美恵子編：助産診断・技術学II, 助産学大系, 日本看護協会出版会, 2003.
5) 荒木勤監, 石原楷輔著：経腟エコーの基本と読み方, メジカルビュー社, 1994.
6) 北川眞理子・内山和美編：今日の助産―マタニティサイクルの助産診断・実践過程, 改訂第3版, 南江堂, 2013.
7) 厚生労働省：「日本人の食事摂取基準（2015年版）」策定検討会報告書, 2014.
   http://www.mhlw.go.jp/file/05-Shingikai-10901000-Kenkoukyoku-Soumuka/0000042626.pdf
8) 鈴木葉子：B群溶連菌（GBS）感染症, 小児科診療, 4：55-61, 2011.
9) 梁栄治：助産師と研修医のための産科超音波検査, 診断と治療社, 2010.

3 妊娠末期の妊婦のケア

学習目標
- 身体的に大きく変容する母体と胎児の健康を維持・増進させるための妊婦のセルフケア能力の向上が援助できる。
- 親役割獲得の維持と総括の時期であり，スムーズに分娩を迎えられるように支援する。
- 胎児の健常性（well-being）が評価できる。
- ノンストレステスト（NST）の判定ができる。
- 分娩監視装置の装着ができる。

1 胎児の健常性（well-being）の評価

1）ノンストレステスト（non-stress test：NST）
陣痛など子宮収縮が生じていない状態で，分娩監視装置により胎児心拍数を観察し，胎児の健康状態を評価する検査である。一過性頻脈の有無を評価基準としている（表3-1）。

2）生物物理的プロフィールスコア（biophysical profile score：BPS）
胎児呼吸様運動など超音波所見の4項目とNSTを含めた5項目を得点化し，胎児の健康状態を評価する指標である（表3-2）。1項目につき正常を2点（合計最高得点10点）として，胎児管理指針が示されている（表3-3）。

3）胎児血流の評価
超音波ドップラーを用いて，胎児や臍帯の血流速度波形から胎児・胎盤機能を評価する。臍動脈血流（図3-1），中大脳動脈血流，子宮動脈測定などがある。臍動脈血流は，胎児発育不全（fetal growth restriction：FGR）の予後との関連が報告されている[1,2]。

4）尿中エストリオール（E_3），ヒト胎盤性ラクトーゲン（human placental lactogen：hPL）
胎盤で生成されるホルモンであり，胎児・胎盤機能を評価するために用いられる検査の1つである。

表3-1 ノンストレステスト（NST）による診断（日母判定基準）処置

判 定	NST初見	判定基準	管理方針
Ⅰ型	reactive	一過性頻脈 （15bpm以上，15秒以上） 20分間に2回以上	経過観察 NST
Ⅱ型	non-reactive →reactive	一過性頻脈の消失 　→触診による胎児刺激 　　→一過性頻脈の出現	
Ⅲ型	non-reactive	一過性頻脈の消失	NST頻回に （1日2回）
Ⅳ型	胎児仮死の疑い	持続性頻脈 軽度変動一過性徐脈 持続的な胎児心拍数基線細変動の減少 sinusoidal pattern	厳重注意 NST反復
Ⅴ型	胎児仮死	高度徐脈の持続 遅発一過性徐脈 高度変動一過性徐脈 胎児心拍数基線細変動の消失	帝王切開

日本母性保護医協会会員研修ノート 18：42，1981．より引用

表3-2 生物物理的プロフィールスコア（BPS）の観察と判定基準

項 目	判 定	
	正常（2点）	異常（0点）
呼吸様運動	30分に30秒以上続く運動が1回以上	30分に30秒以上続く運動がない
体幹の運動	30分に3回以上の運動（四肢の運動とは別，連続した運動は1回に数える）	30分に2回以下の運動
四肢の運動	1回以上の四肢の伸展および屈曲（手の開閉があれば正常とする）	緩徐な四肢の運動のみ，四肢の伸展のみあるいは運動なし
羊水量	1cm以上のポケットが1か所以上	ポケットがないか1cm未満
心拍変動	20分間に胎動に一致した15秒以上かつ15bpm以上の一過性頻脈が2回以上	20分間に胎動に一致した15秒以上かつ15bpm以上の一過性頻脈が1回以下

Manning FA, Platt LD, Sipos L：Antepartum fetal evaluation：development of a fetal biophysical profile score, *American Journal of Obstetrics Gynecology*, 136(6)：787-795, 1980．より引用改変

表3-3 生物物理的プロフィールスコア（BPS）の解釈とその処置

8～10	正 常	1週ごと再検
6	慢性胎児ジストレスの疑い	①24時間以内に再検 ②羊水が少量ならば，分娩誘導の適応となり得る
4	慢性胎児ジストレスの疑い	①36週以上ならば誘発 ②36週以前でL/S比が2.0ならば24時間以内に再検 ③再検し6点以下か，あるいは羊水量が少なければ誘発
0～2	重症の慢性胎児ジストレス	①120分に検査を延長する ②4点以下ならば妊娠週数にかかわりなく誘発

L/S比：レシチン/スフィンゴミエリン比

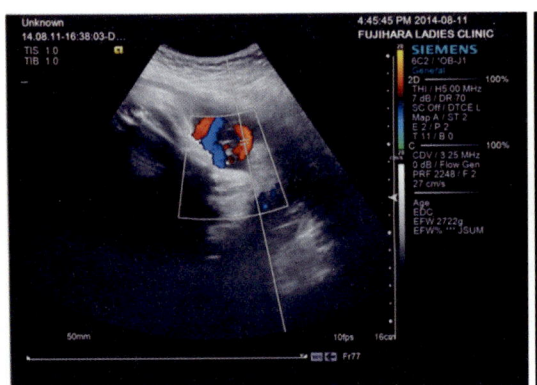

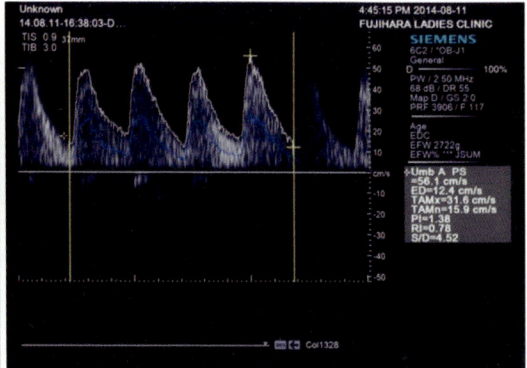

写真提供：藤原紹生先生（フジハラレディースクリニック）
図3-1　臍動脈血流

5）子宮底長，腹囲の測定

　妊婦健康診査（妊婦健診）ごとに，体重・子宮底長・血圧の測定，尿検査（糖，たんぱく），児心拍確認，浮腫の評価を行うことが推奨されている。ただし，毎回超音波検査を実施する場合は，子宮底長の計測を省略することができる。腹囲測定はエビデンスが少ないことから推奨はされておらず[3]，実施については各施設によって判断されている。

2　分娩様式の選択

　自然分娩（経腟分娩），吸引分娩，鉗子分娩，帝王切開などがある。帝王切開には，選択的帝王切開（予定帝王切開），緊急帝王切開がある。近年では，出生数が減少する傾向のなか，帝王切開の率は上昇している[4]。背景にはハイリスク妊婦の増加や安全性へのより強い要望などがある。

　また近年，無痛分娩が分娩様式の選択肢の1つとなってきている。無痛分娩とは，薬剤により分娩時の疼痛を緩和，あるいは除去し，できる限り無痛下で分娩を完了させるのを目的とした分娩法である[5]。米国では約80％が無痛分娩との報告[6]がある。日本では全分娩数の約5％弱が無痛分娩と推測されている[7]が，無痛分娩が約20％[8]の分娩施設もあり，増加傾向がうかがえる。無痛分娩を選択した女性は，無痛分娩への周囲の偏見に困惑しているとの報告もある[9]。無痛分娩だけでなく，急変による緊急帝王切開など，妊婦にとって想定外の事態が生じる場合もある。妊婦の意思を理解し尊重しながらケアすることが前提となる。

3　妊娠末期のマイナートラブル

　マイナートラブルとは，妊娠に伴う生理的変化によって生じる不快症状であり，妊娠が終了すると回復することが多い。妊娠経過によって，起こりやすいマイナートラブルは異なる。頻度の高いものとしては腰痛や頻尿，便秘やつわりなどがある。これらの不快症状

は，治療が必要となるほど悪化することはないが，妊婦にとってはつらい症状であるため，早期に対応し予防していく。

マイナートラブルのケアで重要な点は，異常との鑑別である。ていねいにアセスメントし，ケア方針を決定する。

1）マイナートラブルと異常との鑑別
- 腰部・背部痛：腎盂炎・泌尿器疾患，整形外科疾患，切迫早産との鑑別。
- 浮腫：妊娠高血圧症候群（pregnancy-induced hypertension：PIH）との鑑別。
- 下肢のけいれん：静脈瘤（痛い，だるいなど症状が似ている）の場合，マッサージは禁忌となる。
- 頻尿：膀胱炎との鑑別。排尿時の苦痛，感染徴候の有無などをアセスメントする。

2）母性健康管理指導事項連絡カードの活用—職業をもつ妊婦へのケア
母性健康管理指導事項連絡カードは，母子健康手帳に添付されている。また，厚生労働省のホームページからダウンロードできる[10]。職業をもつ妊婦の場合は活用を検討する。詳細は，本章「1　妊娠初期の妊婦のケア」p.31参照。

4 出産準備

妊娠末期の妊婦は，出産に向けて，からだ，こころ，物の準備をしていく。こうした準備期間を経て親役割の自己像が育まれる。看護師は，妊婦やその家族が主体的に分娩や育児に臨むことができるよう支援する。

出産準備のための保健指導には，個別指導と集団指導があり，一般的に母親学級などの集団保健指導で実施されることが多く，個別指導は補完的に実施される。母親学級は妊娠時期別に構成されており，施設によりプログラムの内容は様々である（表3-4）。集団指導から個別指導へ，あるいはその逆など両者が相互に有機的に機能することで指導の効果が高まる。

表3-4　マタニティクラスのプログラムの一例

	テーマ	ワーク	目的
第1回	健康的なマタニティライフ	1.「妊娠・出産」と聞いて思い浮かべることは？ 2. 赤ちゃんが好きな食べ物は？	アイスブレイク（参加者が打ち解ける） 食をきっかけにセルフケアを知る
第2回	お産に備える	3. マタニティフラワー 4. バースカード	お産，育児のサポーターを見つける お産のしくみを知り，自信をもつ
第3回	出産と育児	5. 私の好きなこと 6. 先輩家族との交流会	出産時のリラックス法を見つける 実際のお産と育児を知る
第4回	赤ちゃんと母乳育児	7. 母乳育児	新生児のニーズを知り，母乳育児への理解を深める

戸田律子：参加型マタニティクラスBOOK，医学書院，2007, p.24. より引用

指導時の留意点を以下に挙げる。
- 出産準備教育は，対象者と看護師との相互関係によって展開される。対象者の主体性や価値観を尊重することが大切である。
- 対象者は親役割取得という発達課題をもっている。これに対するセルフケアニーズの充足，セルフケア能力の向上を目指した指導を心がける。
- 指導実施後は，可能な限り評価を行う。評価項目は具体的な表現（たとえば行動レベル）を用い，あらかじめ指導案のなかに作成しておくとよい。

看護技術の実際

A 超音波検査の介助（胎児血流，BPS）

- 目　　的：胎児の健常性（well-being）を評価し，異常を早期発見する
- 適　　応：妊娠中期，妊娠末期の妊婦に行う
- 必要物品：超音波診断装置，超音波用ゼリー，タオル，綿毛布，ティッシュペーパー

方　法	留意点と根拠
1　診察台に誘導し準備する 　1）妊婦を誘導し，診察台で仰臥位になってもらう 　2）腹部を十分に露出してもらう 　3）検査が始まるまで綿毛布で覆う	● 可能であればセミファーラー位が望ましい[1] ● 末期の場合は特に仰臥位低血圧症候群に注意する[1] ● 超音波用ゼリーは温めておく ● 検査時は腹部を露出しゼリーを塗布することから，冷えを予防するため室温に留意する[1] ● 下着にゼリーが付着しないよう，タオルをはさんでおく
2　検査を介助する	● 胎児血流（臍動脈血流測定）の検出には，正確な計測値を得るために胎動が少ない状態を待ったり，臍帯の同一部位を同定[2]したり，時間を要することもある。妊婦がゆったりとできるよう静かで落ち着いた環境を心がける
3　診察終了時の介助を行う 　1）腹部のゼリーをタオルで拭き取る 　2）身じたくを整えてもらう	
4　妊婦へ説明し，記録する 　1）検査結果が出たら，医師が結果を説明する 　2）医師からの説明に対し疑問や質問がないか確認し，必要な指導・援助を行う 　3）検査結果を記録する	

[1] 平澤美惠子・村上睦子監：写真でわかる助産技術―妊産婦の主体性を大切にしたケア，安全で母子に優しい助産のわざ，インターメディカ，2012.
[2] 金井雄二：周産期超音波のみかた―ベーシック＆ステップアップ講座，メディカ出版，2008.

B ノンストレステスト（NST）

- **目　的**：胎児の健常性（well-being）を評価する
- **適　応**：妊娠28週以降，分娩まで実施できる。禁忌はない❶❷。reactiveの判定（表3-1参照）には妊娠30週以降が望ましい❸
- **必要物品**：分娩監視装置（心拍トランスデューサー，陣痛トランスデューサー，トランスデューサー固定用ベルト，胎動マーカーボタンを含む），超音波用ゼリー，トラウベ杆状聴診器または超音波ドップラー，血圧計，タオルまたはティッシュペーパー，綿毛布

	方　法	留意点と根拠
1	**環境を整え，必要物品を準備する** 1）室温24〜25℃，湿度50〜60％に設定する（➡❶） 2）分娩監視装置の電源を入れ，動作確認する	❶寒冷刺激は子宮収縮を誘発する。寒冷による腹部，子宮の緊張を予防する❷
2	**妊婦に説明する** 1）検査の目的などを説明し，了解を得る 2）検査前に排尿を済ませるよう説明する	
3	**診察台に誘導し体位を整える** 1）妊婦にセミファーラー位をとってもらい（➡❷），トランスデューサー固定用ベルト2本をねじれのないように腰部に入れておく 2）レオポルド触診法を用いて胎位，胎向を確認する 3）トラウベ杆状聴診器または超音波ドップラーを用いて，胎児心音聴取部位を確認する	❷仰臥位低血圧症候群の予防のため，セミファーラー位が望ましい。困難である場合は，分娩開始装置装着後，側臥位としてもよい。この場合，トランスデューサーを再確認する
4	**分娩監視装置を装着する**（図3-2） 1）心拍トランスデューサーにゼリーをつける 2）分娩監視装置の電源を入れ，胎児心音聴取部位を確認しながら，心拍トランスデューサーを固定する 3）心拍トランスデューサーの固定部位（突起部分）をトランスデューサー固定用ベルトの穴に通して装着する 4）陣痛トランスデューサーを子宮の平らな部分に固定し，トランスデューサー固定用ベルトで装着する	● 分娩監視装置から聴こえる胎児心音を耳で確認することも重要である。臍帯雑音や母体の大動脈音❹と鑑別する ● トランスデューサー固定用ベルトがきつすぎないように，指一本分の余裕をもたせる ● 固定部位は子宮底から臍の間，または子宮底から5cm下方あたりが目安となる❷

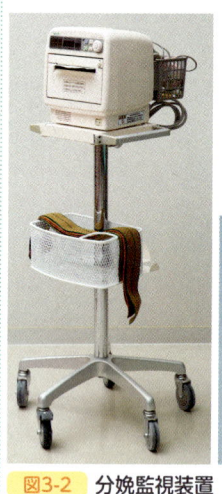

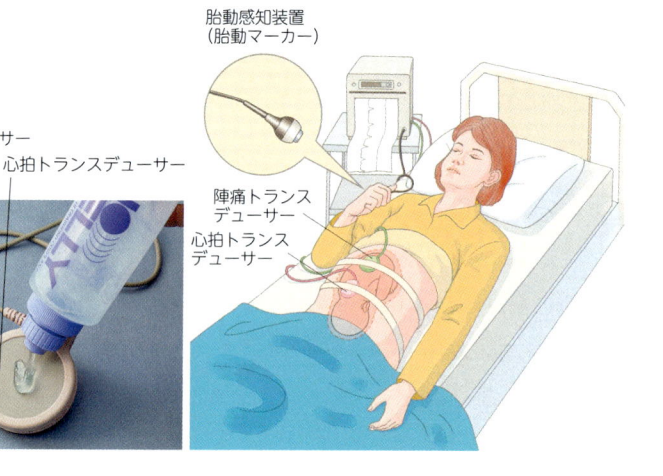

図3-2　分娩監視装置

方法	留意点と根拠
5）分娩監視装置の陣痛基線セットボタンを押す	●ボタンを押した時点の圧が陣痛曲線の基準となるため，妊婦に腹部の緊張がないことを確認してセットする ●妊婦が体位変換した場合も確認する
6）綿毛布をかけ，自覚した胎動を記録するための胎動マーカーボタンを妊婦に渡し，胎動を感じたらそのつど押すよう説明する	
5 測定・評価する 1）胎児心音の音量を調節し測定を開始する 2）40分間のモニタリング後，NST所見を評価する（→❸） 3）non-reactiveが疑われるときは，NSTを終了せず，医師に連絡し指示を受ける	●分娩監視装置の胎児心拍数陣痛図は3cm/分で記録する❺ ❸胎児は20分ごとに覚醒と睡眠を繰り返しているため，検査は40分とする❷ ●胎児が睡眠状態のときは腹部を触診したり体位変換などの刺激を与えたりして覚醒させる❷ ●胎動などにより，胎児心音聴取部位がずれることもあるので注意する
6 検査終了時の介助を行う 1）2つのトランスデューサーをはずし，電源を切る 2）タオルまたはティッシュペーパーで腹部のゼリーを拭き取る 3）トランスデューサー固定用ベルトを腰部から取りはずす 4）終了したことを妊婦に伝え，衣服を整えてもらう 5）心拍トランスデューサーのゼリーをティッシュペーパーで拭き取る 6）トランスデューサーやトランスデューサー固定用ベルトを片づける	●精密機器であるので，ていねいに取り扱う ●トランスデューサーなどを適切に片づけることは，安全にもつながる
7 記録用紙を切り取り，実施後の記録および所定の場所へ保存する	●診療記録は保存義務がある❷

❶丸尾猛・岡井崇編：標準産科婦人科学，第3版，医学書院，2004.
❷医療情報科学研究所編：病気がみえるvol.10 産科，第3版，メディックメディア，2013.
❸荒木勤：最新産科学 正常編，改訂第22版，文光堂，2008.
❹北川眞理子・内山和美編，生田克夫監：今日の助産—マタニティサイクルの助産診断・実践過程，改訂第3版，南江堂，2013.
❺日本産科婦人科学会・日本産婦人科医会編：産婦人科診療ガイドライン—産科編2014，日本産科婦人科学会事務局，2014.

C 妊娠による心身の変化とセルフケア

1）休息・睡眠（姿勢：仰臥位低血圧症候群の予防）

- 目　　的：（1）妊娠期における休息や睡眠について理解し，十分な休息・睡眠がとれる
- 　　　　　（2）仰臥位低血圧症候群が予防できる
- 適　　応：すべての妊婦に行う
- 必要物品：パンフレット，指導媒体など資料

	方法	留意点と根拠
1	指導の実施場所・時間を設定する	●プライバシーが確保でき，落ち着いて話せる環境を準備する
2	カルテや妊婦から情報収集する 1）睡眠時間（非妊時，現在） 2）睡眠や休息に関する満足感 3）睡眠や休息を妨げる因子（マイナートラブル，就業環境など）	

方法	留意点と根拠
3 休息・睡眠について以下の点を説明・指導する 　1）夜間の睡眠時間は少なくとも8時間はとる 　2）午睡も効果的である 　3）腹部増大に対応する安眠のための姿勢を指導する 　4）夜間眠れないときの対応を説明する 　5）休息のための姿勢を指導する（図3-3）	●妊娠期は疲労しやすいため，非妊時よりも多くの休息が必要である❶ ●短時間の午睡や臥床するだけでも効果がある❶ ●妊娠末期では，仰臥位よりも側臥位のほうが楽である。シムス位でもよい（➡❶，❷） ❶仰臥位低血圧症候群の予防になる ❷妊娠末期の妊婦が仰臥位をとり続けると，子宮により下大静脈が圧迫され静脈環流が減少する結果，心拍出量が低下し低血圧となる。悪心・嘔吐，呼吸困難などの症状が出る。症状が出た場合は，左側臥位に体位変換する❷ ●マイナートラブル（頻尿，前駆陣痛，足のけいれんなど）への対応を検討する。睡眠時間を減らさないように早めの就寝もよい❶ ●臥床できない場合，座位の状態で靴を脱ぎ弛緩姿勢をとる。全身の筋肉の力を抜くようにして，リラックスする ●足を上げた休息姿勢は，静脈瘤の予防や改善につながる❶

机に向かっての弛緩姿勢　　座位の弛緩姿勢　　脚を上げた休息姿勢

図3-3　休息のための姿勢

4　妊婦からの疑問・質問に答える	
5　後片づけをし，次の指導に備える	

❶松本清一：妊産婦ヘルスケアー妊産婦保健管理 改題，改訂第8版，文光堂，1989.
❷荒木勤：最新産科学　異常編，改訂第22版，文光堂，2012.

2）衣類・靴

● 目　　的：（1）妊娠による身体的変化に適した衣服・靴を選択できる
　　　　　　（2）本人の好みも重視し，妊婦の生活の向上につなげる
● 適　　応：すべての妊婦に行う
● 必要物品：パンフレット，指導媒体など資料

方法	留意点と根拠
1　指導の実施場所・時間を設定する	●プライバシーが確保でき，落ち着いて話せる環境を準備する
2　カルテや妊婦から情報収集する 　1）適切な衣類選択についての知識 　2）衣生活は適切か	
3　衣類について以下の点を説明・指導する 　1）末期になると腹部の増大が著しいため，腹部を締めつけないゆったりした衣服を着用する（➡❶）	❶腹部を締めつける衣服は，呼吸や血液循環を妨げ，胎児の発育を阻害するおそれがある❶

方　法	留意点と根拠
2) 着心地がよく，動きやすいもので，妊婦の好みも重視して選ぶ❶ 3) マタニティショーツは股上が深く，腹部をすっぽり覆うものを着用する（→❷） 4) 妊娠期は新陳代謝が盛んになる。下着は吸湿性の優れた綿100％がよい❶ 5) ゴムが子宮の上にこないようにする❷ 6) 突然の産徴や破水などの対応が必要となる。予定日近くではナプキンを準備しておく 7) 外出時にはナプキンを当てておく 8) 腹部の突出が顕著となるため，足元が見えにくくなり，重心も変化している。靴ひもを結ぶなどの際に十分に注意する 9) 靴のヒールは3〜3.5cmで，面積の広いものを選ぶ（→❸）	❷腹部を冷やすと流・早産になりやすい❷ ❸3〜3.5cmのヒールは重心が安定する❶ ● 細いヒールは，不安定で転倒しやすいため避ける
4　妊婦からの疑問・質問に答える	
5　後片づけをし，次の指導に備える	

❶松本清一：妊産婦ヘルスケアー妊産婦保健管理 改題，改訂第8版，文光堂，1989.
❷北川眞理子・内山和美編：根拠がわかる母性看護技術，メヂカルフレンド社，2008.

3）マイナートラブル

- **目　　的**：マイナートラブルについて知り，その対処行動や予防行動がとれる
- **適　　応**：すべての妊婦に行う
- **必要物品**：パンフレット，指導媒体など資料

方　法	留意点と根拠
1　指導の実施場所・時間を設定する	● プライバシーが確保でき，落ち着いて話せる環境を準備する
2　カルテや妊婦から情報収集する 　1) マイナートラブルの状態（発現時期，程度） 　2) 今回の妊娠経過，マイナートラブルの既往（経産婦の場合） 　3) マイナートラブルへのセルフケア状態 　4) マイナートラブルの受け止め方	
3　マイナートラブルの予防について以下の点を説明・指導する 　1) **腰部・背部痛**は，腹部の増大に伴う姿勢の変化とホルモンによる筋・靭帯結合組織の弛緩が主な原因である（→❶，❷） 　〈対処法〉 　・正しい姿勢を保つ（図3-4） 　・適切な靴を選択する（C2)「衣類・靴」参照） 　・妊婦体操を実施する 　・妊婦用ガードルを活用する（→❸）	❶子宮の増大により重心が前方移動し，腰仙骨部の前彎度が増強するため，背中の筋肉が緊張して腰痛を招く❶ ❷リラキシン，プロゲステロン，エストロゲンにより筋・靭帯結合組織が弛緩する❷ ❸妊婦用ガードルは背部・腹部の筋肉を支持するのに役立つ❶ ● 妊娠の進行に伴って起こる姿勢の変化に適応できていないことも原因となるため，正しい日常生活動作について指導する❶

方　法	留意点と根拠

図3-4　妊婦のよい姿勢（左）と悪い姿勢（右）

2）妊娠すると**浮腫**を生じやすくなる（➡❹） 〈対処法〉 ・長時間の立位を避ける ・塩分を控える ・衣類による圧迫を避ける ・座布団などを利用して足を挙上して休む	❹浮腫の原因は，エストロゲンによる水分貯留，増大した子宮による下肢静脈血の還流障害である❷
3）**下肢のけいれん**は，重心の変化による下肢の筋肉への負担による筋疲労，カルシウム不足が要因となっている 〈対処法〉 ・カルシウムを多く含む食材を摂取し，リンの摂り過ぎに注意する（➡❺） ・けいれんが起こった場合は，その筋を伸ばす ・下肢の筋肉疲労を避ける ・かかとの高い靴を履かない ・寝るときは足を高くして休む	●ふくらはぎがけいれんし，疼痛を伴う。こむら返りとよばれる症状である。夜間就寝時に多く，睡眠の妨げになることもある ❺体内のリンの過剰時にも起こるといわれており，リン酸を含まないカルシウム剤が投与されることもある❶ ●リンはハムなどの加工食品や加工乳などに食品添加物として含まれているので注意する
4）**静脈瘤**は，子宮の増大により静脈が圧迫され，下肢からの静脈環流が妨げられること，プロゲステロンによる静脈壁の緊張低下により起こる 〈対処法〉 ・長時間の立位を避け，脚を挙上して休む（図3-3参照）（➡❻） ・身体を圧迫しないゆったりした衣服を着用する（➡❼） ・サイズの合ったマタニティ用弾性ストッキングを着用する ・弾性ストッキングは，下肢の静脈に血液が充満していないとき（起床後すぐ）に着用する❶	❻外陰部の静脈瘤では，殿部を高くして休むと疼痛が軽減する❶ ❼身体を締めつける衣服（ガードル，靴下など）は悪化要因となる
5）**痔核**は，便秘の予防について指導する	
6）**頻尿**は，妊娠による子宮の圧迫で起こるため，妊娠初期と末期に症状が出やすい 〈対処法〉 ・尿意を我慢せず排泄する（➡❽） ・外出時はトイレの場所を確認しておく ・夜間トイレで睡眠が妨げられる場合は，就寝前の水分摂取を控える	●頻尿は物理的な要因であり，予防法はない ❽膀胱炎の予防につながる
7）**便秘**は，プロゲステロンによる腸蠕動運動の低下，子宮による腸管圧迫，妊娠による運動不足が要因となる	

方法	留意点と根拠
〈対処法〉 ・十分な睡眠，食後の胃結腸反射の活用，便意を我慢しない，決まった時間にトイレに行く，適度な運動，腸の走行に沿った腹部マッサージなど排便習慣をつけるための手法を妊婦に合わせて組み合わせる ・1日3食きちんと食べる ・水分，食物繊維，オリーブオイルの摂取を勧める（➡❾） ・下剤などは医師の処方のうえで使用する（➡❿）	❾大さじ1～2杯のオリーブオイル（生）の摂取（パンなどに付けるとよい）は腸の動きをよくする❸ ❿妊娠中の内服や浣腸は，流・早産の危険性から医師の指示のもとに行う❹
4 妊婦からの疑問・質問に答える	
5 後片づけをし，次の指導に備える	

❶松本清一：妊産婦ヘルスケアー妊産婦保健管理 改題，改訂第8版，文光堂，1989.
❷森恵美・髙橋真理・工藤美子・他：系統看護学講座 専門25 母性看護学2，医学書院，2004.
❸松生恒夫：「排便力」をつけて便秘を治す本－専門医が教える「便意リハビリ」〈ビタミン文庫〉，マキノ出版，2012.
❹村本淳子・東野妙子・石原昌編著：母性看護学1 妊娠・分娩，第2版，医歯薬出版，2006.

4）出産準備

- 目　　的：出産や育児に向けて，身体的・心理社会的準備，物品の準備ができる
- 適　　応：妊婦およびその家族（パートナー）に行う
- 必要物品：パンフレット，指導媒体など資料

	方法	留意点と根拠
1	指導の実施場所・時間を設定する	●プライバシーが確保でき，落ち着いて話せる環境を準備する ●妊娠末期の妊婦であるため，より安全・安楽な環境を考慮する
2	カルテや妊婦から情報収集する 1）妊娠経過，妊娠週数，出産歴 2）経産婦の場合，前回の母乳栄養の状態 3）家族構成など生活様式や文化 4）出産場所の予定	●近年，分娩施設の減少，受け入れ分娩の制限があることから，里帰り出産や引越しなどを予定している場合がある。その場合は，出産場所の決定と確保を早めに済ませておく❶ ●分娩施設で妊娠中期までに妊婦健診を受けておくことも情報収集につながる❷
3	出産準備について以下の点を説明・指導する 1）身体的準備について指導する（➡❶） ・分娩の徴候，分娩経過 ・産痛緩和（呼吸法，マッサージ，圧迫法，体位など） ・入院の時期，分娩施設への連絡方法 ・入院時の交通手段 ・季節や地域医療の特性を考慮して緊急時の手配などを確認しておく 2）心理社会的準備について指導する ・親役割の形成（➡❷）	❶分娩に対する正しい知識の習得など出産準備教育は，産痛の緩和や正常な分娩経過に影響する❸-❻ ●分娩の流れと陣痛への対処方法がイメージできるような指導方法を検討する。適宜演習を取り入れ，映像媒体の使用なども考慮する ●産痛緩和方法は，妊婦自身が行う方法と家族（パートナー）ができることを提示する。自宅で家族（パートナー）も見ることができるようにパンフレットなど指導媒体を工夫する ●看護師の価値観を押しつけないように，妊婦や家族の希望を尊重する❼ ●産後の日常生活行動の拡大の過程に見合った支援者や環境を確保する ❷妊娠期間は親役割獲得過程の準備期間であり，出産・育児の具体的な準備を進めることによって，親役割の自己像が形成される❷

方　法	留意点と根拠
・パートナー，家族のサポート強化（→❸）	❸事前に留守中の家事や上の子どもの世話などについて家族で話し合っておくことは，入院中の心配を除去することにつながる❹
・出産に伴う家族の役割調整（→❹）	❹新しい家族構成員を迎えることによって役割の再調整など家族機能を高める必要がある❷❼
・社会資源，福祉事業の情報提供（→❺）	❺経済的事由を抱えている妊婦には，福祉事業の情報提供や連携を図り，安心させることも必要である❹
・妊産婦（ピア）の仲間づくり（→❻）	❻母親学級の紹介や受講を勧める。母親学級などの機会に得られたピアサポートは出産後のサポート源となることも多い❷❽
3）物品などの準備について説明する ・入院時の必要物品（表3-5） ・育児（新生児）の必要物品（表3-6）	●入院や分娩に必要な物品は施設により異なるため，早めに確認しておく ●緊急時に備えて，妊娠22週頃には，入院時の必要物品をまとめておく❷
・出産に伴う入院など諸費用	●分娩費支給などの入院中に記載が必要な書類を準備しておく
4）地域母子保健サービスの活用について説明する	●地域の保健センターへの届け出や新生児訪問指導，育児支援制度など，活用できる社会資源と手続きを紹介する❼

4　妊婦からの疑問・質問に答える

5　後片づけをし，次の指導に備える

❶『周産期医学』編集委員会編：周産期相談318－お母さんへの回答マニュアル，第2版，周産期医学39増刊号，東京医学社，2009．
❷森恵美・高橋真理・工藤美子・他：系統看護学講座 専門25 母性看護学2，医学書院，2004．
❸北川眞理子・内山和美編，生田克夫監：今日の助産－マタニティサイクルの助産診断・実践過程，改訂第3版，南江堂，2013．
❹松本清一：妊産婦ヘルスケアー妊産婦保健管理 改題，改訂第8版，文光堂，1989．
❺Hughey MJ, McElin TW, Young T：Maternal and fetal outcome of Lamaze-prepared patients, *Obstetrics and Gynecology*, 51 (6)：643-647, 1978.
❻Whitley N：Preparation for childbirth in a large city hospital, *Bulletin of the American College of Nurse – Midwives*, 17 (1)：11-17, 1972.
❼北川眞理子・内山和美編：根拠がわかる母性看護技術，メヂカルフレンド社，2008．
❽青木康子・加藤尚美・平澤美惠子編：助産学大系10 助産診断・技術学Ⅳ，日本看護協会出版会，2002．

表3-5　入院時の必要物品

	物品項目	数　量	備　考
お母さんの準備物品	母子健康手帳 健康保険証 診察券 寝衣（前開きのもの） ブラジャー（授乳しやすいもの） 生理用または産褥ショーツ タオル類（新品のものは一度洗濯する） スリッパ ティッシュペーパー 箸，スプーン，湯のみなど（食事に必要なもの） 洗面用具 シャンプー，リンス，石けんなど （ナプキンまたは産褥用パッド） （ゴミ箱）	 2〜3 2〜3 3〜4 3〜4 1 1 適量 適量	 施設によって不要な場合もある 分娩施設でセットされていることが多い 小さなビニール袋でもよい
赤ちゃんの準備物品	おむつ おむつカバー ベビー服 肌着 長着 バスタオル（おくるみ）	1 1 1 1 1 1	退院時に着せるために必要

表3-6 育児（新生児）の必要物品

物品項目		数量	備考
おむつ類	布おむつ 紙おむつ おむつカバー バケツ おしりふき	20〜30 1か月分 2 1	 Sサイズ 布おむつ使用時のみ 布おむつ消毒用。布おむつ使用時のみ
肌着・衣服	短着 長着 上着 おくるみ	3〜4 3〜4 3〜4 1	 バスタオルで代用可能
寝具	ベビーベッド 敷布団 敷布団カバー 毛布，カバー	1 1 1 1	必要に応じて準備。レンタルもある 硬めのものを選ぶ バスタオルで代用可能
沐浴用品	ベビーバス 洗面器またはボウル 石けん タオル，バスタオル ガーゼハンカチ 赤ちゃん用綿棒 赤ちゃん用爪切り 温度計	1 1 1 2 5〜6 適量 1 1	 洗顔時のお湯用（赤ちゃん専用）
移動用物品	チャイルドシート ベビーカー		退院時に必要となることも想定される
調乳用品	哺乳びん 乳首 消毒用品 哺乳びんブラシ 粉ミルク	1〜3 3〜4	調乳用品は，母乳分泌などの授乳状態をみてからの購入でもよい

※準備するものは最小限に。必要であれば買い足していく

正常を逸脱した場合のケア

A 血圧が140mmHgで持続する妊婦への支援

● **事例**：Aさん，36歳，経産婦。4年前に第1子を経腟分娩している。本日，妊娠33週1日で妊婦健診に訪れた。前々回の妊婦健診時から収縮期血圧140mmHg台，拡張期血圧60mmHg台で推移している。尿たんぱくは（−）。前々回の健診時，医師に塩分を控えるように言われた。その他，健診所見は順調に経過している。

　Aさんは「上の子のときも血圧が上がって1週間くらい入院しました。今度は大丈夫でしょうか」と，不安そうである。「昨日からお腹がよく張るような気がします」との訴えもあった。血圧を再度測定したところ，146/60mmHgであった。

●あなたの対応は？

●Aさんについて看護師が考えたこと
- 血圧値から軽症の妊娠高血圧症候群（PIH）の可能性がある。
- 腹部の張りの自覚があることから、分娩監視装置を装着し、腹部の緊張と胎児の健康を把握する必要がある。
- その他のPIH症状や前回の妊娠経過、分娩経過の把握も必要である。
- 減塩がどの程度できているか確認し、食事指導（減塩、適切なカロリー、バランスのとれた食事）を行う必要がある。
- 第1子が4歳であり、生活指導のなかで安静のとり方については個別に検討したい。
- 前回の妊娠経過からの不安もあるため、PIHについて正しい理解を促し、受診が必要な状態などを指導する。

看護問題	看護計画
PIH（軽症）の疑い	**OP** 1）血圧、尿たんぱく、浮腫、体重増加 2）胎児の発育状態、胎動、超音波所見、内診所見など妊娠経過 3）腹部の緊張状態、痛みの有無 4）性器出血の有無 5）高血圧症状としての頭痛、眼華閃発、めまいの有無 6）NST所見 **TP** 1）分娩監視装置の装着 2）安静後、血圧の再計測 3）医師の説明が理解できているか確認する **EP** 1）食事の状況について確認する 2）PIHについて説明し、食事や安静など、予防や対応について説明する 3）特に安静については、上の子どもの育児状況や家族のサポート状況を考慮して具体的な方法について一緒に考える 4）頭痛、眼華閃発、めまい、急激な浮腫増悪、腹部の痛み、性器出血、破水など、次回の健診を待たずに受診が必要な症状について説明する

B 辺縁前置胎盤と診断され腹部緊満感と性器出血を訴えた妊婦への支援

●事例：Bさん、34歳、経産婦。前回、帝王切開で第1子を分娩。妊娠26週のとき、辺縁前置胎盤と診断されている。その後は問題なく経過し、現在は産前休暇を取得している。本日、妊娠36週5日、買い物で外出中、14時頃に腹部の緊満感を感じるとともに出血し、急いで受診した。受診後は、腹部の緊満感が増してきており、出血は多くはないが持続している。妊娠週数から分娩に移行する可能性もある。胎児心拍数は良好である。

●あなたの対応は？

●Bさんについて看護師が考えたこと
- 辺縁前置胎盤による出血と考えられる。出血の量、性状などはどうか。
- 胎児の健康状態、腹部緊満状態はどうか。

- 辺縁前置胎盤や部分前置胎盤は経腟分娩も可能だが，帝王切開に移行することも考慮したケアが必要である。
- 自己血の確保について確認する。
- 突然の出血でBさんは動揺していると考えられる。超音波検査などの処置をスムーズに行い，本人が状態を理解できるよう援助する。

看護問題	看護計画
辺縁前置胎盤による性器出血	**OP** 1）出血の状態 2）胎児の健康状態 3）バイタルサイン 4）腹部緊張状態（陣痛の観察） **TP** 1）分娩監視装置の装着 2）検査などの介助 3）動揺している可能性があるので，できるだけ声をかけて不安を取り除きながらケアをする **EP** 1）分娩に向けた援助（治療方針による） 2）緊急帝王切開の可能性を考慮して，水分や食事の制限を検討する（治療方針による）

C 妊娠36週3日，骨盤位が自己回転しない妊婦への支援

● **事例**：Cさん，39歳，初産婦。不妊治療後に妊娠し，妊娠経過は順調であった。妊娠30週から骨盤位となった。胸膝位などの指導も受けて実施していたが，骨盤位のまま経過した。
　32週頃には，医師から経腟分娩のリスクや帝王切開の可能性，外回転術について説明があった。現在，妊娠36週3日で「できれば経腟分娩をしたいが，どうしたらよいのか決心がつかない。わからなくなった」と悩んでいる。

● **あなたの対応は？**

● **Cさんについて看護師が考えたこと**
- Cさんは混乱状態であるため，情報および状況の整理が必要である。
- Cさんが自己決定できるように援助する。
- 骨盤位の場合，母体や胎児のリスクから帝王切開が望ましい。多くは，選択的帝王切開となる。バースレビュー（出産の想起）が必要になるかもしれない。
- Cさんの思いや希望を尊重しながら接する。

看護問題	看護計画
骨盤位が矯正されないため，バースプランの再確認	**OP** 1）胎位胎向 2）胎児の健康状態 3）分娩徴候の有無 **TP** 1）外回転術など，リスクを伴う処置について自己決定できるよう，情報を提供する 2）分娩様式によるリスクやメリット，デメリットの視点で状況を整理したうえで，バースプランを再検討する機会をつくる。骨盤位だけでなく，高齢初産婦であることなど，現実的な情報も考慮する 3）これまでのCさんの頑張りを支持し，共に考える姿勢で接する 4）医師からの説明を再度コーディネイトすることも検討する

看護問題	看護計画
	5）産褥期のバースレビューについて検討しておく **EP** 1）妊娠末期は安静にし，前期破水を予防する 2）バースプランについて，パートナーや家族とも話し合う

文 献

1) Cosmi E, Ambrosini G, D'Antona D, et al：Doppler, cardiotocography, and biophysical profile changes in growth-restricted fetuses, *Obstetrics and Gynecology*, 106(6)：1240-1245, 2005.
2) Baschat AA, Viscardi RM, Hussey-Gardner B, et al：Infant neurodevelopment following fetal growth restriction：relationship with antepartum surveillance parameters, *Ultrasound in Obstetrics and Gynecology*, 33(1), 44-50, 2009.
3) 日本産科婦人科学会・日本産婦人科医会編：産婦人科診療ガイドライン－産科編2014，日本産科婦人科学会事務局，2014.
4) 母子衛生研究会編：母子保健の主なる統計，母子保健事業団，2012.
5) 日本産科婦人科学会編：産科婦人科用語集・用語解説集，改訂第2版，金原出版，2008.
6) 森島久代：米国の無痛分娩，日本の無痛分娩，麻酔，56(9)：1040-1043，2007.
7) 奥富俊之：本邦における無痛分娩の現状と課題(Medical Library Premium).
   http://medical.radionikkei.jp/premium/entry-179383.html/
8) 大山由香・福山由美：満足のいく無痛分娩となるために―助産師の立場から，日本臨床麻酔学会誌，33(3)：404-410，2013.
9) 水尾智佐子・塩野悦子：妊娠期に無痛分娩を選んだ女性の出産に至るまでの体験，日本助産学会誌，27(2)：257-266，2013.
10) 厚生労働省：母性健康管理指導事項連絡カードの活用について．
    http://www2.mhlw.go.jp/topics/seido/josei/hourei/20000401-25-1.htm

第Ⅲ章

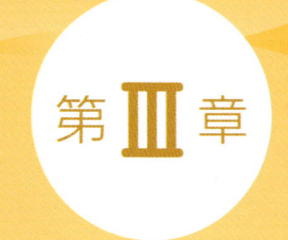

分娩期のアセスメントとケア

1 分娩第1期のケア

学習目標
- 分娩第1期の経過を理解する。
- 分娩進行に伴う身体的・心理的変化をアセスメントできる。
- 分娩時の呼吸法を理解し，産婦に合わせた呼吸法を指導できる。
- 分娩進行に合わせた身体的・心理的ケアができる。
- 胎児心拍数と変動パターンを判読できる。
- 胎児心拍数変化による緊急時の対応ができる。

1 分娩とは

分娩とは，娩出物（胎児，胎児付属物〈胎盤，卵膜，臍帯，羊水〉）が娩出力（陣痛，腹圧）によって産道（骨産道，軟産道）を通って母体外へ排出される一連の現象をいう。陣痛の発来とともに始まり，胎児および胎児付属物の娩出によって終了する。

1）分娩期の区分
（1）分娩の経過による区分（図1-1）
- 分娩第1期（開口期）：分娩開始から子宮口が全開大するまでの期間。
- 分娩第2期（娩出期）：子宮口が全開大してから胎児が娩出されるまでの期間。
- 分娩第3期（後産期）：児の娩出から胎盤ならびに卵膜の娩出が完了するまでの期間。
- 分娩第4期：胎盤ならびに卵膜，臍帯の娩出から2時間の期間。

（2）分娩の時期による区分
- 流産：妊娠22週未満の分娩。
    - 早期流産：妊娠12週未満の分娩。
    - 後期流産：妊娠12週以降22週未満の分娩。
- 早産：妊娠22週0日～36週6日までの分娩。
- 正期産：妊娠37週0日～41週6日までの分娩。
- 過期産：妊娠42週0日以降の分娩。

2）分娩の種類
（1）胎児数による分類
- 単胎分娩：胎児が1人の場合の分娩。
- 多胎分娩：胎児が2人以上の場合の分娩。双胎分娩，3胎（品胎）分娩など。

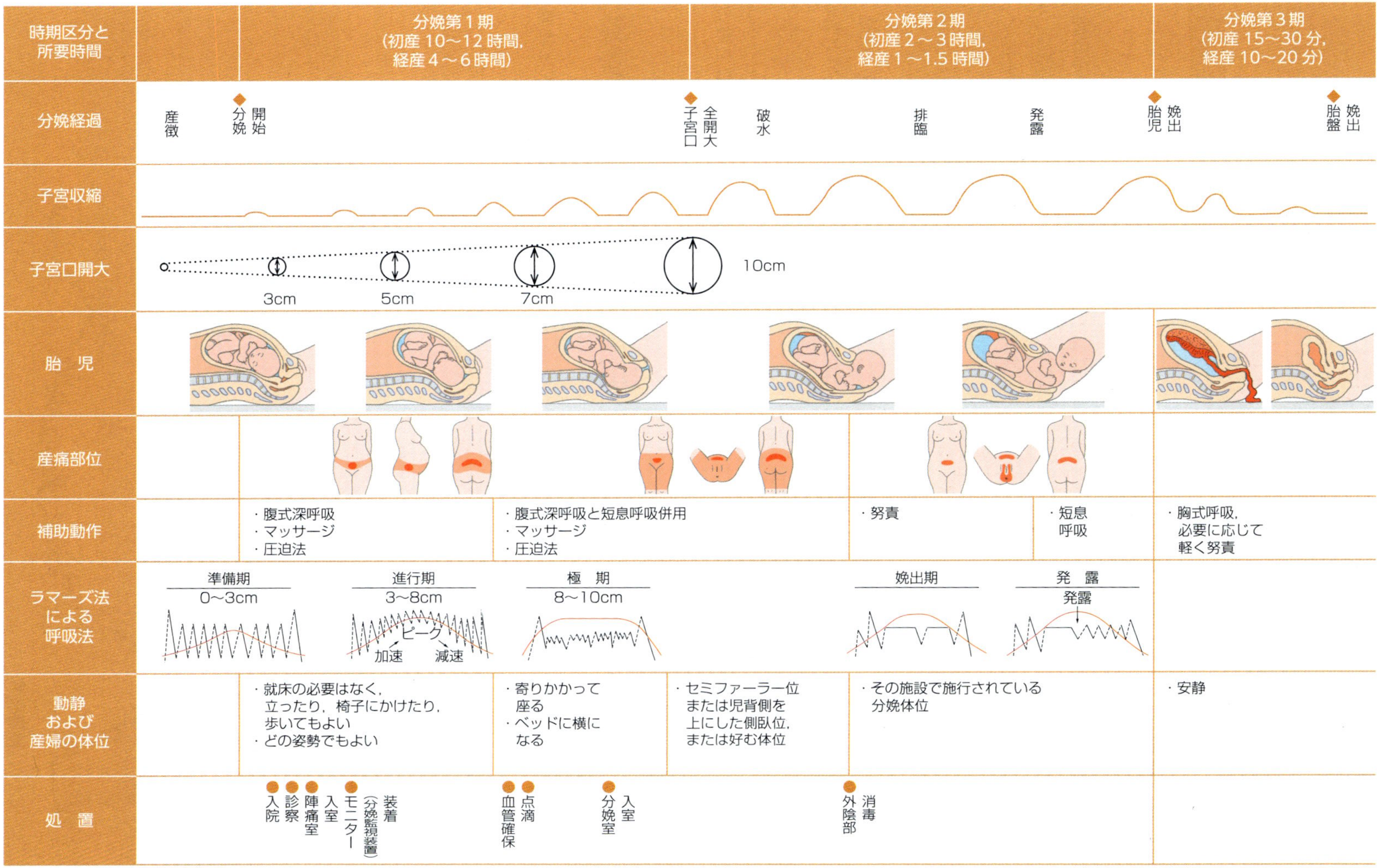

時期区分と所要時間	分娩第1期 (初産 10～12 時間, 経産 4～6 時間)			分娩第2期 (初産 2～3 時間, 経産 1～1.5 時間)			分娩第3期 (初産 15～30 分, 経産 10～20 分)	
分娩経過	◆分娩開始		◆子宮口全開大 ◆破水		◆排臨	◆発露	◆胎児娩出	◆胎盤娩出
子宮収縮								
子宮口開大	3cm	5cm	7cm	10cm				
胎児								
産痛部位								
補助動作	・腹式深呼吸 ・マッサージ ・圧迫法		・腹式深呼吸と短息呼吸併用 ・マッサージ ・圧迫法		・努責		・胸式呼吸, 必要に応じて 軽く努責	
ラマーズ法による呼吸法	準備期 0～3cm	進行期 3～8cm 加速 ピーク 減速	極 期 8～10cm		娩出期	発露		
動静および産婦の体位	・就床の必要はなく, 立ったり,椅子にかけたり, 歩いてもよい ・どの姿勢でもよい		・寄りかかって 座る ・ベッドに横に なる	・セミファーラー位 または児背側を 上にした側臥位, または好む体位		・その施設で施行されている 分娩体位	・安静	
処置	●入院 ●診察室 ●陣痛室	●モニタリング 分娩監視装置	●点滴 ●血管確保	●入室 分娩室		●外陰部 消毒		

図1-1 分娩の経過

（2）胎児の生死による分類

- 生産（せいざん）：新生児が出生後，生の徴候を認めた場合の出産。
- 死産：胎児が娩出前に死亡している場合の出産で，妊娠12週以降の分娩に対して用いられる。自然死産と人工死産がある。

（3）分娩経過による分類

正常分娩と異常分娩がある。

（4）分娩様式による分類

- 自然分娩：基本的に医療的な介入を加えない分娩。
- 誘発分娩：陣痛誘発剤などの薬剤や子宮口を開く器具を使用して分娩を誘発させる分娩。
- 吸引分娩：緊急時に医療カップを使用し，吸引力を使って児頭を引き出す分娩方法。
- 鉗子分娩：緊急時に産科鉗子という金属製の器具を児頭にかけ，引き出す分娩方法。

2 分娩の3要素

分娩の3要素は，娩出力（陣痛，腹圧），娩出物（胎児，胎児付属物〈胎盤，卵膜，臍帯，羊水〉），産道（骨産道，軟産道）であり，これらの相対的な関係により分娩経過は左右される。

1）娩出力

娩出力とは，産道を通って胎児および胎児付属物を母体外に娩出させる生理的な力のことで，主に子宮筋の収縮による陣痛と，腹壁諸筋の収縮による腹圧からなる。

（1）陣　　痛

分娩時に周期的に反復して起こる不随意な子宮筋（子宮洞筋）の収縮であり，陣痛発作と陣痛間欠を繰り返す（図1-2）。

- 妊娠陣痛：妊娠中における軽い子宮収縮で，腹緊ともよばれる。不規則でほとんど疼痛を伴わない。
- 前駆陣痛：妊娠末期に強さと頻度を増し，自然に消失するがしばしば繰り返される。

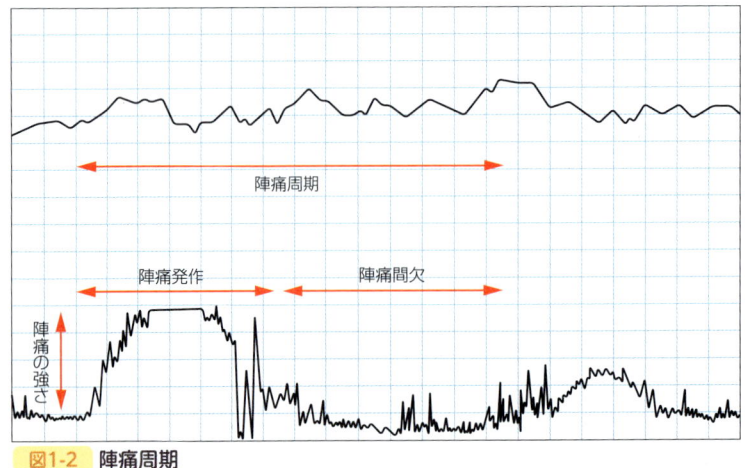

図1-2　陣痛周期

表1-1 陣痛周期の定義

子宮口	4〜6cm	7〜8cm	9〜10cm	第2期
平　均	3分	2分30秒	2分	2分
過　強	1分30秒以内	1分以上	1分以内	1分以内
微　弱	6分30秒以上	6分以上	4分以上	初産4分以上 経産3分30秒以上

日本産科婦人科学会，1981．より引用

表1-2 陣痛持続時間の定義

子宮口	4〜8cm	9cm〜第2期
平　均	70秒	60秒
過　強	2分以上	1分30秒以上
微　弱	40秒以内	30秒以内

産科婦人科用語問題委員会報告，1976．より引用

・分娩陣痛：分娩開始から分娩経過中の陣痛で，規則的に起こり，分娩終了まで次第に増強する。分娩の時期によって，開口期（第1期）陣痛，娩出期（第2期）陣痛，後産期（第3期）陣痛に分けられる。

（2）陣痛の強さ（表1-1，1-2）

　陣痛発作と陣痛間欠の状態には個人差があり，また，分娩の経過によって異なる。分娩の初期には発作は弱く短く（10〜20秒），陣痛間欠は長い（5分以上）が，分娩が進行するにつれて陣痛発作は次第に長くなり（約30〜90秒），陣痛間欠は短くなる（約2〜3分）。

　陣痛の強さは，「発作何秒，間欠何分」と表す。

（3）陣痛の発来機序

　陣痛周期10分，あるいは陣痛頻度が1時間に6回の陣痛発来をもって分娩開始としている。

　陣痛発来のメカニズムに関しては多くの学説があるが，いまだ明らかになっていない。以下のような仮説がある。

・機械的刺激説：子宮筋の伸展，神経刺激。
・生物学的原因説：胎盤の老化（機能低下），脱落膜変性，卵膜退行変性。
・化学説：化学物質の変化や酵素の変化。
・ホルモン説：黄体ホルモンブロック，胎児の副腎皮質ホルモン。
・オキシトシン放出説。
・プロスタグランジン産生説。
・免疫説：フランケンホイゼル神経叢（傍子宮頸部神経叢）の刺激。

（4）腹　圧

　腹圧とは，腹壁諸筋，横隔膜筋および骨盤底筋群などが同時に協力的に緊張し，収縮することによって起こる腹壁内圧の上昇である。この圧力は子宮体に作用し，陣痛によって起こる子宮内圧と共同して胎児の娩出に有効に働く。

（5）分娩所要時間

　分娩開始（分娩第1期）から子宮口全開大（分娩第2期），胎盤娩出（分娩第3期）までの合計時間を分娩所要時間という。初産婦の分娩所要時間の平均は，分娩第1期が10〜12時間，分娩第2期が2〜3時間，分娩第3期が15〜30分で合計12〜15.5時間とされる。一方，経産婦の分娩所要時間の平均は，分娩第1期が4〜6時間，分娩第2期が1〜1.5時間，分娩第3期が10〜20分で合計5〜8時間である。日本産科婦人科学会によると，初産婦は分娩所要時間30時間以内，経産婦は分娩所要時間15時間以内を正常としている。

　初産婦，経産婦ともに，分娩所要時間のなかで一番長い時間を要するのは分娩第1期であり，その経過が分娩所要時間を左右する。また，分娩第1期は潜伏期と活動期に分類され，活動期はさらに加速期，極期，減速期に分けられる。フリードマン（Friedman EA）は，分娩時に子宮頸管が開大する経過をグラフ化し，標準的経過を検討した（図1-3，1-4）。

2）娩出物

　胎児は，産道を回旋運動しながら，最も娩出されやすい姿勢をとって通過してくる。分娩進行中は，胎児の下降度を回旋の状態と合わせて表現する。頭位ではその屈曲および先進部の回旋状態により，前方後頭位と後方後頭位に分類される。前方後頭位は児頭がその最小周囲をもって産道を通過する形であり，大部分はこの様式である。胎位，胎勢，胎向の詳細は，第Ⅱ章「2　妊娠中期の妊婦のケア」p.37参照。

（1）胎　　位

　胎位とは，胎児の縦軸と母体（子宮）の縦軸との位置関係であり，母児の縦軸が一致している場合は頭位か骨盤位で（頭位が95％を占める），不一致の場合は横位や斜位となる。

（2）胎　　勢

　妊娠後期には，頭位では頸椎が軽く前方に屈曲し，上肢および下肢は肘・膝関節で曲が

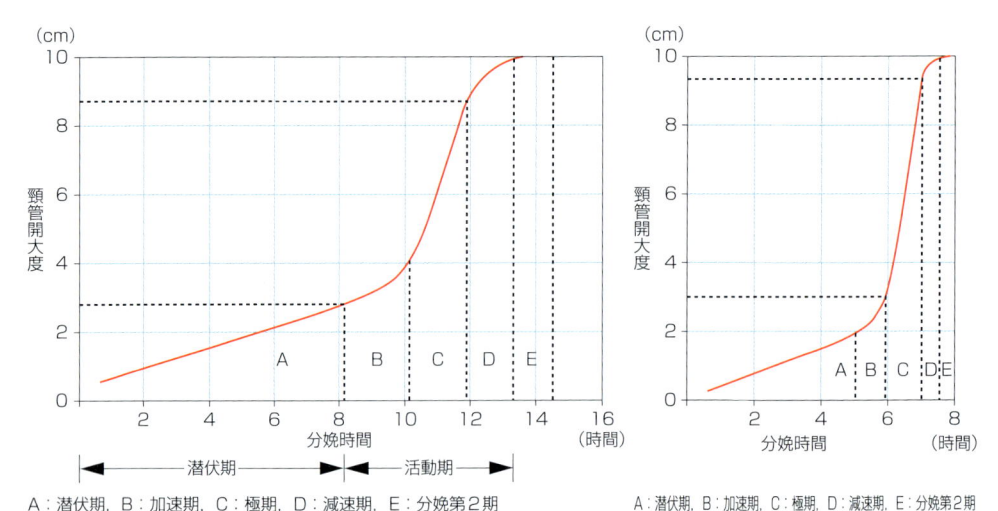

A：潜伏期，B：加速期，C：極期，D：減速期，E：分娩第2期

図1-3　初産婦の頸管開大曲線（フリードマン曲線）

A：潜伏期，B：加速期，C：極期，D：減速期，E：分娩第2期

図1-4　経産婦の頸管開大曲線（フリードマン曲線）

りからだの前面で組み合わせた格好をしている。分娩が開始すると、頸椎はさらに前方に強く屈曲し、顎部は胸壁に近づき後頭部が先進する。胎勢が反屈位の異常であれば難産になりやすいなど、分娩経過に強く影響する。

（3）胎　向

胎向とは、児背が母体の左右・前後側に対する向きのことである。頭位においては、胎向はどちらであっても正常であり、分娩に影響を与えない。第1胎向は児背が母体の左側を向いている。第2胎向は児背が母体の右側を向いている。

3）産　道

産道は、軟産道と骨産道に分けられる。

軟産道は子宮下部、子宮頸管、腟、骨盤底筋群、会陰部およびその周囲の軟部組織から形成され、分娩時は胎児およびその付属物の直接的な通過管になる。

骨産道は、寛骨、仙骨、尾骨からなる骨盤により構成される。

（1）軟産道

胎児を娩出させるためには軟産道の熟化と伸展（特に子宮頸部の熟化と子宮下部の伸展）が必要である（図1-5）[1]。

- 子宮下部：子宮峡部ともいわれ、解剖学的内子宮口と組織学的内子宮口の間の部分に相当する。非妊時には1cmに満たないが、妊娠末期には7〜10cmに伸展する。
- 子宮頸部：組織学的内子宮口から外子宮口までを示し、軟産道のなかで最も抵抗が大きい。筒状となっており、内腔を子宮頸管とよぶ。妊娠中は胎児を子宮内に保持するためにある程度の硬さが必要であるが、妊娠末期からは分娩に備えて軟化（熟化）することが重要になってくる。分娩に備えた子宮頸管の成熟度は、ビショップスコア（Bishop score）で評価できる（表1-3）。ビショップスコアでは、子宮口の開大度、展退度、児頭の下降度、子宮頸部の硬さ、子宮口の位置の5つの因子で評価する。
- 腟：軟産道のなかで最も伸展性があり、胎児の下降に伴って徐々に拡張・伸展する。特に後壁が伸展されやすい。
- 骨盤底筋群：骨盤の出口部には、骨盤底を形成する強い筋群があり、骨盤内の内臓や子宮を支えており、外層・中層・内層に分けられる。子宮から下りてくる胎児は骨盤底を経由して娩出される。娩出時には強い圧力が必要なのでいきみが反射的に生じる。
- 会陰部：産道の最後の抵抗部位であり、会陰切開をすることによって抵抗を除く場合もある。

（2）骨産道

骨産道は、左右の寛骨（腸骨、恥骨、坐骨）、仙骨、尾骨からなる。これら4つの骨は靱帯により結合し、筒状の骨盤を形成している。これらの関節は妊娠中に弛緩するため、多少の可動性がある。産科学的には、骨産道は、入口部、濶部、峡部、出口部の4つの部分に分けられる。胎児は、それぞれ4つの部分を最小周囲で下降できるように回旋しながら娩出される（図1-6）[2]。

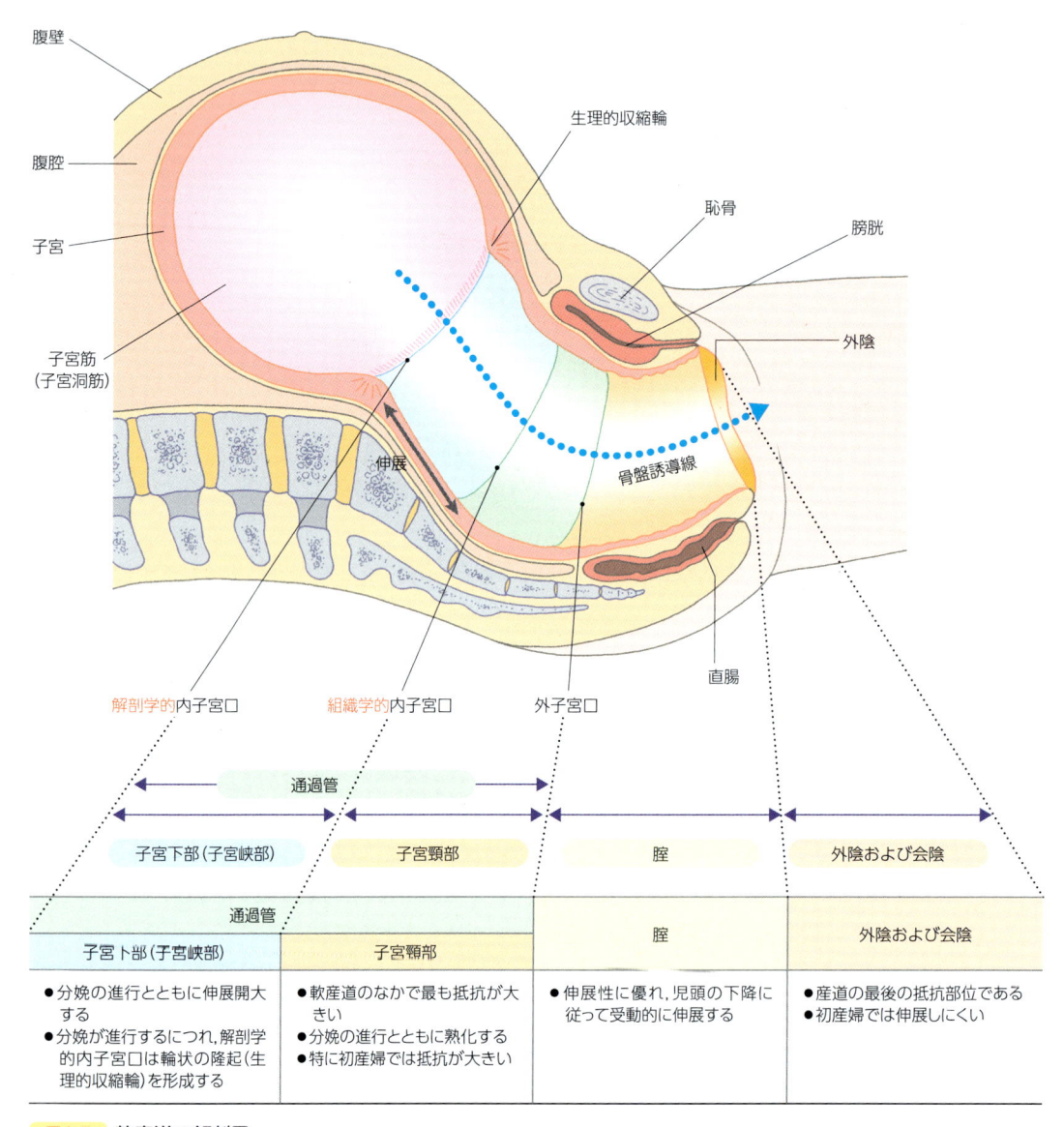

第Ⅲ章 分娩期のアセスメントとケア

	通過管		腟	外陰および会陰
	子宮下部（子宮峡部）	子宮頸部		
	●分娩の進行とともに伸展開大する ●分娩が進行するにつれ、解剖学的内子宮口は輪状の隆起（生理的収縮輪）を形成する	●軟産道のなかで最も抵抗が大きい ●分娩の進行とともに熟化する ●特に初産婦では抵抗が大きい	●伸展性に優れ、児頭の下降に従って受動的に伸展する	●産道の最後の抵抗部位である ●初産婦では伸展しにくい

図1-5 軟産道の解剖図
医療情報科学研究所編：病気がみえる vol.10 産科, 第3版, メディックメディア, 2013, p.230. より引用改変

表1-3 ビショップスコア

所見 \ 点数	0	1	2	3
子宮口開大度（cm）	0	1～2	3～4	5～6
展退度（%）	0～30	40～50	60～70	80以上
児頭の下降度	−3	−2	−1～0	+1以上
子宮頸部の硬さ	硬	中	軟	
子宮口の位置	後方	中央	前方	

合計9点以上で成熟と判断する

骨盤の骨と小骨盤　　　　　　　　　　骨産道

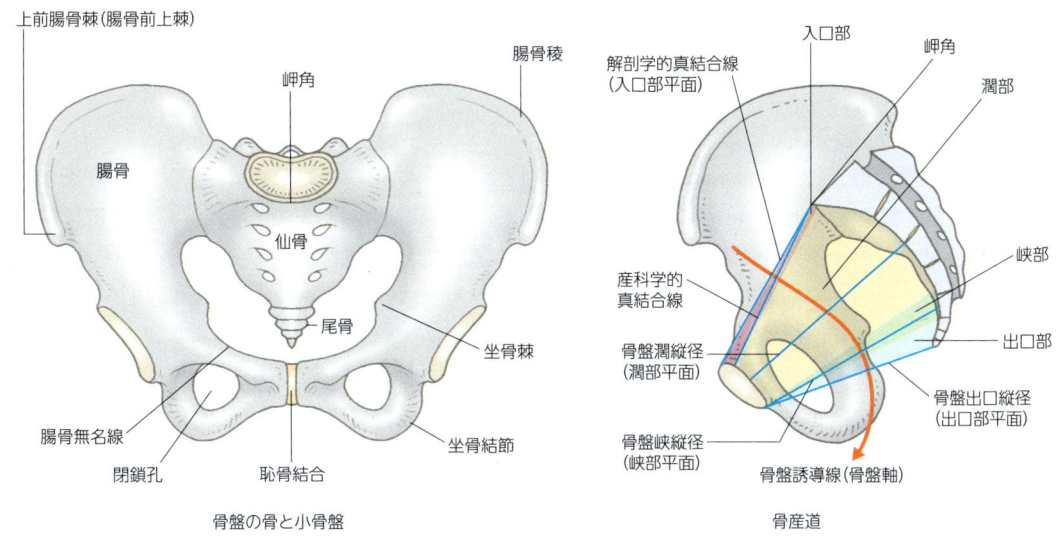

図1-6 骨産道

3 分娩の経過

1）分娩第1期

　陣痛周期10分あるいは陣痛の頻度が1時間6回の陣痛発来をもって分娩開始とされ，子宮口が全開大するまでの時期である。初産婦だと平均10〜12時間が経過し，分娩第1期の終わりには陣痛周期が2〜3分に短縮し，陣痛発作時間は40〜60秒に延長する。

　子宮頸管は陣痛発来から次第に展退かつ開大し，児頭は回旋（第1回旋および第2回旋の初め）しながら下降する。陣痛発作時の強い子宮内圧により胎胞が破綻し，前羊水が流出する。これを破水という。子宮口全開大頃に起こる破水を適時破水という。また，陣痛発来から子宮口全開大前に破水することを早期破水といい，陣痛発来前に起こる破水を前期破水という。

2）分娩第2期

　子宮口全開大から児娩出までの時期である。陣痛は分娩第2期が最も強力である。陣痛と腹圧によって児頭が下降し，間欠時には産道抵抗によりやや後退しながら児頭の第2回旋が終了する。陣痛発作時には胎児先進部が下降し，産婦の陰裂からみえる排臨，陣痛間欠時も胎児先進部は後退しない発露を経て，第3回旋をしながら児頭を娩出していく。第4回旋で肩甲，体幹，四肢が娩出される。

3）分娩第3期

　胎児娩出から，胎盤および卵膜の娩出が完了するまでをいう。児娩出後，後陣痛が出現して胎盤の母面が脱落膜から剥離し，剥離部に貯留した血液とともに胎盤が娩出される。後陣痛によって胎盤剥離面の断裂血管からの出血を圧迫止血する。

4 胎児心拍数モニタリング

1) 胎児心拍数モニタリングとは

　胎児の健常性（well-being）や胎児期の不全など，胎児の状態をリアルタイムに評価するには，胎児心拍数モニタリングが有用である。心肺機能がほぼ確立される妊娠32週以降の胎児からモニタリングできる。分娩が始まると陣痛発作による胎児へのストレスが増強していくため，定期的な胎児心拍数モニタリングを行う。そのため，分娩が開始したら，陣痛発作とそれに伴う胎児心拍数の変化を同時に管理できる分娩監視装置の装着が望ましい。分娩監視装置の装着により，胎児心拍数陣痛図（cardiotocogram：CTG）所見を把握し，胎児が「安心できるパターン（reassuring pattern）」であるか「安心できないパターン（non-reassuring pattern）」であるのかを判別する。

　CTGにおいて胎児が「安心できるパターン（reassuring pattern）」と判断できるのは，①胎児心拍数基線が110〜160bpm，②胎児心拍数基線細変動が6〜25bpm，③一過性頻脈がある，④一過性徐脈がないである。

2) 胎児心拍数の読み方

　胎児心拍数波形のレベル分類（表1-4）[3]では，10分区画ごとにCTGを判読し，表1-5〜1-9[3]に基づいて判定する。複数のレベルが出現している場合は最も重いレベルとする。このレベル分類に基づく対応と処置を表1-10[3]に示す。

(1) 胎児心拍数基線（fetal heart rate〈FHR〉baseline）

　CTGにおける基線の位置を胎児心拍数基線といい，平均的な胎児心拍数を示す。正常範囲は110〜160bpmで，160bpmを超える場合を頻脈，110bpm未満を徐脈という。

(2) 胎児心拍数基線細変動（FHR baseline variability）

　CTG上の心拍数基線の細かい変動（ギザギザ）をいう。細かい上下の揺れは，交感神経および副交感神経によって調節される。変動は6〜25bpmの振幅であるが，規則性はない。

(3) 一過性頻脈（acceleration）

　胎児心拍数の増加が，開始からピークまでが30秒未満の急激な増加を示す所見をいう。心拍数の増加が15bpm以上，もとの基線に戻るまでの持続が15秒以上である。一過性頻脈は胎児の心拍数を支配する自律神経系の正常反応であり，胎児状態が良好であることが判断できる（図1-7）[4]。

表1-4　胎児心拍数波形のレベル分類

レベル表記	日本語表記	英語表記
レベル1	正常波形	normal pattern
レベル2	亜正常波形	benign variant pattern
レベル3	異常波形（軽度）	mild variant pattern
レベル4	異常波形（中等度）	moderate variant pattern
レベル5	異常波形（高度）	severe variant pattern

日本産科婦人科学会・日本産婦人科医会編：産婦人科診療ガイドライン－産科編2014，日本産科婦人科学会事務局，2014，p.246.より引用

（4）一過性徐脈（deceleration）

　子宮収縮（陣痛）によって胎児の心拍数が一過性に減少することを一過性徐脈という。子宮収縮（陣痛）は胎児に影響するため，CTGの子宮収縮の波形と胎児心拍数の変化は関連する。子宮収縮（陣痛）と徐脈の出現時期の関係性により，早発一過性徐脈，遅発一過性徐脈，変動一過性徐脈，遷延一過性徐脈に分類される（図1-8）[5]。

表1-5　基線細変動正常例

一過性徐脈 心拍数基線	なし	早発	変動		遅発		遷延	
			軽度	高度	軽度	高度	軽度	高度
正常脈	1	2	2	3	3	3	3	4
頻脈	2	2	3	3	3	4	3	4
徐脈	3	3	3	4	4	4	4	4
徐脈（<80）	4	4		4	4	4		

日本産科婦人科学会・日本産婦人科医会編：産婦人科診療ガイドライン－産科編2014，日本産科婦人科学会事務局，2014, p.246.より引用

表1-6　基線細変動減少例

一過性徐脈 心拍数基線	なし	早発	変動		遅発		遷延	
			軽度	高度	軽度	高度	軽度	高度
正常脈	2	3	3	4	3*	4	4	5
頻脈	3	3	4	4	4	5	4	5
徐脈	4	4	4	5	5	5	5	5
徐脈（<80）	5	5		5	5	5		

3*正常脈＋軽度遅発一過性徐脈：健常胎児においても比較的頻繁に認められるので「3」とする。ただし，背景に胎児発育不全や胎盤異常などがある場合は「4」とする
日本産科婦人科学会・日本産婦人科医会編：産婦人科診療ガイドライン－産科編2014，日本産科婦人科学会事務局，2014, p.246.より引用

表1-7　基線細変動消失例

一過性徐脈	なし	早発	変動		遅発		遷延	
			軽度	高度	軽度	高度	軽度	高度
心拍数基線にかかわらず	4	5	5	5	5	5	5	5

薬剤投与や胎児異常など特別な誘引がある場合は個別に判断する
心拍数基線が徐脈（高度を含む）の場合は一過性徐脈のない症例も「5」と判定する
日本産科婦人科学会・日本産婦人科医会編：産婦人科診療ガイドライン－産科編2014，日本産科婦人科学会事務局，2014, p.246.より引用

表1-8　基線細変動増加例

一過性徐脈	なし	早発	変動		遅発		遷延	
			軽度	高度	軽度	高度	軽度	高度
心拍数基線にかかわらず	2	2	3	3	3	4	3	4

心拍数基線が明らかに徐脈と判定される症例では，表1-5の徐脈（高度を含む）に準じる
日本産科婦人科学会・日本産婦人科医会編：産婦人科診療ガイドライン－産科編2014，日本産科婦人科学会事務局，2014, p.247.より引用

表1-9 サイナソイダルパターン

一過性徐脈	なし	早発	変動		遅発		遷延	
			軽度	高度	軽度	高度	軽度	高度
心拍数基線にかかわらず	4	4	4	4	5	5	5	5

付記：
i．用語の定義は日本産科婦人科学会55巻8月号周産期委員会報告による
ii．ここでサイナソイダルパターンと定義する波形はiの定義に加えて以下を満たすものとする
　①持続時間に関して10分以上
　②滑らかなサインカーブとはshort term variabilityが消失もしくは著しく減少している
　③一過性頻脈を伴わない
iii．一過性徐脈はそれぞれ軽度と高度に分類し，以下のものを高度，それ以外を軽度とする
　◇遅発一過性徐脈：基線から最下点までの心拍数低下が15bpm以上
　◇変動一過性徐脈：最下点が70bpm未満で持続時間が30秒以上，または最下点が70bpm以上80bpm未満で持続時間が60秒以上
　◇遷延一過性徐脈：最下点が80bpm未満
iv．一過性徐脈の開始は心拍数の下降が肉眼で明瞭に認識できる点とし，終了は基線と判定できる安定した心拍数の持続が始まる点とする．心拍数の最下点は一連のつながりをもつ一過性徐脈のなかの最も低い心拍数とするが，心拍数の下降の緩急を解読するときは最初のボトムを最下点として時間を計測する

日本産科婦人科学会・日本産婦人科医会編：産婦人科診療ガイドライン－産科編2014，日本産科婦人科学会事務局，2014，p.247. より引用

表1-10 胎児心拍数波形分類に基づく対応と処置（主に32週以降の症例に関して）

波形レベル	対応と処置	
	医師	助産師*
1	A：経過観察	A：経過観察
2	A：経過観察 または B：監視の強化，保存的処置の施行および原因検索	A：経過観察 または B：連続監視，医師に報告する
3	B：監視の強化，保存的処置の施行および原因検索 または C：保存的処置の施行および原因検索，急速遂娩の準備	B：連続監視，医師に報告する または C：連続監視，医師の立ち会いを要請，急速遂娩の準備
4	C：保存的処置の施行および原因検索，急速遂娩の準備 または D：急速遂娩の実行，新生児蘇生の準備	C：連続監視，医師の立ち会いを要請，急速遂娩の準備 または D：急速遂娩の実行，新生児蘇生の準備
5	D：急速遂娩の実行，新生児蘇生の準備	D：急速遂娩の実行，新生児蘇生の準備

保存的処置の内容
一般的処置：体位変換，酸素投与，輸液，陣痛促進薬注入速度の調節・停止など
場合による処置：人工羊水注入，刺激による一過性頻脈の誘発，子宮収縮抑制薬の投与など
＊：医療機関における助産師の対応と処置を示し，助産所におけるものではない

日本産科婦人科学会・日本産婦人科医会編：産婦人科診療ガイドライン－産科編2014，日本産科婦人科学会事務局，2014，p.248. より引用

図1-7　一過性頻脈

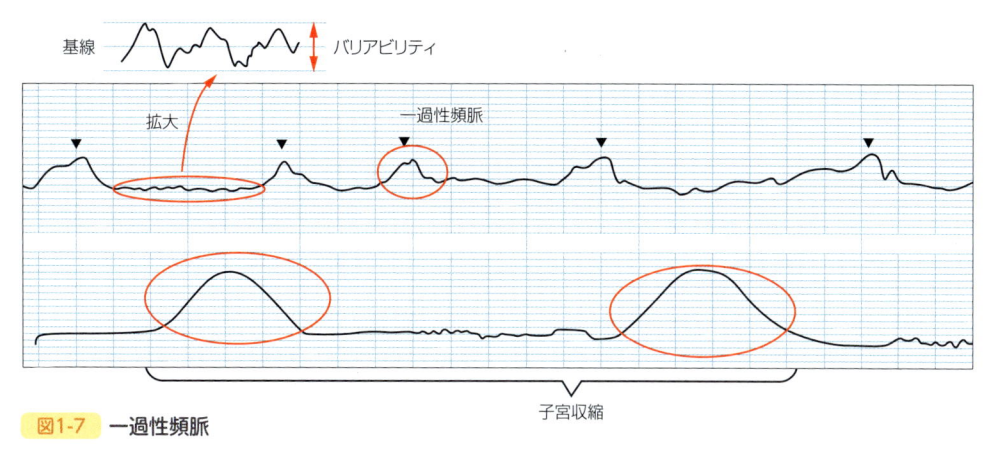

馬場一憲編：目でみる妊娠と出産 Visual series，文光堂，2013，p.183．より引用

早発一過性徐脈

変動一過性徐脈

遅発一過性徐脈

遷延一過性徐脈

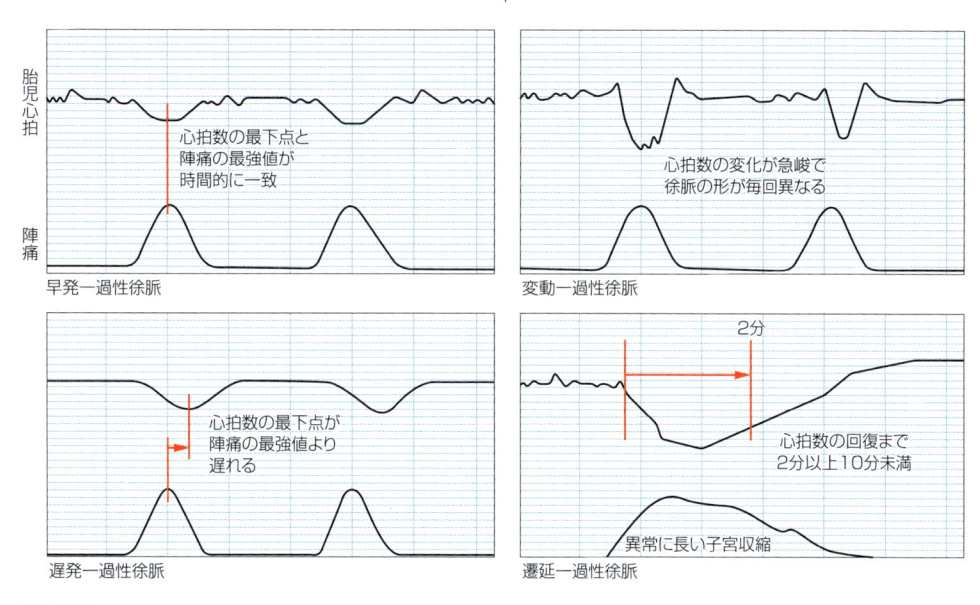

図1-8　一過性徐脈

馬場一憲編：目でみる妊娠と出産 Visual series，文光堂，2013，p.198．より引用

看護技術の実際

A 破水時の産婦の診察の介助

- 目　　的：破水しているか否かを確認し，産婦と胎児の安全と安楽に考慮して診察を介助する
- 適　　応：羊水様の流出がある妊産婦に行う
- 必要物品：滅菌手袋，BTB（ブロモチモールブルー）試験紙（pH試験紙），クスコ腟鏡，鑷子，乾綿球，消毒綿球，超音波ドップラー，内診用シーツ，ナプキン，ティッシュペーパー

方　法	留意点と根拠
1　診察室の準備をし，産婦へ説明する 　1）内診室の空調などを整え，不必要な出入りを禁止する 　2）検査の目的などを説明し了解を得る 　3）検査前に排尿を済ませるよう説明する	
2　内診台に誘導し体位を整える 　1）産婦を内診室まで安全に誘導し，内診台に座らせる 　2）内診台にて砕石位をとらせ，パッドに付着している羊水様のものをBTB試験紙で確認する 　3）内診台の高さとライトの位置を調整する	●産婦の安全を優先し，移動の際は付き添う ●不必要な露出を避け，プライバシーを保護する ●内診台の作動時は必ず声をかける
3　診察を介助する 　1）腟口から羊水の流出の有無を観察する。必要時，診察を介助する 　（1）医師または助産師が乾いた腟鏡を使用し診察するため準備しておく（→❶） 　（2）鑷子でBTB試験紙を把持し医師または助産師に渡す（→❷） 　2）子宮収縮（陣痛）の有無を確認する 　3）超音波ドップラーで児の心音を確認する	●産婦の緊張や不安を緩和するように声をかける ❶通常は腟鏡は消毒液などでぬらして使用するが，破水時は羊水の流出が確認しにくいことやpHに誤差が出る可能性があるために乾いた腟鏡を使用する ❷羊水はアルカリ性のため，BTBが青変する（pH 6.5以上）と破水である❶
4　診察終了時の介助を行う 　1）外陰部を消毒し，清潔なパッドを当てる 　2）産婦を安全に内診台から降ろす 　3）身じたくを整えてもらう	
5　妊婦へ説明する 　1）医師または助産師が診察の結果と破水の有無を説明する（→❸） 　2）医師からの説明に対し疑問や質問がないか確認し，必要な指導・援助を行う 　3）検査結果を記録する	❸破水時，子宮内圧の変化が起こり，児の健康状態に影響する場合がある

❶北川眞理子・内山和美編，生田克夫監：今日の助産－マタニティサイクルの助産診断・実践過程，改訂第3版，南江堂，2013，p.523．

B 分娩監視装置を用いた陣痛と胎児モニタリング

- ●目　　的：（1）子宮収縮（陣痛）に伴う胎児心拍変動パターンから胎児の健康状態を把握する
　　　　　　（2）胎児心拍数に異常があり胎児が危険な状態に陥っている場合は，適切なケアを行う
- ●適　　応：分娩期にある産婦に行う。分娩第1期が正常に経過しているときには定期的に，徐脈・頻脈を認めたとき，子宮収縮薬使用中（分娩誘発・促進）の場合や分娩第2期は継続的に装着する
- ●必要物品：分娩監視装置，陣痛トランスデューサー，心音トランスデューサー，外側用ベルト，記録用紙，超音波用ゼリー，超音波ドップラー，タオル，ティッシュペーパー

方　法	留意点と根拠
1　環境を整え，必要物品を準備する 　1）陣痛室の室温は冷やしすぎない程度に産婦の好みの温度に応じて調節する。分娩室は室温24〜28℃，湿度50〜60％に設定する	

方 法	留意点と根拠
2）使用する機器を点検する （1）機器の作動に異常がないか確認し，必ずアースを接続する （2）記録用紙や紙送りのスピードを確認し，時刻を合わせる	
2 産婦へ説明する 1）産婦に装着目的と方法，所要時間を説明し，同意を得る 2）検査前に排尿を済ませるよう説明する	●途中，排尿などで機器をはずすことは可能であることを伝える
3 診察台に誘導し体位を整える 1）産婦の体位は半座位または側臥位にする（➡❶） 2）腹部を露出させ，下肢は掛け物などで調整する	❶仰臥位低血圧症候群を起こさないように配慮する
4 分娩監視装置を装着する 1）レオポルド触診法により，胎児位置を確認し，超音波ドップラーで心音聴取の最良点を探す（➡❷） 2）背中の下に外側用ベルトを2本通す 3）心音トランスデューサーに超音波用ゼリーを塗布し，心音聴取の最良点に装着する 4）陣痛トランスデューサーを子宮の平らな場所に装着する	●触診時は手掌を温めておく ●触診する際は必ず声をかける ❷臍帯音や母体の大動脈音などではなく，正しい胎児心音を聴取するため ●産婦が何度も腰を浮かせないで済むように1回で素早く行う ●ベルトによる圧迫感がないように余裕をもって固定する ●子宮底より5cm程度下で，トランスデューサー全体が腹壁に接するように装着する
5 測定・評価する 1）モニタリングを開始する 子宮収縮（陣痛）がないことを確認し，0点に合わせる 2）定期的に胎児心拍数陣痛図（CTG）を判読する 腹部緊張を確認しながら，CTGと合致しているか確認する（➡❸） 3）CTGにて異常所見が出現した際は素早く対応する（➡❹） （1）医師や助産師を呼ぶ （2）バイタルサインを確認する （3）酸素を投与する（➡❺） （4）産婦に深呼吸を促し，不安を与えないようにそばに付き添う （5）急速遂娩の準備をする	●音量に注意する ●産婦を安楽な姿勢に保つ ●分娩進行に伴い，児心音の聴取部位が変化するため，正しく児心音が記録されているか適宜確認する ❸脂肪が多い産婦の場合，正しく機器に反映されていないことがあるので注意する ●母体の体位変換を行う ❹臍帯が圧迫され，変動一過性徐脈が出現する場合は，児背を上にした側臥位をとらせ，臍帯の圧迫を解除する❶ ❺遅発一過性徐脈などの場合，胎児は低酸素状態に陥っているため，母体への酸素投与が重要である
6 検査終了時の介助を行う 1）2つのトランスデューサーをはずし，電源を切る 2）タオルまたはティッシュペーパーで腹部のゼリーを拭き取る 3）トランスデューサー固定用ベルトを腰部から取りはずす 4）終了したことを妊婦に伝え，衣服を整えてもらう 5）心拍トランスデューサーのゼリーをティッシュペーパーで拭き取る 6）トランスデューサーやトランスデューサー固定用ベルトを片づける	

	方　法	留意点と根拠
7	記録用紙を切り取り，実施後の記録および所定の場所へ保存する	

❶石村由利子編，佐世正勝編集協力：根拠と事故防止からみた母性看護技術，医学書院，2013，p.150.

C 陣痛の観察

- ●目　　的：子宮収縮（陣痛）の状態を確認し，陣痛が微弱や過強になっていないか，陣痛の異常の有無を判断する
- ●適　　応：分娩期にある産婦に行う。分娩第1期が正常に経過している場合は定期的に，分娩誘発や促進の場合や分娩第2期は頻回に観察する
- ●必要物品：ストップウォッチ

	方　法	留意点と根拠
1	**産婦に説明し，体位を整える** 1）触診法による陣痛の観察の目的と方法を説明し同意を得る 2）腹部のみを露出し，不必要な部分の露出を避ける	●産婦の不快感や羞恥心に配慮する
2	**陣痛を観察する** 1）子宮底部の腹壁に直接手を当てて，子宮収縮の強さ，発作時間，間欠時間，陣痛周期を触診する（→❶） 2）陣痛が終了してから次の陣痛が始まるまでの陣痛間欠時間を測定する 陣痛発作時間が過強ではないか，微弱ではないか判断する（表1-1参照） 3）2〜3回の陣痛周期を測定する ・分娩進行に合わせて，陣痛周期が過強あるいは微弱でないか判断する（表1-1参照） ・産婦の反応を観察する 4）陣痛測定時，児心音の測定も同時に行う ・児心音の数，リズムを測定する ・児心音の低下がある場合は，回復に要した時間を測定する ・児心音低下時は，医師や助産師に報告する	●触診時は手掌を温めておく ❶分娩進行中の陣痛の伝わり方は子宮上部から下部へ起こり，左右対称で同時性がある❶ ●腹圧がかかっているようであれば，その状態も観察し，腹圧をかけてはいけない時期であれば，呼吸法で腹圧をかけないよう誘導する ●児心音は超音波ドップラーで陣痛間欠時に聴取する
3	産婦に触診終了を告げ，結果を伝える	
4	**後片づけをする** 1）分娩進行を観察・記録し後片づけをする 2）必要時，医師や助産師に報告する	

❶北川眞理子・内山和美編，生田克夫監：今日の助産−マタニティサイクルの助産診断・実践過程，改訂第3版，南江堂，2013，p.324.

D 常位胎盤早期剝離

- ●目　　的：早期に腹痛や性器出血の症状を有する他の疾患と鑑別し，母児の生命を助ける対応ができる
- ●適　　応：強い腹痛や性器出血の訴えがある妊産婦に行う
- ●必要物品：超音波診断装置，超音波用ゼリー，分娩監視装置，超音波ドップラー，血圧計，滅菌手袋，腟鏡，膿盆，内診用シーツ，ナプキン，ティッシュペーパー

方法	留意点と根拠
1　妊産婦の腹痛の部位と程度を観察する（→❶） 　1）子宮壁が板のように硬くないか（板状硬） 　2）急激な子宮底の上昇がないか	❶常位胎盤早期剥離の場合は，腹膜刺激症状により突発する強い下腹痛がある．剥離部位に一致して強い圧痛がある
2　バイタルサインを測定し，妊産婦の性器出血を観察する（→❷）	❷内出血が主である．貧血が高度であり，血圧が下降し，ショック状態になる
3　分娩監視装置を装着し，異常時に対応する（→❸） 　装着の手順はB「分娩監視装置を用いた陣痛と胎児モニタリング」の「方法4〜6」に準じる	❸子宮内圧が上昇しているため ● 頻発陣痛や過強陣痛である場合が多い ● 不規則なさざなみ様収縮が出現する ● 切迫早産との見きわめが重要である ● 発症初期や軽症のうちは，胎児低酸素症による一時的な頻脈がみられる ● 病態の進行に伴い胎児機能不全が顕在化すると，基線細変動の減少，遅発一過性徐脈などを呈する ● 基線細変動が消失し，高度な持続的徐脈から胎児死亡に至ることがある
4　超音波検査の準備をする（→❹，❺）	❹常位胎盤早期剥離の場合，超音波では胎盤異常所見（肥厚像5.5cm以上や子宮壁との間のecho free space）を認める❶ ❺胎盤からの酸素供給が低下もしくは遮断されると，胎児機能不全に陥る
5　急速遂娩の準備をする 　1）緊急帝王切開の準備をする（→❻） 　2）新生児蘇生の準備をする	❻ほとんどの場合，帝王切開になる
6　常位胎盤早期剥離後の合併症予防と異常の早期発見に努める 　1）母体のバイタルサインを測定する（→❼） 　2）血管を確保する 　3）輸血の準備をする 　4）検査結果から血液データを把握する	❼胎盤組織内の組織因子が母体血中に流入し，播種性血管内凝固症候群（DIC）を引き起こす可能性がある
7　妊産婦・家族へ説明をし，不安の軽減に努める（→❽）	❽妊産婦は痛みや不安が強いため，処置や検査の前には必ず説明し，できる限り付き添う

❶北川眞理子・内山和美編，生田克夫監：今日の助産－マタニティサイクルの助産診断・実践過程，改訂第3版，南江堂，2013，p.584.

E　産痛緩和のケア

● 目　　的：産痛を緩和し，分娩第1期をリラックスして過ごすことによって正常な分娩経過をたどることができる
● 適　　応：分娩第1〜2期にある産婦に行う
● 必要物品：（必要に応じて）ゴルフボールか硬式テニスボール，温タオル，音楽，精油

方法	留意点と根拠
1　産婦に合った産痛緩和のケアを判断する（→❶） 　1）産婦の状態，産婦の産痛の訴え（場所，程度）を把握する 　2）分娩進行状態を確認する	● 産痛とは分娩時に産婦が感じる疼痛の総称で，産痛の主因となるものは陣痛および胎児の下降に伴う軟産道（子宮下部，子宮頸部，腟，会陰，骨盤筋）の伸展や拡張である❶ ❶社会的・文化的背景や夫婦・家族関係などの環境や妊娠の受容によって産痛の相違があり，心理的要因も大きい．分娩時に不安や恐怖が強いと身体や精神が緊張し，この緊張が産痛を増強させ，ますます不安や恐怖を大きくする（図1-9）

方　法	留意点と根拠

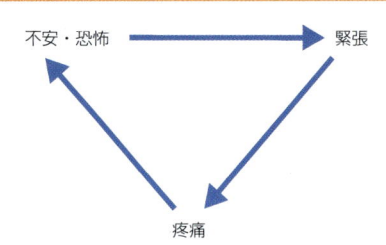

図1-9　ディック-リードの理論

2　マッサージ，圧迫（指圧）を行う
1）マッサージや指圧を分娩進行に合わせて行う（➡❷）（最も強く感じる産痛部位をさする，軽くマッサージする）
2）産婦に了解を得て，陣痛発作時に最も痛みを感じる部位を手掌全体でゆっくりマッサージする
3）産婦がセルフケアできるように指導する
4）陣痛発作時に，分娩を進行させる効果があるツボを母指や拳や肘で圧迫する（図1-10）❸，もしくはゴルフボールや硬式テニスボールで圧迫する

❷分娩進行に伴い産痛部位が変化する❷（図1-1参照）
● ゲートコントロール理論による痛みの抑制機構を応用する（➡❸）
❸痛みを伝える脊椎神経には，痛覚からの痛みを伝える経路（細い神経線維）とその他の刺激を伝える経路（太い神経線維）がある。ゲートコントロール理論では，子宮収縮（陣痛）に関連する疼痛刺激は細い神経線維を通るが，マッサージなどで太い神経線維に刺激を送ると，太い神経線維のほうが先に視床下部に伝わり，細い神経線維の痛みの伝導を軽減できるとしている

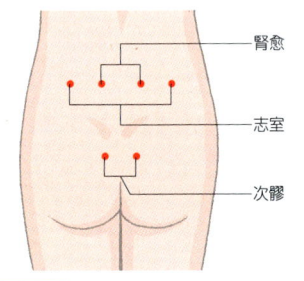

図1-10　分娩促進および産痛緩和に効果のあるツボ

3　呼吸法，弛緩法の効果を説明し実施する。また，セルフケアできるように指導する
1）呼吸法を説明・指導する（➡❹，❺）

（1）深い呼吸：陣痛が始まったら，呼気に集中して長く深い呼吸をする。陣痛の間は長く深い呼吸を繰り返す。陣痛が消失し始めると自然な呼吸に戻す
（2）浅い呼吸：陣痛が深い呼吸では耐えられない強さになったら，速くて浅い呼吸に切り替える。陣痛が消失し始めたら深呼吸する
（3）フー・ウン式呼吸：分娩第1期の終わり〜分娩第2期の陣痛が増強し児頭が下降し努責感が出現した際にフー・ウン式呼吸に切り替える（➡❻）。過換気に陥ったときには，紙袋などを使用し，呼気呼吸を促す

2）弛緩法を説明・指導する
陣痛間欠時に筋弛緩ができるように声をかけ，全身の筋弛緩の状態を確認する

❹陣痛による強いストレスから交感神経が緊張している。呼吸を意識的に調整することによって副交感神経を優位にして緊張を軽減する❹
❺呼気に集中することで産痛への意識をそらす効果もある❺
● 呼吸の誘導は産婦の呼吸ペースに合わせる
● 分娩進行に合わせて，産婦が呼吸しやすい速さを指導する

❻声に出して「ウン」と呼吸することで努責感を逃がすことができる。子宮頸管が全開大していないうちから努責すると，子宮口の浮腫や頸管裂傷を起こすため，努責を逃せるように，そばについて励ましながら指導する
● 過換気症候群の症状として手足のしびれや気分不快などがある。その場合は吐いた二酸化炭素を吸うような呼吸を指導する

方　　法	留意点と根拠
4　リラクセーションの効果（→❼）を説明し実施する。また，セルフケアできるように指導する 　1）アロマセラピーを実施する（→❽，❾） 　（1）産痛緩和に使用される精油は，ラベンダー，クリゼーション，ローズ，ゼラニウム，ローマンカモミールなどがある（表1-11）❼。産婦の希望する香りを聞いておく 　（2）分娩期のアロマセラピーの方法には，吸入，足浴，湿布などがあるので，産婦の希望する方法でアロマセラピーを行う 　（3）吸入法：ガーゼに精油を1〜2滴たらし枕元に置くか陣痛室で噴霧器を使用し，香りを漂わせる 　（4）足浴：足浴用ベースンに適温の湯を入れ，精油1〜2滴を滴下し下肢をマッサージする 　（5）湿布：清拭用ベースンに精油1〜2滴を滴下し混ぜる。タオルの両端を持ち，湯に浸し端から絞る。低温やけどに注意し産痛が強い部位に当てる	❼産婦は陣痛によって緊張し全身に力が入るため疲労しやすく，心拍数増加，血圧上昇，分娩遷延などを引き起こしやすくなる。陣痛間欠時はリラックスし疲労を最小限にしてエネルギーを温存する ❽リラクセーションにより，不安の軽減，カテコラミン分泌の減少，子宮の血流量の増加，筋緊張の低下がもたらされ，疼痛耐性を増加させる。アロマセラピーにより心身をリラックスさせ，産痛を緩和する ❾精油が香りとともに鼻腔，肺，皮膚などを介して，大脳辺縁系から視床下部に移行し，自律神経に作用する❻

表1-11　精油の種類と効能

精　油	効　能
ラベンダー	鎮痛・鎮静作用，分娩促進作用，リラックス，緊張緩和，疲労回復
クリゼーション	鎮痛作用，分娩促進作用，リラックス，不安，ストレス緩和
ローズ	鎮静作用，神経緊張・ストレス緩和
ゼラニウム	鎮静作用，精神高揚，不安の緩和
カモミールローマン	鎮痛・鎮静作用，不安・緊張・怒り・恐怖の緩和，リラックス

立岡弓子編著：写真とCDでわかる周産期ケアマニュアル，改訂版，医学芸術社，2011，p.146．より引用

方　　法	留意点と根拠
2）音楽療法を実施する（→❿） 産婦が妊娠中から聴いていた音楽や，好きな音楽を音量調節しながらかける 　3）イメジェリーを説明・実施する（→⓫） 　（1）イメジェリーによる産痛緩和について産婦の了解を得る 　（2）イメジェリーの効果を伝える 　（3）産婦を楽な姿勢に整え，目を閉じてもらう 　（4）産婦に好きな情景やものを自由に思い浮かべてもらう	❿「音楽」は産婦の気持ちをリラックスさせ，心を鎮静させ不安を取り除く❽ ⓫分娩への肯定的な考えを映像化してとらえることによって精神の安定と筋緊張の緩和が得られ，産痛を緩和させる❾ ●子宮口の開大を「花の開花」，陣痛を「児に会える場所へ連れて行ってくれる波」など，産婦がイメージしやすいように語りかける ●イメジェリーによる産痛緩和の効果を確認しながら行う
5　罨法を実施する（→⓬） 　1）温罨法を行う（→⓭） 　（1）産婦に温罨法の効果を伝え，実施の了承を得る 　（2）温めたタオル，湯たんぽ，電気アンカ，足浴，シャワー浴，入浴（→⓮）があるため，産婦の希望を聞く。シャワー浴や入浴は分娩進行を確認したうえで行う 　（3）産痛部位に直接温罨法を実施する 　（4）温罨法を行っている皮膚を観察する 　2）冷罨法を行う（→⓯） 　（1）産婦に冷罨法の効果を伝え，希望がある場合に行う 　（2）冷たいタオル，ジェルパック，アイスノンなどを使用し，産痛部位に当てる 　（3）全身の体温低下がないか確認する 　（4）冷罨法を行っている皮膚を観察する	⓬感覚刺激によるゲートコントロール理論の応用❿で産痛を緩和する ⓭血液循環がよくなることによる筋緊張の緩和や産痛に対する感受性の低下による効果がある ⓮入浴することで浮力により筋緊張が緩和される。破水している場合は禁忌である。熱傷に注意して行う ⓯冷やすことで産痛に対する感受性の低下，麻痺による求心性神経の伝達刺激を遅らせる効果がある⓫ ●産婦の全身が冷え，体温低下がないように注意する。冷えがある場合には冷罨法を中止する
6　精神的に支援する（→⓰） 　1）産婦に寄り添い，精神的にサポートする 　2）分娩進行を伝える 　3）予期的に指導していく	⓰精神的ケアにより不安と緊張の軽減が図られ，産痛緩和につながる ●励まし，呼吸法の誘導，産婦の不安や疑問にこたえるなど，真摯に対応する ●処置や検査の前には必ず説明する

❶我部山キヨ子編：臨床助産師必携-生命と文化をふまえた支援，第2版，医学書院，2006，p.245．
❷村本淳子・東野妙子・石原昌編著：母性看護学1 妊娠・分娩，医歯薬出版，1994，p.174．
❸前掲書❷，p.237．
❹新道幸恵・中野仁雄・遠藤俊子編：新体系看護学全書 母性看護学② マタニティサイクルにおける母子の健康と看護，メヂカルフレンド社，2012，p.380．
❺石村由利子編，佐保正勝編集協力：根拠と事故防止からみた母性看護技術，医学書院，2013，p.231．
❻立岡弓子編著：写真とCDでわかる周産期ケアマニュアル，改訂版，医学芸術社，2011，p.146．
❼前掲書❻，p.146．
❽前掲書❶，p.278．
❾前掲書❹，p.329．
❿森恵美・高橋真理・工藤美子・他：系統看護学講座 専門分野Ⅱ 母性看護学概論，医学書院，2007，p.194．
⓫前掲書❿，p.194．

F 自由な姿勢で過ごすためのケア

- **目　　的**：産婦が希望する自由な体位で分娩第1期をリラックスして過ごすことで正常な分娩経過をたどることができる
- **適　　応**：分娩第1～2期にある産婦に行う
- **必要物品**：クッション，タオル，バランスボール，アクティブチェア

	方　　法	留意点と根拠
1	産婦の体位を観察する（→❶） 1）産婦が同じ体位を長時間とっていないか 2）安楽な体位で過ごしているか 3）産婦の体位が分娩進行を促す体位であるか	❶同じ体位で長時間過ごすことは，特定部位を圧迫し血液循環不良を引き起こすため，産痛を強く感じることがある
2	産婦に分娩進行を促し，安楽な体位変換を提案する 1）体位を変換するときは，陣痛の間欠時に行う 2）安楽な体位を助けるために，クッションやタオルなどを使用する（図1-11）❷ 3）座位をとるときには，アクティブチェアやプラスチックボールを活用する（図1-12）❸ 4）長時間同じ体位になった場合や疲労が強いときには違う体位に変換する	●分娩進行を促す体位は，座位（胡坐），立位，蹲踞，側臥位である（→❷，❸） ❷座位や立位は，重力の作用で児頭の子宮頸管神経叢を刺激し陣痛が増強する ❸蹲踞は，産婦の骨盤が最大限に開大する❶ ●急遂分娩の既往がある産婦は分娩進行を確認しながら進める ●産婦と相談し，いろいろな体位を試し，一番楽な体位を見つける ●適宜，産婦が楽になるように自由な体位に変換してよいことを伝える

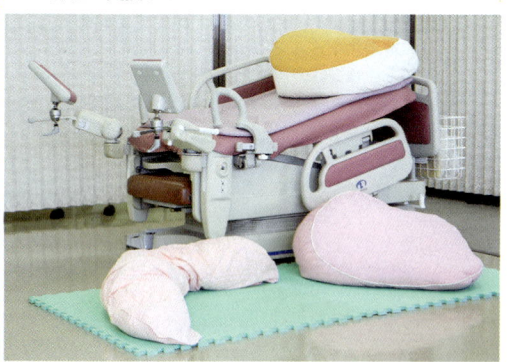

図1-11 安楽な体位のためのクッション，タオルの使用

方法	留意点と根拠

アクティブチェア
写真提供：アトムメディカル株式会社

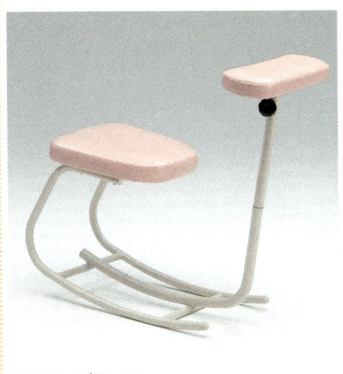

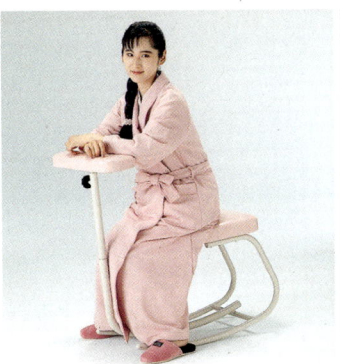

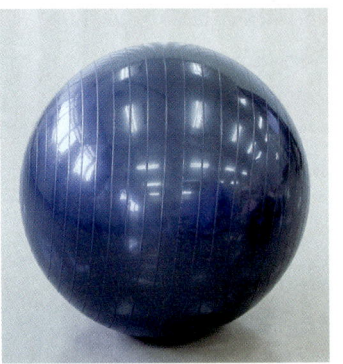

プラスチックボール

図1-12 安楽な座位の工夫

❶新道幸恵・中野仁雄・遠藤俊子編：新体系看護学全書 母性看護学② マタニティサイクルにおける母子の健康と看護，メヂカルフレンド社，2012，p.384.
❷前掲書❶，p.386.
❸前掲書❶，p.385.

G 産婦と家族へのケア

- **目　　的**：家族も産婦への産痛緩和ケアができるように援助し，共に分娩を乗り越えたという自己効力感を高める
- **適　　応**：分娩第1期にある産婦の家族に行う

	方　法	留意点と根拠
1	家族に産痛緩和を行ってもらうことについて了承を得る（→❶）	❶分娩は，産婦のみならず家族の発達課題の1つである
2	産婦の家族に産痛部位へのマッサージや圧迫（指圧）の方法を指導する	●特に夫（パートナー）には，産婦のそばにいるように伝える（→❷） ❷夫も分娩を支援したという満足感を得ることができ，夫婦の結びつきをより深くする
3	家族が産婦と共に呼吸法を実施し，弛緩法が確認できるよう指導する（→❸）	❸産婦と家族の一体感を生み，共に分娩を乗り越えたという自己効力感を高める❶
4	家族が産婦の歩行や体位変換に付き添うことができるように調整する	●産婦が安楽な姿勢を保てるように，夫（パートナー）にからだを支えるよう伝える（図1-13）❷ 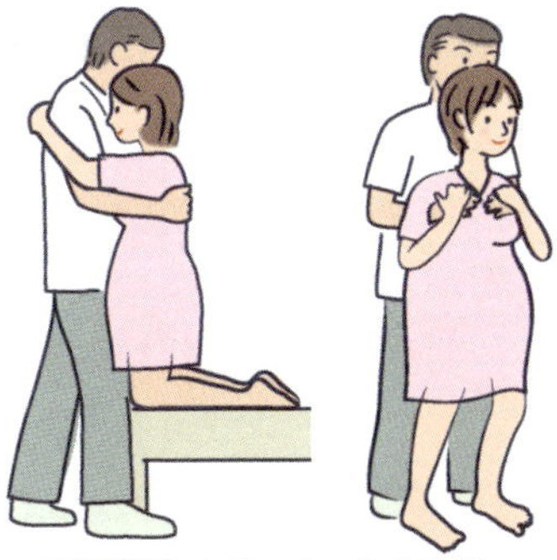

図1-13 家族による体位変換

第Ⅲ章 分娩期のアセスメントとケア

	方法	留意点と根拠
5	精神的支援を家族に説明する	●家族がそばにいること，家族が情緒的支援をすることが，産婦の緊張や不安を軽減し，産痛緩和につながることを説明する ●家族の疲労にも注意し，休息や食事がとれるように配慮する

❶石村由利子編，佐保正勝編集協力：根拠と事故防止からみた母性看護技術，医学書院，2013，p.325．
❷森恵美・高橋真理・工藤美子・他：系統看護学講座 専門分野Ⅱ 母性看護学概論，医学書院，2007，p.203．

H 産婦の基礎体力の保持や生活に対するケア（水分・食事摂取，排尿〈導尿〉）

● 目　　的：産婦が分娩経過を正常にたどれるように，基礎体力の維持と分娩第2期への体力温存を支援する
● 適　　応：分娩第1期にある産婦に行う

	方法	留意点と根拠
1	**産婦の水分摂取状況をアセスメントする（→❶）** 1）分娩期の脱水とそれに伴うリスクを産婦に説明し，水分摂取を促す（→❷） 2）ペットボトルや吸い飲み，ストローを活用する	❶産婦は，分娩の開始による緊張や疲労により，水分摂取に関するセルフケアができない場合がある ❷産婦が脱水傾向になると血液が濃縮され，微小血管障害を生じやすい。また，頭痛や頻脈を引き起こす ●水分は75mL/時必要である❶ ●炭酸飲料は吐き気を誘発することがあるので避ける
2	**産婦の食事・糖分摂取状況をアセスメントする（→❸）** 1）産婦に食事や糖分摂取の必要性を説明し，食事や糖分摂取を促す（→❹） 2）カロリーが高く，かつ消化や吸収のよい食品（牛乳，スープ，プリン，ヨーグルト，アイスクリーム，ゼリー，果物，チョコレート，おにぎりなど）を勧める	❸産婦は，陣痛の痛みや緊張，不安から食欲が低下していることがある ❹グルコースが十分に供給されなければ，子宮筋収縮が弱くなり，分娩が遷延する ●分娩期には2,000kcal/日が必要である❷ ●陣痛間欠時に手早く口にできるサイズの食べ物を用意しておく
3	**産婦の排尿状況をアセスメントする** 1）産婦に排尿の必要性を説明し，3～4時間ごとの排尿を誘導する（→❺） 2）自然排尿が行えず，膀胱の充満（恥骨結合上に波動のある膨らみ）がある場合は導尿する	❺膀胱の充満は分娩進行を妨げるため定期的に排尿する ●産婦は陣痛のためトイレ歩行が困難であったりつらかったりするので，排尿を促しトイレ歩行に付き添う（→❻） ❻分娩第1期の終わり頃には児頭下降によって膀胱頸部が圧迫されるために排尿ができない場合がある❸ ●排尿や導尿後は分娩が急激に進行する場合があるため，分娩進行に関する観察が重要である

❶我部山キヨ子編：臨床助産師必携-生命と文化をふまえた支援，第2版，医学書院，2006，p.278．
❷前掲書❶，p.268．
❸前掲書❶，p.267．

正常を逸脱した場合のケア

A 前期破水10時間後に分娩開始となった産婦への支援

● 事例：Aさん，32歳，初産婦。妊娠38週6日の朝6時頃に下着がびっしょりぬれていることに気が

つき病院に連絡した。指示されたとおり入院の荷物を持って夫と共に病院に向かった。到着した7時半頃は軽い生理痛程度の痛みがあったが，規則的ではなかった。Aさんは破水の診断後，入院となった。

胎児心拍数陣痛図（CTG）の児心拍数は良好。入院後も陣痛はなく，昼食後は昼寝をする。実母の面会後，16時頃から規則的に（10分間隔）下腹部が痛くなり1時間が経過した。

● あなたの対応は？

● Aさんについて看護師が考えたこと
- Aさんは妊娠38週6日であるから正期産である。
- Aさんの破水は陣痛発来前であるから前期破水である。
- Aさんの破水時間は6時で破水後10時間が経過している。
- 流出している羊水はどのような状態だろうか？
- Aさんは16時頃から規則的に下腹部痛があるため，陣痛発来は16時だと思われる。
- 胎児の健常性（well-being）を確かめたい。

看護問題	看護計画
前期破水による子宮内感染のリスク	**OP** 1）羊水の性状・量・におい 2）バイタルサイン 3）検査データ（WBC，CRP，赤沈） 4）超音波所見（羊水ポケット，羊水指数〈AFI〉，胎盤） 5）胎児心拍数，胎児心拍波形（CTG所見） 6）陣痛周期，陣痛発作時間，陣痛間欠時間 7）産痛部位，産痛の程度 8）内診所見 9）産徴の有無と程度 **TP** 1）抗菌薬の投与 2）バイタルサインの測定 3）超音波ドップラーで定期的に児心音を確認する 4）適宜，分娩監視装置を装着する 5）排尿後に外陰部洗浄を行う 6）産痛緩和や安楽な体位の工夫を図る 7）分娩が進行し，食事・休息・清潔・移動・排泄などセルフケアできなくなった場合は援助する 8）分娩進行や今後の経過を説明し，不安や心配の軽減に努める 9）夫や家族に連絡の必要がある場合はすぐに連絡する **EP** 1）排尿後はウォシュレットで外陰部を洗浄するように説明する 2）3～4時間ごとにナプキンを交換するように伝える 3）流出した羊水が，緑色や黄色の場合，腐敗臭がする場合はすぐに知らせるように説明する 4）入浴はできないこととその理由を説明する 5）処置や検査時は事前に説明し，不安の除去に努める 6）今後の分娩経過などで気になることやわからないことは何でも話すように伝える 7）夫や家族に連絡をとりたい場合は知らせるように伝える 8）家族に処置や検査の説明を行い，不安の除去に努める

B 微弱陣痛で分娩第1期が延長している産婦への支援

- **事例**：Bさん，23歳，初産婦，妊娠38週3日。現在（0時30分），陣痛開始から13時間経過して，子宮口は4cm開大，展退は50％，児頭下降度は-1，子宮頸部の硬度は中，位置は中。付き添っている夫は「7分間隔くらいで陣痛があります」と話し，Bさんは声かけにうなずくのみでぐったりとした様子である。

- **あなたの対応は？**

- **Bさんについて看護師が考えたこと**
- ・陣痛開始から13時間経過しているが，胎児は良好な状態なのか？
- ・分娩は正常な経過か？
- ・呼吸法やリラックス法はできているのか？

看護問題	看護計画
微弱陣痛による分娩遷延の危険性	**OP** 1）陣痛周期（陣痛発作持続時間，間欠期持続時間） 2）胎児心拍数モニタリングの結果 3）破水の有無 4）出血の有無，量，性状 5）食事の摂取状況 6）休息・睡眠の状況 7）排尿・排便の状況 8）呼吸法の状況 **TP** 1）Bさんの訴えを十分に聞く 2）食事がとれていない場合は，ゼリーなど簡単に食べられるものを勧める 3）休息をとりやすい安楽な姿勢を介助し，環境を整える 4）排尿を試みても出ない場合は導尿を行い，児頭の下降を妨げないようにする 5）そばに付き添う 6）呼吸法やリラックス法を共に行う **EP** 1）現在の分娩進行状況をわかりやすく説明する 2）呼吸法・リラックス法を指導する 3）家族に対しても分娩進行状況や産痛緩和の方法について説明する

C 分娩停止となり帝王切開を受ける産婦と家族への支援

- **事例**：Cさん，36歳，初産婦，妊娠41週2日。分娩誘発を行っていたが，子宮口が全開大したものの2時間経過しても児頭の下降が認められず，分娩に至らない。回旋異常が認められ，緊急帝王切開となった。

- **あなたの対応は？**

- **Cさんについて看護師が考えたこと**
- ・胎児は良好な状態なのか？
- ・Cさんと家族は帝王切開について理解しているか？
- ・Cさんは急に帝王切開と言われて不安になっていないだろうか？

看護問題	看護計画
緊急帝王切開による理解不足に関連した不安	**OP** 1）Cさんの訴え 2）Cさんの表情・言動 3）手術に対する説明への理解 **TP** 1）産婦の訴えを十分に聞く 2）そばに付き添い，不安を与えないようにする 3）手術の説明が円滑に進められるように同席する **EP** 1）付き添っている家族を含め，現在の状況をわかりやすく説明する 2）手術の内容や必要性について理解できているかを確認し，気になることはいつでも質問するよう説明する
分娩停止に伴う胎児機能不全の危険性	**OP** 1）分娩進行状況（内診所見） 2）陣痛周期（陣痛発作持続時間と間欠期持続時間） 3）胎児心拍数モニタリングの結果 4）破水の有無 5）羊水混濁の有無 6）バイタルサイン 7）検査結果（胸部X線，心電図，血液検査） 8）既往歴・アレルギーの確認 9）最終の飲食の状況，排尿・排便の状況 10）手術開始時間の確認 **TP** 1）Cさんの訴えを十分に聞く 2）そばに付き添い，不安を与えないようにする 3）血管確保 4）装着物の除去（コンタクトレンズ，マニキュア，指輪など） 5）弾性ストッキングの装着 6）児の蘇生の準備 7）状況により，小児科医の立ち会いの要請 8）必要があれば，子宮収縮抑制薬の準備 **EP** 1）現在の分娩進行状況や児の状態をわかりやすく説明する 2）各処置時の説明

D 陣痛発作に苦しむ産婦への支援

● 事例：Dさん，24歳，初産婦，妊娠37週2日。自然破水し，陣痛発来したが，微弱陣痛のために薬剤による陣痛促進が始まった。子宮口は4～5cm開大しているが，陣痛周期は1分～1分半で陣痛発作のたびに大きな声で叫び，全身に力が入っている。陣痛発作が終わっても全身の力が抜けない様子である。

● あなたの対応は？

● Dさんについて看護師が考えたこと
・胎児は良好な状態なのか？
・分娩は正常な経過か？
・陣痛促進薬は適切に使用されているか？

看護問題	看護計画
陣痛促進薬の不適切な使用による過強陣痛	**OP** 1）分娩進行状況（内診所見） 2）陣痛周期（陣痛発作持続時間，間欠期持続時間） 3）胎児心拍数モニタリングの結果 4）陣痛促進薬の投与量 5）産痛の部位・程度 6）Dさんの訴え・表情 7）バイタルサイン 8）子宮底の上昇，圧痛の有無 9）子宮収縮輪の上昇の有無 10）破水の有無 11）出血の有無，量，性状 12）呼吸法の状況 **TP** 1）Dさんの訴えを十分に聞く 2）医師へ報告し，陣痛促進薬の投与を中止か減量する 3）胎児機能不全が認められる場合は，産婦へ酸素投与を行う 4）仰臥位になっている場合は，側臥位や膝胸位になるよう介助する 5）そばに付き添い，呼吸法やリラックス法を促す 6）分娩が急速に進行することを考慮し，分娩の準備をする **EP** 1）現在の分娩進行状況をわかりやすく説明する 2）呼吸法，リラックス法を指導する 3）家族に対しても分娩進行状況や産痛緩和の方法について説明する

E GBS陽性産婦とその家族への支援

- **事例**：Eさん，32歳，経産婦，妊娠39週0日。妊娠35週の腟分泌培養検査の結果，B群溶血性レンサ球菌（*Streptococus agalactiae*，group B *Streptococcus*：GBS）陽性。ペニシリンによるアナフィラキシーなし。12〜15分ごとの定期的な子宮収縮を自覚し，夫と来院した。

  前児がGBS感染症，今回の妊娠中の腟周辺培養検査および尿培養でGBS検出，GBS保菌不明で，妊娠37週未満の分娩，破水後18時間以上経過，38℃以上の母体発熱がある場合は，経腟分娩中あるいは前期破水後にペニシリン系抗菌薬の静注による母子感染予防を行うことが推奨されている[6]。

- **あなたの対応は？**

- **Eさんについて看護師が考えたこと**
- Eさんはペニシリンの過敏がなく，ペニシリン系抗菌薬の予防投与が推奨されるので，医師の指示を確認する。
- 分娩経過においては，リスク因子（破水，母体の発熱）や感染徴候に注意する。
- GBS保菌による心配や不安の表出に留意して観察する。

看護問題	看護計画
母体GBS陽性により児にGBSが伝播する可能性がある	**OP** 1）妊娠週数 2）腟培養検査（実施時期，採取部位，薬剤感受性試験） 3）バイタルサイン（体温，脈拍，呼吸，血圧）

看護問題	看護計画
	4）血液検査（WBC, CRP） 5）子宮収縮状態 6）子宮の圧痛 7）破水の有無，破水時期，破水時刻，破水からの経過時間 8）羊水の性状（量，色，悪臭の有無） 9）腟分泌物の性状（量，色，悪臭の有無） 10）胎児心拍数 11）感染徴候（熱感，悪寒） 12）前児のGBS感染症既往の有無 13）アナフィラキシーの可能性 14）抗菌薬予防投与の内容，実施時期 15）GBS保菌に関する訴え 16）医師の説明に対する理解度 **TP** 1）抗菌薬予防投与の目的・副作用について説明し，同意のもと実施する 2）GBS保菌に関する訴えを傾聴する 3）GBS保菌による過度な心配や不安がある場合は，医師の説明の場を設定する **EP** 1）異常時（破水，熱感，悪寒，子宮の圧痛，腟分泌物の悪臭，羊水混濁，羊水の悪臭，胎動の減少）は，医療者に伝えるよう説明する 2）心配・不安・気になることがあれば遠慮せず伝えるように説明する

文献

1) 医療情報科学研究所編：病気がみえるvol.10 産科，第3版，メディックメディア，2013，p.230.
2) 森恵美・高橋真理・工藤美子・他：系統看護学講座 専門分野Ⅱ 母性看護学2，第12版，医学書院，2012，p.166.
3) 日本産科婦人科学会・日本産婦人科医会編：産婦人科診療ガイドライン－産科編2014，日本産科婦人科学会事務局，2014，p.246-248.
4) 馬場一憲編：目でみる妊娠と出産 Visual series，文光堂，2013，p.183.
5) 前掲書4），p.198.
6) 前掲書3），p.295-297.
7) 北川眞理子・内山和美編，生田克夫監：今日の助産－マタニティサイクルの助産診断・実践過程，改訂第3版，南江堂，2013.
8) 北川眞理子・内山和美編：根拠がわかる母性看護技術，メヂカルフレンド社，2008.
9) 新道幸恵・中野仁雄・遠藤俊子編：新体系看護学全書 母性看護学② マタニティサイクルにおける母子の健康と看護，メヂカルフレンド社，2012.
10) 新道幸恵：新体系看護学31 母性看護学② 妊婦・産婦・褥婦・新生児の看護，メヂカルフレンド社，2003.
11) 堀内成子編：母性看護学実習ガイド，照林社，2007.
12) 佐保正勝・石村由利子編：ウエルネスからみた母性看護過程＋病態関連図，医学書院，2009.
13) 石村由利子編，佐保正勝編集協力：根拠と事故防止からみた母性看護技術，医学書院，2013.
14) 太田操編著：ウエルネス看護診断にもとづく母性看護過程，第2版，医歯薬出版，2009.
15) 立岡弓子編著：写真とCDでわかる周産期ケアマニュアル，改訂版，医学芸術社，2011.
16) 本庄英雄・宮中文子編：周産期エキスパートナーシング，改訂第2版，南江堂，2003.
17) 細川喜美子・末次正子・梁由香子・他：POSにもとづく周産期Basic看護計画，改訂2版，メディカ出版，2004，p.109-115.
18) 脇本寛子・矢野久子・馬場重好・他：Group B *Streptococcus*の垂直伝播予防，感染症学雑誌，79（8）：549-555，2005.
19) 日本助産師会助産業務ガイドライン改定特別委員会編：助産業務ガイドライン2014，第3版，日本助産師会，2014，p.18-23, 56.
http://www.midwife.or.jp/pdf/guideline/guideline.pdf
20) 日本医療機能評価機構・産科医療補償制度再発防止委員会：第4回産科医療補償制度 再発防止に関する報告書，日本医療機能評価機構，2014，p.90-137.
http://www.sanka-hp.jcqhc.or.jp/documents/prevention/index.html

2 分娩第2期のケア

学習目標
- 分娩第2期の経過を理解する。
- 分娩時の間接介助者としてのケア技術を習得する。
- 急速遂娩術時のケア技術を習得する。
- 吸引および鉗子分娩により出産した産婦へのケアができる。
- 常位胎盤早期剥離の産婦へのケアができる。

1 分娩第2期の経過

　分娩第2期とは，子宮口が全開大してから胎児が娩出されるまでの期間をいう。分娩第1期を経て，いよいよ児が娩出される時期であり，産婦および児に著しい変化が起きる。

1）分娩所要時間
　分娩第2期の所要時間の平均は，初産婦では2〜3時間，経産婦では1時間〜1時間30分である。

2）分娩の進行と分娩の3要素
　分娩の進行には，娩出力，産道，娩出物（胎児，胎児付属物）の3つの要素が関連する。分娩進行をアセスメントする際には，この3要素とそれらと関連する要因から総合的に行う。詳細は，本章「1　分娩第1期のケア」p.92参照。

（1）娩出力
　娩出力は，主に陣痛と腹圧からなる。分娩第2期においては，特に陣痛発作時に半ば不随意的に産婦がかける腹圧（共圧陣痛）が胎児の娩出に重要となる。
　分娩第2期の陣痛周期の平均は2分で，1分以内を過強陣痛，初産婦で4分以上，経産婦で3分30秒以上を微弱陣痛という。陣痛発作の持続時間の平均は60秒で，1分30秒以上を過強陣痛，30秒以内を微弱陣痛という。
　胎児の下降により腹圧は反射的に起こり，産婦には努責感として現れる。

（2）産　道
　産道は，骨盤からなる骨産道と，軟部組織からなる軟産道に分けられる。分娩第2期では，胎児は産道を通り，娩出に至る。胎児の先進部は，骨盤の彎曲に沿って下降する。
　児が産道を通過する際に，頸管裂傷，腟壁裂傷，会陰裂傷などの損傷を生じることがあ

る。また，必要に応じて会陰切開が行われる。

（3）娩出物

娩出物には胎児と胎児付属物（胎盤，卵膜，臍帯，羊水）があり，児の娩出には胎児の大きさ（特に児頭），胎位・胎勢，回旋，胎児奇形の有無などが影響する。また，児は，娩出力の強まりと産道を下降することで多くのストレスを受けるため，胎児心拍数モニタリングを行い，異常の早期発見に努める。

胎児付属物では，臍帯の過短（25cm以下）や巻絡による児の下降不良が生じることがある。破水はこの時期に起きるが，自然破水がない場合には人工破膜を行う。

3）産婦の心理

産婦にとっては，分娩第1期を経て，待ちに待った児の出生に期待が高まり，誕生というゴールに向けて陣痛と向き合っている時期である。あと少しで分娩という安心感や安堵感，分娩に対する緊張感をもっている。児の下降や娩出に伴う身体感覚を快く感じる産婦もいるが，それまで以上の産痛や，新たな感覚に不安や恐怖を感じる産婦もいる。また，自身や児の状態，分娩の進行を心配し，周囲の言動に敏感になっている場合もある。

産婦を安心させ，分娩に前向きに取り組めるよう援助するとともに，児の娩出時には，その労をねぎらう。

2 胎児心拍数モニタリング

1）分娩第2期の胎児心拍数モニタリング

分娩第2期では，胎児心拍の異常波形の出現頻度が高くなるため，胎児心拍数の持続的なモニタリング，または間欠的な心音の聴取を行う。

胎児心拍の最良聴取部位は，胎児の下降とともに恥骨結合上縁中央部へと移動する（図2-1）。したがって，胎児の下降に合わせて，心音トランスデューサーの位置を最も鮮明に聴取できる部位に変更する。特に，陣痛発作後や努責後の変化を観察し，胎児心拍数に異常が認められた場合には，経過観察でよいのか，医療介入が必要なのかをアセスメントし，適切な対応をとることが求められる。

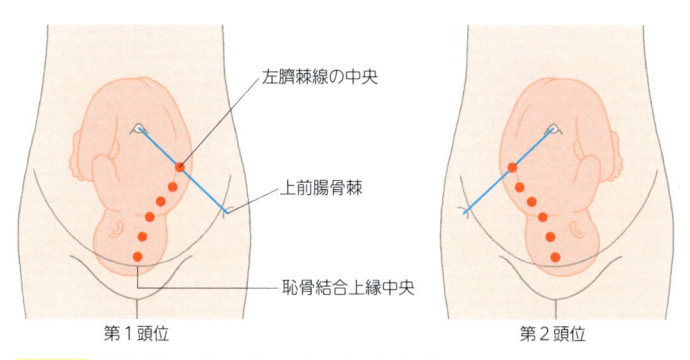

図2-1 分娩進行に伴う胎児心音最良聴取部位

2）徐脈の種類と対応

以下，胎児心拍数基線細変動が正常で基線が正常脈の場合の徐脈の出現とその対応例を示す（本章「1　分娩第1期のケア」図1-8，p.101参照）。

（1）早発一過性徐脈
児頭が骨盤峡部にある場合の出現であれば経過を観察する。

（2）変動一過性徐脈
徐脈が軽度であれば医師に報告し，体位変換し，児心音に注意して経過を観察する。

高度な徐脈の場合には，医師に報告し，体位変換し，産婦へ深呼吸を促すとともに，厳重に児心音を観察する。必要に応じて，輸液や産婦への酸素投与を行う。

（3）遅発一過性徐脈
医師に報告し，体位変換し，産婦へ酸素投与する。さらなる児心音の変化に注意し，必要に応じて急速遂娩や帝王切開の準備をする。

（4）遷延一過性徐脈
医師に報告し，体位変換し，産婦へ酸素投与する。急速遂娩や帝王切開および新生児蘇生の準備を行う。

3　児頭の回旋とその異常

児頭は分娩の進行により下降し骨盤腔に進入し，最小周囲径で産道を下降するよう骨盤の形状に合わせて回旋する。

1）児頭の回旋
児頭の回旋を図2-2に示す。

2）回旋異常
回旋異常は，胎児の異常（巨大児，奇形など），胎盤の異常（低置胎盤，辺縁前置胎盤など），母体の異常（子宮筋腫，狭骨盤，膀胱・直腸の充満など）など，様々な要因が考えられる。骨盤X線撮影や超音波検査で経腟分娩が可能かを判断する。経腟分娩が不可能な場合には帝王切開が選択される。経腟分娩が選択された場合には，分娩の遷延，胎児機能不全，軟産道の損傷などに注意する。また，状況に応じて，鉗子分娩や吸引分娩が適応される。

（1）反屈位（図2-3a）
第1回旋における屈位の姿勢が不十分で，反屈位の姿勢（オトガイが胸部から離れるような姿勢）となる。反屈の程度が軽度な順に頭頂位，前頭位，額位，顔位となる。

（2）後方後頭位（図2-3b）
児の後頭部が母体後方に，前頭部が母体前方に回旋する。分娩進行中に前方後頭位に変わることも多い。早期破水や続発性微弱陣痛，産道裂傷が起こりやすいので注意する。

（3）低在横定位（図2-3c）
第2回旋が行われず，矢状縫合が骨盤横径に一致したままの状態である。児の背中が下になるように産婦に側臥位をとらせる。

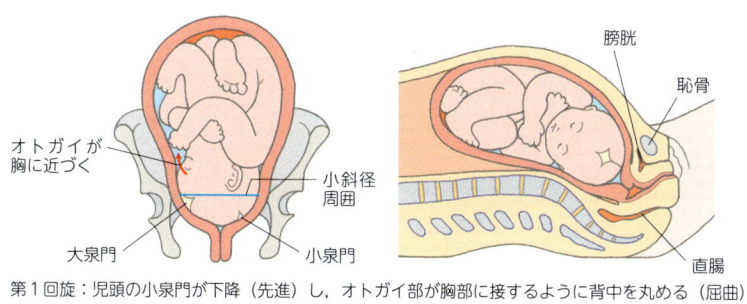

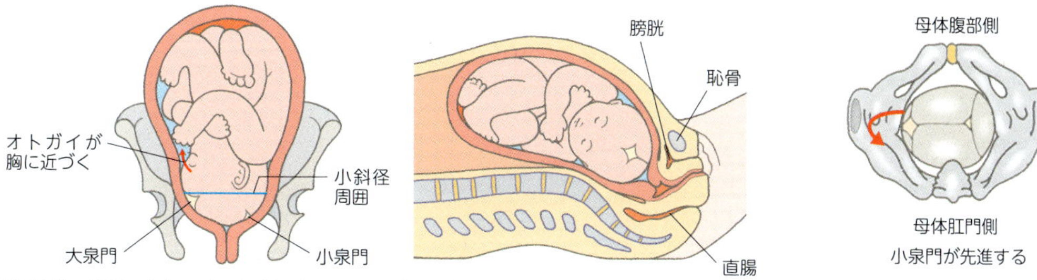

膀胱
恥骨
母体腹部側

オトガイが
胸に近づく
小斜径
周囲
大泉門
小泉門

母体肛門側
小泉門が先進する

第1回旋：児頭の小泉門が下降（先進）し，オトガイ部が胸部に接するように背中を丸める（屈曲）

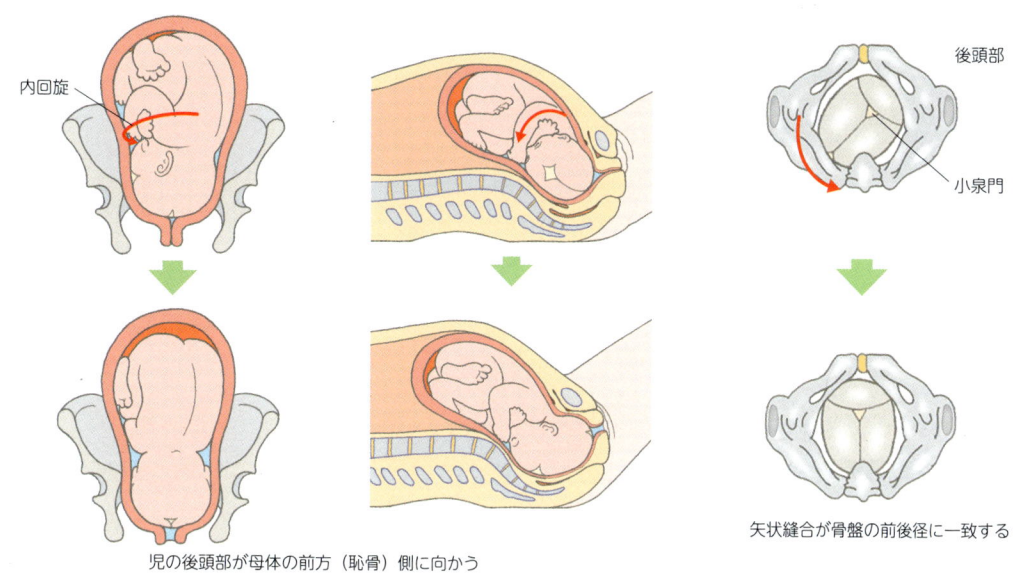

内回旋

後頭部
小泉門

↓ ↓ ↓

児の後頭部が母体の前方（恥骨）側に向かう

矢状縫合が骨盤の前後径に一致する

第2回旋：児の後頭部が母体前方に，前頭部が母体後方に向かい，そのまま下降し，矢状縫合が骨盤の前後径に一致する（内回旋）

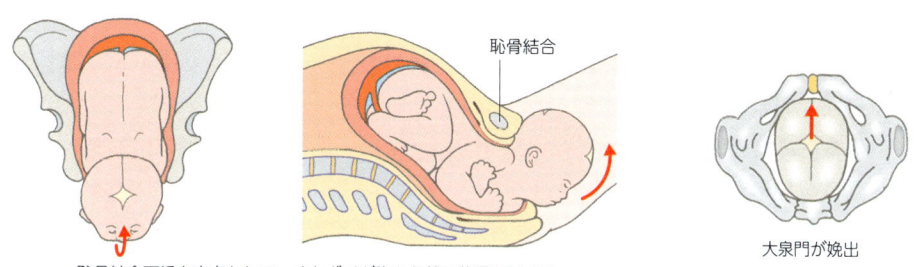

恥骨結合

大泉門が娩出

恥骨結合下縁を支点として，オトガイが胸から離れ伸展反屈する

第3回旋：後頭部が恥骨結合下を通過して，恥骨結合下縁が支点となり，児頭が伸展反屈して，オトガイ部が胸から離れるように，前頭部，顔面，オトガイ部の順に娩出され，最後に後頭部が娩出される（伸展）

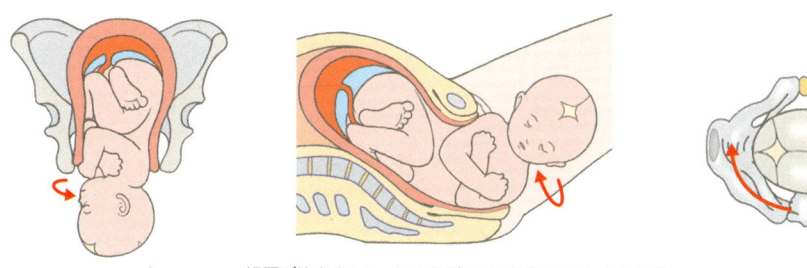

児頭が娩出すると，児の顔が母体大腿側を向く（外回旋）

第4回旋：児頭が娩出された後，肩甲が下降し，児の顔面が母体の大腿内側を向く（外回旋）

図2-2 児頭の回旋

頭頂位　　　　前頭位　　　　額位　　　　顔位

a．反屈位

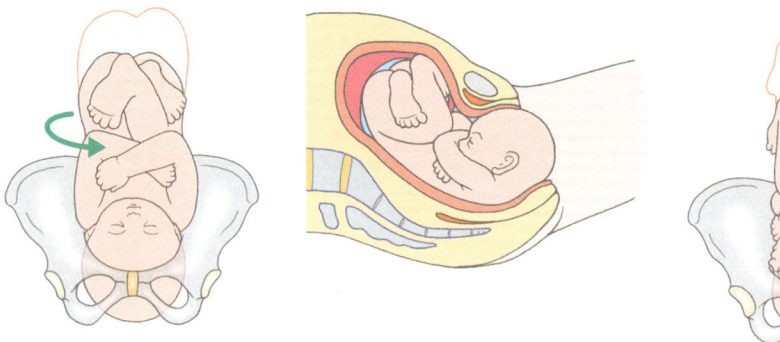

b．後方後頭位：児の後頭部が母体の後方（肛門側）に回旋する

c．低在横定位：第2回旋がされず，矢状縫合が骨盤の横径に一致したままの状態

図2-3　回旋異常

4　分娩第2期と異常出血

　分娩第2期（児の娩出まで）の出血は，胎盤の剥離によることが多い。前置胎盤や低置胎盤などの胎盤の位置異常は，妊娠期の超音波検査により診断されていることがほとんどである。経腟分娩による出血が予測される場合には，帝王切開が行われる。

　常位胎盤早期剥離は，胎児娩出前に子宮壁から胎盤が剥離することをいい，事前の予測が難しく，母児の予後にも影響するため，疑われた場合には早急に対応する。常位胎盤早期剥離では，播種性血管内凝固症候群（disseminated intravascular coagulation：DIC）を起こす可能性もあり，産科危機的出血への対応が必要な場合を考慮して対応にあたる（本章「3　分娩第3期のケア」図3-7，p.137参照）。

看護技術の実際

A　間接介助

1）分娩の間接介助

●目　　的：（1）分娩が安全・安楽に経過するように，産婦への支援および分娩室の環境整備を行う

(2) 分娩の直接介助者や他のスタッフと連携し，分娩の準備・進行がスムーズに行えるように介助する
(3) 分娩の進行を観察し，異常の早期発見に努めるとともに，異常が認められた場合には，分娩の直接介助者・他のスタッフと連携し，すばやく対応する

- ● 適　応：分娩第2期，児娩出時期（分娩室入出後）にある産婦に行う
- ● 必要物品：分娩セット・縫合セット一式（図2-4），局所麻酔薬，注射器，注射針，産科救急機器・機材・薬品，導尿セット，新生児蘇生用機器・機材・薬品，産婦へのケア用品（吸い飲み，タオル，出産直後用のパッド，産褥ショーツ，腹帯，防水シートなど）

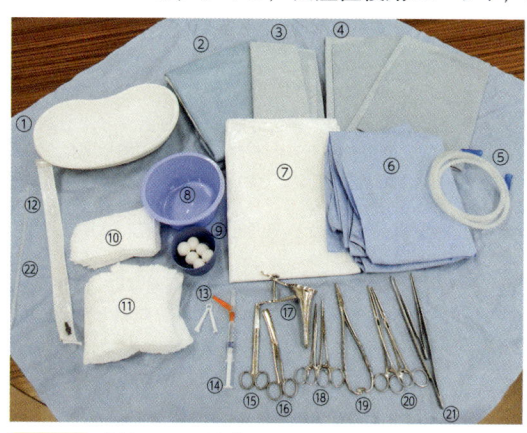

①膿盆，②分娩用シーツ，③腹部シーツ，④脚袋，⑤吸引用チューブ，⑥ガウン，⑦新生児用シーツ，⑧消毒入れカップ，⑨消毒綿球，⑩ガーゼ，⑪綿花，⑫羊水吸引用カテーテル，⑬臍帯クリップ，⑭臍帯血採取用注射器，⑮直剪刀，⑯臍帯剪刀，⑰腟鏡，⑱短止血鉗子（2本），⑲持針器，⑳長止血鉗子，㉑短鑷子，長鑷子（2本），㉒導尿用カテーテル

図2-4　分娩セット・縫合セット

方　法	留意点と根拠
1　分娩室の環境を整備する（産婦が分娩室に入室する前）（図2-5） 　1）室温25〜28℃，湿度50〜60％以上に設定する 　2）必要機器，物品の点検・整備・補充を行う 　3）産婦へのケア用品を準備する 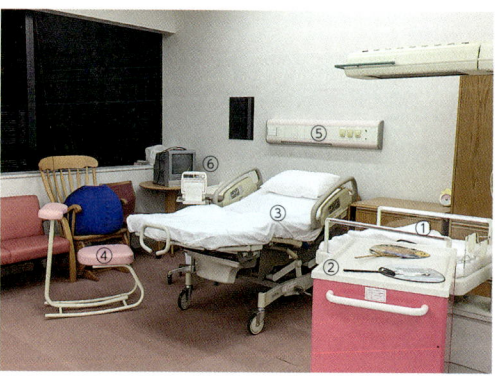	● 出生後に早期母子接触が行われる場合や早産児の場合は，分娩室の室温を高めに設定する（➡❶） ❶室温を20℃とした場合と26〜28℃（在胎28週未満），25℃（在胎28〜35週）とした場合では，室温が高いほうが新生児の体温が高い ● 異常発生時に対応できるように，常に点検・整備・補充を怠らない ①インファントウォーマー ②救急カート ③LDRベッド ④陣痛椅子 ⑤酸素 ⑥分娩監視装置
図2-5　分娩室の環境整備	
2　新生児担当者へ連絡する 　1）分娩の進行状況 　2）母体の状況（合併症の有無，妊娠中の異常の有無など） 　3）予測される児の状況（在胎週数，リスク因子など）	● 早産児や児に異常が予測される場合には，必要に応じて新生児の担当者，小児科・新生児科医師に連絡する

方法	留意点と根拠
3　産婦の分娩室の入室を介助する（LDRの場合は不要）	●LDRとは，labor（陣痛），delivery（分娩），recovery（回復）のことで，陣痛から産後まで同一の部屋で過ごすことができるため，分娩室への移動の必要がない ●分娩の進行，産婦の状態によって，適切な移動手段（歩行，車椅子，ストレッチャーなど）を選択する。急に分娩が進行することもあるため注意する
4　胎児心音を観察する 本章「1　分娩第1期のケア」B「分娩監視装置を用いた陣痛と胎児モニタリング」p.102参照	●分娩監視装置の装着による持続的胎児心拍数モニタリングを行うか，5分ごとあるいは子宮収縮のたびに子宮収縮直後に60秒間測定する ●胎児心拍数と陣痛は記録しておく
5　産婦の分娩体位を援助する	●産婦が安楽で分娩進行に応じた体位を選択できるよう援助する（図2-6）（→❷） 　❷産婦の快適性では，座位分娩，フリースタイル分娩が仰臥位分娩より優れているが，安全性においては，仰臥位分娩より優れているという明らかな根拠はない[2]
6　分娩の進行状態を観察・記録する 　1）陣痛周期と発作時間 　2）児の下降度 　3）産婦の努責感，腹圧	●娩出力と児の下降度から総合的に分娩の進行状態を把握する ●観察した内容は，時間経過に沿って記録する ●児の下降度は，直接介助者の内診所見や児頭の排臨，発露から判断する
7　産婦・家族を支援する 　1）精神的援助を行う（励まし，分娩進行状況の説明） 　2）分娩の進行に合った呼吸法と補助動作の指導を補佐する	●現在の分娩の進行状況を具体的に説明する ●主として直接介助者が呼吸法や補助動作を指導するので，間接介助者はそれを補佐する

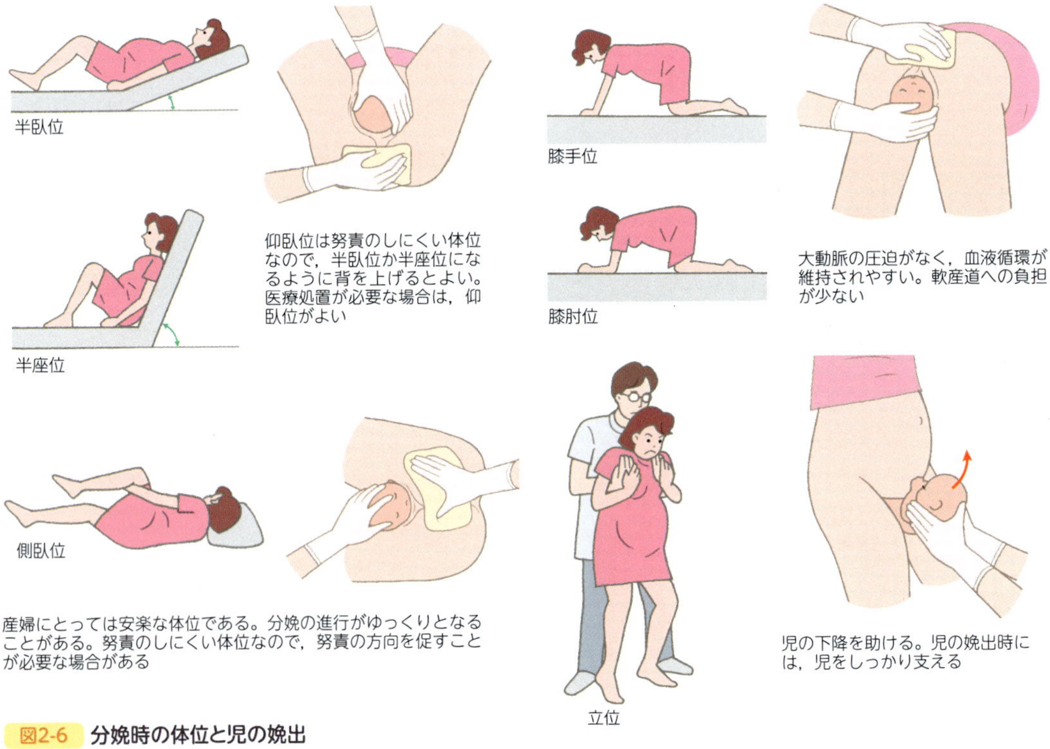

半臥位

半座位

仰臥位は努責のしにくい体位なので，半臥位か半座位になるように背を上げるとよい。医療処置が必要な場合は，仰臥位がよい

膝手位

膝肘位

大動脈の圧迫がなく，血液循環が維持されやすい。軟産道への負担が少ない

側臥位

産婦にとっては安楽な体位である。分娩の進行がゆっくりとなることがある。努責のしにくい体位なので，努責の方向を促すことが必要な場合がある

立位

児の下降を助ける。児の娩出時には，児をしっかり支える

図2-6　分娩時の体位と児の娩出

方法	留意点と根拠
3) 水分摂取を促す（飲水，口を湿らせるなど） 4) 産痛緩和を援助する（[C]「産痛緩和のケア」の「方法1～5」に準じる） 5) 家族の立ち会い出産の場合は，家族へ分娩の進行状況を伝え，家族ができる産婦への援助方法を説明し，家族が役割を担えるよう支援する	● 陣痛間欠時には，全身の力を抜いてリラックスし，ゆっくりと呼吸するよう促す ● 産婦は，呼吸や努責により発汗し，口腔・口唇も乾きやすいため，こまめに水分補給を行う。臥位でも飲水しやすいよう吸い飲みやストローを準備する
8　出生児の保温の準備をする 1) インファントウォーマーのスイッチをオンにする 2) 児の衣服や帽子，羊水を拭き取るタオルなどを温めておく	
9　外陰部を消毒する [B]「外陰部の消毒・清拭」の「方法1～8」に準じる	● 直接介助者の指示により，間接介助者が外陰部の消毒を実施する場合がある
10　直接介助者のガウン着用を介助する	● 直接介助者の手に触れないよう，清潔野を保持したままガウン着用を介助する
11　清潔野の作製を介助する	● 直接介助者が，分娩用シーツ，脚袋，腹部シーツなどをかけるので，産婦へ声をかけるなど補佐する ● 清潔野の作製が妨げられないよう注意する
12　導尿を介助し記録する 1) 直接介助者が導尿を行いやすいように照明を調整し，膀胱を軽く圧迫する 2) 導尿終了後，後片づけをする 3) 時刻などを記録する	● 児頭の下降により，尿が出にくい場合には，腹部側から膀胱を軽く圧するとよい
13　破水を観察・記録する 1) 自然破水または人工破膜の時刻 2) 羊水の量・性状	● 破水時には，児心音を確認する
14　直接介助者の指示に合わせて努責を誘導し，呼吸法を指導する 1) 児の急速な娩出を避けるために短息呼吸や，努責の抑制などが直接介助者より指示されるので，産婦が指示に従いやすいよう支援する 2) 努責は骨盤誘導線に沿って行うのが有効なため，産婦には肛門の方向に行うよう促す 3) 児頭娩出時には，直接介助者の指示によって短息呼吸に切り替え，努責を抑制するよう促す	● 産婦に自然な努責感（いきみたい気持ち）が生じたら，努責感に合わせて腹圧をかけるよう指導する。息を止めて長くいきむこと（バルサルバ法）は，必要時以外は行わない（→❸）。急速に児の娩出が必要とされ，分娩第2期の短縮を目的としてバルサルバ法を用いる場合には，10～14秒の努責にとどめる ❸15秒以上の努責は母体に低酸素状態をもたらす❸ ● 産婦が自身の腹部を見るように背中を丸める姿勢にすると努責がかけやすい ● 短息呼吸の際は，産婦の両手を胸の上で組むと，余分な力が入らずに努責の抑制が行いやすい
15　分娩経過（排臨・発露の時刻）を観察・記録する	
16　吸引器を準備する（必要時） 1) 出生時に新生児蘇生が必要と予測される場合は，吸引器のスイッチを入れ準備する 2) 出生時に呼吸に問題がない場合は，鼻や口の分泌物をガーゼやタオルで拭えばよく，児に対してルーチンで吸引する必要はない❹（→❹）	❹在胎35週以降の正常な出生児に対して鼻や口腔を拭うのみの場合と吸引を行う場合とで，新生児の呼吸状態に差はない❺

方　法	留意点と根拠
17　児・胎盤娩出の時刻を記録する	
18　アプガースコアの観察時刻を報告し，記録する 　　1）アプガースコア（1分後，5分後）の観察時刻を直接介助者・医師に伝える（→❺）（アプガースコアは，本章「4　分娩2時間までのケア」表4-1，p.144参照） 　　2）記録する	❺1分後の観察は，直接介助者や医師が行うことが多い
19　産婦・家族へねぎらいの言葉をかける	
20　子宮収縮状態を観察・記録する 　　1）児，胎盤娩出後の子宮底を触診し，子宮底長，子宮底の高さ，硬度を観察する 　　2）子宮収縮状態を報告し，記録する	●子宮収縮が不良の場合は，子宮底の輪状マッサージを行う。医師により子宮収縮薬の投与が指示される場合がある
21　産婦の状態を観察・記録する 　　1）母親の一般状態を観察する 　　2）バイタルサインを測定する 　　3）記録する	
22　その他の処置を準備し，介助する	●軟産道裂傷や会陰切開による縫合の際は，その準備と介助を行う ●縫合の介助は，直接介助者が行う場合もある。縫合セットの準備や局所麻酔の準備などを行う
23　家族へ連絡する（立ち会い出産でない場合）	●出生時刻，性別，母子の状態などについて家族へ連絡する
24　新生児室担当者などへ連絡する 　　1）児が出生したこと 　　2）児の状態	

❶ Kent AL, Williams J : Increasing ambient operating theatre temperature and wrapping in polyethylene improves admission temperature in premature infants, *Journal of Paediatrics and Child Health*, 44(6) : 325-331, 2008.
❷ 厚生労働科学研究妊娠出産ガイドライン研究班編：科学的根拠に基づく快適で安全な妊娠出産のためのガイドライン2013年版，金原出版，2013，p.23.
❸ 島田三恵子・中山香映・嶋野仁美・他：分娩時の努責が母児の健康に与える影響，母性衛生，42(1):68-73, 2001.
❹ 田村正徳監：日本版救急蘇生ガイドライン2010に基づく新生児蘇生法テキスト，改訂第2版，メジカルビュー社，2011，p.50.
❺ Kelleher J, Bhat R, Salas AA, et al : Oronasopharyngeal suction versus wiping of the mouth and nose at birth: a randomised equivalency trial, *Lancet*, 382(9889):326-330, 2013.

2）吸引分娩・鉗子分娩時の間接介助

●目　　的：（1）急速遂娩の適応と，母児の予測される状況を理解する
　　　　　　（2）分娩の直接介助者や他のスタッフと連携し，分娩が安全・安楽に行われるよう援助する
　　　　　　（3）分娩後の母子に必要な処置がただちに行えるよう準備する
●適　　応：（1）母体側；母体に合併症（心疾患，高血圧）がある，分娩第2期が遷延または停止している，母体の疲労が強いなど，分娩の第2期を短縮することが母親にとって安全であると判断された場合に行う
（表2-1）
　　　　　　（2）胎児側；胎児機能不全でただちに児の娩出が必要であり，帝王切開を行うよりも早く児の娩出が可能であると判断された場合に行う
●必要物品（分娩の間接介助の必要物品に加えて）：
　　　　　　（1）吸引分娩：吸引用カップ（図2-7），吸引娩出器，接続管（ポンプ一体型の場合は不要）

（2）鉗子分娩；鉗子（図2-7）

> **表2-1** 吸引分娩・鉗子分娩の適応
>
> ・在胎週数が35週以降である
> ・児頭骨盤不均衡（cephalopelvic disproportion：CPD）がない
> ・子宮口が全開大している
> ・破水している
> ・児頭が嵌入している
> ・陣痛発作時に牽引する
> ・帝王切開へ移行できる準備がある

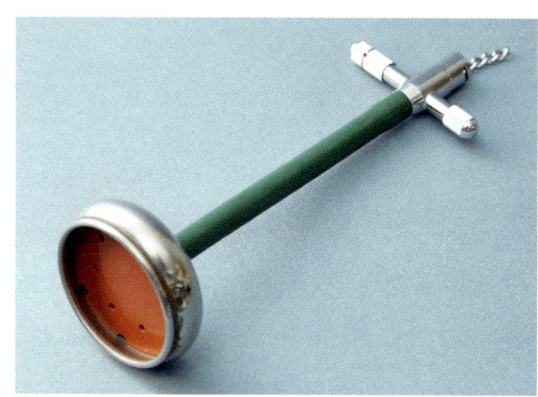

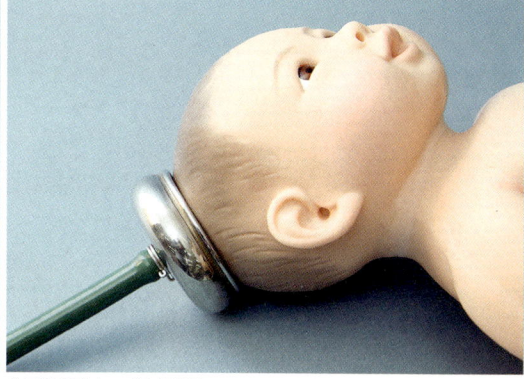

金属製吸引カップ　　　　　　　　金属製吸引カップの使用法

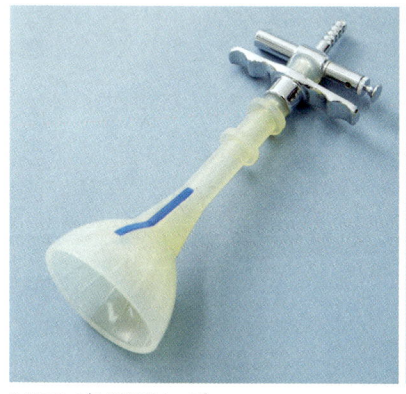

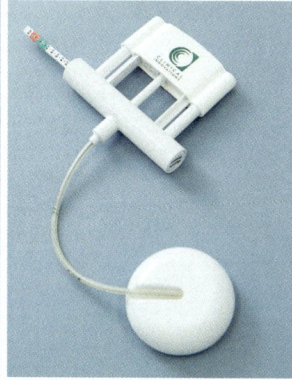

シリコンゴム製吸引カップ　　ディスポーザブル吸引カップ　　鉗子

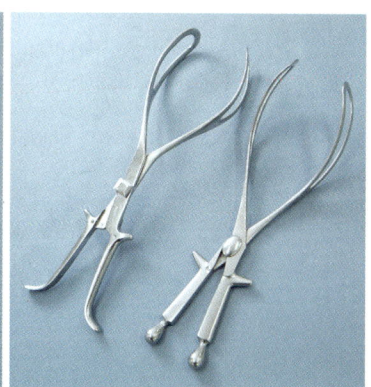

図2-7 吸引用カップ，鉗子

方　法	留意点と根拠
1　産婦へ説明する 　1）吸引または鉗子分娩について，医師による産婦・家族への説明と同意の場に立ち会う 　2）理解度を確認する	●吸引または鉗子分娩は，急に施行が決定することも多い。産婦と家族が状況を理解できているか確認することが大切である
2　吸引分娩または鉗子分娩の適応を満たしているか確認する	
3　新生児蘇生用機器・機材・薬品を準備する	

方　法	留意点と根拠
4　帝王切開の準備内容を確認する	●吸引または鉗子分娩によっても児の娩出に至らない場合は，帝王切開となる場合があるため，帝王切開にあたって準備する内容について確認しておく
5　必要時，新生児担当者・医師へ連絡する 　1）急速遂娩による分娩となること 　2）胎児の在胎週数 　3）胎児機能不全の有無と程度 　4）母体の合併症など	
6　膀胱充満の有無を確認し，必要に応じて導尿を行う（➡❶）	❶膀胱の充満による児頭の下降を妨げない
7　産婦へ，今後の分娩進行と牽引について説明する	●産婦は，急な医療処置に対して大きな不安を抱いている。現在の分娩進行状況と，これから行われる牽引について説明し，安心できるようかかわる
8　胎児心音を観察する 　A 1）「分娩の間接介助」の方法「1〜24」に準じる	●胎児心音を継続的に観察する必要があるので，分娩監視装置による持続的胎児心拍数モニタリングを行う
9　陣痛を観察し，腹圧のかけ方を指導する	●陣痛発作に合わせて産婦が努責をかけられるよう指導する
10　吸引分娩を介助する 　1）吸引カップ，吸引管を医師に清潔操作で渡し，吸引管が吸引カップに接続されたら，反対側を受け取り吸引娩出器に接続する（ポンプ一体型では吸引娩出器は必要ない） 　2）吸引分娩器のスイッチを入れ，フットスイッチを医師の足元に置く 　3）医師が陣痛間欠時に吸引カップを挿入するので，産婦に声をかけ説明する 　4）会陰切開が行われる場合は，その準備をする 　5）陣痛発作時に児頭を牽引する（図2-8） 　6）吸引圧を上げていき50〜55cmHgに達したら医師に伝える。陣痛間欠時には，10〜20cmHgまで吸引圧を下げる 　7）吸引カップを除去する	●医師が吸引器を点検するので，正常に作動するかを確認する ●吸引カップは，小泉門と矢状縫合の一部にまたがるように装着する（➡❷） ❷牽引により児頭は屈位となり，より小さな周囲径で通過することができる ●産婦に状況を説明し，カップを挿入する際には声をかける ●陣痛発作を観察し，発作を医師に伝えるとともに，産婦に努責をかけるように促す ●吸引圧は60cmHg以上に上げない ●総牽引時間が20分を超える場合は，鉗子分娩あるいは帝王切開を行う。吸引術は5回までとする❶ ●吸引での娩出が困難な例では，胎児圧出法が併用される場合もある（図2-9） ●児頭が発露したら吸引圧を下げる ●医師の合図により吸引器の電源を切り，圧目盛をゼロまで下げる

・陣痛発作，努責に合わせて牽引を開始する
・児頭の高さに合わせて以下のように牽引する

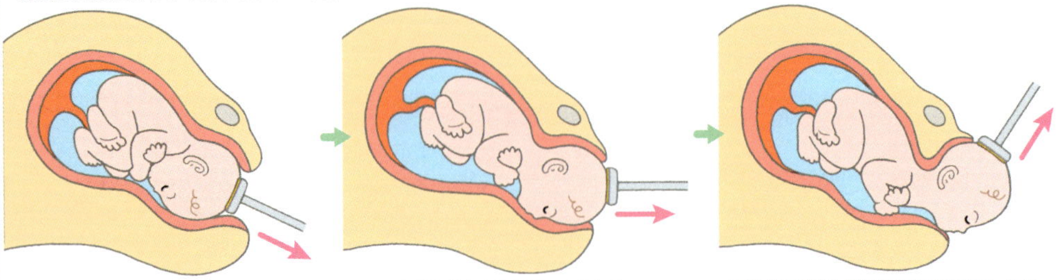

児頭の位置が高い場合は，下方に牽引する　　児頭が産道内を下降してきたら，水平方向に牽引する　　児の後頭結節が恥骨下縁を通過したら，上方に牽引する

図2-8　吸引分娩の牽引の方向

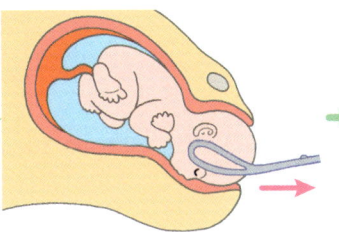

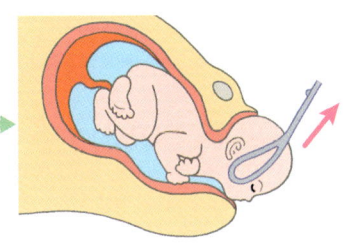

方法	留意点と根拠
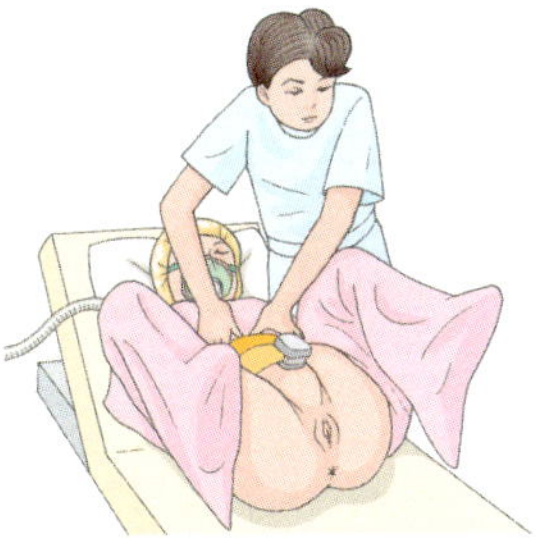 図2-9　クリステレル胎児圧出法	
11　鉗子分娩を介助する 　1）医師に鉗子を清潔操作で渡す 　2）医師が陣痛間欠時に鉗子を左葉，右葉の順に挿入するので，産婦に声をかけ説明する 　3）会陰切開が行われる場合は，その準備をする 　4）陣痛発作時に児頭を牽引する（図2-10） 　5）鉗子を除去する	●産婦に状況を説明し，鉗子が挿入される際には声をかける ●陣痛発作を観察し，発作を医師に伝えるとともに，産婦に努責をかけるように促す ●出口部，低位，中位において，かつ前方後頭位で矢状縫合が縦径に近い場合においての試行を原則とする ●児の前額または眉間が会陰に達した時点で，鉗子を抜去する
児頭の大横径が坐骨棘間線より上にある場合には，後下方に牽引する　　児頭の大横径が坐骨棘間に達する場合には，水平方向に牽引する　　児の後頭結節が下降し恥骨弓上にみえるようになったら，上方に向かって牽引する 図2-10　鉗子分娩の牽引の方向	
12　直接介助者の指示に合わせて，産婦に努責を誘導し呼吸法を指導する	●機器が除去された後は，産婦の自然の努責により児の娩出を図る
13　分娩後の母児を観察する 　1）母体を観察する 　　産道裂傷，血腫の有無と程度の観察 　2）児を観察する 　　頭皮損傷，頭血腫，帽状腱膜下血腫の有無と程度	●軟産道の損傷や大きな血腫により多量に出血する場合があるので，母体の一般状態にも注意する ●硬膜下血腫や頭蓋内出血を伴うことがあるので，児の一般状態の観察を怠らない

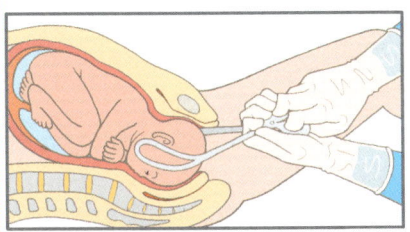

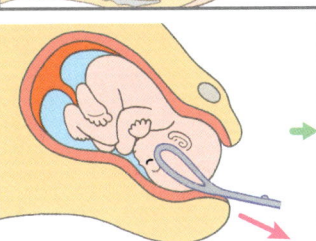

❶日本産科婦人科学会・日本産婦人科医会編：産婦人科診療ガイドライン－産科編2014，日本産科婦人科学会事務局，2014，p.225-231.

B 外陰部の消毒・清拭（間接介助者が実施する場合）

- 目　　的：外陰部の汚れを除去し，感染を予防する
- 適　　応：分娩第2期，児娩出前の産婦に行う
- 必要物品：0.02％塩化ベンザルコニウムまたは水道水，液を入れる容器，防水シーツ，綿花，ガーゼ，滅菌手袋，ビニールエプロン

	方　法	留意点と根拠
1	必要物品を準備する 　1）体温程度の0.02％塩化ベンザルコニウムまたは水道水を容器（小さいボールなど）に入れておく 　2）実施者の手指を消毒し，ビニールエプロンを着用する	●これまでは，分娩時に新生児の感染予防と母体の産道裂傷に対する感染予防を目的にルーチンケアとして実施されていた。近年は，外陰部消毒の効果に関して明らかなエビデンスがないとされ，水道水を用いた清拭を行うことで十分である（→❶）という報告もあり，施設によって方法は異なる ❶水道水，塩化ベンザルコニウム，ポビドンヨード3方法による外陰部消毒を行った結果，水道水と塩化ベンザルコニウムでは除菌効果はなく，ポビドンヨードでは消毒効果が示されたが常在菌叢を破壊する可能性が示唆された❶。分娩時の外陰部消毒のあり方として，便などの目立った汚れがある場合のみ，汚れを取り除く目的で水道水による清拭を行うことが望ましい
2	産婦に目的，方法を説明する	●陣痛の間欠時に説明し，協力を得る
3	分娩台に誘導し体位を整える 　1）産婦を安全に分娩台に誘導する 　2）砕石位にし，セミファーラー位またはファーラー位にして膝を曲げ，両足を十分に開かせる（→❷）	❷仰臥位低血圧症候群の予防のため，背中を挙上する
4	分娩台の高さを調節する	●実施者の腰部などに負担をかけず，手技が行いやすい位置に調整する
5	パッドとショーツをはずすと同時に，防水シーツを殿部に敷く	●陣痛間欠時に産婦に声をかけ，腰を少し上げてもらうとよい
6	外陰部を消毒・清拭する 　1）便や血液，羊水などの汚れを乾いた綿花で取り除く 　2）液に浸した綿花で図2-11のように，清拭法の場合は「中心から外」に向かって拭く	・小陰唇は中央部を恥骨結合側から肛門側に向かって1回拭きする ・小陰唇の左側を恥骨結合側から肛門側に向かって1回拭きする ・小陰唇の右側を恥骨結合側から肛門部に向かって1回拭きする 図2-11　外陰部の消毒・清拭法
7	終了したことを産婦に伝える	
8	実施者自身の手指を消毒する	

❶瀬戸知恵・波崎由美子・山田須美恵・他：EBNに基づく分娩時外陰部消毒に関する基礎的研究―健康女性における水道水と消毒薬による効果の比較検討，日本母性看護学会誌，10（1）：39-43, 2010.

C 産痛緩和のケア

- **目　　的**：分娩第2期，児の娩出までの時期にある産婦の安楽を図るとともに，不安を軽減し，分娩に前向きになれるよう援助する
- **適　　応**：分娩第2期にある産婦に行う
- **必要物品**：ゴルフボールか硬式テニスボール，ボールを入れるビニール袋，手袋，温めたタオル，温枕

	方　法	留意点と根拠
1	産婦に合った産痛緩和のケアを判断する 1）産婦の状態，産婦の産痛の訴え（場所，程度）を把握する 2）分娩進行状態を確認する	●産婦が最も安楽と感じる方法を選択する ●パートナーや家族が立ち会っている場合には，ケアの方法を説明し，家族がケアを行えるよう援助する
2	産婦が最も安楽な体位で過ごし，分娩できるよう体位を調整する	●フリースタイル出産の場合は，産婦が最も好ましいと感じる体位で分娩できるように調整する ●必要に応じて，クッションなどを利用する
3	陣痛発作時に，ボールや手で肛門部を圧迫する（→❶）	❶児頭の下降に伴い，産婦は肛門圧迫感を感じるようになる ●便を排泄する場合があるので，手袋を着用するかビニール袋を使用するとよい
4	温めたタオルや温枕で，腰部や下肢への温罨法を行う 1）児頭の下降による腰部の痛みが強い場合，温罨法を行う。仰向けの場合には，温めたタオルや温枕を腰の下に入れる 2）下肢に冷感がある場合は，下肢を温める	
5	産婦の希望する部位をマッサージ，指圧する（→❷）	❷腰部・背部をマッサージや指圧することで，リラックスでき，努責による過度な緊張を軽減することができる

正常を逸脱した場合のケア

A 吸引分娩した産婦へのケア

- **事例**：Aさん，30歳，初産婦。妊娠39週2日目の午前8時に陣痛発来で入院した。その後，分娩の進行は順調で，同日の17時に子宮口が全開大し，分娩室に入室した。17時15分頃から努責を感じ，陣痛発作時に努責を開始した。17時30分に，児心音が90bpm台まで下降し，産婦への酸素投与，体位変換を行ったが，児心音の回復がみられなかったため吸引分娩となり，17時36分に男児が出生した。
  児のアプガースコア1分後は6点，5分後は8点で，ただちに新生児科医師により処置が行われた。Aさんは，インファントウォーマーの上で処置を受けている児を心配そうに見つめている。

第Ⅲ章 分娩期のアセスメントとケア

● あなたの対応は？

● Aさんについて看護師が考えたこと
- Aさんは，突然の吸引分娩で動揺しているだろう。
- Aさんは，児が大丈夫なのか心配しているだろう。
- 吸引分娩による産道の損傷やその他の影響はないか？

看護問題	看護計画
吸引分娩による産婦の合併症の可能性（産道損傷，出血，疼痛）	**OP** 1) 産道（子宮頸管，腟壁，会陰）損傷の有無と程度 2) 出血量 3) 疼痛の有無と程度，場所 4) 血腫の有無と程度 5) 縫合の有無と程度，場所 6) 産婦の訴え，表情 7) バイタルサイン 8) 体動時の痛みの有無と程度 9) 休息・睡眠の状態 10) 食事摂取の状況 **TP** 1) 処置時は付き添い，声をかけ，説明するなど，産婦を安心させる 2) 産婦の心配事や質問について，不安や疑問を解消できるようていねいに対応する 3) 安楽な体位を工夫する 4) 軟産道の裂傷に伴う疼痛がある場合は，医師の指示に従い鎮痛薬を投与する 5) 産婦がリラックスできるよう環境を整える **EP** 1) 疼痛が増強したときは，すぐに知らせるよう伝える 2) 緊張が強い場合は，ゆっくり息を吐く呼吸を促す 3) 縫合が行われた場合，処置の進行や状況について説明する 4) 疼痛緩和のための体位や，産褥クッションの使用について説明する 5) 排泄後の清潔保持について説明する 6) 家族に産婦の状態を説明し，産婦がリラックスできるよう協力を求める
吸引分娩による分娩の否定的な受け止めの可能性	**OP** 1) 吸引分娩に対する受け止め，分娩に対する思い 2) 産婦の言動，表情 3) 家族の分娩に対する言動，受け止め **TP** 1) 産婦に寄り添い，思いを傾聴する 2) 産婦の心配事や質問にていねいに対応する 3) 産婦がリラックスできるよう環境を整える 4) 分娩の直接介助者がバースレビューを行う際に，産婦の情報（分娩に対する産婦の思いなど）を提供する **EP** 1) 産婦は，自然な分娩ができなかったことや，吸引分娩に至ったことを自身が悪かったためと思い込みやすいため，分娩の経過について産婦が誤った認識をしないよう，正しい情報を提供する
吸引分娩による児の状態に関する不安の可能性	**OP** 1) 児に関する産婦の言動，受け止め 2) 産婦の表情 3) 家族の児に関する言動，受け止め 4) 児の状態（一般状態，吸引分娩による頭血腫・帽状腱膜下血腫・頭蓋内出血・頭皮損傷の有無と程度） **TP** 1) 産婦がリラックスし，児に対する不安や心配を表出できるよう環境を整える

看護問題	看護計画
	2）必要に応じて，医師に，児の状態について産婦・家族への説明を依頼する EP 1）児の状態を説明する 2）児に行われている処置について説明する 3）児に関する心配事や質問があれば，いつでも遠慮なく話すよう伝える

B 常位胎盤早期剥離時のケア

● 事例：Bさん，32歳，初産婦，38週5日目。前期破水にて13時に入院する。入院時には軽い不規則な腹部の張りがあった。16時頃から急激で持続的な腹部の痛みを訴えた。腹部を触診したところ腹部が板状に硬く触れた。ナプキンを確認したところ，血性羊水の流出が認められた。

● あなたの対応は？

● Bさんについて看護師が考えたこと
・陣痛とは異なる腹部の痛み，腹部が板状に硬い，血性羊水から，常位胎盤早期剥離が考えられる。
・胎児の状態の確認と，ただちに医師への報告が必要である。

看護問題	看護計画
胎盤剥離面からの出血による母体の出血性ショックの可能性	OP 1）バイタルサイン（ショック指数：脈拍数/収縮期血圧）（本章「3　分娩第3期のケア」表3-1，p.136参照） 2）出血量（外出血が少ない場合もあるので，計測可能な出血量だけで判断しない） 3）意識状態，顔色，苦悶様顔貌，呼吸困難・不穏・悪心・嘔吐の有無 4）腹部の緊張，子宮収縮（陣痛）の状態 5）疼痛の部位と程度 6）胎盤剥離の有無と程度（医師による超音波検査による診断） 7）血液検査データ（血液・凝固系検査，各種採血） 8）SpO$_2$ 9）子宮収縮曲線（さざなみ波出現の有無） TP 1）血管確保（18G以上，複数）と輸液の準備 2）採血 3）酸素投与 4）帝王切開の準備 5）本人へ状況を説明し，不安を緩和する 6）膀胱留置カテーテルの準備 7）産科危機的出血への対応（本章「3　分娩第3期のケア」図3-7，p.137参照） 8）疼痛の緩和（安楽な体位，呼吸法） EP 1）不安や痛みがあれば遠慮なく知らせるよう伝える 2）産婦・家族へ状況を説明する（家族がその場にいない場合は，連絡をとり来院するよう伝える）
常位胎盤早期剥離による胎児機能不全の可能性	OP 1）胎児心音の継続的モニタリング（基線細変動の減少または消失，頻脈，一過性頻脈の消失，遅発一過性徐脈，変動一過性徐脈，正弦波様波形の出現，遷延一過性徐脈の有無と程度） 2）超音波断層装置による胎児心拍の確認 3）胎動の有無

看護問題	看護計画
	TP 1）帝王切開の準備 2）小児科（新生児科）医師への連絡 3）新生児蘇生術の準備 **EP** 1）産婦・家族へ胎児の状態について説明する
常位胎盤早期剥離による産婦自身および胎児の状態に関する不安	**OP** 1）産婦の言動，表情 2）家族の言動，表情 **TP** 1）次々に検査や処置が行われるため，産婦に寄り添い，そのつど，産婦にその目的と方法について説明する 2）母体および児の状態や予後については，適宜，医師に説明を依頼する 3）産婦への励まし 4）疼痛の緩和 **EP** 1）不安や心配があったら遠慮なく知らせるよう伝える 2）胎児の状況について産婦・家族に説明し，質問に答える

文献

1) 武谷雄二・上妻志郎・藤井知行・他監：プリンシプル産科婦人科学1　婦人科編，第3版，メジカルビュー社，2014，p.158-162，256-277，344-347，530-537，658-666．
2) 日本助産師会助産業務ガイドライン改定特別委員会編：助産業務ガイドライン2014，第3版，日本助産師会出版，2014，p.50．
3) 北川眞理子・内山和美編，生田克夫監：今日の助産－マタニティサイクルの助産診断・実践過程，改訂第3版，南江堂，2013，p.578-589，664-699．
4) 村上睦子編著：助産の力を伸ばそう！臨床助産技術ベーシック＆ステップアップテキスト〈ペリネイタルケア2010年夏季増刊〉，メディカ出版，2010，p.109-111，138．
5) 林時仲：分娩室での管理，月刊レジデント，2(3)：20-26，2009．
6) 杉本充弘編著：ナースの産科学，中外医学社，2013，p.152-157，296．
7) 宮坂尚幸・麻生武志：産科疾患の診断・治療・管理－吸引分娩，日本産科婦人科学会雑誌，54(7)：182-185，2002．
8) 宮坂尚幸・麻生武志：産科疾患の診断・治療・管理－鉗子分娩，日本産科婦人科学会雑誌，54(7)：186-191，2002．

3 分娩第3期のケア

学習目標
- 分娩第3期の生理的な生殖器の変化および胎盤の剥離徴候を理解する。
- 分娩第3期における産婦の基本的な観察項目を理解する。
- 分娩第3期に起こる産科出血を理解し対処できる。
- 分娩第3期の産婦の心理社会的状況を理解し対処できる。

1 分娩第3期とは

　分娩第3期とは，胎児娩出から胎盤ならびに卵膜の娩出終了までをいう。平均10〜15分間である。

　児娩出の2〜3分後から軽い陣痛（後陣痛）が起こる。後陣痛は弱い不規則な子宮収縮で，産婦が自覚していないこともある。児が娩出された子宮腔はこの後陣痛によって小さくなり，胎盤と子宮壁間にズレが生じる。また，胎盤は基底脱落膜の海綿層で断裂が起こり，剥離が始まる。剥離面から断裂した子宮胎盤血管から出血（胎盤剥離出血）し，胎盤剥離徴候がみられるようになる。胎盤は子宮壁から剥離し，卵膜と共に娩出される。

1）胎盤剥離徴候（図3-1）

　胎盤が剥離したことを確認するための徴候として，アールフェルト（Ahlfeld）徴候，キュストナー（Küstner）徴候，シュレーダー（Schröder）徴候，ミクリッツ・ラデッキー（Mikulicz-Radecki）徴候などがある。分娩介助者は必ず2つ以上の剥離徴候を確認して胎盤を娩出し，子宮内反症を予防する。

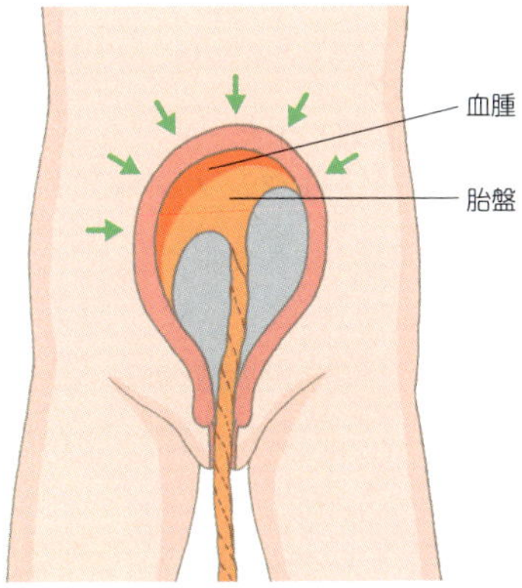

（1）アールフェルト徴候（図3-2）
　児娩出に伴って臍帯を切断するが，このとき，腟口に近い部分の臍帯に装着した鉗子が，胎盤剥離によって自然に10〜15cm下降する。

（2）キュストナー徴候（図3-3）
　手で恥骨結合上縁の腹壁を圧して子宮の下方を骨盤腔内に圧入した際，剥離していない場合は，腟外に出ている臍帯が腟内に引き戻されるが，剥離した後ではほとんど移動しないか，かえって圧出される。

図3-1 胎盤剥離機序

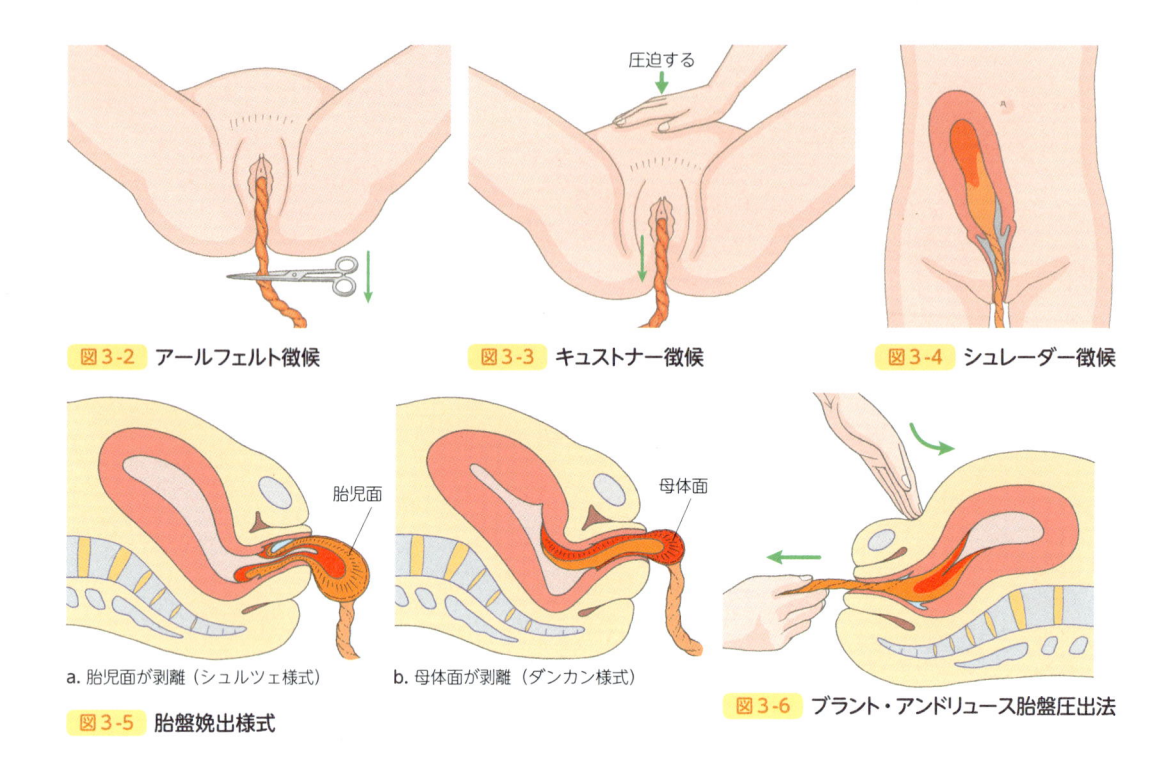

図3-2 アールフェルト徴候

図3-3 キュストナー徴候

図3-4 シュレーダー徴候

a. 胎児面が剥離（シュルツェ様式）

b. 母体面が剥離（ダンカン様式）

図3-5 胎盤娩出様式

図3-6 ブラント・アンドリュース胎盤圧出法

（3）シュレーダー徴候（図3-4）

児娩出後，子宮底はほぼ臍高であるが，胎盤剥離によって子宮底がやや上昇して右に傾く。子宮体は細長く前後に扁平になる一方で，恥骨結合上の子宮下部は膨らんで軟らかくなる。

（4）ミクリッツ・ラデッキー徴候

剥離した胎盤が下降して腟内に達することによって直腸が圧迫されるため，産婦は便意をもよおす。

2）胎盤娩出様式

胎盤娩出様式には，胎児面が剥離するシュルツェ（Schultze）様式と，母体面が剥離するダンカン（Duncan）様式，混合型（Gessner型）がある。

（1）シュルツェ様式（図3-5a）

胎児面を先頭にして胎盤の母体面に後血腫を付け卵膜に包まれた状態で娩出される。

（2）ダンカン様式（図3-5b）

胎盤の剥離が辺縁から起こるため，剥離が進むに従い，胎盤は縁を先頭にして下降し，母体面から娩出される。

（3）混合型様式

胎盤の辺縁から娩出されてくるものをいう。

3）胎盤圧出法（図3-6）

積極的な胎盤娩出法にブラント・アンドリュース（Brandt-Andrews）胎盤圧出法がある。

介助者は，利き手で産婦の恥骨結合上縁の腹壁下に位置する子宮体部を水平に圧迫しながら，産婦の上体方向に押し上げる。もう一方の手で臍帯を下方に牽引する。

臍帯は下へ，子宮は上へと反対方向に牽引することにより，積極的に胎盤娩出を図ることができる。また，子宮体部を上方に圧迫保持することで子宮内反が予防でき，胎盤後血腫ができるまでに胎盤を娩出させることで出血量を減少できる。

4）分娩第3期の出血

胎盤が子宮壁から剥離する際に生じる出血が分娩第3期の出血である。児と胎盤が娩出されると，通常，子宮は収縮して（後陣痛），断裂血管を圧迫する。すなわち，血管断端口を取り巻く子宮の筋線維が収縮して挟み込むようにして閉じることで止血する。これを生物学的結紮という。

剥離出血は平均約200mLであるが，子宮収縮が不十分である場合，胎盤剥離面から多量の出血が起こる。500mLを超える出血量の場合，異常と判断して速やかに対処する。それほど多量でない場合でも，播種性血管内凝固症候群（disseminated intravascular coagulation：DIC）を引き起こすことがあるため，出血量を把握し，産婦の状態（顔色や表情，意識レベルなど）を観察する。

2 産婦の心理状態

この時期の産婦は，児が元気に出生した場合，子どもが無事に生まれたことへの安堵感や喜びに満ちている。このような産婦の気持ちを受け止め，喜びを分かち合うことや，産婦の頑張りをねぎらい，産婦を肯定的にとらえた言葉をかけることは，産婦の出産体験によい影響をもたらす。

一方，児の状態が正常を逸脱している場合や産婦自身が異常をきたしている場合は，その場にいた医療者の態度や言葉かけが産婦の心情に影響することに留意して対応する。

3 産科出血への対応

産科出血に対する対応（ALSO[*1]に準じて）[1)]は，妊娠初期から開始される。妊娠初期検査で，血液型判定と不規則抗体スクリーニングを行い，分娩時の出血に備える。通常の分娩でも大量出血は起こり得るが，大量出血が予想される前置胎盤や低置胎盤，巨大筋腫合併，多胎，癒着胎盤の可能性がある場合は，高次施設での分娩および自己血貯血を事前に考慮する。

分娩時には必ず太目の針で血管確保し，バイタルサインをチェックする。また，血液センターからの供給と院内の輸血体制を確認しておく。

経過中にショック指数（shock index，SI：脈拍数／収縮期血圧）[*2]（表3-1）[2)]が1.0あるいは経腟分娩時出血量≧1.0L（帝王切開分娩時出血量≧2.0L）となった時点で，出血原因の検索・除去に努めながら，十分な輸液，血圧・脈拍数・出血量・尿量の持続的観察，SpO_2モニタリング，輸血開始の考慮と高次施設への搬送を考慮する。同時に，弛緩出血では子宮収縮を促し，頸管裂傷では修復に努め，前置胎盤では剥離面の止血などを行う。

*1：ALSO（Advanced Life Support in Obstetrics）とは，医師やその他の医療プロバイダーが，周産期救急に効果的に対処できる知識や能力を発展・維持するための教育コースである。

*2：ショック指数（SI）＝ $\dfrac{心拍数}{収縮期血圧}$

各種対応にもかかわらず，SI値1.5以上が頻回に認められる産科DICスコア（表3-2）[3]が≧8点あるいは乏尿・末梢冷感・SpO₂低下などが出現した場合には，出血原因の探索・除去に努めながら「産科危機的出血」としてただちに輸血を開始する。

一次施設であれば，高次施設への搬送が望ましい。

産科危機的出血の特徴を考慮し，赤血球製剤だけでなく新鮮凍結血漿を投与し，血小板濃厚液，アルブミン，抗DIC製剤などの投与も躊躇してはいけない。

表3-1 ショック指数（SI）（産科用に改変）

SI	0.5～0.7	1	1.5	2.0
心拍数	60～80	100	120	140
収縮期血圧	120	100	80	70
出血量	15％ （＜1,000mL）	15～20％ （1,000～1,500mL）	25～40％ （1,500～2,500mL）	＞40％ （＞2,500mL）
症状	起立性頻脈 20bpm上昇	起立性低血圧 （15mmHg低下） 不安感，焦燥感	低血圧，尿量減少 多呼吸（30～50bpm） DIC合併増加	反応鈍麻 乏尿，無尿 循環虚脱 ショック
輸液・輸血 （治療の目標）	乳酸リンゲル液 （出血量の2～3倍）	人工膠質液	RCC（＋FFP） （Hb 8g/dL， SBP 90mmHg以上， 尿量0.5mL/kg/時）	RCC＋FFP （フィブリノゲン 150mg/dL）

DIC：播種性血管内凝固症候群，RCC：赤血球濃厚液，FFP：新鮮凍結血漿
竹田省担当編集委員，平松祐司・小西郁生・櫻木範明・他編集委員：産科大出血－危機的出血への対応と確実な止血戦略，OGS NOW，メジカルビュー社，2012，p.15より抜粋

表3-2 産科DICスコア

基礎疾患	点数	臨床症状	点数	検査	点数
早剥（児死亡）	5	急性腎不全（無尿）	4	FDP 10μg/dL以上	1
早剥（児生存）	4	急性腎不全（乏尿）	3	血小板 10万/mm³以下	1
羊水塞栓（急性肺性心）	4	急性呼吸不全（人工換気）	4	フィブリノゲン 150mg/dL以下	1
羊水塞栓（人工換気）	3	急性呼吸不全（酸素療法）	1	PT 15秒以上	1
羊水塞栓（補助換気）	2	臓器症状（心臓）	4	出血時間 5分以上	1
羊水塞栓（酸素療法）	1	臓器症状（肝臓）	4	その他の検査異常	1
DIC型出血（低凝固）	4	臓器症状（脳）	4		
DIC型出血（出血量2L以上）	3	臓器症状（消化器）	4		
DIC型出血（出血量1～2L）	1	出血傾向	4		
子癇	4	ショック（頻脈100以上）	1		
その他の基礎疾患	1	ショック（低血圧90以下）	1		
		ショック（冷汗）	1		
		ショック（蒼白）	1		

該当する項目の点数を加算し，8～12点：DICに進展する可能性が高い，13点以上：DIC
日本産科婦人科学会・日本産婦人科医会・日本周産期・新生児医学会・他：産科危機的出血への対応ガイドライン，2010．より引用
http://www.jspnm.com/topics/data/topics100414.pdf

III-3 分娩第3期のケア

前置・低置胎盤，巨大子宮筋腫，既往帝王切開，癒着胎盤疑い，羊水過多・巨大児誘発分娩，多胎など

→ 大量出血のリスクあるいはまれな血液型不規則抗体陽性
- なし / 低い → **通常の分娩（出血量評価・バイタルチェック）**
- あり →
  - 高次施設での分娩推奨
  - 自己血貯血の考慮
  - 分娩時血管確保
  - 血圧・心拍数・SpO₂モニタリング

$$SI（ショックインデックス）= \frac{心拍数}{収縮期血圧}$$

妊婦のSI：1は約1.5L，SI：1.5は約2.5Lの出血量であることが推測される

出血量：経腟1L，帝切2L以上，またはSI：1以上
- なし → 通常の分娩へ戻る
- あり →
  - 高次施設への搬送考慮
  - 輸血の考慮
  - 血管確保（18ゲージ以上，複数）
  - 十分な輸液　晶質液→人工膠質液
  - 血圧・心拍数・SpO₂モニタリング
  - 出血量・Hb値・尿量チェック
  - 出血原因の検索・除去

出血持続，SI：1.5以上，産科DICスコア8点以上，バイタルサイン異常（乏尿，末梢循環不全）のいずれか
- なし → 通常の分娩へ戻る
- あり →

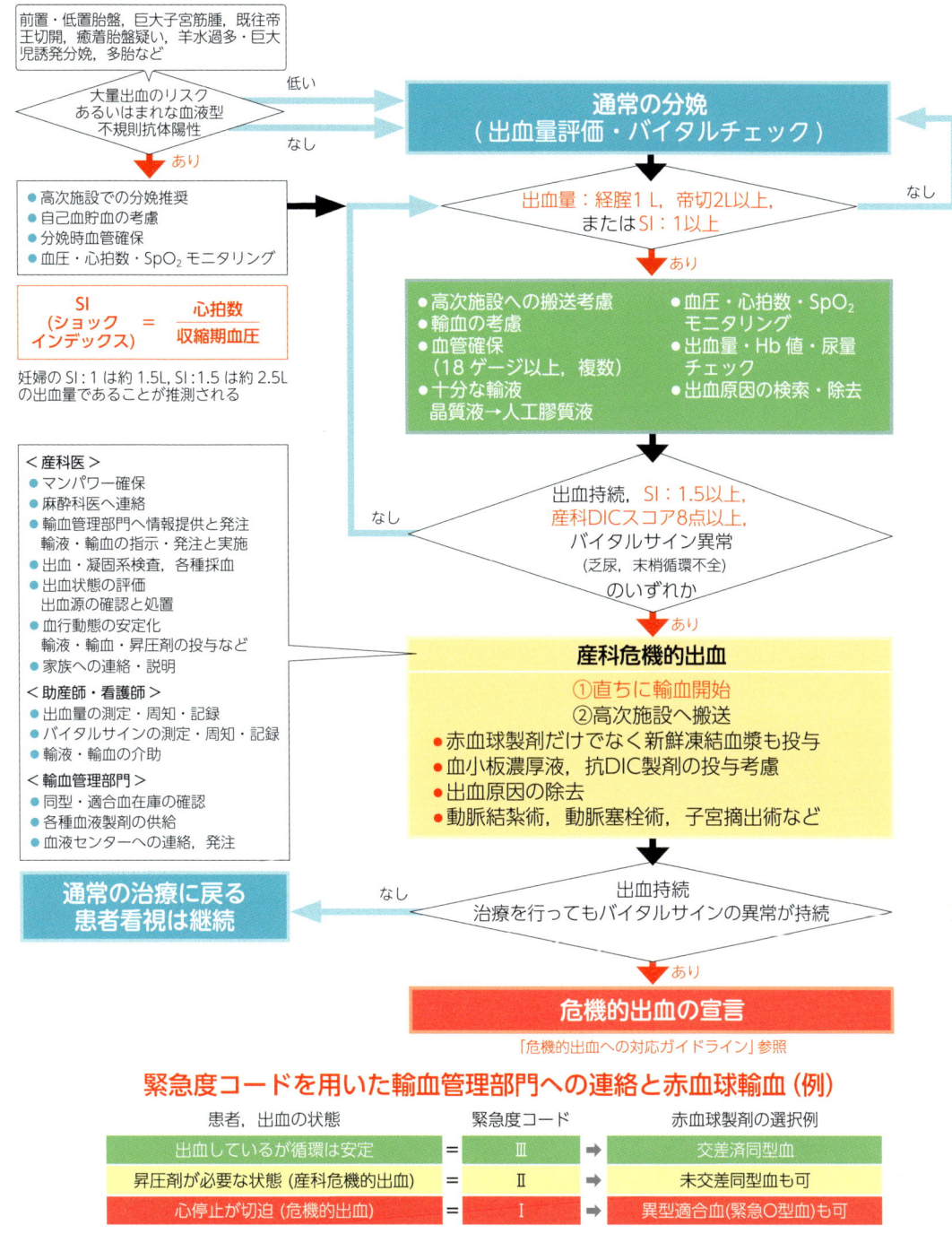

産科危機的出血
①直ちに輸血開始
②高次施設へ搬送
- 赤血球製剤だけでなく新鮮凍結血漿も投与
- 血小板濃厚液，抗DIC製剤の投与考慮
- 出血原因の除去
- 動脈結紮術，動脈塞栓術，子宮摘出術など

＜産科医＞
- マンパワー確保
- 麻酔科医へ連絡
- 輸血管理部門へ情報提供と発注　輸液・輸血の指示・発注・実施
- 出血，凝固系検査，各種採血
- 出血状態の評価　出血源の確認と処置
- 血行動態の安定化　輸液・輸血・昇圧剤の投与など
- 家族への連絡・説明

＜助産師・看護師＞
- 出血量の測定・周知・記録
- バイタルサインの測定・周知・記録
- 輸液・輸血の介助

＜輸血管理部門＞
- 同型・適合血在庫の確認
- 各種血液製剤の供給
- 血液センターへの連絡，発注

出血持続　治療を行ってもバイタルサインの異常が持続
- なし → **通常の治療に戻る　患者看視は継続**
- あり → **危機的出血の宣言**
「危機的出血への対応ガイドライン」参照

緊急度コードを用いた輸血管理部門への連絡と赤血球輸血（例）

患者，出血の状態	緊急度コード	赤血球製剤の選択例
出血しているが循環は安定	Ⅲ	交差済同型血
昇圧剤が必要な状態（産科危機的出血）	Ⅱ	未交差同型血も可
心停止が切迫（危機的出血）	Ⅰ	異型適合血（緊急O型血）も可

注：血液備蓄量，血液センターからの緊急搬送所要時間，夜間の輸血管理部門の体制などによって，赤血球製剤選択の範囲は異なる。

図3-7　産科危機的出血への対応ガイドライン

日本産科婦人科学会・日本産婦人科医会編：産婦人科診療ガイドライン―産科編2014，日本産科婦人科学会事務局，2014，p.190．より引用

危機的出血ガイドライン

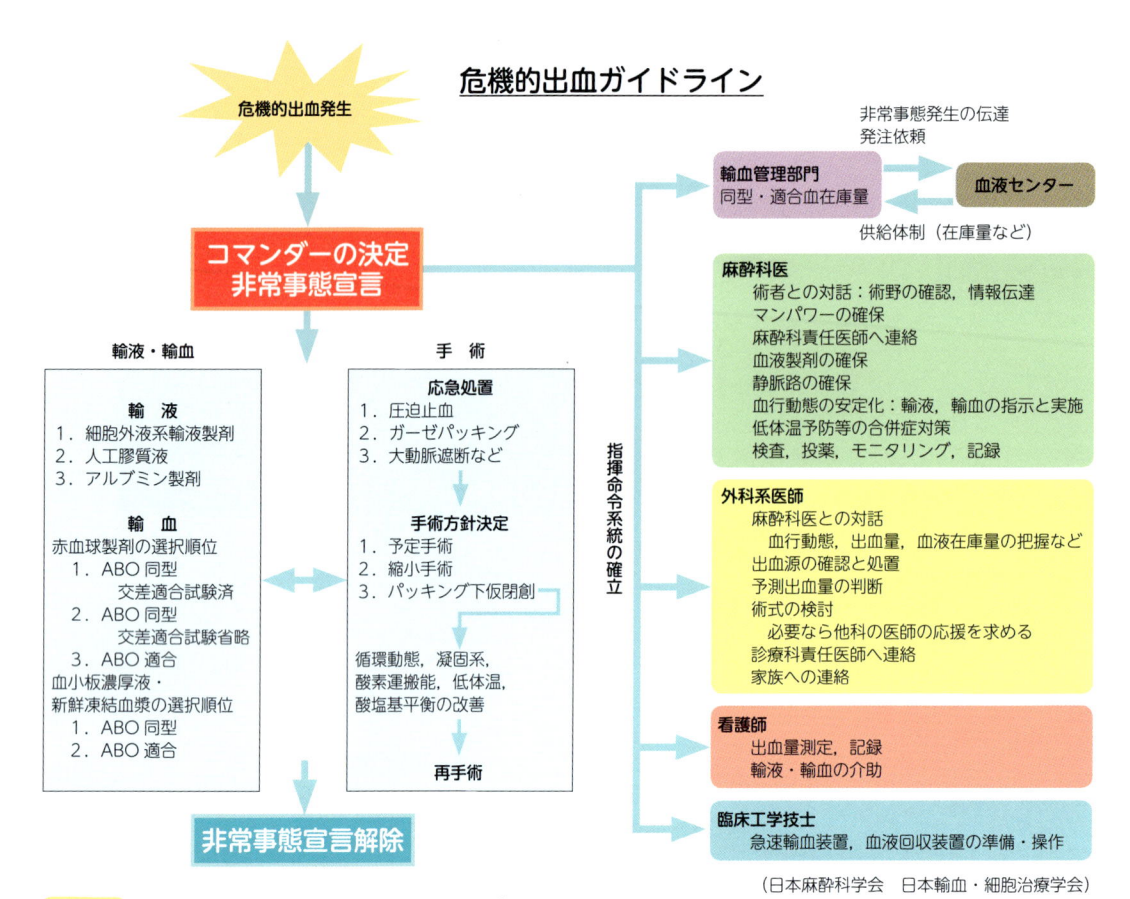

図3-8 産科危機的出血への対応ガイドライン(つづき)
日本産科婦人科学会・日本産婦人科医会編:産婦人科診療ガイドライン―産科編 2014, 日本産科婦人科学会事務局, 2014, p.191. より引用

　これらの治療によっても出血が持続し, バイタルサインの異常が持続する場合は,「産科危機的出血への対応ガイドライン」を参照して対応する(図3-7, 3-8)[3]。産科的には, 子宮動脈の結紮・塞栓, 内腸骨動脈の結紮・塞栓, 総腸骨動脈のバルーン, 子宮腟上部摘出術あるいは子宮全摘術などを試みる。
　ただし, 大量輸血時の高カリウム血症, 肺水腫は, 生命の危険を伴うことに留意する。

看護技術の実際

A 連続的なバイタルサインの測定

- ●目　　的:産婦の身体的状況を把握する
- ●適　　応:ハイリスク妊産婦で分娩時の異常が予測される場合に行うが, 予測できない場合に備えてすべての産婦に行うとよい
- ●必要物品:自動血圧計(自動血圧監視装置, 脈拍も測定できるもの)

方法	留意点と根拠
1　自動血圧計が正確に作動するか確認する	
2　自動血圧計による測定について産婦に説明する	●産婦に不安を感じさせないように配慮して説明する
3　産婦が入室し，分娩台での準備を整える	
4　自動血圧計を産婦の上腕に装着する（➡❶）	❶動脈の拍動に伴って規則的に発生する振動の変化を測定することで値を割り出すため，カフに内蔵されたセンサーやマイクが上腕動脈に当たるところに装着する
5　測定を開始する 　1）決められた間隔で測定するよう設定する 　2）産婦に実施することを告げ，測定を開始する 　3）測定値を周知し（➡❷），カルテに記載する	●産婦に不快感を与えないよう，測定を開始することを告げてから実施する ❷チームで対処できるように，測定値を周知する

B ショック指数（SI）の算出

- ●目　　的：産婦の急性出血性ショックに対応するために，出血量と必要輸血量を推測する
- ●適　　応：分娩時多量出血が予測される産婦

方法	留意点と根拠
1　出血量を測り，心拍数・血圧をモニタリングする 　出血量の測定は，C「出血量の測定」の「方法1〜2」に準じる	
2　ショック指数（SI）を算出する	●SI値は，正常0.5であるが，ショック時は脈拍が増加して血圧が低下するため，1.0程度に上昇する。SIが1.0以上になった時点で対応が必要となるため，出血量とともに心拍数と血圧を継時的にモニタリングする

C 出血量の測定

- ●目　　的：分娩時の出血量を知り，速やかに産科出血に対処する
- ●適　　応：すべての産婦
- ●必要物品：計量器（できれば1g単位で計量できるものが望ましい），メジャーカップ，膿盆，感染予防としてグローブ，ビニールエプロン，ゴーグルなど

方法	留意点と根拠
1　出血量を測定する 　1）出血は膿盆などで受けておき，測定する 　2）止血に使用したガーゼなどに付着した血液量も測定する	●感染予防のため，ディスポーザブルのグローブなどをつける ●血液を含んだガーゼの重さを測定し，その値からガーゼ（一般に1枚3g）の重さを引いて出血量とする
2　出血量は，ただちに対処にあたっている医師や助産師に周知する	

正常を逸脱した場合のケア

A 頸管裂傷のある産婦への支援

- **事例**：Aさん，33歳，初産婦。妊娠38週5日目の午前8時に陣痛発来で入院した。15時に破水して陣痛が強くなり，分娩が急激に進行したため，強いいきみをのがすことができなかった。16時に肛門圧迫感が出現し，子宮口全開大を確認し分娩室に入室した。16時30分に児娩出，アプガースコア（1分後）9点。児が元気に生まれたのでAさんは安堵の表情を浮かべ微笑んでいたが，顔色がすぐれず，会陰から鮮紅色の持続的な出血がみられる。子宮底は臍高位で硬く触れる。胎盤剥離徴候を確認後，16時35分に胎盤娩出した。
  その後も会陰部からの鮮紅色の出血が続き，子宮底は臍下3横指で硬く触れる。腟鏡診で頸管裂傷を3時の方向に認め，医師が縫合セットを準備するよう指示している。

- **あなたの対応は？**

- **Aさんについて看護師が考えたこと**
- ・出血への処置を速やかに行い，母体への影響を最小限にしたい。
- ・Aさんは，急にあわただしい雰囲気になり，今後どのような処置を受けるのか不安や恐怖があるのではないか？
- ・Aさんは，児が元気に生まれたことを喜んでいるが，様々な処置を受けることで出産体験が否定的なものになるのではないか。

看護問題	看護計画
頸管裂傷による産婦の出血性ショックの危険性	**OP** 1）バイタルサイン，SpO₂ 2）産道（子宮頸管，腟壁，会陰）損傷の有無と程度，子宮収縮状態 3）出血量およびショック指数，尿量 4）疼痛の有無，程度，部位 5）産婦の訴え，表情，意識状態，顔色，苦悶様顔貌，呼吸状態，不穏 6）縫合の部位と状態 **TP** 1）血管確保と輸液管理 2）縫合などの処置の準備，介助 3）産科出血への対応 4）身体への侵襲を最小限にするため，不必要な露出を避け保温に努める 5）処置時，産婦のそばに付き添い，声をかけ，説明し安心できるよう配慮する 6）産婦の心配や質問については，疑問や不安を解消できるようていねいに対応する 7）処置に伴う疼痛には，医師の指示に従い鎮痛薬を投与する 8）処置終了後，医師にガーゼやタンポンなどが腟内に残っていないか，また，今後の治療方針（点滴管理や安静度，観察時期など）について確認する **EP** 1）疼痛が増強したときは，すぐに知らせるように伝える 2）縫合処置が終了するまで，砕石位をとる必要があることを説明して協力を得る 3）縫合処置時に緊張が強い場合は，ゆっくり息を吐く呼吸を促し，全身の力を抜くよう説明する 4）処置終了後，二次感染を予防するために排泄後の清潔保持のための外陰部のセルフケアについて説明する

看護問題	看護計画
	5）会陰部にも縫合がある場合は，疼痛緩和のための体位や，産褥クッションの使用，鎮痛薬の使用について説明する 6）出血量によっては起立性頻脈や起立性貧血症状が出現することがあるため，その場合にはすぐ知らせるよう説明する
治療や処置に対する不安や，自らの出産体験に対する誤った認識の危険性	**OP** 1）産婦の言動，表情 2）今回の分娩についての本人の認識，受け止め 3）家族の言動，表情 **TP** 1）検査や処置が恐怖体験とならないよう，産婦のそばに寄り添い，処置ごとにその目的と方法，産婦はどのようにしていればよいかなどについて説明する 2）産婦へ励まし，ねぎらいの言葉をかける 3）疼痛の緩和 4）処置終了後，母体の状態や予後について医師に説明を依頼する 5）処置終了後，速やかに児と家族との面会の場を設定する **EP** 1）産婦や家族に対して，不安や心配があったら遠慮なく知らせるよう伝える 2）自身の分娩が否定的な認識とならないよう，分娩介助にあたった助産師との分娩の振り返りの場をセッティングする

文献

1) 日本産科婦人科学会・日本産婦人科医会・日本周産期・新生児医学会・他：産科危機的出血への対応ガイドライン，2010. http://www.anesth.or.jp/guide/pdf/100327guideline.pdf
2) 竹田省担当編集委員，平松祐司・小西郁生・櫻木範明・他編集委員：産科大出血－危機的出血への対応と確実な止血戦略，OGS NOW，メジカルビュー社，2012，p.15.
3) 日本産科婦人科学会・日本産婦人科医会編：産婦人科診療ガイドライン－産科編2014，日本産科婦人科学会事務局，2014，p.188-194.
4) 日本産科婦人科学会・日本産婦人科医会・日本周産期・新生児医学会・他：産科危機的出血への対応ガイドライン，2010. http://www.jspnm.com/topics/data/topics100414.pdf
5) 金井誠・小林浩：分娩時大量出血によるショック(DIC対応と産科危機的出血対応GL)，日本産科婦人科学会雑誌，2010，62(9)：N252-N255.
6) 吉川史隆・倉智博久・平松祐司編：産科婦人科疾患最新の治療2013-2015，南江堂，2013，p.125.
7) 岡井崇・綾部琢哉編：標準産科婦人科学，第4版，医学書院，2011.
8) 石原昌・東野妙子・村本淳子・編著：母性看護学 1　妊娠・分娩，第2版，医歯薬出版，2006，p.166-168.
9) 進純郎：分娩介助学，医学書院，2005，p.48.
10) 佐世正勝・石村由利子編：ウエルネスからみた母性看護過程＋病態関連図，第2版，医学書院，2012，p.543.
11) 北川眞理子・内山和美編，生田克夫監：今日の助産－マタニティサイクルの助産診断・実践過程，改訂第3版，南江堂，2013.
12) 飯田俊彦編：スキルアップ分娩介助－介助の基本から緊急対応まで〈ペリネイタルケア2006年新春増刊〉，メディカ出版，2006，p.151-152.
13) 中村幸夫編：周産期医療と出血〈母体編〉，メディカ出版，1995，p.157-160.
14) 島田信宏編：周産期医療に必要な緊急処置とケアポイント〈Medicus Library〉，メディカ出版，1998.
15) 日本周産期・新生児医学会 教育・研修委員会編：症例から学ぶ周産期診療ワークブック，メジカルビュー社，2012，p.123-126.

4 分娩2時間までのケア

学習目標
- 分娩第4期の産婦および新生児の特徴を理解する。
- 出生直後の児の正常と異常を観察し，計測方法を理解する。
- 胎児付属物の正常と異常を観察し，計測方法を理解する。
- 早期母子接触の目的を理解し，産婦，児，家族への支援方法を理解する。

1 分娩第4期の産婦の特徴

　分娩第4期は，胎盤および卵膜の娩出後から2時間までを指す。産婦の身体には妊娠前の状態に戻ろうと全身性の変化がみられるとともに，出血などの異常が起こりやすい時期である。分娩時に産道裂傷が生じた場合は，その医療処置が行われる。

1）産婦の退行性変化

　分娩直後の子宮は臍下2～3横指程度の高さで，硬式テニスボール状に硬く触れる。子宮収縮が良好であれば出血は少ない。胎盤娩出2時間後までの出血を分娩時出血とし，正常な出血量は500mL未満である。子宮収縮と出血の観察は，胎盤娩出30分後，1時間後，2時間後に行う。

　この時期に生じやすい異常として，弛緩出血，産道裂傷がある。子宮収縮の状態と出血量，出血の性状，出血部位を観察する。また，胎盤遺残が子宮収縮に影響するため，早期に胎児付属物の状態を観察する。

2）産婦の全身状態

　体温は，分娩時に0.5℃程度の上昇を認め，分娩直後に一過性の悪寒を訴えることがある。その後は軽度の体温上昇がみられるが，37.2～37.5℃までは生理的範囲である。それ以上の体温上昇は感染を疑う。

　脈拍は，分娩直後に一過性に40～60回/分程度の徐脈を認めることがある。腹腔内圧の低下や安静臥床などにより起こるものと解釈されている。頻脈の場合は異常出血を疑い，血圧，産婦の顔色やあくびの出現，気分不快や悪心の訴え，意識状態など出血性ショックの有無を十分に観察する。

　血圧は，分娩時に上昇しているが，徐々に下降する。

　分娩時は代謝が盛んなため発汗や分泌液が増加している。飲水量が少ない，あるいは発

汗によって脱水傾向にある産婦も多いため注意する。

分娩後は，分娩時の会陰周囲の組織の伸展などにより，一時的に尿意を感じにくいかまったく感じなくなることがある。膀胱充満は子宮の収縮を阻害し，出血が増量しやすいため，膀胱充満の程度や水分摂取量を観察する。

3）産婦の心理的状態

分娩直後は，児の誕生に伴う喜びと興奮，達成感を感じている。一方，うまく産むことができなかったと後悔している場合もある。早期母子接触*やカンガルーケア，初回授乳は，産婦および児の精神的な安定を図り，愛着形成を促進する。また，分娩時の体験を肯定的にとらえることが，産褥期の育児および母乳育児への意欲の向上につながる体験となる。

*早期母子接触：正期産の新生児を対象に出生直後に分娩室で行われる母子の早期接触（early skin-to-skin contact）のことをいう。未熟児室で実施されるカンガルーケアと区別されている。

2 出生直後の新生児・胎児付属物の特徴

児にとっては「胎児」から「新生児」へと移行する時期であり，子宮内での生活から母体外での生活に適応するための重要な時期である。

新生児は，子宮内では胎盤や臍帯により母体に依存していた循環や代謝を，出生後は自分で行わなければならない。分娩は時に児の身体に大きなストレスを与えることがあり，それが出生後の児の適応に影響を与えることも少なくない。また，妊娠期や分娩期の影響を受け，特に分娩経過が正常から逸脱し，吸引分娩や鉗子分娩など医療処置が行われた場合は，児に分娩時の損傷が認められる場合もある。

また，この時期の産婦は児に強い関心をもち（感受期 sensitive period），児も第一次反応期（覚醒し，刺激に対して敏感な時期）であるため，母子関係および家族関係の形成に重要な時期である。

1）出生直後の児の観察と異常の発見
（1）出生直後の呼吸確立（胎児循環から新生児循環へ）

新生児は，産道通過時の胸郭への圧迫（物理的刺激），陣痛による胎盤血流の低下（化学的刺激）などの分娩ストレスや，出生直後の寒冷刺激や皮膚摩擦刺激（皮膚刺激）によって第一呼吸を生じる。これにより肺が広がると，肺の血管抵抗が低下して血流量が増加し右心房圧が低下する。また，動脈血酸素分圧が急激に上昇することや，胎盤循環がなくなり胎盤由来のホルモンが消失することで動脈管が収縮し，機能的に閉鎖する。肺動脈圧の低下や動脈管の閉鎖により，左心房圧が上昇し，右心房から左心房への右-左シャントが途絶え，卵円孔が機能的に閉鎖する。このように，胎児循環から新生児循環への移行には，出生後の呼吸状態が影響している。

新生児の健康状態を総合的に判定するものとして，アプガースコア（Apgar score）が用いられる（表4-1）。心拍数，呼吸，筋緊張，反射，皮膚の色の5項目を，通常は出生後1分と5分で判定し，合計得点が7〜10点を正常，4〜6点を軽症仮死，0〜3点を重症仮死と

表4-1 アプガースコア

点数	心拍数	呼 吸	筋緊張	反 射	皮膚の色
0	ない	ない	だらんとしている	反応しない	全身蒼白または暗紫色
1	100回/分未満	弱い泣き声 不規則な浅い呼吸	いくらか四肢を曲げる	顔をしかめる	体幹ピンク，四肢チアノーゼ
2	100回/分以上	強く泣く 規則的な呼吸	四肢を活発に動かす	泣く 咳嗽・嘔吐反射	全身ピンク

生後1分と5分に，上記の5項目について評価し，その合計点によって判断する
評価基準：0〜3点；重症仮死，4〜6点；軽症仮死，7点以上；正常

判定する。1分値は出生直後の呼吸状態を，5分値は神経学的な予後を示している。5分値が7点以下の場合は，7点に達するまで評価する。

（2）新生児の全身状態

出生直後の児の観察は，まず分娩台の上で行う。出生直後に早期母子接触を行う場合は，産婦の腹部上で観察することもある。羊水を拭き取りながら，全身を系統的にすばやく観察する。詳細な観察は，臍帯切断後や早期母子接触後に行うが，明らかな形態異常はこのときに確認しておく。先天的な形態異常は合併症を伴うことがあり，児の詳細な観察や，母子接触方法の検討が必要となる。

新生児は，体表面積が大きく皮下脂肪が少ないため，皮膚の温度調節機能が未熟である。出生直後は，羊水や血液でぬれているため，蒸散よる熱喪失によって低体温になりやすい。また，環境温度によって体温が変動しやすい。出生直後は保温に加えて皮膚を乾燥させることが重要である。

①呼吸状態の観察

呼吸運動，呼吸音の聴取を中心に行う。肺への空気の入り具合を確認する。また，鼻翼呼吸，呻吟，陥没呼吸，シーソー呼吸などの異常呼吸の有無を観察する。

②循環の観察

心拍数，リズム，心雑音，チアノーゼの有無などを観察する。

③体温の観察

分娩の影響で出生直後は軽度上昇している。環境の影響を受けやすいため，四肢の冷感も観察する。

④分娩による損傷の有無

生じやすい損傷として，産瘤，頭血腫，帽状腱膜下血腫，顔面神経麻痺，腕神経叢麻痺，鎖骨骨折などがある。外表奇形，特異な顔貌の有無についても観察する。奇形がある場合は，多発奇形症候群の可能性を考慮して，詳細に観察する。

⑤神経学的な観察

探索反射，吸啜反射，モロー反射，バビンスキー反射など原始反射の観察を中心に行う。反射の亢進や減弱，左右差がある場合は，神経障害や筋肉・骨格系の異常を疑う。

⑥**身体計測**

身長，体重，胸囲，頭囲を測定する。計測値を基準値と比較し，身体の発育状態を評価する。低出生体重児やLFD (light for date) 児，HFD (heavy for date) 児を把握し，その後の異常発生の予防と早期発見に留意する。

（3）新生児の標識

新生児の取り違え防止のため，児には標識を装着する。臍帯切断前に装着することが望ましい。出生直後の気道確保や臍帯切断後でもよいが，産婦のそばから児を離す前には必ず装着する。

標識は，通常，2種類装着する。1つは産婦と同じ標識番号のものを出生前に準備しておき，産婦と児の各々の手関節に装着する。もう1つは，産婦の名前や出生日などを記入して対側の手関節あるいは足関節に装着する。標識内容は産婦や家族に記入してもらうか，確認をしてもらった後に装着する。

（4）点　　眼

細菌性結膜炎の予防のために，抗菌薬の点眼を行う。早期母子接触をしている場合は，母子接触や初回授乳が落ち着いた時点で点眼する。

（5）臍消毒，臍処置

臍帯の切断部に3本の血管（動脈2本，静脈1本）があることを確認する。切断部を75％以上のアルコールで消毒する。そのまま開放してもよいが，臍クリップで皮膚を傷つけるおそれがあるため，臍が乾燥しクリップをはずすまでの間は，クリップごと清潔なガーゼで覆っておく。

2）胎児付属物

胎盤娩出直後に，胎盤実質や卵膜の欠損の有無を観察し，子宮内遺残の可能性を検討する。胎児付属物の状態から，児の胎内生活および今後の胎外生活への適応への影響，産婦への影響を推測する。一般に，妊娠高血圧症候群や染色体異常では小さく，胎児水腫や母体の糖尿病・貧血では大きくなる。

（1）胎　　盤

胎盤は，臍帯が付着する胎児面と，子宮壁に付着していた母体面からなる。胎盤はほぼ円形で，直径15〜20cm，厚さ約2cm，重さ500g程度である。

胎盤の構造は，脱落膜緻密層によってできた絨毛間腔に母体の血液が満ち，そのなかに絨毛膜板から懸垂する絨毛が浮遊した状態となっている（図4-1）。胎児から静脈血を運ぶ臍動脈は，臍帯から絨毛膜板に至り，絨毛に達する。ここで母児間のガス交換が行われて動脈血となり，臍帯静脈へと運ばれる。

胎盤の観察は，第一次検査は胎盤娩出後に速やかに行い，胎盤実質または卵膜の欠損の有無を観察する。観察と計測は，母体面・胎児面の両方から行う。

形態の異常として，分葉胎盤，副胎盤，有窓胎盤，膜様胎盤，画縁胎盤，周郭胎盤がある。

母体面では，胎盤実質の分葉や性状，欠損の有無を観察する。母体面に付着した血液や凝血塊を除去してから行う。正常な胎盤実質は軟らかく，弾力性がある。妊娠高血圧症候

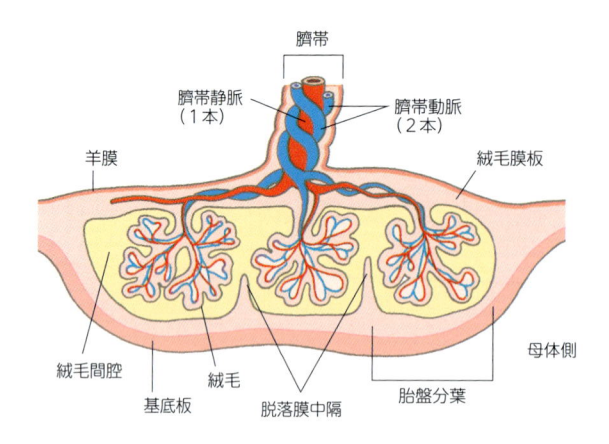

図4-1 胎盤の構造

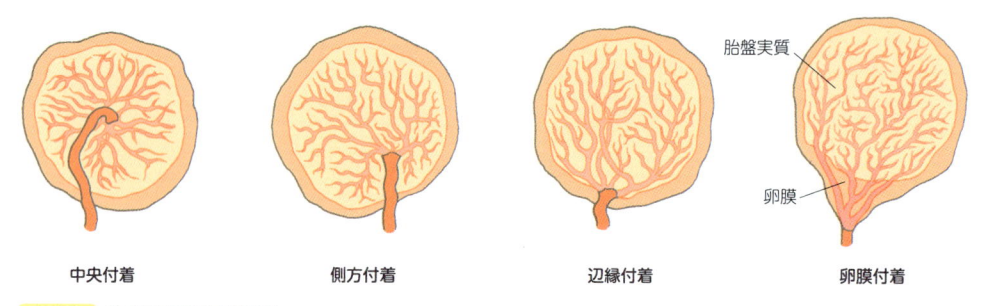

図4-2 胎盤の臍帯付着部位

群を合併している場合は，硬くて弾力性がない．石灰沈着は，実質面上に白色で粒上のざらざらした感触があるものである．白色梗塞は，白い硬い塊として触れる．実質に欠損がある場合は，隣接する実質部分と合わせても一致しない．また，常位胎盤早期剝離の場合は，剝離部を中心に出血・凝血の所見がみられ，暗赤色の凝血塊が胎盤を圧している．

胎児面は青白く光沢がある．羊水が混濁していた場合は，黄染を認めることがある．また，絨毛膜羊膜炎の場合は，灰黄色を呈する．

(2) 臍　帯

臍帯は，静脈血の流れる臍帯動脈2本，動脈血が流れる臍帯静脈1本と，その周りをワルトン膠質が覆っている．正常な場合，長さ50〜60cm，太さ約1.5cmである．

過短臍帯は25cm以下であり，まれに分娩時胎盤早期剝離の原因となることがある．過長臍帯は100cm以上で，胎児の頸部巻絡を認めることがある．

臍帯の付着部位は，正常で胎盤辺縁部より5〜7cm付近だが，辺縁付着や卵膜付着の場合は，子宮内胎児発育遅延や胎児機能不全の原因となることもある（図4-2）．

(3) 卵　膜

卵膜は，子宮内膜の変化した母体由来の脱落膜，胎児由来の絨毛膜と羊膜の3層からなる．

胎児が娩出された部分が裂口として開いているので，裂口部を確認し，卵膜が3枚そろっているかを観察し欠損の有無を確認する．また，裂口部位から胎盤の付着部位を推定することができる．

胎便着色がある場合，羊膜にとどまらず絨毛膜まで汚染している場合は，胎便の排出時期が早かったことが推測できる。

（4）羊　水

羊水は，量，性状，混濁の有無と程度，悪臭の有無などを観察する。妊娠末期の正常量は50〜500mLで，800mL以上が羊水過多である。胎便混入がみられた場合は，色，粘性，においなどを確認し，児の呼吸状態に注意する。

看護技術の実際

A 早期母子接触

- **目　的**：（1）母子のストレスを減少させ，児の体温の維持，呼吸循環の適応を早める
  （2）母乳育児の確立と母子の愛着形成を促す
- **適　応**：適応・中止基準は**表4-2**参照
- **必要物品**：常温で乾燥したバスタオル，吸水マット，タイマー，パルスオキシメーター，固定テープ，体温計，クッション

表4-2　早期母子接触の適応基準と中止基準

適応基準

母親の基準	①本人が実施の意思を示している ②バイタルサインが安定している ③疲労困憊していない ④医師，助産師が不適切と認めていない
児の基準	①正期産新生児である ②胎児機能不全がなかった ③新生児仮死がない 　（1分・5分後のアプガースコアが8点以上） ④低出生体重児でない ⑤医師，助産師，看護師が不適切と認めていない

中止基準

母親の基準	・傾眠傾向である ・医師，助産師が不適切と判断している
児の基準	・呼吸障害（無呼吸，あえぎ呼吸を含む）がある ・SpO$_2$：90％未満となる ・ぐったりし活気に乏しい ・睡眠状態となる ・医師，助産師，看護師が不適切と判断している

日本周産期・新生児医学会：「早期母子接触」実施の留意点，2012．より引用

	方　法	留意点と根拠
1	バースプラン作成時に早期母子接触について説明する（妊娠期）	●妊娠中から，早期母子接触の目的と方法を理解しておくとともに，実施できる場合と実施できない場合があることも説明しておく❶
2	分娩直前，早期母子接触の準備をする 1）分娩が近づいたら分娩室を室温25〜28℃，湿度60％以上に調整する 2）送風口や入口など室内の気流に配慮し，生まれてきた児に直接風が当たらないようにしておく（➡❶）	●分娩室内は，児の顔色などの観察ができるような照度とする ❶新生児は出生直後，体表が羊水などでぬれているため，蒸散による体温喪失が大きい。児に合わせた環境を整備する

方 法	留意点と根拠
3 **分娩直後, 早期母子接触を行う (→❷)** 1) 産婦に早期母子接触の希望の意思を確認する 2) 分娩直後に上体を挙上する (30度前後が望ましい) 3) 産婦の衣服の前面をはだけ, 胸腹部の汗をぬぐう (→❸) 4) 児の準備をする (1) 全身の羊水を拭き取りドライアップする (2) 児の顔を横に向け鼻腔閉塞を起こさず楽に呼吸できるようにする (3) 乾いたバスタオルで児を頭まで覆う (→❹) (4) 児の右手にパルスオキシメーターのプローブを装着する (図4-3, Ⅴ章「1 出生直後の新生児のケア」D「酸素飽和度の測定」p.229参照) 5) 助産師から児を受け取り, 産婦の裸の胸元に裸の児を腹ばいに寝かせる (図4-4) 6) 母子の腹と腹を合わせ産婦の両手でしっかり児の殿部を支えるように説明し, 児がしっかり支えられていることを確認してから手を離す	❷早期母子接触は, 出生後30分以内に開始することが望ましい❷。可能ならば出生直後から行う ❸産婦が分娩のときにかいた汗でからだが湿っていると, 児のからだが乾きにくく, 低体温になりやすい ●児の羊水を拭き取るとき, 児の前腕の羊水はしばらくそのままにする。それによって児は羊水のにおいをしばらく楽しむことができる ❹体温が奪われないよう, 頭までタオルでくるみ低体温を予防する ●母子が密着しているときは, 児のからだや手足がねじれないよう留意する ●ポジショニングがよいと児の本能的な哺乳行動が促される ●活発に動く児や抱っこに不慣れな産婦の場合は, 児の転落予防に留意する ●産婦が安楽な姿勢を保てるように, クッションやたたんだタオルを利用し, 児を抱くのに余分な力を使わないですむよう腕を支える

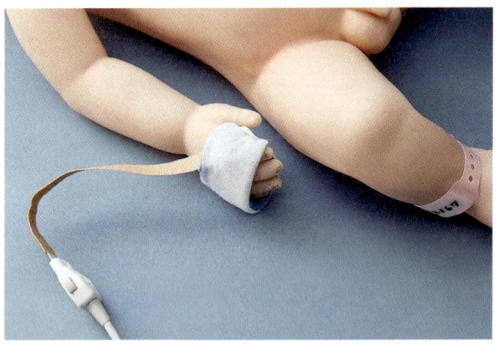

図4-3 パルスオキシメーターの装着

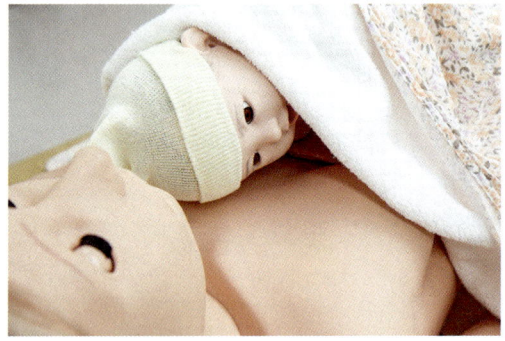

図4-4 早期母子接触

4	**縫合中の疼痛・後陣痛に, 共感的・受容的に接する**	●疼痛が強い場合, 産婦の手に力が入り, 児を強く抱きしめていることがある。さりげなく産婦の手を, 児の胸より下方にずらすなどして, 児の鼻や胸が圧迫されないように注意する
5	**出生後1・5・10・15分にタイマーをセットし, 観察する** 1) 呼吸状態 (努力呼吸, 陥没呼吸, 多呼吸, 呻吟, 無呼吸), 冷汗, チアノーゼ, 実施中の母子の行動を観察する 2) 出生15分後に体温を測定する 3) 児の皮膚色, 体温, 呼吸状態について, 産婦と家族に観察結果を説明する	●出生直後の児は, 胎外生活への適応が始まったばかりの不安定で変化しやすい時期であるため, 実施中は, 母子だけにしない。母子と家族のじゃまにならないよう配慮して観察する ●分娩期に羊水混濁や遷延分娩など正常からの逸脱があった場合は, 注意深く観察する
6	**母子を見守る** 1) 母子と家族がゆったりと過ごせるよう, 温かい雰囲気を心がけ, 必要最低限の介入にとどめて見守る 2) やむを得ず分娩室から離れる場合は, 産婦の手の届くところにナースコールを置き, 不安などがあったらいつでも知らせるよう説明する	●産婦に腹部上の児の顔が見えるよう手鏡の使用を勧める

方法	留意点と根拠
7　早期母子接触を終了する 　1）出生後，少なくとも最初の2時間，または最初の授乳が終わるまで続ける❷（→❺） 　2）児の状況によっては，一時中断して観察する	❺最初の吸啜は生後20〜55分くらいまでにほとんど起きるため，2時間前後行うことが望ましい❸

❶日本周産期・新生児医学会：「早期母子接触」実施の留意点，2012．　http://www.jspnm.com/sbsv13_8.pdf
❷カンガルーケア・ガイドライン・ワーキンググループ：根拠と総意に基づくカンガルーケア・ガイドライン，2009．
http://square.umin.ac.jp/kmcgl/kasou02.html
❸日本未熟児新生児学会 医療提供体制検討委員会：正期産新生児の望ましい診療・ケア，日本未熟児新生児学会雑誌，24（3）：419-441，2012．

B 出生2時間の新生児の観察

- 目　　的：出生直後の児の胎外環境への適応状態をアセスメントし，異常を早期に発見する
- 適　　応：すべての新生児に行う
- 必要物品：バルブシリンジ（新生児用吸引器，図4-5），体温計，新生児用聴診器，メジャー，新生児体重計，綿棒，ストップウォッチまたは秒針付き時計，新生児用コット，バスタオル，新生児用衣服，紙おむつ（おむつ，おむつカバー）

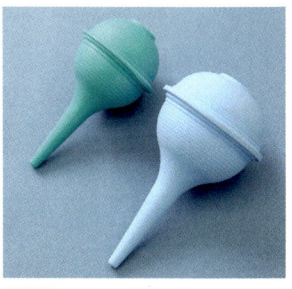

図4-5　バルブシリンジ

方法	留意点と根拠
1　出生直後の児を観察する 　1）児の皮膚の羊水を拭き取る 　2）羊水を拭き取りながら，児の呼吸状態（啼泣），皮膚の色，筋緊張，反射を観察し，出生1分後，5分後にアプガースコアを判定する 　3）呼吸状態が悪い場合は，口腔・鼻腔吸引を行う（→❶）	・活気があり呼吸に問題のない児の場合，鼻や口の分泌物はガーゼやタオルで拭う ・正期産で，しっかり呼吸するか泣いていて筋緊張がよい児は，ルーチンケアの保温，気道開通，皮膚乾燥を母親のそばで実施する❶ ❶吸引操作は，喉頭けいれんや迷走神経反射による徐脈や自発呼吸の遅延を避けるために行う。口腔・鼻腔吸引は5秒程度にとどめる
2　出生1〜2時間の児を観察する 　1）出生後15分程度経過したら，体温を測定する 　2）児の顔色，皮膚の色を観察する	
3　早期母子接触，初回授乳が一段落し，児が眠り始めたら児の観察・計測の準備をする 　1）必要物品を準備し，分娩室内に運び込む 　2）産婦と家族に児の観察・計測を行うことを説明する 　3）産婦の腹部上に児を腹臥位にしたまま，体温を測定する 　4）児を裸のままコットに移し，バスタオルでくるみ全身を観察する 　5）児を頭部から下肢へ，正中から左右末端へ，前面から背面へと見落としなく観察する 　6）児のバイタルサイン測定，身長・体重・頭囲・胸囲などを計測する（V章「1 出生直後の新生児のケア」H「身体計測」p.234参照）	・原則として，計測・点眼などルーチンケアは，医学的に必要でない限り母子接触を終えた後に実施する❷ ・児の保温に留意し，着衣で観察できることは着衣のままで観察し，不要な露出を避け，系統的に観察する ・児の身体発育状態を評価する

❶田村正徳監：日本版救急蘇生ガイドライン2010に基づく新生児蘇生法テキスト，改訂第2版，メジカルビュー社，2011．
❷日本未熟児新生児学会 医療提供体制検討委員会：正期産新生児の望ましい診療・ケア，日本未熟児新生児学会雑誌，24（3）：419-441，2012．

C 出生2時間の新生児のケア

- ●目　　的：児の胎外環境への適応を促し，初回授乳を支援する
- ●適　　応：すべての新生児に行う
- ●必要物品：新生児の標識：第1標識（産婦と新生児用），第2標識（新生児用），温めたタオルまたは新生児用帽子（必要時）

	方　法	留意点と根拠
1	**分娩前の準備をする** 1) 分娩が近づいたら分娩室を室温25〜28℃，湿度60％以上に調整する 2) 送風口や入口など室内の気流に配慮し，産まれてきた児に直接風が当たらないようにしておく（→❶） 3) 第1標識，第2標識を準備する	❶児は出生直後，体表が羊水などでぬれているため，蒸散による体温喪失が大きい。児に合わせた環境を整備する
2	**出生直後のケアを行う** 1) 児の呼吸状態がよければ，速やかに早期母子接触を行う 2) 産婦と家族に第1標識を確認してもらい，産婦の手関節と児の手関節に装着する 3) 第2標識の装着は，児の観察や計測時などに実施する	●早期母子接触を行わず，児を産婦から離す場合は，速やかに新生児標識を装着する ●家族がいたら家族に，第2標識へ産婦の名前，出生日，性別などを記入してもらう
3	**出生1〜2時間のケアを行う** A「早期母子接触」の方法「1〜7」に準じる 〈早期母子接触を実施している場合のケア〉 1) 出生後20分程度経過したら，児の探索行動が出現するか留意して観察する 2) 産婦と家族に児の哺乳行動について説明する 3) 産婦と共に児の探索行動を観察し，ラッチオン（乳房への吸着）するのを見守る（Ⅳ章「3　退院から出産後1か月までの褥婦のケア」図3-1, p.203参照） 4) 出生後1時間たっても乳房を自分から吸おうとしないときは，児の口元に乳房が届くようにし，児が自分で乳房をなめて探れるような姿勢にする 5) 児の口のあたりを乳頭でやさしくなでることで探索反射を開始させる方法を産婦に説明する 〈早期母子接触を行わなかった場合のケア〉 1) できるだけ早期に産婦が児を抱けるように調整する 2) ゆったりとした環境を整え，自然な授乳を促す	●児は頭までしっかりと覆って保温に留意する（→❷） ❷児は頭部の比率が大きく羊水で髪の毛がぬれているため，頭からの蒸散で放熱する。体温は37.0℃以上を保つように，必要時には温めたバスタオルや掛け物に変えたり，帽子をかぶせたりして低体温を予防する ●静かで温かい雰囲気を保つよう心がけ，産婦と児のふれあいをじゃましないようにする ●常にそばにいて観察は続けるが，余分な介入はせず見守る ●早期母子接触中の場合，児の足底が産婦の腹壁に着くことで，児が足をけって伸び上がり，乳房に近づくことができる ●児を無理に乳首に吸着させないよう注意する。無理に乳房に吸い付かせると逆効果となり，児の探索行動を阻害し，反射的に舌で気道を塞ぐことがある[❶] ●児が乳頭や乳輪をなめたり吸啜する刺激により産婦のオキシトシンが分泌され，子宮の収縮が促進され，出血が抑制される ●沐浴，計測，点眼などの処置のために早期母子接触が遅れたり中断したりすると児の哺乳行動が妨げられる

[❶] Marie D：Guidelines for infant breastfeeding, Mannel R, Martens PJ, Walker M, eds, Core Curriculum for Lactation Consultant Practice, *Jones & Bartlett Publisher*, 2000, p.84-94.

正常を逸脱した場合のケア

A 弛緩出血時のケア

- **事例**：Aさん，30歳。初産婦で妊娠経過は良好であった。妊娠38週の午前5時に陣痛が発来し，7時に来院した。子宮口が4cm開大しており，5分間欠で30秒の子宮収縮があった。分娩進行はゆっくりで，翌日の3時にようやく分娩となった。

  新生児は女児で1分後のアプガースコアが9点で早期母子接触をしている。児が産まれて5分後に胎盤が自然娩出されたが，その直後から子宮腔内から多量の暗赤色の流血が認められた。Aさんの下腹部を触診すると，子宮底は臍上2横指の高さに軟らかく触れる。

- **あなたの対応は？**

- **Aさんについて看護師が考えたこと**
- ・子宮収縮が悪い。弛緩出血かもしれない。
- ・弛緩出血のほかには，頸管裂傷，腟の裂傷など産道裂傷による出血が考えられる。
- ・このまま出血が続くと，産婦がショックを起こすかもしれない。
- ・出血をできるだけ抑え，ショックに陥ることを避けたい。
- ・胎盤，卵膜が子宮内に遺残していないか？
- ・最後に排尿したのはいつか？

看護問題	看護計画
弛緩出血の疑いにより多量出血がある	**OP** 1) 子宮収縮の状態，後陣痛，その他の疼痛（子宮底を触れない場合は子宮内反症を疑う） 2) バイタルサイン，顔色などショック症状の観察（ショック指数＝心拍数÷収縮期血圧）(本章「3 分娩第3期のケア」表3-1，p.136参照） 3) 出血量（トータル500gまでは正常範囲。1時間で40g以上は出血多量） 4) 出血の性状（鮮血であれば産道裂傷，暗赤色であれば弛緩出血） 5) 出血の出方（持続していれば産道裂傷，間欠的であれば弛緩出血） 6) 胎盤・卵膜遺残の有無 7) 膀胱充満，最終排尿時間 **TP** 1) 複数のスタッフを集める 2) 産婦に声をかけ，子宮底の輪状マッサージを行う 3) 血管を確保し医師の指示によって子宮収縮薬を投与する 4) 膀胱が充満している場合は，導尿または膀胱留置カテーテルを挿入する 5) 早期母子接触を行っている場合は，続行が可能かを判断し，必要時は中止する 6) 出血の量や性状を観察し記録する **EP** 1) 医師または助産師が子宮内遺残の有無の確認，産道裂傷部位の確認のための内診・腟鏡診を行っているときは，産婦が医師の説明を理解できているか，確認のために声をかける 2) 出血が減少しない場合は，双手子宮圧迫法，子宮内ガーゼ圧迫法が実施されるため，産婦が医師の説明を理解できているか，確認のために声をかける 3) 出血量が減ったら，分娩後用の特大ナプキンを当てて陰部を清潔にする。産婦に血が流れるように感じたら伝えるように説明する 4) 分娩所要時間が長く疲労していることや，食事を摂取していない時間が長いため，水分・栄養摂取を促す 5) 早期母子接触を再開し，初回授乳ができるよう環境を整える

第Ⅳ章 産褥期のアセスメントとケア

1 出産後24時間の褥婦のケア

学習目標
- 褥婦の身体に起こる著しい退行性変化をアセスメントできる。
- 子宮復古を進めるケアができる。
- 分娩時の疲労や身体的苦痛（縫合部痛，肛門痛など）を軽減し，体力の回復に努められるようケアできる。
- 母子の愛着を促す援助ができる。
- 出産の喜びを分かち合い，分娩を肯定的な体験として意味づけられるよう支援できる。

1 産褥期の特徴

　産褥とは，分娩が終了し，妊娠・分娩に伴う母体の生理的変化が非妊時の状態に復するまでの状態をいい，その期間は6〜8週間である*。

　褥婦の身体的変化には，子宮を含めて全身が妊娠前の状態に戻ろうとする退行性変化と，乳汁分泌に伴う乳房の変化など進行性変化の2つの側面がある。分娩から24時間は産褥早期のなかでも退行性変化が著しい時期であり，弛緩出血，肺塞栓などの異常が起きやすいので特に注意する。

　出産は感動的な体験であり，達成感や高揚感などから褥婦が興奮していることが多い。一方で，児に対する失望や不満足な出産体験によって傷つくなど否定的な感情を抱く褥婦がいることを忘れてはならない。

　また，出産を経て児を迎えたことで「母親になる」という役割変化が生じるが，分娩時の疲労や筋肉痛，縫合部痛，肛門痛，強い後陣痛などの身体的苦痛が，その役割取得過程を妨げることがある。この時期は受容期ともよばれ，褥婦は受け身で依存的である。褥婦のニードを把握し，手厚い身体的ケアを実施することにより母親役割取得過程がスムーズにいくよう援助する。

＊：産褥期は，出産した日を分娩当日とし，翌日から産褥1日目と数える（時間ではなく，産褥○日目とする）。分娩時間が朝〜夕方であればそのままで問題ないが，分娩時間が夜間の場合はわずか数時間が分娩当日で，夜中12時を過ぎると産褥1日目となる。産後24時間は子宮復古など身体的変化が著しいため，産褥日数だけでなく産後何時間経過しているかを考慮してアセスメントし，看護計画を立案する。

2 褥婦の状態の理解

1) 身体的な変化 (表1-1)[1]

(1) 子宮

分娩直後の子宮底は臍下3横指（11〜12cm）まで下がるが，膀胱充満や骨盤底筋の復古により12時間後には臍高まで上昇する。産褥1日目では臍下1横指となる。

(2) 後陣痛

子宮の収縮に伴って生じる後陣痛は，産褥2〜3日目頃まで続く。経産婦のほうが初産婦より強く感じることが多い。

(3) 悪露

分娩当日は血性悪露で血液臭がある。産褥1日目は赤色悪露となり特有の甘いにおいがする。正常経過では，凝血（coagulation）や卵膜，胎盤などの混入物を認めない。

(4) 体温

分娩直後は軽度上昇するが，24時間以内に平熱になる。

(5) 血圧

分娩中上昇していた血圧は，分娩後に平常値に戻る。

(6) 尿量

尿量は分娩終了後に増加し，正常の水分代謝に戻る。尿たんぱくを認めることがあるが，2日以内に消失する。

膀胱の筋緊張の低下，児頭による末梢神経および尿道括約筋の圧迫のため尿閉を起こすことがある。

(7) ホルモン動態

エストロゲン，プロゲステロン，下垂体性性腺刺激ホルモン，プロラクチンなどのホルモンは，分娩後に一気に減少する。相対的にプロラクチンが優位になり，乳汁産生が開始する（図1-1）[2]。

(8) 乳汁の分泌

産褥3日くらいまでは，半透明または濃い黄色の初乳が分泌される。ナトリウム（Na）とカリウム（K）を多く含み，児の胎便の排出を促す。また，免疫グロブリン（immunoglobulin：Ig）のうちIgAが特に多く含まれ，児の感染予防に重要な役割を果たす。

(9) 会陰縫合部の腫脹

組織内の循環不全やうっ血により生じる腫脹は1〜2日で消失する。

2) 心理的状態

褥婦には，以下のような肯定的な感情と否定的な感情がある。両方の感情がせめぎ合うアンビバレンツな状態にある褥婦もいる。

・児の出生を喜び，満足感や達成感を感じる。
・早期母子接触（early ski-to-skin contact）により愛着をもつ。
・「騒いで恥ずかしい」「思ったようにできなかった」といった自責の念や失敗感をもつ。

表1-1 産褥早期（入院中）の正常な経過

		分娩当日	1日	2日	3日	4日	5日	6日	9日
全身の回復	胎盤性ホルモン	ヒト絨毛性ゴナドトロピン(hCG)：産褥7日で下垂体性黄体形成ホルモン(LH)レベルに下がり，2週間で尿中に検出されなくなる ヒト胎盤性ラクトーゲン(hPL)：胎盤娩出後12時間以内に検出不能となる エストロゲン：産褥7日で非妊時の値に戻る プロゲステロン：産褥4日で非妊時の値に戻る							
	下垂体ホルモン	プロラクチン：分娩時にピークとなりその後低下するが，適切な吸啜刺激により上昇し維持されるようになる オキシトシン：授乳や児のことを考えたりすることで一過性に上昇する							
	体温				平熱（37.5℃を超えない）	乳房緊満のため腋窩検温の際に体温上昇を認めることがある			
	脈拍	安定（90回/分を超えない）				産褥遅脈（40～50回/分）が起こることがある			
	呼吸	安定（20回/分を超えない）							
	血圧	安定（140/90mmHgを超えない）				軽度上昇（10～15mmHg）することがある	安定（140/90mmHgを超えない）		
	循環血液量	1/3の減少	産褥1週までに1/3の減少					産褥2～3週で非妊時の値に戻る	
	排尿（尿量）	1,500～2,500mL/日 尿閉や尿意減弱が起きることがあるが，1～2日程度で消失							
	排便			2～3日は便秘傾向となる					
	体重	4～6kg減少	徐々に減り，4～6か月で非妊時の体重に戻る						
	消化器	口渇や鼓腸が起きやすい。食欲は2～3日は減退するが，速やかに増進する							
	白血球	1.8万/μLまで上昇	徐々に減る			1万/μL	さらに減り，産後1か月で非妊時の値に戻る		
	赤血球	分娩後減少する		産褥2～4日に最低値			産後1週間で分娩前，1か月で非妊時の値に戻る		
	血小板	分娩時の出血によって減少するが，産褥期の出血に備え，その後増加する							
	ヘモグロビン	分娩後減少する		産褥2～4日に最低値			産後1週間で分娩前，1か月で非妊時の値に戻る		
退行性変化	子宮底長	12cm→15cm(臍高)	12～13cm	12～13cm	10～12cm	9～10cm	8～10cm	7～8cm	
	子宮底高	臍下3横指 12時間後臍高まで上昇	臍下1横指	臍下2横指	臍下3横指	臍恥中央（臍高と恥骨結合上縁の中央）	恥骨結合上縁上3横指	恥骨結合上縁上2横指	
	子宮硬度	硬い（硬式テニスボール様の硬さ）							
	悪露の色調	純血性	赤色～暗赤色			赤褐色		褐色	
	悪露の臭気	血液臭	特有の甘いにおい			軽い臭気			
	悪露の量	総量は200～300g程度で，その約30％が分娩24時間以内に，約75％が産褥4日間に排出される*							
	後陣痛	分娩当日～産褥3日：比較的規則的な子宮収縮に伴う下腹部痛あり。授乳によって増強することが多い							
	会陰縫合部	軽度浮腫・腫脹あり	浮腫・腫脹は1～2日で消失。発赤，皮下出血，硬結（血腫），縫合部からの分泌物や離開はない						
	会陰縫合部痛	数日は痛みを感じるが，日常生活に支障がない程度である。体動時に増強することがある							
進行性変化	乳汁生成期	乳汁生成Ⅰ期			乳汁生成Ⅱ期			乳汁生成Ⅲ期	
	乳房の状態	軟らかい			緊満				
	乳汁	初乳			移行乳			成乳	
	乳汁分泌状態	少ない，10～100mL/日（平均30mL/日）					平均500mL/日	平均700mL/日	
	乳汁分泌の調整				エンドクリンコントロール			オートクリンコントロール	
	母親役割獲得過程（Rubin）	受容期（taking in）			保持期（taking hold）				

*：村本淳子・高橋真理編：ウイメンズヘルスナーシング 周産期ナーシング，第2版，ヌーヴェルヒロカワ，2011．新道幸恵・中野仁雄・遠藤俊子編：新体系看護学全書 母性看護学② マタニティサイクルにおける母子の健康と看護，メヂカルフレンド社，2012，p.432．を参考に作成

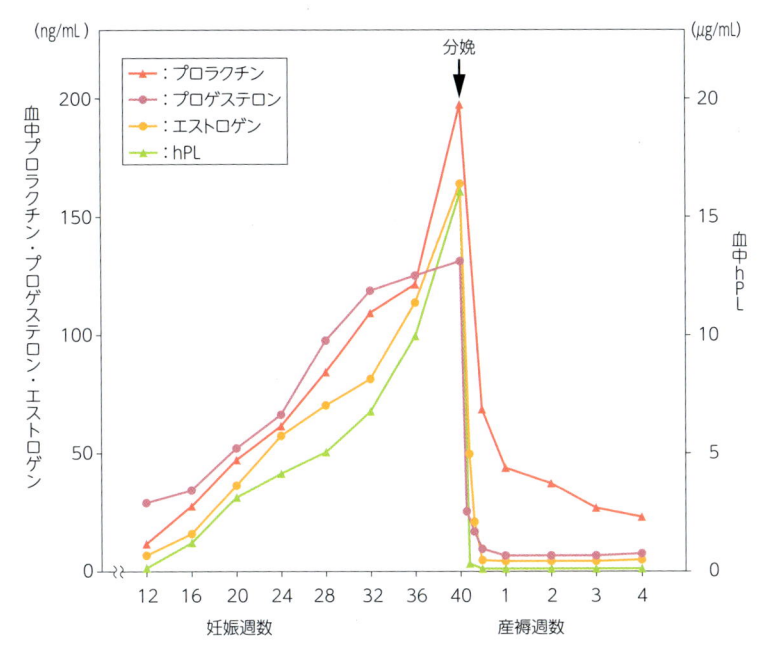

図1-1 妊娠中および産褥期における血中プロラクチン，プロゲステロン，エストロゲンおよびヒト胎盤性ラクトーゲン(hPL)の推移

池ノ上克・鈴木秋悦・髙山雅臣・他編：NEW エッセンシャル 産科学・婦人科学，第3版，医歯薬出版，2004，p.367．より引用

- 子宮内に胎児がいなくなったことで喪失感をもつ。
- 妊娠期から胎児に否定的な感情をもっていると，嫌悪感につながることがある。

看護技術の実際

A 産褥復古のケア（子宮・悪露の観察と悪露交換）

- **目　　的**：（1）子宮の復古状態をアセスメントする
  （2）悪露交換によって褥婦に爽快感をもたらし感染を予防する
- **適　　応**：歩行開始前のすべての褥婦に行う
- **必要物品**：メジャー（子宮底長測定時），ナプキン，清浄綿2〜3袋または滅菌鑷子・鑷子立て・消毒綿球（0.025％塩化ベンザルコニウム液など）・滅菌トレイ（シャーレ），膿盆，防水シーツ，綿毛布，ビニールエプロン，ディスポーザブル手袋

	方　法	留意点と根拠
1	褥婦に子宮の観察，悪露交換を行うことを説明し了解を得る	● 初回歩行までは2時間ごとに悪露交換を行う
2	子宮の観察，悪露交換の準備をする 1）看護師は手を洗い身じたくを整え，必要物品を準備する 2）ドアやカーテンを閉める	● プライバシーの保護に留意する

方　法	留意点と根拠
3　内診台に誘導し体位を整える 　1）褥婦を仰臥位にして，綿毛布をかける。綿毛布の下の掛け物は扇子折りにして足元に置く（➡❶） 　2）腰を少し浮かせてもらい，寝衣を腰の上まで上げる（➡❷）。同時に防水シーツを敷く	●褥婦の羞恥心を緩和するよう配慮する ❶もともとの掛け物を汚染しないよう足元に置く ❷寝衣の汚染を防ぐ
4　触診する 　1）褥婦に膝を立ててもらい，静かに腹部を圧迫し子宮底を触診する（➡❸） 　2）測定時は膝を伸ばしてもらう（➡❹） 　3）子宮底の高さを，臍を目安に看護師の指の本数で表示する（臍高，臍下2横指など） 　4）子宮底の長さを測定する場合は，メジャーの基点0を恥骨結合上縁に合わせ，子宮底部まで伸ばす（○cmと表示する）（➡❺）	❸膝を立てると腹壁が弛緩して，子宮底を見つけやすい ❹正確な長さを測るため ●自分の指で子宮底の高さを観察する方法を簡便法といい，臨床ではよく用いられる ❺メジャーでの測定は，正確で客観的である
5　触診時に子宮の硬度を確認する 　1）ディスポーザブル手袋を装着し，産褥ショーツの前を開け，外陰部からナプキン上部をはずし，子宮底を軽く圧迫する（➡❻）（図1-2a, b） 　2）悪露の排出の有無を確認する 　3）子宮内に悪露が停留している場合，輪状マッサージで排出を促す	●ナプキンを扱う際は感染防止のためディスポーザブル手袋を装着する ●排出する悪露を受け止めるため，ナプキンを完全にははずさない ❻圧迫することにより子宮内に停滞している悪露が排出される ●硬式テニスボールの硬さがあれば子宮復古は良好と判断する
6　清拭する 　1）清浄綿を袋から取り出し，陰部を清拭する面に触れないように広げ2枚にさばく。消毒綿球を使用する場合は，滅菌鑷子を使い，滅菌トレイに0.025％塩化ベンザルコニウム液消毒綿球を4〜5個取る 　2）清浄綿で外陰部を中央，左右の陰唇の順に，恥骨から肛門に向かって拭く。また，陰部側から肛門側へと拭き下ろす（拭き方は第Ⅲ章「2　分娩第2期のケア」図2-11，p.128参照） 　3）縫合部がある場合は，最後に押さえ拭きする 　4）外陰部や縫合部，肛門部の異常がないか観察する	●粘膜に使用する消毒液は，刺激を避けるためアルコールを含まないものを使用する ●清浄綿は1回ごとに膿盆に捨てる（➡❼） ❼感染防止のため，清浄綿は1回ごと膿盆に捨てる ●身体に付着した悪露がきれいになるまで繰り返す。大腿部の汚れは温かいタオルや温水を含ませた綿花で拭いてもよい ●縫合部は強く拭くと痛むので，優しく押さえるように拭く
7　診察終了時の介助を行い，説明する 　1）褥婦に軽く腰を持ち上げてもらい，汚れたナプキンと防水シーツを引き抜きながら新しいナプキンを当てる（図1-2c〜f） 　2）産褥ショーツを整える 　3）衣服を整え，掛け物を戻し，綿毛布をはずす 　4）褥婦に状態を説明し，ねぎらいの言葉をかける	●ナプキンの外陰部に触れる面には看護師の手が触れないようにする

方　法	留意点と根拠

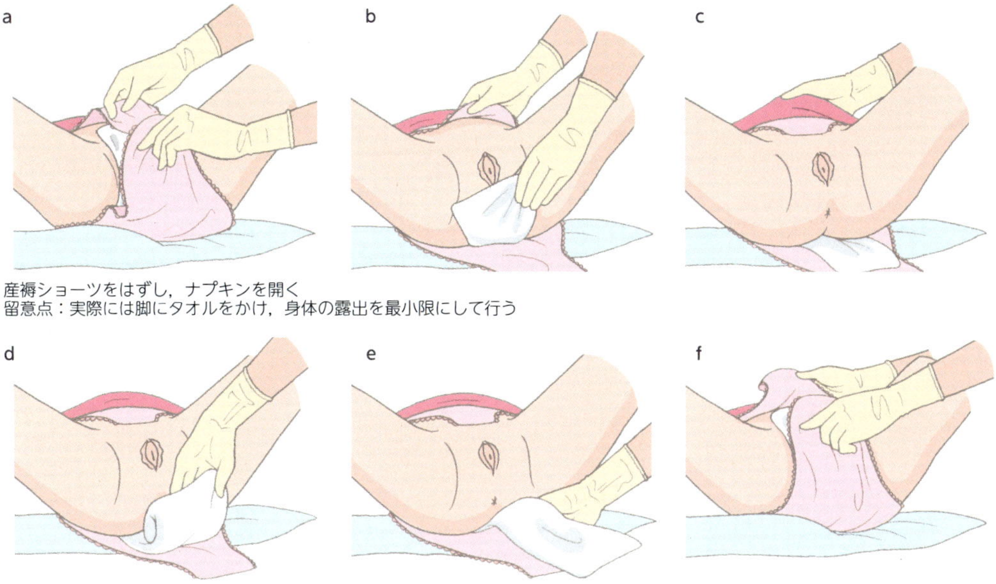

a　産褥ショーツをはずし，ナプキンを開く
留意点：実際には脚にタオルをかけ，身体の露出を最小限にして行う

d, e　使用済みナプキンを引き抜きながら，新しいナプキンを挿入する

f　産褥ショーツを整える

図1-2　悪露交換の手順

方　法	留意点と根拠
8　後片づけをする 　1）使用済みナプキンは上皿秤で重さを測り，悪露（出血）量を計算する。その後，感染性医療廃棄物容器に捨てる 　2）使用済み医療材料は感染性医療廃棄物容器に捨てる 　3）使用済み器具は消毒液に浸した後，水洗いして片づける 　4）メジャーは消毒綿で拭く（→❽）	●病院内で使用するナプキンの重量を前もって計測しておく ●悪露（出血）量（g）＝使用後のナプキン重量−使用前のナプキン重量 ●院内の感染予防対策マニュアルに沿って対応する ❽共用するメジャーは感染防止のため消毒する

B　早期離床ケア（初回歩行と排尿）

- 目　　的：排尿を促し，子宮復古を促進する
- 適　　応：分娩後4～6時間程度の褥婦に行う
- 必要物品：血圧計，メジャー（子宮底長測定時），ディスポーザブル手袋

方　法	留意点と根拠
1　初回歩行の準備をする 　1）褥婦は初回歩行まではベッド上で臥位になっている。自然分娩では4～6時間後に歩行する。帝王切開分娩では産褥1日目に歩行する（→❶） 　2）褥婦に初回歩行をすることを説明し了解を得る	❶肺塞栓症は，すべての分娩の0.01～0.04％で発症するが，帝王切開術後は経腟分娩より5～10倍高くなる。体動時や初回歩行時に起きやすいので，必ず付き添い，呼吸苦や胸痛などの異常所見を見逃さないことが大切である

方　法	留意点と根拠
2　歩行の可否をアセスメントする 　1) バイタルサイン（血圧，脈拍）を測定する 　2) 子宮復古の状態（高さ，硬度），後陣痛の有無，悪露（量，色，性状，混入物），陰部・縫合部の状態を観察する 　3) 顔色や気分不良の有無を確認する	●悪露の観察でナプキンに触れるときはディスポーザブル手袋を装着し，感染を予防する
3　トイレへの移動を介助する 　1) 観察したデータに異常がなければ，ゆっくり起座位になってもらう（➡❷）。このとき，めまいがないか確認する 　2) その場でゆっくり立ち上がり，ふらつきなどがないか確認する 　3) 新しいナプキンを持ち，トイレまで付き添う	❷臥位から急に立ち上がると起立性低血圧を起こす可能性があるので，ゆっくり姿勢を変える ●転倒しないよう必ず付き添う ●褥婦がふらついたときにはすぐ支えられるよう注意する
4　排泄（排尿）は，「C 排泄（排尿）のケア」の「方法2」に準じる	
5　排泄時の注意点を説明し，排泄後，褥室に戻る 　1) 褥婦には，排尿を済ませたら陰部を温水洗浄便座で洗浄し，トイレットペーパーで水分を拭き取るよう説明する 　2) 新しいナプキンを装着し，使用済みナプキンは汚物入れに捨てずに看護師が受け取るか，トイレに置くよう説明する（➡❸） 　3) 褥婦に尿意や自然排尿の有無を確認する（➡❹） 　4) 付き添って褥室に戻る 　5) 体調に変化がある場合は，再度バイタルサインを測定し，アセスメントする	●温水洗浄便座がない便器の場合は，ボトルに入れた温水などで洗浄する ●異常があったときに備えて，看護師はトイレの前から離れない ❸悪露の量を測定するため ❹尿閉や尿意が減弱していることがある ●異常の発生に備えて褥室まで付き添う
6　測定し，後片づけをする 　1) 使用済みナプキンの重さを測定し，悪露の量・色・性状・混入物の有無を確認する 　2) 使用済みナプキンを汚物入れに捨てる 　3) 特に異常を認めなければ，セルフケアに移行するよう説明する	●病院内で使用するナプキンの重量を前もって計測しておく ●長時間の臥位は悪露が停滞しやすいので，状態に応じてからだを動かすことや産褥日数に応じた産褥体操を取り入れるよう説明し，子宮復古を阻害しないようにする
7　初回歩行以後は，以下の内容を指導する 　1) 日中は3〜4時間ごとに排尿し，温水洗浄便座で陰部を洗浄して，トイレットペーパーで優しく拭き取る。また，そのつどナプキンを交換し，使用済みナプキンは汚物入れに捨てる 　2) 悪露に異常があったときは看護師に報告する 　3) ショーツが悪露で汚染したときは清潔なショーツに交換する 　4) 縫合部痛を和らげるため，歩行時はすり足やがに股で歩く（➡❺） 　5) 座位時は産褥椅子や円座を用いる（➡❻）	●褥婦がセルフケアできるよう，わかりやすく説明する ●悪露の観察が必要な場合は，汚物入れに捨てずにビニール袋に入れて看護師に渡してもらうか，子宮底観察時に外陰部や縫合部の観察と併せて行う ●悪露の量が多い，凝血がある，臭気がある，縫合部や外陰部の痛みが強くなるなどの異常の報告があった場合は，必ず看護師自身が観察しアセスメントする ❺縫合部の摩擦を避け，歩行時の縫合部痛を軽減する ❻縫合部痛を軽減する

❶竹内正人：助産師だからこそ知っておきたい術前・術後の管理とケアの実践―帝王切開のすべて〈ペリネイタルケア2013年新春増刊〉，メディカ出版，2013，p.14.

C 排泄（排尿）のケア

- 目　　的：子宮復古を促進する
- 適　　応：尿閉や尿意が減退して，自然排尿がみられない場合に行う
- 必要物品：自然排尿がない場合は導尿を行う

	方　法	留意点と根拠
1	初回歩行の準備をする B「早期離床ケア（初回歩行と排尿）」の「方法1～3」に準じる	●分娩2時間後の帰室時に排尿があっても，初回歩行までに尿意を訴えれば，初回歩行を早めてトイレに行く
2	初回歩行時にトイレで自然排尿を試みる 1）自然排尿がない場合は，以下のような刺激で排尿を促す ・温水を陰部にかける ・流水音を聞かせる ・下腹部を圧迫する 2）刺激しても排尿がない場合は膀胱の充満程度をみて処置室で導尿する 3）3～4時間ごとにトイレに行き，排尿するよう説明する（➡❷）	 ●分娩後6～8時間を目安に導尿を実施する（➡❶） ❶膀胱に尿が100mLたまると子宮は1cm上昇するといわれている❶ ●尿閉および尿意が減弱している理由を説明し，1～2日程度で回復することを伝え，不安を和らげる ❷膀胱充満は子宮復古を阻害する因子となる

❶新道幸恵編：新体系看護学全書33 妊婦・産婦・褥婦・新生児の看護，第3版，メヂカルフレンド社，2009，p.183.

D 授乳のケア

- 目　　的：早期授乳によるオキシトシンの分泌を促し，母乳産生を促進する
- 適　　応：健康な母子に行う
- 必要物品：ポジショニングのためのクッションや枕，ディスポーザブル手袋

	方　法	留意点と根拠
1	乳頭，乳房を観察する 本章「2　出産後から入院期間中の褥婦のケア」D「乳房の観察」p.178参照	●看護師が乳汁に触れるときはディスポーザブル手袋を装着する（➡❶） ❶乳汁は体液であることから，感染性のあるものとして取り扱う
2	授乳についての援助を行う 1）適切なポジショニング（授乳姿勢や児の抱き方），ラッチオン（吸着，乳頭の含ませ方，吸いつかせ方）を観察し，サポートする 2）自律授乳ができるように，児の空腹のサインを教え，授乳のタイミングを説明する 3）乳汁産生には時間がかかるため2～3日は分泌量が少なくても問題ないことを説明し，安心させる（➡❷）	●児がしっかり口を開いているか，吸いついているか観察する ❷分娩後すぐは初乳が少量分泌されるだけであるが，吸啜刺激によりプロラクチンが分泌され，乳汁産生が促進される。また，分泌されるオキシトシンにより出血が止まり，子宮収縮が促進される
3	使用後のディスポーザブル手袋を感染性医療廃棄物容器に廃棄する	●院内の感染予防対策マニュアルに沿って対応する

E 診察の介助（退院診察）

- ●目　　的：退院の可否を判断し，治療が必要な異常がある場合は治療を行う
- ●適　　応：自然分娩では産褥5〜6日目の退院前日または当日に行う。産褥2〜3日目に中間診察を行う施設もある
- ●必要物品：クスコ腟鏡，医師用滅菌手袋，滅菌鑷子・鑷子立て，消毒綿球（0.025％塩化ベンザルコニウム液など）・滅菌トレイ（シャーレ），膿盆，ナプキン，スタンド型無影灯，掛け物，ビニールエプロン，ディスポーザブル手袋

	方　法	留意点と根拠
1	褥婦へ説明する 1）診察の目的などを説明し了解を得る 2）診察前に排尿を済ませるよう説明する（➡❶）	●産褥5〜6日目に退院診察を行い，退院の可否を判断する。貧血などの異常所見があれば治療する ❶膀胱が充満していると異常の判断に影響する
2	診察室，診察台の準備をする 1）室温24〜25℃，湿度50〜60℃に設定する 2）看護師は手を洗い，身じたくを整える 3）診察台に防水シーツを敷く	
3	診察台に誘導し体位を整える 1）褥婦に診察台に横になってもらい，掛け物をする 2）診察台を適当な高さに調節する 3）産褥ショーツの前を開け，ナプキンをはずしながらショーツを腰の下に押し込む。腹帯などもはずしておく 4）無影灯を外陰部に照射する	●不必要な露出を避け，プライバシーを保護する ●前開きタイプのショーツでない場合は，診察台に上がる前に脱いでもらう
4	診察を介助する 1）医師の求める器械（クスコ腟鏡など）や消毒綿球などの医療材料を医師に渡す 2）治療が必要な場合は，医師を補助する	●クスコ腟鏡は滅菌温水で人肌に温めておく ●医師が行う診察によって得られた情報を共有する
5	診察終了時の介助を行う 1）医師の診察が終了したら褥婦に告げ，ねぎらいの言葉をかける 2）防水シーツを取り除きながら新しいナプキンを当てショーツを整える 3）診察台を下げ，褥婦を立たせる 4）褥婦を案内し，医師の話を聞けるような環境をセッティングする 5）医師の説明が終了したら帰室してもらう	●転倒しないよう，ふらついたときは支える
6	後片づけをする 1）使用済み医療材料は感染性医療廃棄物容器に捨てる 2）使用済み器具は消毒液に浸した後，水洗いして片づける	●院内の感染予防対策マニュアルに沿って対応する

F 検　査

- ●目　　的：全身復古をアセスメントし，特に貧血と尿たんぱくをチェックする
- ●適　　応：赤血球数やヘモグロビン値が最低になる産褥3〜4日目に検査する。分娩時に出血量

が多い場合や帝王切開では，産褥1日目にも血液検査を実施することがある
- 必要物品：検査伝票，真空採血管・ホルダーまたは注射器（5～10cc），21G針または22G針，消毒綿，駆血帯，腕まくら，防水シーツ，検査容器，採尿コップ，ビニールエプロン，ディスポーザブル手袋，注射針廃棄用容器（図1-3）

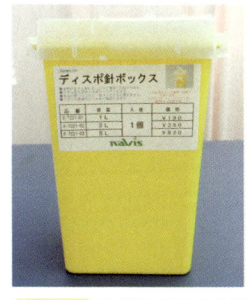

図1-3 注射針廃棄用容器

	方 法	留意点と根拠
1	**必要物品を準備する** 1）カルテの医師の指示と検査伝票とをチェックする 2）適切な検査容器を準備し，ネームを貼る	●間違いを防ぐため2人で指示を確認する（ダブルチェック） ●検査目的によって容器が異なるので，適切なものを選択する
2	**褥婦に説明し，処置室に誘導する** 1）褥婦に検査があることを説明し，了解を得る 2）採血では，ベッド上で臥位になるか座位になる。あるいは処置室で座位をとらせる	
3	**採尿する** 1）排尿前に悪露を洗い流すか拭き取ることを説明する（➡❶） 2）やや前屈みの姿勢で，少し排尿してから採尿用コップにとるよう説明する 3）検査室に提出する	❶悪露が混入すると尿たんぱくとして検出される
4	**採血する** 1）腕枕に防水シーツを乗せ，採血する側の腕を乗せる 2）駆血帯を巻き，採血する血管を探す 3）消毒綿で消毒する 4）必要量を採血する 5）血液一般検査の場合は，凝固しないよう軽く混ぜる 6）検査室に提出する	●アルコールが乾燥してから針を刺す
5	**後片づけをする** 1）使用済み針は注射針廃棄用容器に廃棄する 2）使用した物品は消毒してもとの保管場所に戻す	●看護師の針刺し事故がないよう注意する

G 処置（抜糸）

- 目　　的：会陰切開や裂傷を絹糸で縫合した場合は抜糸が必要となるので，安全に行えるよう介助する
- 適　　応：絹糸による会陰縫合が行われた褥婦に行う
- 必要物品：滅菌鑷子，鑷子立て，消毒綿球（0.025％塩化ベンザルコニウム液など）・滅菌トレイ（シャーレ），滅菌剪刀（図1-4），膿盆，スタンド型無影灯，掛け物，ビニールエプロン，ディスポーザブル手袋

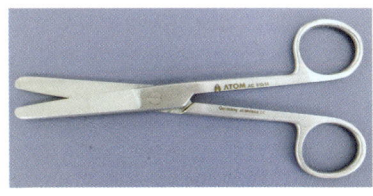

図1-4 滅菌剪刀

	方 法	留意点と根拠
1	褥婦に説明し了解を得る（➡❶）	❶会陰切開や裂傷を絹糸で縫合した場合，産褥4日目に抜糸を行う
2	診察室，診察台の準備をする 1）室温24〜25℃，湿度50〜60℃に設定する 2）看護師は手を洗い，身じたくを整える 3）診察台に防水シーツを敷く	
3	診察台に誘導し体位を整える 1）褥婦に診察台に横になってもらい，掛け物をする 2）診察台を適当な高さに調節する 3）産褥ショーツの前を開き，ナプキンをはずしながら産褥ショーツを腰の下に押し込む 4）無影灯を縫合部に照射する 5）膿盆を近くに準備する	●前開きタイプのショーツでない場合は，診察台に上がる前に脱いでもらう ●使用済み消毒綿球や抜糸後の糸を捨てやすい位置に膿盆を置く
4	処置を介助する 1）鑷子で消毒綿球を把持し医師に渡す 2）剪刀を医師に渡す 3）医師が抜糸を行う 4）消毒綿球を医師に渡す	●綿球を浸す消毒液の種類や濃度は，各施設の方法に従う ●滅菌物は不潔にならないよう取り扱いに注意する
5	処置終了時の介助を行う 1）抜糸が終了したことを褥婦に告げ，ねぎらいの言葉をかける 2）防水シーツを取り除きながらナプキンを当てショーツを整える 3）診察台を下げ，褥婦を立たせる 4）帰室を促す	 ●転倒しないよう，ふらついたときは支える
6	後片づけをする 1）使用済み医療材料は感染性医療廃棄物容器に捨てる 2）使用済み器具は消毒液に浸した後，水洗いして片づける	●院内の感染予防対策マニュアルに沿って対応する

H 教育・相談（母子同室）

- ●目　　的：母子同室を円滑に進め，父親や家族の面会で愛着形成を促進する
- ●適　　応：新生児がNICUに入室していない母子に行う
- ●必要物品：パンフレットなど資料

	方 法	留意点と根拠
1	指導の準備をする	●褥婦への出産前教育は有効であるが，褥婦の身体・精神状態をアセスメントし，環境や施設のシステムなどを考慮して実施する
2	褥婦の帰室時に児も一緒に褥室に連れて行く（➡❶） 1）夜間の照明は少し落とし暗くするよう伝える（➡❷）	❶終日の母子同室[1]や出産直後からの終日母子同室[2]が推奨されている ❷児の養育環境に昼夜の明るさのリズムをつけることでバイオリズムを確立する[3]

方　法	留意点と根拠
2）児が見えるようにコットをベッドのそばに置く。あるいは褥婦のベッドに児を寝かせる	●生後24時間以内の児に合わせ，室温26℃以上，湿度60％以上に調整する❹（→❸） ❸空調の吹き出し口の下にコットを置くと児の体温低下をきたすことがある。また，窓近くにコットを置くと輻射の影響を受けやすいので注意する
3　母子同室の利点，児の特徴や観察の仕方，扱い方を説明する 1）抱き方，授乳，おむつ交換などの育児技術については，適宜説明することを伝える 2）落下物や窒息の危険がないよう注意する 3）児の顔色が悪いときや吐くなどの異常があったらナースコールで看護師を呼ぶよう説明する 4）サポートが必要な場合は，すぐ受けられることを伝える 5）褥婦と共にナースコールの場所を確認する	●一度にすべてを説明してものみ込めないので，折々に繰り返し説明する ●褥婦が放置されたと感じないよう，ナースコールがなくても時折訪室し，必要なサポートを行う
4　安全管理について説明する 1）褥婦，家族に手洗いの励行を促す 2）トイレやシャワー，買い物などで褥室を離れるときは必ずナースステーションに児をあずける 3）火災や災害などで避難が必要になった場合，誘導に従って児を連れて逃げる	 ●避難時は母親の体温で児を保温し，しっかりと抱き，児に声をかけるよう説明する❺

❶日本母乳の会：母乳育児成功のための10カ条，ユニセフ・WHOによる共同声明．
　http://www.bonyu.or.jp/index.asp?patten_cd=12&page_no=50
❷日本ラクテーション・コンサルタント協会編：母乳育児支援スタンダード，医学書院，2007，p.171．
❸仁志田博司編著：産科スタッフのための新生児学―出生から退院までの医療とリスク管理，改訂第2版，メディカ出版，2007，p.13．
❹新道幸恵・中野仁雄・遠藤俊子編：新体系看護学全書 母性看護学② マタニティサイクルにおける母子の健康と看護，メヂカルフレンド社，2012，p.490．
❺日本助産師会災害対策委員会：助産師が行う 災害時支援マニュアル，第2版，日本助産師会出版，2013，p.32．

正常を逸脱した場合のケア

A 会陰・腟壁血腫となった産婦への支援

●事例：Aさん，34歳，初産婦。妊娠週数38週5日，13時15分3,600gの児を吸引分娩し，腟裂傷ならびに会陰切開部を縫合した。分娩2時間後の帰室時，外陰部に腫脹や疼痛はなかった。その後，褥婦が排便感とともに外陰部の痛みを訴えた。会陰切開部は紫色で腫脹があり，縫合部に凝血塊と出血を認めた。

●あなたの対応は？

●Aさんについて看護師が考えたこと
・児がやや大きいことと，腟裂傷や会陰切開部の縫合が十分でなかったために会陰・腟壁血腫を引き起こしたと思われる。
・血腫は徐々に大きくなることもあるため，分娩後2時間の時点では気づかなかったのだろう。
・会陰・腟壁血腫の徴候を見逃さないよう注意する。

・大量出血のおそれがある。

看護問題	看護計画
会陰縫合部に血腫があり増大している	**OP**（会陰・腟壁血腫の前兆） 1）激しい疼痛 2）著しい外陰・腟壁の腫脹 3）拍動性肛門痛 4）圧迫感 **OP**（会陰・腟壁血腫を認めた場合） 1）会陰や縫合部の腫脹・疼痛の程度 2）バイタルサイン，ショック指数の査定（ショック指数は，Ⅲ章「3　分娩第3期のケア」表3-1, p.136参照） 3）意識レベル 4）出血量 5）血液検査，心電図検査 6）医師が行う経腟または経腹超音波検査の補助 7）骨盤部CT検査・造影CT検査の補助 **TP** 1）医師の指示のもと，血管確保と輸液を行う 2）医師による血腫の除去と再縫合を補助する 3）造影検査と同時に血管塞栓術が行われる場合，医師を補助する 4）大量出血の場合，医師と相談のうえ輸血の準備をする 5）発生が一次施設であれば受け入れ可能な搬送先病院を探す 6）緊急時は医師の説明が遅れがちになるので，家族へ伝えるなどの配慮をする

B 分娩後24時間以内の弛緩出血（後期弛緩出血）している産婦への支援

●**事例**：Bさん，30歳，初産婦。妊娠週数40週3日，午前5時30分に胎児娩出，10分後に胎盤を娩出（ダンカン様式）した。分娩所要時間は20時間25分。分娩時出血量は400mLで，胎盤の欠損はなかったが一部卵膜の欠損を認めた。
　7時半の帰室時に自然排尿がなかったため導尿を実施したところ，200mLの排尿があった。11時半頃，初回歩行のため訪室すると多量の出血を認め，子宮底は臍上1横指で収縮も不良であった。

●**あなたの対応は？**

●**Bさんについて看護師が考えたこと**
・分娩後6時間を経過しているが，子宮収縮が不良であることから弛緩出血を起こしたと考えられる。
・要因として，卵膜の欠損（子宮内に卵膜が残存している）や膀胱充満，長時間の分娩による子宮筋の疲労などが考えられる

看護問題	看護計画
弛緩出血がある	**OP** 1）バイタルサイン 2）子宮復古（高さまたは長さ，硬度） 3）出血量，性状，凝血・残存卵膜の有無 4）後陣痛の有無 5）最終排尿時間と量

看護問題	看護計画
	6）超音波検査による子宮内の観察（医師） 7）出血が続くようであれば貧血や凝固能などの血液検査 **TP** 1）子宮底輪状マッサージを実施する 2）出血量や全身状態によっては医師や他の看護師の応援を依頼し，マンパワーを確保する 3）膀胱充満があれば導尿する 4）出血が続くようであれば充満を避けるため膀胱留置カテーテルを挿入する 5）子宮底に冷罨法を行う 6）医師の指示により血管確保（輸液），子宮収縮薬を投与する 7）双手圧迫法や子宮腔強圧タンポンなど医師による処置が実施される際は補助する 8）掛け物や足元に湯たんぽを置いて保温する 9）安心させるように声をかけ，精神的にサポートする 10）腹帯やベルトなどで子宮底を圧迫する **EP**（状態が落ち着いてから） 1）褥婦自身が子宮底輪状マッサージを行えるよう指導する 2）定期的な排尿（3～4時間ごと）を促す 3）悪露の排泄を促すため起座位をとる．長時間の臥床を避け，活動するよう伝える 4）授乳または乳頭への刺激を行う 5）凝血や卵膜などの混入を認めたときは看護師に報告するよう伝える 6）便秘を予防する

文献

1）新道幸恵・中野仁雄・遠藤俊子編：新体系看護学全書 母性看護学② マタニティサイクルにおける母子の健康と看護，メヂカルフレンド社，2012，p.432.
2）池ノ上克・鈴木秋悦・髙山雅臣・他編：NEWエッセンシャル 産科学・婦人科学，第3版，医歯薬出版，2004，p.367.
3）川鰭市郎：どんな異常も見逃さない！産科急変のシグナルとベスト対応〈ペリネイタルケア2011年新春増刊〉，メディカ出版，2011，p.135-140.
4）北川眞理子・内山和美編：根拠がわかる母性看護技術，メヂカルフレンド社，2008.
5）横尾京子・中込さと子編：母性看護学② 母性看護技術〈ナーシング・グラフィカ〉，第2版，メディカ出版，2013.
6）今津ひとみ・加藤尚美編著：母性看護学2 産褥・新生児，第2版，医歯薬出版，2006.
7）堀内成子編：パーフェクト臨床実習ガイド 母性看護実習ガイド，照林社，2007.
8）大平光子・井上尚美・大月恵理子・他編：母性看護学Ⅱ マタニティサイクル－母と子そして家族へのよりよい看護実践〈看護学テキストNiCE〉，南江堂，2012.

2 出産後から入院期間中の褥婦のケア

学習目標
- 妊娠中に生じた身体的変化が回復する生理的過程を理解する。
- 分娩後の乳房の変化や乳汁分泌の機序を理解する。
- 母親になる心理過程を理解しアセスメントできる。
- 母親役割取得過程を踏まえた指導（授乳，沐浴，退院後の生活，家族計画）が展開できる。
- セルフケアを含めた褥婦の健康を促進する支援が行える。
- 移行期にある家族への支援が行える。

1 褥婦の状態の理解

産褥期には，退行性変化，進行性変化，心理的変化（役割の変化）といった変化が起こる。

1）退行性変化

子宮を中心として，生殖器が妊娠前の状態に戻る変化をいう。妊娠経過とともに増大した子宮や，分娩により生じた胎盤剝離面，開大した子宮頸管が妊娠前の状態に回復する現象などを子宮復古という。

（1）子宮復古

児と胎盤が娩出されると，通常，子宮は強く収縮して（後陣痛）＊，胎盤剝離面に生じた多数の血管の端面を圧迫して止血する（生物学的結紮）。また，子宮平滑筋細胞は急速に縮小し，肥大した筋線維は変性吸収され，余剰たんぱく質の分解やマクロファージによる食作用などによって子宮は収縮する。妊娠末期に1,000gあった子宮の重量は，産褥1週間で500g，産褥2週間には300gとなり，産褥4週間で妊娠前の50〜100gに戻る。

子宮復古の観察項目として，子宮底長や子宮底高，子宮の硬度，悪露の量や性状などがある。

正常な子宮復古を促進するには，まず産褥経過と子宮底長や子宮底高の関係を理解しておくことが大切である（表2-1）。

＊後陣痛：胎児・胎盤娩出後にみられる子宮収縮をいう。経産婦は特に下腹部痛として自覚することがあるが，産褥3日目頃には軽減する。授乳時のオキシトシン分泌は後陣痛を増強させる。解剖学的に排尿後の膀胱空虚で自覚する場合もある。

（2）悪　　露

悪露とは，産褥期の性器から排出される分泌物で，胎盤や卵膜の剝離面からの出血や組

表2-1 分娩後の日数と子宮底長, 子宮底高の関係

時　期	子宮底長（cm）	子宮底高
分娩直後	恥骨結合上　12	臍下3横指
分娩12時間後	15	臍高, 臍上2横指
産褥1～2日	13～12	臍下1～2横指
3日	10	3横指
4日	9	臍恥骨中央
5日	8	恥骨結合上3横指
6日	7	2横指
7～10日	5	恥骨結合上わずかに触れる
11～14日	−	腹壁上より触知不能
3週間		
5週間		
6週間		
8週間		

森圭子：退行性変化（局所の復古）の診断, 北川眞理子・内山和美編, 今日の助産, 改訂第3版, 南江堂, 2013, p.767. より許諾を得て抜粋し転載

織液, リンパ液, 脱落膜残片, 壊死細胞に, 頸管および腟からの分泌物が混入したものである。

　日本人の悪露の総排出量は平均300g前後であり, その3/4は産褥4日目までに排出される。産褥経過とともに悪露の量は減少し, 性状も変化する。

・赤色悪露（血性悪露）：分娩直後から産褥2～3日目は血液成分が多く含まれ赤色である。
・褐色悪露：産褥3～4日目になると新鮮な血液は減少し白血球が増加する。ヘモグロビンの変性が起こるため褐色である。
・黄色悪露：産褥1週間以降さらに血液成分が減少し, 白血球が主体となる。2～3週間ほど続く。
・白色悪露：白血球が減少し, 子宮腺分泌液が主体となる。産褥4～6週間で完全に消失する。

　悪露の量は, 以下のように表現する。多量の場合は重量を測定する。

・多量：3～4時間ごとのパッド交換で大パッドが汚れるくらいの量。
・中等量：月経時, 量が多いときくらいの量。
・小量：産褥パッドを少し汚す程度の量。

（3）腟・外陰部・骨盤底筋の復古

　分娩直後の腟や外陰部は, 児の通過によって伸展し, 粘膜は一部が挫滅する。会陰の腫脹やうっ血が顕著な例もある。腟の腫脹やうっ血は分娩後数日で消退し, 伸展していた腟粘膜なども4週間後には分娩前の状態に戻る。妊娠時に子宮の圧迫で生じていた静脈瘤や一時的な脱肛もこの時期に消失する。しかし, 骨盤底筋や結合組織の損傷は完全には修復されない。

（4）全身の回復
①体　温

　体温は, 分娩後, 一過性に上昇する。これは胎盤剥離面や産道損傷部からの分泌物の分解・吸収による吸収熱である。また, 分娩直後に一過性の悪寒が出現する場合があるが,

分娩による熱量の損失や筋肉労作のために生じた新陳代謝産物が血液中にうっ滞するためである。

②脈　　拍

一過性徐脈（60回未満/分）が時に出現するが自然に回復する。100回/分以上の頻脈が持続する場合は出血，感染，心疾患などを疑う。

③血　　圧

血圧は分娩中に上昇するが，徐々に下降して正常に戻る。産褥4日目頃，収縮期，拡張期ともに一過性に10〜15mmHg上昇する。これは，妊娠時の細動脈の拡張状態からの回復過程として一過性の血管緊張が起こるためである。

④循環血液量

分娩時の出血や産褥期の発汗増加，悪露などによって徐々に減少し，産褥3週間までに非妊時のレベルに戻る。

⑤赤血球

分娩時の出血で減少するが，産褥1か月までに非妊時の値まで回復する。

⑥白血球

分娩時に増加し始め，分娩直後は著増する。その後，急速に減少し，産後1週間で非妊時に近い値まで下がるが，非妊時の値まで下がるのは1か月後である。

⑦血小板

分娩時の出血によって減少するが，産褥期の出血に備え，その後増加する。

⑧体　　重

分娩直後に胎児およびその付属物の重量，羊水量，分娩時出血量，尿，発汗などで4〜6kg減少する。その後2週間くらいは体重減少が顕著だが，その後の減少度は次第に小さくなる。4〜6か月かけてさらに約4kg減少し，非妊時の体重に戻る。

⑨尿　　量

尿量は，分娩直後から急増し，当日は1,500〜2,500mLに達する。妊娠期の水分貯留作用の反作用であり，産褥5日目まで続く。尿量が少ないときは，水分摂取，発汗，乳汁分泌，出血量，浮腫の有無をアセスメントする。

(5) 月経の再来

妊娠中は，胎盤から大量の性ステロイドホルモン（エストロゲンやプロラクチンなど）が分泌されている。このため，通常の月経周期を形成する視床下部-下垂体-卵巣系の機能は抑制されている。産褥1週間でエストロゲン，産褥4日でプロゲステロンが非妊時のレベルまで低下し，産褥2週目には授乳の有無にかかわらず，卵胞刺激ホルモン（follicle-stimulating hormone：FSH）の濃度が上昇する。その後，プロラクチン濃度が非妊時の値まで低下するとエストラジオールおよび黄体形成ホルモン（luteinizing hormone：LH）の上昇とLHサージが起こり，排卵と月経が再開する。

産褥4〜6週間では，下垂体・性腺の回復が不十分なために，無排卵性出血を起こし，悪露の増量や延長として自覚されることがある。授乳と月経の関連は，母乳分泌量に関係なく1日5回以上，1回10分以上の授乳で，卵胞の成熟が阻止される。

2）進行性変化

（1）乳腺の変化

妊娠中は，胎児胎盤系から大量のエストロゲン，プロゲステロン，ヒト胎盤性ラクトーゲン（human placental lactogen：hPL）が分泌される。エストロゲンとプロゲステロンは，乳管と乳腺葉の増殖を引き起こす。また，プロゲステロンは乳汁分泌に作用するプロラクチンの分泌抑制機能をもっている。妊娠中は，プロラクチンの血中濃度が10～20倍に増加するが，同時に胎盤において産生される大量のプロゲステロンがプロラクチンの作用を抑制している。

（2）乳汁分泌の開始

分娩により胎盤が娩出されると，プロゲステロンが血液中から急激に消失し，プロラクチン受容体が促進され乳汁の分泌が開始される。しかし，エストロゲンやプロゲステロンなどのステロイドホルモンが時間単位で速やかに減少するのに対し，プロラクチンは日単位で減少するため，相対的にプロラクチンが優位となることで，産褥2日目頃から初乳の分泌が確立する。

分泌が開始したプロラクチンは，乳汁分泌を活性化させる。これに児の吸啜刺激が加わると，下垂体前葉からのプロラクチン分泌が増加し催乳を起こす。また，児の吸啜刺激は，下垂体後葉から分泌されるオキシトシン分泌量を増加させ，乳管内に乳汁を放出し，射乳を起こす（図2-1）。

（3）乳汁分泌の維持

乳汁分泌の開始後，乳汁の産生と分泌が維持されるには，定期的な授乳とプロラクチンおよびオキシトシンの継続的な分泌が必要である。また，こうしたホルモン分泌は，精神状態などによる中枢神経系の影響を受ける。褥婦が心配事や不安を抱えている場合は，オキシトシンなどの分泌を妨げる。

母乳分泌を維持するためには，妊娠中から母乳育児開始のための準備をしておくこと，

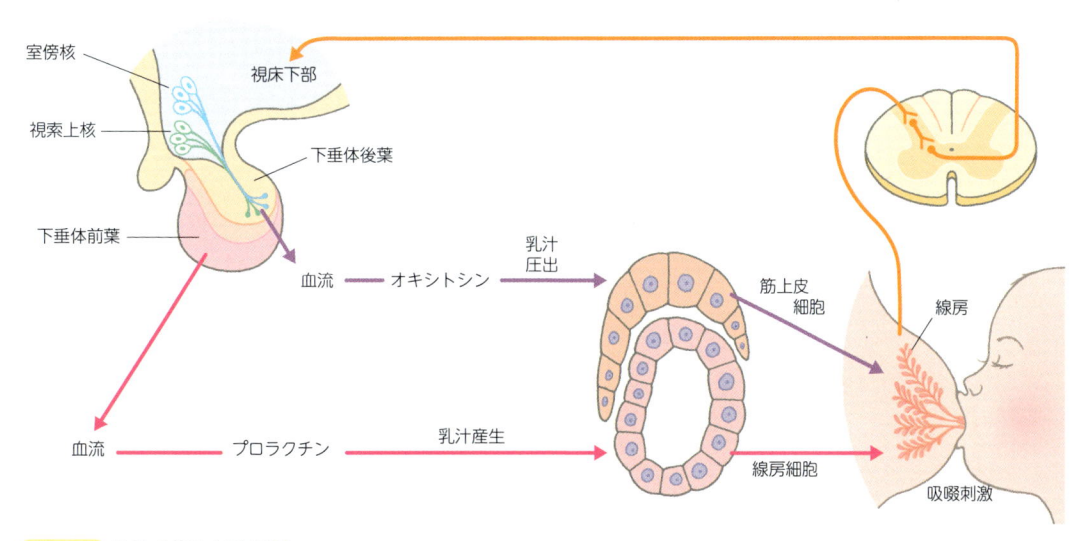

図2-1 乳汁分泌と射乳反射

産褥早期からの頻回授乳，褥婦の精神状態の安定が必要である。

（4）乳汁の特徴と変化

産褥2日目頃から水様性で半透明な初乳の分泌が開始される。乳汁は，児の発育状況に合わせて変化する。初乳は粘稠度が高く，分泌量は少ない。ラクトアルブミンやラクトグロブリンのようなたんぱく質を多量に含んでいる。また，免疫グロブリン（IgAなど），電解質，ミネラルを多く含むため，児の免疫機能を補う特徴がある。

乳汁分泌量が増加するにつれて，移行乳を経て成乳とよばれる白色で漿液性の乳汁へ変化する。成乳は，乳糖，脂肪が多く含まれエネルギー量が高いため，児の発育・成長を助ける。

3）心理的変化（役割の変化）

胎盤が娩出されると，乳汁産生に関係するプロラクチン以外のホルモン分泌が急激に減少する。内分泌的影響により，心理的変化が生じるとともに，これから始まる育児に対する期待や不安などの心理的変化も出現する。産褥期は，心理的または役割の変化においても移行期であり，不安定な時期である。

（1）母親になる準備

妊婦は，妊娠を受容し，胎児の存在を実感することで「母親になること」をイメージしていく。また，胎児の母親としての行動をとることで，アイデンティティを確立していく。特に，妊婦健康診査時に超音波画像を見て胎児を認識したり，胎動を通じて胎児の存在を確認したりする。さらには，胎児の成長に伴い腹部が大きくなることでいっそう胎児の存在が感じられ，胎児との愛着における相互作用が進んでいく。胎児への愛着形成に伴って，自ら適切な保健行動や妊婦の役割に自己を適応させていき，心理的にも母親になるよう準備していく。

分娩が近づくと，分娩に対する不安や胎児との別れによる喪失感を感じるが，出産したことにより，児の体温や皮膚の感触に触れ母親になったことを実感する。そして，出産体験を振り返ることにより，母親としての心理的な適応はさらに促進される。

（2）母親になる心理過程

ルービン（Rubin R）による母親になる心理過程には，以下の3つの段階がある。それぞれの時期で褥婦の関心や興味の対象は異なるため，褥婦がどの段階にあるのかをアセスメントしながら，母親の役割獲得を促していく。

・受容期（産後1～2日目）：褥婦が依存的で受動的な態度を示す時期である。自分の基本的欲求の充足や出産体験の反芻，児の確認に関心が向いている。

・保持期（産後3～10日目）：褥婦が自立に向けて様々な努力を行う時期である。積極的に児の世話をしようとする反面，些細なことで挫折感をもつなど，傷つきやすい。

・解放期（退院後～産後1か月頃）：褥婦が母親役割を受け入れていく時期である。児との身体的な分離を現実のものとして受け入れ，自分自身の生活を子どものいる生活に適応させていく。褥婦は児の状態に敏感になり，児は母親に解釈できる合図やシグナルを送ることを学ぶ時期である。

マーサー（Mercer RT）は，女性が母親同一性を獲得するとともに母親としての自己を

拡大していく過程を「母親になること（becoming a mother）」と表現した。母親同一性獲得の過程では、予期的、形式的、非形式的段階を経て、母親役割獲得の最終地点である個人的段階に移行するとしている。

(3) 父親になる過程

父親は、児心音を聞いたり超音波画像を見たりすることで胎児の存在を認識していくが、その存在に現実感を抱くのは、児を抱いてからといわれている。父親は、育児への参加や母親の支援をとおして家族や社会から認めてもらえるように様々な努力をして、父親役割をつくり上げていく。

(4) 母親・父親役割と児への愛着

役割とは、ある人間が自分の生活における重要な他者との関係において示す行動の型をいう。その根源は幼児期にあり、当人が最初に関係をもった重要な人々によって影響される。

情緒的な絆である愛着とは、世話をしてくれる重要他者と児との間の相互作用の結果として生じる強い愛情の絆のことである。愛着の形成には、関係性をつくっていくプロセスと、相手からの肯定的な反応があること、相互に満足する体験があることが必要である。産褥期に褥婦が母親になる過程には、児との間で相互作用を積み重ねることで両者の関係性がつくられていく。その関係性には、認知的に行う部分と情緒的な部分が必要である。

褥婦が児の世話ができるようになることは、母親としての自信につながる。児の様子に意識が向けられ、空腹のサイン、授乳の必要性がわかり、「今は沐浴のタイミングではない」というように児の反応への応答性が芽生えていることが必要である。児の特徴をつかめているか、退院後の生活をイメージできているかが重要である。

(5) 家族との関係

祖父母は、育児の経験者として、褥婦の話を聞くことや育児の確認や助言、家事の代行などの役割を担う。生活リズムの違いや、褥婦が祖父母に期待する支援と祖父母ができる支援との不一致が生じる場合があるため、妊娠中から家族で話し合い、役割の調整を行うことが大切である。

上の子（きょうだい）にとっては、母親が分娩のために入院したり、児に家族の関心が向くためにストレス状態に陥る。児を攻撃する、甘える、できていたことができなくなるなどの退行反応がみられる場合がある。上の子の発達段階に合わせながらお兄ちゃん、お姉ちゃんとしての役割を与えていくことが重要である。

2 産褥期の精神障害

産褥期の精神障害には、治療を要しないマタニティブルーズや治療を要する産後うつ病、産褥精神病がある。

1) マタニティブルーズ

多くは、産後3～5日を中心に産後10日頃までに生じる一過性の状態で、抑うつ気分や涙もろさなどを症状とする。産後2週間以内に軽快するため医学的な治療は必要としない

表2-2 マタニティブルーズの自己質問票

【産後】　日目【日時】　　名前

今日のあなたの状態について当てはまるものに○をつけてください。2つ以上当てはまる場合には，番号の大きな方に○をつけてください。また質問票のはじめには名前と日時をお忘れなくご記入ください

【質問】

A. 0. 気分はふさいでいない
　　1. 少し気分がふさぐ
　　2. 気分がふさぐ
　　3. 非常に気分がふさぐ

B. 0. 泣きたいとは思わない
　　1. 泣きたい気分になるが，実際には泣かない
　　2. 少し泣けてきた
　　3. 数分間泣けてしまった
　　4. 半時間以上泣けてしまった

C. 0. 不安や心配事はない
　　1. 時々不安になる
　　2. かなり不安で心配になる
　　3. 不安でじっとしていられない

D. 0. リラックスしている
　　1. 少し緊張している
　　2. 非常に緊張している

E. 0. 落ち着いている
　　1. 少し落ち着きがない
　　2. 非常に落ち着かず，どうしていいのかわからない

F. 0. 疲れていない
　　1. 少し元気がない
　　2. 一日中疲れている

G. 0. 昨晩は夢を見なかった
　　1. 昨晩は夢を見た
　　2. 昨晩は夢で目覚めた

H. 0. ふだんと同じように食欲がある
　　1. ふだんに比べてやや食欲がない
　　2. 食欲がない
　　3. 一日中まったく食欲がない

次の質問については，"はい"または"いいえ"で答えてください。

I. 頭痛がある　　　　　　　　はい　いいえ
J. イライラする　　　　　　　はい　いいえ
K. 集中しにくい　　　　　　　はい　いいえ
L. 物忘れしやすい　　　　　　はい　いいえ
M. どうしていいのかわからない　はい　いいえ

配点方法：A〜Hの症状に対する得点は各番号の数字に該当し，I〜Mの症状に対する得点は「はい」と答えた場合に1点とする

(Stein GS: The pattern of mental change and body weight change in the first post-partum week, *Journal of Psychosomatic Research*, 24 (3-4)：165-171, 1980)
新道幸恵・中野仁雄・遠藤俊子編：新体系看護学全書 母性看護学② マタニティサイクルにおける母子の健康と看護, メヂカルフレンド社, 2012, p.181. より引用

が，身体的特徴や心理社会的特徴を十分に理解したうえで褥婦の言動を注意深く観察しアセスメントする。その際，自己質問票を活用すると客観的に理解しやすい（表2-2）。

2）産後うつ病

分娩後1〜2か月以内，特に2週間以内に起こるうつ状態を呈する疾患で，産褥精神病の約半数を占める。発生頻度は10〜15％である。

要因には，①産褥期の内分泌環境の変動といった内分泌学的要因，②母親になるといった新たな役割の変化による心理社会的要因，③うつ病の「既往歴」に関する要因などがあるが，これらが複雑に関係して発病するといわれている。

症状は，抑うつ気分，不安，不眠，食欲不振，自責感などがあり，軽度のものから生活

表2-3 エジンバラ産後うつ病自己評価票

ご出産おめでとうございます。ご出産から今までの間どのようにお感じになったかをお知らせください。今日だけでなく，過去7日間にあなたが感じられたことに最も近い答えにアンダーラインをひいてください。必ず10項目に答えてください

【質問】
1．笑うことができるし，物事のおもしろい面もわかった
 （0）いつもと同様にできた
 （1）あまりできなかった
 （2）明らかにできなかった
 （3）まったくできなかった
2．物事を楽しみに待った
 （0）いつもと同様にできた
 （1）あまりできなかった
 （2）明らかにできなかった
 （3）まったくできなかった
3．物事がうまくいかないとき，自分を不必要に責めた
 （3）はい，たいていそうだった
 （2）はい，時々そうだった
 （1）いいえ，あまり度々ではない
 （0）いいえ，そうではなかった
4．はっきりした理由もないのに不安になったり，心配した
 （0）いいえ，そうではなかった
 （1）ほとんどそうではなかった
 （2）はい，時々あった
 （3）はい，しょっちゅうあった
5．はっきりした理由もないのに恐怖に襲われた
 （3）はい，しょっちゅうあった
 （2）はい，時々あった
 （1）いいえ，めったになかった
 （0）いいえ，まったくなかった

6．することがたくさんあって大変だった
 （3）はい，たいてい対処できなかった
 （2）はい，いつものようにはうまく対処しなかった
 （1）いいえ，たいていうまく対処できた
 （0）いいえ，ふだんどおり対処できた
7．不幸せなので，眠りにくかった
 （3）はい，ほとんどそうだった
 （2）はい，時々そうだった
 （1）いいえ，あまり度々ではなかった
 （0）いいえ，まったくなかった
8．悲しくなったり，惨めになった
 （3）はい，たいていそうだった
 （2）はい，かなりしばしばそうだった
 （1）いいえ，あまり度々ではなかった
 （0）いいえ，まったくそうではなかった
9．不幸せで，泣けてきた
 （3）はい，たいていそうだった
 （2）はい，かなりしばしばそうだった
 （1）ほんの時々あった
 （0）いいえ，まったくそうではなかった
10．自分自身を傷つけるのではないかという考えが浮かんできた
 （3）はい，たいていそうだった
 （2）はい，時々そうだった
 （1）いいえ，あまり度々ではなかった
 （0）いいえ，そうではなかった

(Cox JL, Holden JM, Sagovsky R：Detection of postnatal depression. Development of the 10-item Edinburgh Postnatal Depression Scale, *Britsh Journal of Psychiatry*, 150：782-786, 1987)
新道幸恵・中野仁雄・遠藤俊子編：新体系看護学全書 母性看護学② マタニティサイクルにおける母の健康と看護, メヂカルフレンド社, 2012, p.182. より引用

や児の世話全般に影響する重度のものまで幅広い。児や家族の生活への影響を考えると，早期にスクリーニングすることが重要である。

エジンバラ産後うつ病自己評価票を用いてスクリーニングを行う（表2-3）。わが国では9点以上を産後うつ病疑いとして，その後面接による確定診断を行う。

3）産褥精神病

産褥期は，精神障害発症の危険性が高い。分娩後数日以内に発症し，早急な治療を要する。不眠，不安，焦燥感，奇妙な言動などの症状が出現し，強迫観念や妄想などの神経症状が現れることがある。特に精神障害の既往歴を有する場合は，妊娠中は良好な精神状態であっても，産褥期の再発率が高いため，十分に注意する。

看護技術の実際

A 子宮復古の観察

- 目　　的：子宮復古の状態（硬度，子宮底の高さ）を観察し，異常徴候を早期に発見する
- 適　　応：産褥早期の褥婦に行う
- 必要物品：メジャー

	方　法	留意点と根拠
1	**褥婦へ説明する** 1）観察の目的・方法を説明し了解を得る 2）診察前に排尿を済ませるよう説明する（➡❶）	● 予告なく触診すると褥婦が驚き，不安を増強させるので，必ず説明する ❶子宮と膀胱は隣接しているため，膀胱内の尿の貯留は子宮底の高さに影響し，観察時の不快感につながる
2	**診察台に誘導し体位を整える** 1）診察台への移動を介助する 2）診察台で仰臥位になってもらい，掛け物をする 3）診察台を適当な高さに調節する	● 不必要な露出を避け，プライバシーを保護する
3	〈簡便法〉 1）褥婦の両膝を立て，腹壁を弛緩させる 2）恥骨結合上縁から子宮の外縁を探し，子宮の形（高さ，幅），硬さ，傾きを確認する 3）子宮底部の位置を確認し，臍あるいは恥骨結合上縁からの指の幅で子宮底の高さを測定する（図2-2） 臍下3横指分 **図2-2　子宮底の高さの測定（簡便法）** 〈実測法〉 1）褥婦の両膝を立て，腹壁を弛緩させる 2）恥骨結合上縁から子宮の外縁を探し，子宮の形（高さ，幅），硬さ，傾きを確認する 3）メジャーの0点を恥骨結合上縁中央に当てて固定する。子宮体部に沿ってメジャーを子宮底部に伸ばす（図2-3） 4）膝を伸ばし（➡❸），子宮底部の数値を読み取る	● 簡便法は，観察者の手指幅を基準にして，恥骨結合上縁中央と臍の高さ間（臍恥間）における子宮底部の位置を測定する方法である ● 触診するときは，観察者の手が冷たくないように留意する ● 腹部に手を垂直に押し当てると子宮底部がわかりやすい（➡❷） ❷子宮硬度が良好な場合はすぐに子宮底部が触知できる ● 子宮底が，臍と恥骨結合間の中央より上に位置する場合は「臍下○横指」，中央より下に位置する場合は「恥骨結合上○横指」，臍と恥骨結合間のほぼ中央に触知する場合は「臍恥中央」と表現する ● 1横指は約1.2～1.5cmである ● 第2指（示指），第3指（中指），第4指（環指），第5指（小指）の順に用いる ● 分娩後の日数と子宮底長，子宮底高の関係は表2-1，p.169 を参照 ● 実測法は，メジャーを用いて，恥骨結合上縁中央を始点に子宮底部までの長さを測定する方法である ❸膝を伸展させることで腹壁を弛緩させ正しい数値を読む

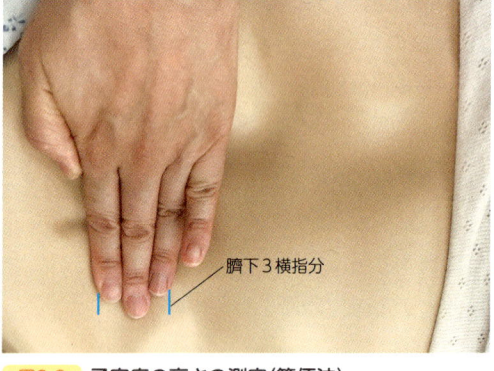

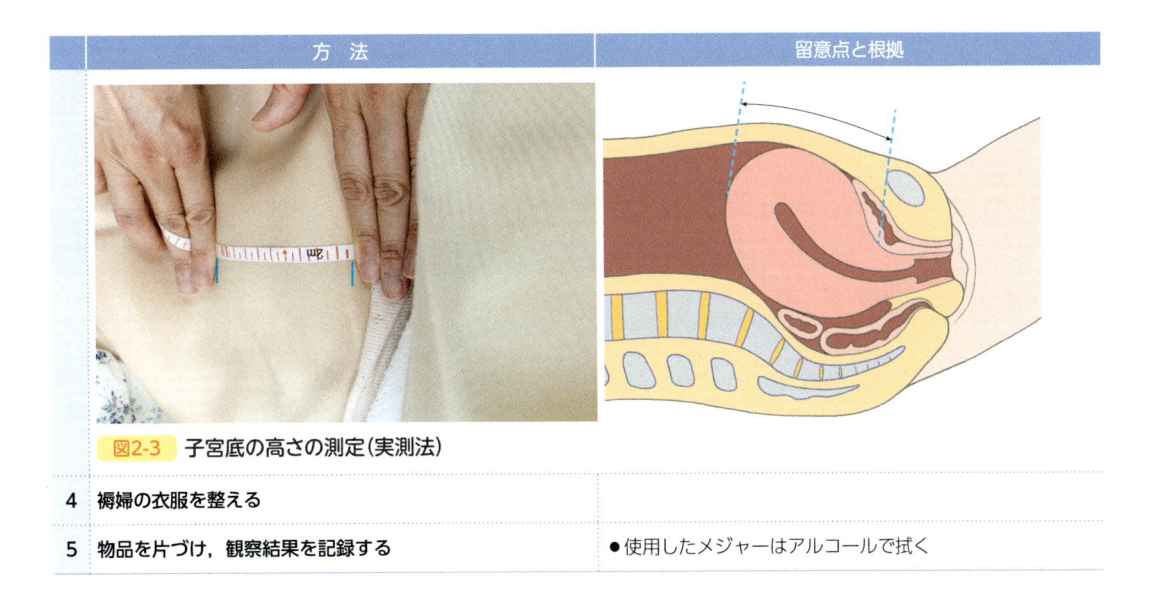

方法	留意点と根拠
図2-3 子宮底の高さの測定（実測法）	
4　褥婦の衣服を整える	
5　物品を片づけ，観察結果を記録する	●使用したメジャーはアルコールで拭く

B 会陰部の観察

- 目　　的：（1）会陰部の創部，縫合部の発赤・腫脹・浮腫・出血・血腫の有無を観察する
  - （2）会陰切開部や会陰裂傷部の治癒促進のためのケアを行う
- 適　　応：産褥早期の褥婦に行う
- 必要物品：ディスポーザブル手袋，ナプキン

	方　法	留意点と根拠
1	環境を整え，診察の準備をする 1）室温24〜25℃，湿度50〜60％に設定する 2）適切な掛け物を準備し，下半身の不要な露出を避ける 3）手を洗い，ディスポーザブル手袋を装着する（→❶）	●外陰部を露出するため，室温や空調に配慮する ●プライバシーを保護し，羞恥心に配慮する ❶悪露で汚染される可能性が高いため，感染を予防する
2	褥婦へ説明し，内診台へ誘導する 1）褥婦に触診や観察を行うことを伝える 2）内診台への移動を介助する	●予告なく触診すると褥婦が驚き，不安を増強させるので，必ず説明する ●内診台に上がるときは看護師が介助し，転倒・転落に注意する。ベッド上で行う場合は，仰臥位で膝を立てて開いてもらう
3	視診する 1）視診で会陰部の浮腫や皮下出血，血腫の有無を観察する 2）会陰切開部や会陰縫合部の発赤，腫脹，疼痛の状態を観察する（→❷）	●疼痛があるため，指先でやさしく触診する ❷発赤や腫脹は炎症症状であるため，創部の熱感や圧痛の程度を確認する ●感染予防のため，不必要な触診は行わない
4	清潔なナプキンを当て，産褥ショーツをはかせる	●ナプキンの会陰部に触れる部分には触れないようにし，外陰部側から肛門部に向かって当てる
5	褥婦の衣服を整える	
6	物品を片づけ，記録する	

C 排尿障害の有無についての観察

- 目　　的：分娩後の排尿障害の有無を観察し，適切な看護ケアを行う
- 適　　応：分娩後12時間経過しても自尿がみられない褥婦に行う
- 必要物品：ディスポーザブル手袋

	方　法	留意点と根拠
1	**排尿障害の内容と程度を把握する** 1）分娩時の状況を確認し，産後の排尿障害を推測する 2）診療録，看護記録，助産記録から，分娩第2期遷延（➡❶），分娩様式（吸引・鉗子分娩など）（➡❷），分娩時の導尿（➡❸）などの情報を得る 3）褥婦へ問診を行う 4）分娩時の情報，実際の症状，自覚症状と併せて排尿障害の程度と状態をアセスメントする	❶分娩第2期の遷延によって，長期間の努責から尿道口が浮腫を起こし排尿がスムーズにできない場合がある[1] ❷器械分娩（吸引・鉗子分娩など）では，膀胱に物理的刺激が加わり，神経を損傷する場合がある[1] ❸分娩時の導尿における手技操作によって尿道を損傷する場合がある[1] ● 尿意の有無，不快感，疼痛がないか具体的な言葉で聞く
2	**褥婦へ説明し，内診台へ誘導する** 1）褥婦に触診や観察を行うことを伝える 2）内診台への移動を介助する	● 予告なく触診すると褥婦が驚き，不安を増強させるので，必ず説明する ● 内診台に上がるときは看護師が介助し，転倒・転落に注意する。ベッド上で行う場合は，仰臥位で膝を立てて開いてもらう
3	**下腹部，膀胱，尿道口を観察する** 1）膀胱充満の有無と程度を確認する（➡❹） 2）尿道口の状態を観察する ・尿道の浮腫・発赤・損傷 ・疼痛の有無（➡❺）	● プライバシーを保護し，羞恥心に配慮する ❹分娩後の尿閉の有無を確認する ❺排尿時に疼痛がある場合は炎症の可能性を考慮する
4	清潔なナプキンを当て，産褥ショーツをはかせる	
5	褥婦の衣服を整える	
6	手を洗い，物品を片づけ，記録する	

[1] 石村由利子編，佐世正勝編集協力：根拠と事故防止からみた母性看護技術，医学書院，2013, p.329.

D 乳房の観察

- 目　　的：（1）乳房の状態（乳房緊満の有無）や乳汁分泌の程度を観察し，進行性変化を確認する
　　　　　　（2）乳房の形態や乳頭・乳輪部を観察し，授乳を援助する
- 適　　応：母乳育児を希望する褥婦に行う
- 必要物品：ディスポーザブル手袋，ガーゼハンカチ，タオル

	方　法	留意点と根拠
1	授乳の援助のために，乳房を観察することが可能か確認する	● 乳房を露出するために室温や空調に配慮する
2	**乳房を観察する** 1）乳房を観察する（図2-4） ・乳房の大きさ，左右差，硬結の有無など	● 乳房を見られることに抵抗のある人もいるので，プライバシーの保護に十分留意する ● 触診する前に手掌を温めておく

方　法	留意点と根拠
・乳房の形態 2）乳頭を観察する（図2-5） ・乳頭の直径，長さ（突出度，図2-6） ・乳頭の柔軟性，伸展性（➡❶）	● 胸壁からの隆起を乳房の高さ，半球状の乳房の中心横径に対する乳頭の位置から，形態分類をする ● 母指と示指の指の腹で乳頭を軽く圧迫して確認する ❶直接授乳には，乳頭長1〜2cm以上あることが望ましいが，乳頸部の伸展が良好であれば直接授乳が可能なため，乳頸部の柔軟性や伸展性も重要な観察項目である（第Ⅱ章「2　妊娠中期の妊婦のケア」図2-13，p.51参照）

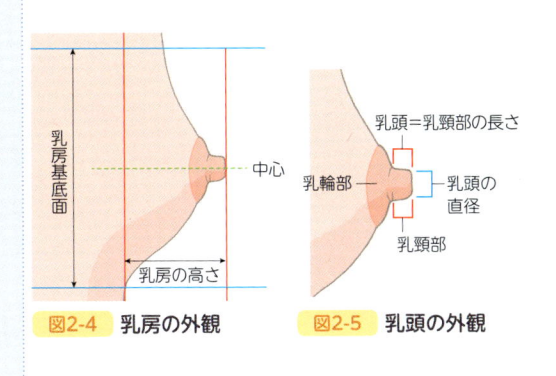

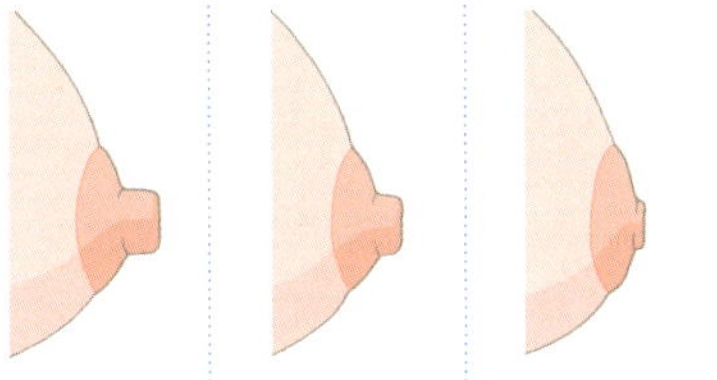

	良好	やや不良	不良
柔軟度	耳たぶ様	口唇または 小指球様	鼻翼または 耳介上部様
乳頸部の 伸展性	1〜2cm	0.5〜1cm	0.1〜0.5cm

図2-4　乳房の外観　　図2-5　乳頭の外観

図2-6　乳頭の長さの分類

| 3　乳房の熱感，緊満感を触診する
　1）手袋をはずす（➡❷）
　2）やさしく両手で乳房を包み込むように触診する（図2-7a） | ❷熱感を確認する場合は，手袋をしていると感じづらいので乳汁に触れないように注意して素手で触診する |
| 4　乳房の疼痛，硬結を触診する
　1）ゆっくりと乳房を圧迫し，そのときの疼痛の状態を褥婦から聞く
　2）両手で乳房全体をはさみ込むように動かして乳房全体を圧迫し硬結を探る（図2-7b）（➡❸） | ❸乳房に接触する手の表面が大きいほど圧迫の力が分散されるので硬結部を確認する場合は両手で触診する |

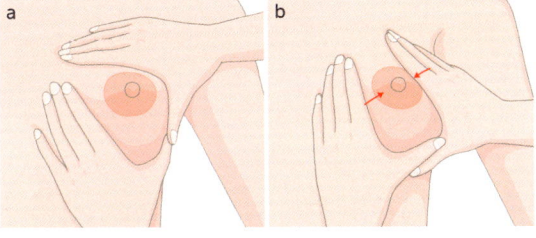

図2-7　乳房の触診

a　乳房の熱感，緊満感を触診する　　b　硬結部を触診する

| 5　乳管の開通を診査する
　1）片手で乳房を固定し，もう一方の母指と示指を乳輪部の外側に置き胸部方向に真っすぐに圧する
　2）圧した母指と示指を乳房軸に向かって水平に圧する
　3）乳頸部から乳頭頂に向かってこよりをよるように，母指と示指を交互に動かしていく（図2-8） | ● 乳管は，通常は15〜20本であるが，10本以上あれば良好と判断する |

方　法	留意点と根拠

横方向によじりながら
乳頭頂まで動かす

※実際には手袋を着用する。爪の向きがわかるようにするため，イラストでは手袋を着用していない

図2-8 乳管の開通の審査

6	乳房の観察が終了したことを伝え，褥婦の衣服を整える	
7	手を洗い，物品を片づけ，記録する	

E 授乳場面の観察

- 目　　的：（1）適切な吸着（ラッチオン）ができているか観察する
　　　　　（2）母児に合った授乳姿勢（ポジショニング）を褥婦と共に考え母乳育児を促進する
- 適　　応：授乳を行っている褥婦，母乳育児の希望がある褥婦に行う
- 必要物品：ディスポーザブル手袋，ガーゼ，授乳クッション

	方　法	留意点と根拠
1	児の準備をする 1）児の覚醒状態を確認し，おむつを交換する 2）児が泣いていれば，しばらく抱っこし，半覚醒時などは覚醒を促してから授乳を始める	● 授乳のサインは，児が乳房を吸うように口を動かす，手を口に持っていく，乳房を探すようなしぐさをする，目をきょろきょろするなど❶がある（表2-8参照）
2	母親の姿勢を整え，適した授乳姿勢への援助を行う（図2-9）	

児の口の高さと乳房の位置が合っている（クッションやタオルなどを利用する）

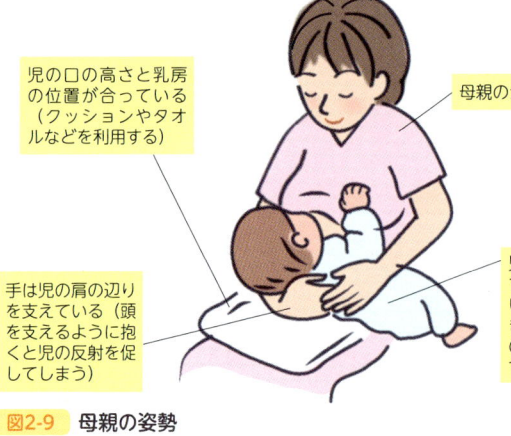

母親のからだはゆったりしている

手は児の肩の辺りを支えている（頭を支えるように抱くと児の反射を促してしまう）

児は頭からお尻のラインまで真っすぐに，さらに母親と正面で向かい合うように，母親のからだに巻きつくように抱かれている（母親の胃と児の胃が合うようにと説明すると母親はわかりやすい）

図2-9 母親の姿勢

方法	留意点と根拠
3 母親の授乳を観察する 　1）母親が児を乳房に吸着させるのを観察する 　・児が大きな口を開けるタイミングで乳房に吸着させているか 　・母親が児を自分のほうに引き寄せているか 　2）児が満足するまでしっかりと飲ませて授乳を終える 　3）児が排気するのを見守る	●看護師は基本的には見守るが，母親が援助を求めてきたときや，児の乳房への吸着がうまくいかずに30分くらい経過したら介助する（➡❶） ❶母親が行う授乳に「こうするべき」という規則はない。授乳に規則や制限を設けることは母乳育児の阻害因子になるため，母親の授乳を見守る ●母乳の場合は，哺乳びんで哺乳したときほど排気が目立たないことが多い
4 授乳後の母親の乳房の様子を観察する 　溢乳などはないか	●乳房に手で触れて観察する必要があるときは，了承を得て行う
5 授乳後の児の様子を観察する。必要時おむつを交換する	
6 どんなときに看護師の支援が必要かを示し，必要時はいつでも呼ぶように説明する	●支援が必要なときとは，母親が手助けを求めているとき，効果的な授乳（吸着）ができていないときなどである

❶北川眞理子・内山和美編，生田克夫監：今日の助産－マタニティサイクルの助産診断・実践過程，改訂第3版，南江堂，2013, p.806.

F 心理状態の観察

- ●目　　的：（1）心理的に正常な産褥経過がたどれているか観察し，マタニティブルーズや産後うつ病の症状の有無を把握する
- 　　　　　　（2）母親役割や児への愛着形成を促進できる心理状況であるかアセスメントする
- ●適　　応：産褥3日目以降の褥婦
- ●必要物品：マタニティブルーズの自己質問票（表2-2参照），エジンバラ産後うつ病自己評価票（表2-3参照），筆記用具

方法	留意点と根拠
1 褥婦の心理状態を観察できる場所・時間を設定する	●プライバシーが確保でき，落ち着いて話せる環境を準備する ●授乳時間に配慮する（➡❶） ❶授乳時間が近いと，褥婦は児の様子が気になり集中できない
2 カルテや褥婦から情報収集する 　1）今回の妊娠・分娩・産褥の経過 　2）過去の妊娠・分娩・産褥の経過 　3）既往歴 　4）年齢，学歴，家族背景，同居家族，婚姻状況，就業状況，コミュニケーション，セルフケア能力，コーピング方法，信仰など 　5）パートナーや実母との関係性，親しい友人の有無 　6）社会資源の活用状況	●診療録から収集できる情報はあらかじめ把握しておく ●情報入手のために質問をする場合は，褥婦やパートナー，家族の尊厳を傷つけないような言葉づかいと態度を心がける ●縫合部痛や後陣痛がある場合や疲労が強いときは避ける ●円座や産褥椅子を利用し，縫合部痛の緩和を図る
3 マタニティブルーズの自己質問票やエジンバラ産後うつ病自己評価票に記入してもらう	●自記式質問票のためインタビュー形式や問診形式では行わない ●得点や評価的なことは伝えない
4 自己評価票を評価して問診の必要性を決定する	●マタニティブルーズの自己質問票は合計点が8点以上，エジンバラ産後うつ病自己評価票は9点以上が産後うつ病疑いであるため，それらに該当する場合は問診を行う❶❷ ●問診は共感的・支持的態度で行う。指導や評価はしない

方　法	留意点と根拠
5　褥婦への問診を行う：マタニティブルーズ 　1）問診する 　2）心配事や不安への対処などのケアを行う	
6　褥婦への問診を行う：産後うつ病 　1）問診する 　2）確定診断後，精神療法やカウンセリング，薬物療法を行う 　3）使用する薬剤によって，抗うつ薬の母乳移行を考慮し，授乳の可否について検討する 　4）不眠や食欲不振に対する身体的ケアと，心配事や不安の軽減や対処法，サポートなどの環境調整を図る 　5）自殺企図がある場合は他機関との連携を強化する	

❶新道幸恵・中野仁雄・遠藤俊子編：新体系看護学全書 母性看護学② マタニティサイクルにおける母子の健康と看護，メヂカルフレンド社，2012，p.181．
❷岡野禎治・村田真理子・増地聡子・他：日本版エジンバラ産後うつ病調査票 (EPDS) の信頼性と妥当性，精神科診断学，7：523-533，1996．

G 産褥復古のケア

1）子宮輪状マッサージ

- ●目　　的：退行性変化の状態をアセスメントし子宮復古を促進する
- ●適　　応：産褥期の子宮が正常な経過よりも大きく軟らかく，子宮収縮状態が不良である場合に行う
- ●必要物品：（必要時）ディスポーザブル手袋，膿盆，産褥パッド

方　法	留意点と根拠
1　プライバシーが保護できる環境に整える	
2　褥婦に説明する 　1）子宮収縮を促進する目的で子宮底のマッサージを行うことの了承を得る 　2）排尿を済ませてもらう（→❶）	●目的と方法をわかりやすく説明する ❶膀胱充満による不快感を予防する
3　内診台に誘導し体位を整える 　1）内診台への移動を介助する 　2）仰臥位になり両膝を立ててもらい，腹壁を弛緩させる 　3）寝衣や産褥ショーツが悪露で汚染しないように整える	●不必要な露出を避けるよう配慮する
4　子宮輪状マッサージを行う（→❷） 　1）子宮の位置と硬度を触診する（→❸） 　2）手掌を子宮底に沿って当て，子宮底部を下方向に軽く圧しながら円を描くようにマッサージする 　3）硬度が良好にならず，柔軟であれば，輪状マッサージを続ける 　4）悪露の排出を確認する 　・凝血の有無 　・卵膜・胎盤片の排出の有無	❷子宮底部の輪状マッサージは子宮筋を刺激し，子宮収縮を促す ●産褥日数と子宮底高，硬度をアセスメントする ❸子宮の位置がわかりづらい場合は子宮が軟らかく，収縮不良である場合が多い ●マッサージの方法を説明しながら行う。セルフケアできるように支援する ●後陣痛の出現の有無を確認しながらマッサージの効果を確認する
5　新しい産褥パッドを当てる	

方　法	留意点と根拠
6　褥婦の衣服を整える	
7　悪露の量を測定する	

2）膀胱・直腸充満の除去

●目　　的：排泄の状態と退行性変化の状態をアセスメントし、子宮復古を促進する
●適　　応：尿意や便意がなく、産褥期の子宮が正常な経過よりも大きく軟らかく、子宮収縮状態が不良である場合に行う

方　法	留意点と根拠
1　カルテや褥婦から情報収集する 　1）尿意の有無 　2）自尿の有無と量 　3）最終排尿時間	●分娩直後は、児頭による産道や尿道括約筋の圧迫による影響や縫合痛による膀胱感覚の低下がみられ、利尿亢進による膀胱の過伸展を起こしやすい❶ ●必ず自尿の有無を確認する
2　尿意がある場合は自然排尿を促す	●尿意を感じにくい場合は3〜4時間を目安に排尿を試みるように促す（➡❶） ❶膀胱に尿が100mLたまると子宮は1cm上昇する❷ ●外陰部を温水などで刺激することで排尿が誘発される場合もある
3　分娩後6〜8時間、排尿がない場合は導尿を行う 　1）子宮収縮状態、膀胱充満状態を確認する（➡❷） 　2）水分出納を確認する 　3）導尿を行う	❷子宮は、膀胱と直腸の間にあるため、膀胱や直腸が充満していると収縮しにくい
4　排尿や導尿後の子宮収縮状態を確認する	
5　分娩後2〜3日過ぎても排便がないときは、腹部膨満感や子宮収縮状態を確認し、排便を促す（➡❸、❹）	❸分娩後は、妊娠末期からの腸蠕動低下と分娩時の食物摂取量の減少、運動不足などによって便秘傾向になりやすい ❹産褥期は、会陰部の縫合部痛や肛門痛による便意抑制や腹壁の弛緩、発汗量の増加や乳汁分泌による水分量損失が加わり、いっそう便秘に傾く
6　排便を促す指導を行う 　1）腹部マッサージ、産褥体操を指導する 　2）水分摂取を促す 　3）食物繊維の摂取などの食事指導を行う 　4）緩下剤の使用を検討する 　5）便秘と子宮収縮の関係を説明する	

❶北川眞理子・内山和美編、生田克夫監：今日の助産－マタニティサイクルの助産診断・実践過程、改訂第3版、南江堂、2013、p.790.
❷前掲書❶、p.767.

3）運動（産褥体操）

●目　　的：（1）悪露の排出を促進する
　　　　　　（2）静脈瘤や血栓形成を予防する
　　　　　　（3）妊娠・分娩によって伸展・弛緩した筋肉を回復させる
●適　　応：禁忌（表2-4）のない褥婦に行う

● 必要物品：パンフレットなど資料，まくら，バスタオル，音楽

表2-4 産褥体操の禁忌
①分娩経過に異常があり，安静を要する ②分娩時に出血量が多く，貧血症状を有する ③頸管裂傷，腟壁裂傷，会陰裂傷Ⅲ〜Ⅳ度，縫合部痛がある ④合併症があり，一般状態が不安定である ⑤産褥血栓症を有する ⑥高熱がある

	方　法	留意点と根拠
1	指導の実施場所・時間を設定する	●プライバシーが確保でき，落ち着いて実施できる環境を準備する ●部屋の換気を行っておく
2	**カルテや褥婦から情報収集する** 1）非妊時の運動習慣の有無 2）褥婦の嗜好，ライフスタイル 3）腰痛などの有無	
3	**産褥体操の目的，体操の種類，進め方，所要時間などを説明する**	●産褥期のセルフケアとして日常生活に取り入れてもらう動機づけになるようにわかりやすく説明する。また，産褥復古を促すことを理解してもらう
4	**体操開始前の準備をする** 1）排尿を済ませる 2）腹帯，コルセット，産褥ガードルなどをはずす 3）枕をはずした仰臥位で行う	
5	**呼吸法を指導する** 〈胸式呼吸（産褥1日目〜，10回・3度/日）〉 1）仰臥位で両膝を立て，足底をベッドにつける 2）両上肢は伸ばして，体幹につける 3）胸部に軽く両手を乗せ，口を閉じて静かに深く息を吸って，吐く 〈腹式呼吸（産褥1日目〜，10回・3度/日）〉 1）腹筋をゆるめながら，鼻から静かに息を吸い込み，少しずつ腹部を膨らませる 2）ろうそくの火を消すようにゆっくりと息を吐く	●呼吸時に腹壁が動いていることを確認する（➡❶） ❶呼気に時間をかけて行うと過換気症状が出現しない
6	**産褥体操を指導する** 1）足の屈伸，足首の回転（産褥1日目〜）（図2-10a） 2）キーゲル（ケーゲル）体操（産褥2日目以降，10回・3度/日，図2-10b） 3）首の体操（産褥1〜2日目以降，4回・3度/日，図2-10c） 4）肩の体操（産褥1〜2日目以降，4回・3度/日，図2-10d） 5）腹筋体操（産褥3〜4日目以降，3回・3度/日，図2-10e） 6）骨盤を傾ける体操（産褥3〜4日目以降，5回・3度/日，図2-10f） 7）膝・股関節の屈伸運動（産褥5日目以降，図2-10g） 8）上体を反らす体操（産褥5日目以降，5回・3度/日，図2-10h）（➡❷）	●肛門，尿道，腟周囲の筋肉をできるだけ長く収縮させるように指導する。背筋にも効果がある ●腟，肛門の引き締め運動は，排尿中に行ってみて尿の出るのを止めることができれば正しく行えている ●前傾姿勢にならないように胸を張った姿勢を保ちながら行う ●骨盤，殿筋を引き締める体操である ●会陰縫合がある場合は抜糸後に行う ●腰背筋のストレッチである ❷うつ伏せは，悪露を排出し，産褥復古を促進する効果がある

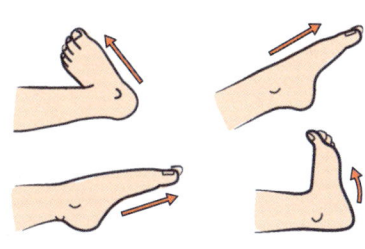

a 足の屈伸，足首の回転
① 仰臥位で肩幅くらいに足を開く
② 足首を曲げて，ふくらはぎを伸ばす
③ つま先を下向きにして伸ばす
④ それぞれの足首がゆっくり円を描くように時計回りに回し，次に反時計回りに回す

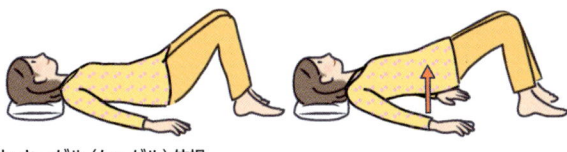

b キーゲル（ケーゲル）体操
① 仰臥位で両膝を立て，足底を床につけて両手を軽く広げる
② 息を吸い込み，ゆっくり吐きながら，殿筋，肛門括約筋を収縮させる。腟部や骨盤を引き締めるようにイメージしながら両腕を床についたまま腰を挙上させる
③ 腰を上げたままで，ゆっくり呼吸する
④ ゆっくり息を吐きながら腰を下ろす

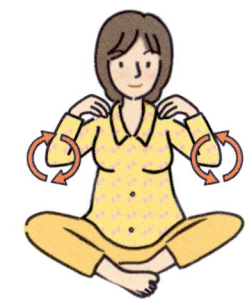

c 首の体操
① あぐらを組む
② ゆっくり息を吐きながら，首を前と後ろに交互に曲げる
③ ゆっくり息を吐きながら，右方向，左方向に交互に首を曲げ，伸ばす
④ ゆっくり息を吐きながら，右回り，左回りに1回転する。交互になるべく大きな円を描くように回す

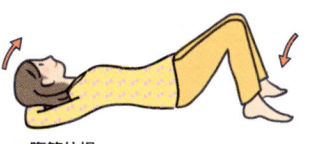

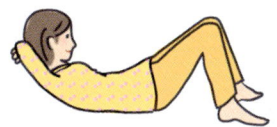

d 肩の体操
① あぐらを組む
② 肩を張り，肩の高さに両腕を上げ，両肘を曲げて手は肩に当てる
③ 息を吐きながら，肘と肩で大きな円を描くように前方向，後方向に交互に1回転させる

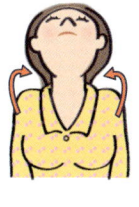

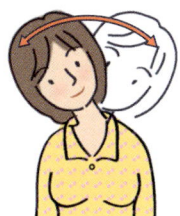

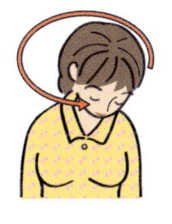

e 腹筋体操
① 仰臥位で両膝を立て，足底を床につけて両手を組んで頭部に乗せる
② 息を吐きながら，肩が持ち上がる程度に上体を起こす
③ 息を吸いながら，もとの姿勢に戻る。力を抜き，筋肉を弛緩させる

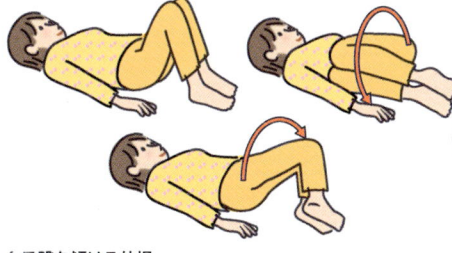

f 骨盤を傾ける体操
① 仰臥位で両膝を立て，足底を床につけて両手を腰におく
② 両膝を伸ばし，息を吐きながら，背中を床につけたまま右腰を右肩方向に引き上げる。そのままの姿勢を1～2秒間保つ
③ 息を吸いながらもとの姿勢に戻す
④ 左腰を左肩方向に引き上げる。そのままの姿勢を1～2秒間保つ
⑤ 息を吸いながらもとの姿勢に戻す
⑥ 左右交互に繰り返す

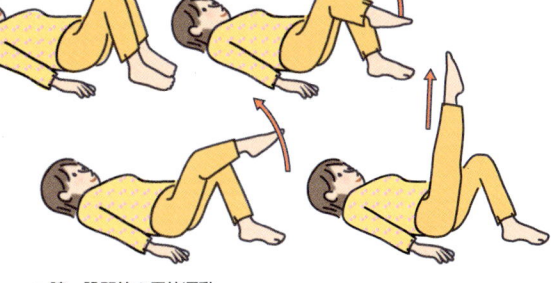

g 膝・股関節の屈伸運動
① 仰臥位で両膝を立て，足底を床につけて両手を軽く広げる
② 左足はそのままで，ゆっくり息を吸いながら，右大腿と床面が垂直になるように下肢を曲げる
③ 手を使わずに，右大腿部を腹部に引き寄せるように動かす
④ ゆっくり息を吐きながら，床面と右膝が垂直になるように足を伸ばす
⑤ 足を床に下ろす
⑥ 左足も同様に繰り返し，左右交互に行う

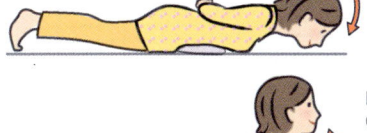

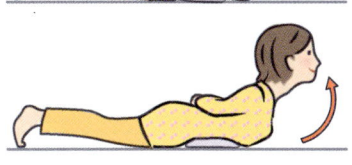

h 上体を反らす体操
① うつ伏せになり，胸部から腹部に薄手のクッションなどを入れる（バスタオルなどでもよい）
② 両手を後ろに組み，ゆっくり息を吸いながら胸が床面から少し離れるくらいに上体を反らせ，5秒程度静止する
③ 息を吐きながら，体をもとに戻す

図2-10　産褥体操

H 親役割への支援

- ●目　　的：母親（父親）役割を習得することで児への愛着を形成し，育児が円滑に行える
- ●適　　応：身体的に回復しつつある褥婦および母親になる心理過程の保持期にある褥婦に行う
- ●必要物品：パンフレットなど資料，筆記用具

	方　法	留意点と根拠
1	指導の実施場所・時間を設定する	●プライバシーが確保でき，落ち着いて実施できる環境を準備する
2	カルテや褥婦から情報収集する 1）妊娠期・分娩期の情報を収集する（➡❶） 2）産褥早期の離床や授乳状況について把握する 3）褥婦の心理についてアセスメントする（➡❷） ・出産体験の受けとめ ・マタニティブルーズの症状の有無	❶妊娠や分娩経過に異常があった場合は親役割が順調に進まないことがある ❷否定的な出産体験は児への愛着形成に影響を及ぼす[1] ●マタニティブルーズの症状は，気分が落ち込む，涙もろい，疲れやすい，イライラする，眠れないなどである
3	出産体験の振り返りを行う（➡❸） 1）出産のプロセスをていねいに振り返っていく 2）看護師からは尋ねず，語られることをしっかりと聴く	❸産褥1〜2日目の受容期には自らの出産体験を振り返ることに関心が向いている ●悲しみや苦しみを軽減しようとしたり，前向きになるように促したりしない（➡❹） ❹否定的な感情が表出される場合は，その感情のもととなっている物事に対する新しい意味づけや解釈をもたらす機会となる ●話し手自身が起きたことと向き合い，自らの内面と向き合いながら心におさめていけることを大切にする ●出来事と感情を切り離すことが重要である
4	母子相互作用が確認できるかアセスメントする 1）母子相互作用（図2-11）において，児から母親への作用，児の反応について説明する（➡❺） ・児は，20〜30cmの距離で眼の焦点が合う ・互いの体温が伝わる ・少し高いやさしい声に反応する ・「泣く」「微笑む」「声を発する」「体を動かす」といったシグナルを母親に送る 2）母親の苦痛を除去し（➡❼），授乳したり，抱いたり，あやしたりして，母親（父親）がその体験に満足するように働きかける	❺母親は視覚的・触覚的に児の反応をとらえて自分の子どもの特徴を確認する ●母親が児からの作用や反応をとらえられるように説明する（➡❻） ❻母親は子どもの反応から，世話ができているか，要求にこたえられているか，自分が児に好かれているかなどを確認する ❼母子相互作用を促進する

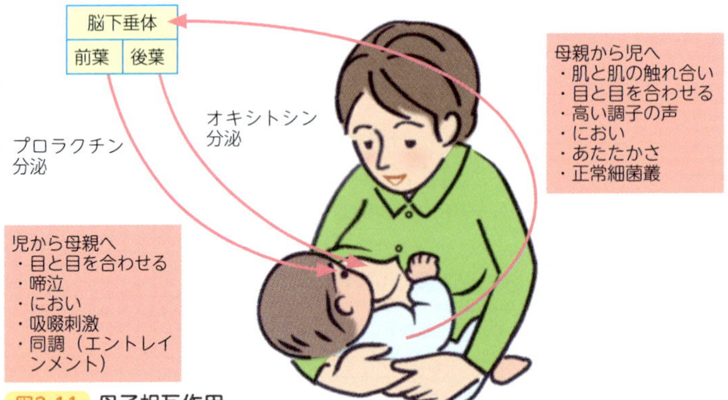

脳下垂体
前葉　後葉

オキシトシン分泌

プロラクチン分泌

母親から児へ
・肌と肌の触れ合い
・目と目を合わせる
・高い調子の声
・におい
・あたたかさ
・正常細菌叢

児から母親へ
・目と目を合わせる
・啼泣
・におい
・吸啜刺激
・同調（エントレインメント）

図2-11　母子相互作用

	方　法	留意点と根拠
5	**育児技術の獲得状況を確認する** 1）授乳，授乳のサイン 2）沐浴 3）更衣，おむつ交換 4）環境の整備	● 育児技術の獲得状況とともに，退院後の生活に合わせて具体的に準備できているか確認する（➡❽） ❽ 褥婦が育児技術を獲得することは母親としての自信につながる。特に授乳経験の満足感は役割獲得を前進させる ● 児の反応が読み取れるようになること，育児技術に習熟することに向けて具体的な示唆や支持的な援助が必要である
6	**家族関係（役割）の調整を行う** 1）父親（夫）の役割調整を行う ・育児において褥婦の支援者となっているか ・夫に期待する育児や支援 ・夫が考えている育児への参加 2）祖父母の支援が得られる場合は，祖父母の役割調整を行う 3）上の子がいる経産婦には，発達段階に合わせながらお兄ちゃん，お姉ちゃんとしての役割を与えていくように説明する	● 経験者として褥婦の話を聞くことや，育児の確認や助言，家事の代行といった支援者としての役割を担うよう調整する ● 上の子は，母親が分娩のために入院したり，生まれた児に家族の関心が向くために，ストレスを感じる場合がある。生まれた児を攻撃する，甘える，できていたことができなくなるなどの反応が出現することがある

❶ 有本梨花・島田三恵子：出産の満足度と母親の児に対する愛着との関連，小児保健研究，69（6）：749-755, 2010.

I 褥婦の日常生活とセルフケアへの支援

- **目　的**：（1）分娩による疲労や身体的侵襲からの回復を促す
  （2）基本的生活行動がとれることで褥婦自身が身体的コントロール感をもてる
  （3）日常生活への支援を行うことで褥婦が育児に集中できる
- **適　応**：産後早期で分娩による疲労が強く日常生活行動が緩慢な褥婦に行う
- **必要物品**：パンフレットなど資料

	方　法	留意点と根拠
1	**指導の実施場所・時間を設定する**	● プライバシーが確保でき，落ち着いて実施できる環境を準備する
2	**清潔を援助する**（➡❶） 1）分娩直後（0日目）は全身清拭や寝衣交換を援助する 2）全身状態や創部に問題がなく，シャワー浴が許可されたら，シャワー浴や洗髪を促す（➡❷） 3）外陰部の清潔は排尿ごとに行う。尿道口から肛門に向かって3か所に分けて清浄綿で拭くように指導する（➡❸）（第Ⅲ章「2　分娩第2期のケア」p.128参照） 4）パッドは3〜4時間ごとに交換するように指導する（➡❹）	❶ 産褥期は基礎代謝と汗腺の機能が亢進していることと，乳汁分泌や悪露の排泄があるため，からだの清潔を保つよう援助する ❷ 子宮内や会陰部に創傷があることから感染しやすい状況である ❸ 外陰部から肛門部に向かって拭くことで上行感染を防ぐ ❹ 悪露の付着したパッドを長時間使用していると上行感染を起こしやすい
3	**排泄を援助する** G「産褥復古のケア　2）膀胱・直腸充満の除去」の「方法1〜6」に準じる	

方法	留意点と根拠
4 食事・栄養指導を行う（表2-5） 　1）間食を含めた食事摂取状況を確認する 　2）授乳期のエネルギー付加量は350kcalであるため，間食などでエネルギーを付加していくように指導する 　3）体力の回復のためには良質のたんぱく質を十分に摂取することが必要であるため具体的な食材を示す 　4）母乳の分泌が開始すると，良質のたんぱく質，ミネラル，ビタミン，脂肪，糖質の需要が高くなるため具体的な食材や調理法などを提示する 　5）貧血，浮腫，たんぱく尿がある場合は，改善に向けた食事指導を行う	●産褥1〜2日は分娩後の疲労や興奮で食欲は減退することが多い ●産褥3〜4日頃から回復し増進する。著しい利尿や発汗，悪露の排出などによる大量の水分消失があり，口渇感が増進する ●授乳期は妊娠期に増加した体重の減少分と乳汁分泌に必要な栄養付加を考慮する ●分泌乳量780mL/日として算出しているため分泌乳量が少ない場合は付加量を減らす
5 休息・睡眠を援助する 　1）睡眠状態や疲労状態を把握する（➡❺） 　2）睡眠や休息をとる方法を褥婦と共に検討する（➡❻） 　・環境面：光，騒音，湿度，温度 　・生活時間：食事・面会時間・入浴時間の調整，入院中の保健指導などの調整	❺産褥期には，分娩や児との対面などの経験から交感神経が優位となり，興奮のために眠れなくなる場合も多い ❻睡眠不足は疲労回復を妨げ，新たな疲労蓄積につながるだけでなく，授乳や子育てなど育児に対する意欲の低下につながる

表2-5 授乳期の食事摂取基準

項目	非妊婦（身体活動レベルⅡ）		授乳婦
	18〜29歳	30〜49歳	
エネルギー（kcal）	1,950	2,000	+350
脂肪エネルギー比率（%）*1	20〜30	20〜30	−
たんぱく質（g）*2	50	50	+20
ビタミンA（μgRE）1)*2	650	700	+450
ビタミンD（μg）*3	5.5	5.5	8.0
ビタミンE（mgα-TE）2)*3	6.0	6.0	7.0
ビタミンK（μg）*3	150	150	150
ビタミンB_1（mg）*2	1.1	1.1	+0.2
ビタミンB_2（mg）*2	1.2	1.2	+0.6
ナイアシン（mgNE）3)*2	11	12	+3
ビタミンB_6（mg）*2	1.2	1.2	+0.3
葉酸（μg）*2	240	240	+100
ビタミンB_{12}（μg）*2	2.4	2.4	+0.8
ビオチン（μg）*3	50	50	50
パントテン酸（mg）*3	5	5	5
ビタミンC（mg）*2	100	100	+45
カルシウム（mg）*2	650	650	−
鉄（mg）*2	6.0 4)	6.5 4)	+2.5
リン（mg）*3	800	800	−
マグネシウム（mg）*2	270	290	−
カリウム（mg）*3	2,000	2,000	2,200
銅（mg）*2	0.8	0.8	+0.5
ヨウ素（μg）*2	130	130	+140
マンガン（mg）*3	3.5	3.5	3.5
セレン（μg）*2	25	25	+20
亜鉛（mg）*2	8	8	+3
クロム（μg）*3	10	10	10
モリブデン（μg）*2	20	25	+3

1）RE：レチノール当量，2）α-TE：α-トコフェロール当量，3）NE：ナイアシン当量，4）月経なし
＊1：目標量，＊2：推奨量，＊3：目安量
「日本人の食事摂取基準」2015年より

方　法	留意点と根拠
・活動面：夜間授乳の回数の検討（褥婦の意思を尊重する） 3）退院に向けて情報収集し，休息や睡眠のとり方について共に検討する ・生活パターン ・援助者と援助の内容 ・部屋の環境など	
6　**活動・運動を援助する** 1）分娩直後は，正常分娩で分娩第4期までに異常出血がないことが確認できたら初回歩行（トイレ歩行）を介助する（➡❼） 2）分娩直後～1日目は，分娩による疲労や創痛・後陣痛を観察しながら必要最低限の活動を促す 3）産褥2日目以降は，子宮収縮や悪露の量などを観察しながら，徐々に活動を拡大していく	❼早期離床は血栓症を予防するとともに，筋肉痛や腰痛を軽減することができる❶。また，いち早く精神的にも健康感を取り戻すことができる ●初回歩行は必ず付き添い，転倒や転落に注意する（➡❽） ❽急激な循環動態の変化や長時間の陣痛や努責によって，めまいやふらつきを起こすことがある ●早期離床の禁忌を表2-6に示す **表2-6　早期離床の禁忌** ・異常出血 ・高度の会陰裂傷や頸管裂傷がある ・重篤な合併症（中枢神経系疾患，精神障害，感染症，重症妊娠高血圧症候群，心疾患など）がある

❶佐世正勝・石村由利子編：ウエルネスからみた母性看護過程＋病態関連図，医学書院，2009，p.614.

J　新生児の生後の変化についての説明と支援

- 目　　的：褥婦が児の生後の変化について理解することができる
- 適　　応：身体的，心理的に産褥経過が良好な褥婦に行う
- 必要物品：パンフレットなど資料，筆記用具

	方　法	留意点と根拠
1	指導の実施場所・時間を設定する	●プライバシーが確保でき，落ち着いて話せる環境を準備する ●授乳時間に配慮する（➡❶） ❶授乳時間が近いと，褥婦は児の様子が気になり集中できない
2	**カルテや褥婦から情報収集する** 1）今回の妊娠・分娩・産褥の経過 2）過去の妊娠・分娩・産褥の経過 3）既往歴 4）年齢，学歴，家族背景，同居家族，婚姻状況，就業状況，コミュニケーション，セルフケア能力，コーピング方法，信仰など 5）パートナーや実母との関係性，親しい友人の有無 6）社会資源の活用状況	●診療録から収集できる情報はあらかじめ把握しておく ●情報入手のために質問をする場合は，褥婦やパートナー，家族の尊厳を傷つけないような言葉づかいと態度を心がける ●縫合部痛や後陣痛がある場合や疲労が強いときは避ける ●円座や産褥椅子を利用し，縫合部痛の緩和を図る

方　法	留意点と根拠
3　児の生後の変化について説明する 　1）生理的体重減少（→❷） 　新生児は摂取する水分とカロリーが少ないため，出生後数日間，体重は必ず減少する。生後4～5日目頃から乳汁分泌量の増加に合わせて体重が増加していく。生後1～2週間をかけて出生体重に戻る（第V章「3　出生2日目から退院までの新生児のケア」p.263参照） 　2）黄　疸 ・黄疸の程度や随伴症状を観察し，病的黄疸を早期発見・早期介入できるように鑑別法を伝える ・受診を要する症状を要約して説明する 　3）嘔吐（表2-7） ・嘔吐がみられるときは，頭のほうを高くし側臥位で寝かせる ・受診を要する症状を要約して説明する	❷新生児は細胞外液が過剰な状態で生まれてくるため，体重減少はこの細胞外液の減少によるものである。この一過性の体重減少は胎児生活から胎外生活への適応過程の1つである❶ ●自身の乳汁分泌量を気にしている褥婦もいるため，不安をあおらないように説明する ●新生児のほとんどが生理的黄疸をきたす。生後2～3日目から出現し4～5日頃を頂点として，7日目以降に徐々に経過する（第V章「2　出生後24時間以内の新生児のケア」p.250参照） ●黄疸の症状は皮膚の黄染，活気のなさ，傾眠，便が白っぽいなどで，退院後もこのような症状が続く場合は受診する ●噴水状にピューと吐く嘔吐を繰り返す，腹部膨満や便秘があり，かつ嘔吐が続く場合は受診する（第V章「2　出生後24時間以内の新生児のケア」p.250参照）

表2-7　嘔吐の種類

初期嘔吐	生後数時間～24時間以内に始まり2～3日にわたって羊水あるいは粘液様の吐物を嘔吐する。
溢　乳	授乳後30分以内や腹圧上昇時に口角から少量の母乳やミルクが流れ出る
病的嘔吐	中枢神経疾患や感染症，先天性代謝異常などの内科的嘔吐と消化管通過障害の外科的嘔吐がある

方　法	留意点と根拠
4）臍　脱 ・臍帯は通常1～2週間で自然に脱落する。それまでは1回/日を目安に臍消毒を行う。臍脱する前後は湿潤が強いため，その場合は数回/日消毒する ・臍消毒の方法について習得しているか再度確認する ・臍脱後は臍輪部からの出血や膿性の分泌物がないか観察する ・受診を要する症状を要約して説明する 　5）おむつ皮膚炎（おむつかぶれ） ・おむつ皮膚炎（かぶれ）の原因は長時間の便や尿の汚染により起こることを説明する（→❸） ・ケアは微温湯か水を浸した綿花でそっと清拭する ・殿部浴を行うことでおむつ皮膚炎（かぶれ）は軽減する ・予防策として清潔と乾燥を心がける	●発赤や湿潤が続いている場合は受診する ❸新生児の皮膚は，表皮，真皮ともに薄く，角質の構造は未発達であるため，感染を起こしやすい

❶石村由利子編，佐世正勝編集協力：根拠と事故防止からみた母性看護技術，医学書院，2013，p.821.

K　母乳育児の支援

- 目　　的：（1）有効な授乳ができ母乳育児を確立できる
- 　　　　　（2）授乳をとおして母親役割の習得と児への愛着が形成できる
- 適　　応：心身ともに産褥経過が良好な褥婦に行う
- 必要物品：授乳クッション，タオル，円座，パンフレットなど資料，筆記用具

方 法	留意点と根拠
1　指導の実施場所・時間を設定する	●プライバシーが確保でき，落ち着いて話せる環境を準備する
2　児の準備をする 　1）児の覚醒状態を確認し，おむつを交換する 　2）児が泣いていれば，しばらく抱っこし，半覚醒時などは覚醒を促してから授乳を始める（表2-8）❶❷ **表2-8** 授乳のサイン 早めの授乳のサイン*1 ・児が乳房を吸うように口を動かす ・手を口に持っていく ・乳房を探すようなしぐさをする ・目をきょろきょろするなど 母乳を欲しがっているサイン*2 ・体をもぞもぞと動かす ・手や足を握りしめる ・手を口や顔にもってくる ・探索反射を示す ・軽く（または激しく）おっぱいを吸うように口を動かす ・クーとかハーというような柔らかい声を出す *1：北川眞理子・内山和美編，生田克夫監：今日の助産－マタニティサイクルの助産診断・実践過程，改訂第3版，南江堂，2013，p.806．より引用 *2：日本ラクテーション・コンサルタント協会編：母乳育児支援スタンダード，医学書院，2007，p.181．より引用	●授乳に適しているのは，新生児の意識レベルState 3〜5のときである（第Ⅴ章「2　出生後24時間以内の新生児のケア」図2-1，p.249参照）
3　母親の準備をする 　1）以下の点を説明する ・爪を短く切る ・髪は後ろでまとめる ・乳房が露出しやすい衣服にする 　2）授乳に適した姿勢へ整える ・褥婦の背部に負担がかからないように椅子やソファや床に座るなど，楽な姿勢で行う ・創痛がある場合は円座を使用する	
4　母親の授乳を援助する 　1）正しいポジショニング（授乳姿勢）ができるように介助する （1）リラックスし，背筋を伸ばした正しい姿勢で楽に座る （2）乳房を突き出すようにする（前屈にならない） （3）児と臍と臍が合うようなポジションをとる（児の口と乳房が垂直になる） （4）乳頭にかかる偏った圧を分散させるために，授乳のたびに授乳姿勢を変える （5）母親は児を自分のほうに引き寄せるようにする（→❷） 　2）正しいラッチオン（含ませ方，はずし方）ができるように介助する （1）乳房を「C」の形で持ち，乳頭を真っすぐにして，乳管洞のある乳輪部まで深く含ませる （2）児の唇に乳頭を付けて口唇追いかけ反射（ルーティング反射，第Ⅴ章「3　出生2日目から退院までの新生児のケア」p.281参照）を起こさせて，口を開いたときに乳輪の部分が児の唇に触れるように乳頭を深く入れる	●看護師は基本的には見守るが，母親が援助を求めてきたときや，児の乳房への吸着がうまくいかずに30分くらい経過したら介助する（→❶） ❶母親が行う授乳に「こうするべき」という規則はない。授乳に規則や制限を設けることは母乳育児の阻害因子になるため，母親の授乳を見守る ●手技に自信がない褥婦には看護師がモデル役割をとる ❷褥婦が安楽で快適な授乳姿勢で授乳することが児の有効な吸啜につながる

方　法	留意点と根拠
（3）児が口を大きく開けたタイミングで児を引き寄せる（乳房を持っていくのではない） （4）乳頭が児の口の中央にあって，児の舌の上に乗っているかどうか確認する （5）児がよく吸っていると，あごがしっかり（耳の付け根まで）動く （6）乳頭のはずし方は，小指を児の口角から口内に入れ，陰圧になっている口内に空気を入れてはずす，または児の口角に近い乳房を指で押して空気を入れてはずす 3）児が満足するまでしっかりと飲ませて授乳を終える 4）児の排気を見守る	
5　授乳後の母親の乳房の様子を観察する 　　溢乳などはないか	
6　授乳後の児の様子を観察する。必要時おむつを交換する	
7　どんなときに看護師の手助けが必要かを示し，必要時はいつでも呼ぶように説明する	●効果的な母乳育児が行われている母親・児のサインについて説明する（表2-9，2-10）❸ ●母乳育児に支援が必要なときは，母親が手助けを求めているとき，効果的な授乳（吸着）ができていないときなどである

表2-9　効果的な母乳育児が行われている母親のサイン

- 5日目までに乳房緊満と母乳の量や性状にはっきりした変化がある
- 乳頭に明らかな傷がない
- 授乳することにより，乳房緊満が軽減する

新道幸恵・中野仁雄・遠藤俊子編：新体系看護学全書 母性看護学② マタニティサイクルにおける母子の健康と看護，メヂカルフレンド社，2012，p.452．より引用

表2-10　効果的な母乳育児が行われている児のサイン

体重の変化＊	・体重減少は7％より少ない ・3日目以降は体重減少が少ない ・5日目までに体重増加が認められる ・10日目までには出生体重に戻る
排尿・排便の状態	・1日目以降は3回/日の排便がある ・4日目までには6回/日の排便があり，尿の色は透明か，薄い黄色である ・5日目までにはつぶつぶのある黄色便が出る
児の様子	・時々休止しながらリズミカルな吸啜・嚥下・呼吸パターンを続けている ・授乳中，嚥下音が聞こえる ・腕と手はリラックスしている ・口が湿っている ・授乳後は満足して落ち着いている

＊：新道幸恵・中野仁雄・遠藤俊子編：新体系看護学全書 母性看護学② マタニティサイクルにおける母子の健康と看護，メヂカルフレンド社，2012，p.452．より引用

❶北川眞理子・内山和美編，生田克夫監：今日の助産−マタニティサイクルの助産診断・実践過程，改訂第3版，南江堂，2013，p.806．
❷日本ラクテーション・コンサルタント協会編：母乳育児支援スタンダード，医学書院，2007，p.181．
❸新道幸恵・中野仁雄・遠藤俊子編：新体系看護学全書 母性看護学② マタニティサイクルにおける母子の健康と看護，メヂカルフレンド社，2012，p.452．

L 家族計画指導

- ●目　　的：心身の健康状態や経済状況を考慮しながら次の妊娠を計画することができ，望まない妊娠を避ける
- ●適　　応：産褥経過が良好な褥婦とそのパートナーに行う

● 必要物品：家族計画指導教材など資料，円座，筆記用具

	方法	留意点と根拠
1	指導の実施場所・時間を設定する	● プライバシーが確保でき，落ち着いて話せる環境を準備する ● パートナーが参加しやすい日時を選択する
2	カルテや褥婦から情報収集する 1）今回の妊娠・分娩・産褥の経過 2）過去の妊娠・分娩・産褥の経過 3）既往歴 4）年齢，学歴，家族背景，同居家族，婚姻状況，就業状況，コミュニケーション，セルフケア能力，コーピング方法，信仰など 5）パートナーや実母との関係性，親しい友人の有無 6）社会資源の活用状況 7）出産間隔，家族計画 8）初経年齢，月経周期 9）挙児希望の有無 10）過去の避妊方法 11）避妊に対する希望など	● 診療録から収集できる情報はあらかじめ把握しておく ● 情報入手のために質問をする場合は，褥婦やパートナー，家族の尊厳を傷つけないような言葉づかいと態度を心がける ● 夫婦（カップル）と家族のプライバシーに深くかかわる情報を収集するため，守秘義務を尊守することを約束する ● パートナーが参加する場合は，情報収集は別々に行うほうがよい ● 褥婦の体調や疼痛を考慮しながら指導を始める
3	褥婦とパートナーの家族計画に沿って今後の挙児の希望，出産間隔について確認する	
4	産後の性生活の不安や疑問点を尋ねる	● パートナーにも尋ねる ● 疑問点はわかりやすく，例をあげながら答える
5	産褥期の身体的変化と心理的変化について説明する 1）子宮復古と悪露，乳汁分泌など 2）母乳育児と排卵や月経の関係	● 分娩後3か月末の月経の再開は，非授乳婦は9割，授乳婦は3割である❶ ● 母乳分泌量に関係なく，5回/日以上，10分/回以上，母乳を与えている場合は，卵胞の成熟が阻止されるといわれている
6	産褥期の避妊法として，コンドームと殺精子剤[*1]の併用を勧める	● 性生活は，産後健診を受け，異常がなければ開始できる。排卵や月経の開始がいつになるかわからないので，産後初めての性生活から避妊することが大切である（→❶） ❶基礎体温に基づく避妊方法は卵巣の働きが安定しないために使用できない。また，経口避妊薬（ピル）は乳汁分泌を抑制し，母乳中への移行があるため使用できない❷ ● 教材を用いながら，コンドームの正しい装着法や殺精子剤の見本を確認する *1：殺精子剤は，現在国内では製造中止
7	褥婦とパートナーの理解度を確認する	● 指導内容について不明な点を聞き，質問を受ける

❶北川眞理子・内山和美編，生田克夫監：今日の助産－マタニティサイクルの助産診断・実践過程，改訂第3版，南江堂，2013，p.775.
❷我部山キヨ子編：臨床助産師必携－生命と文化をふまえた支援，第2版，医学書院，2006，p.348.

正常を逸脱した場合のケア

A 乳房トラブルを抱える母親への支援

● 事例：Aさん，32歳，初産婦，産褥3日目。乳房緊満は軽度あり，乳管開通は5～6本である。授

乳指導を受けたが，授乳手技が不慣れな様子である。頻回授乳による疲労もうかがえる。また，乳頭が赤くなり痛みもある。児の吸啜力，活気は良好であるが，本日の体重減少率が7％である。

● あなたの対応は？

● Aさんについて看護師が考えたこと
・Aさんは授乳に時間がかかっていて，頻回授乳であるため疲労している。
・Aさんの乳頭は発赤しており，痛みがある。
・授乳の様子を観察したら，児の口が深くラッチオンできていない。
・児の体重も心配である。

看護問題	看護計画
適切なラッチオンができていないことによる乳頭発赤，乳頭痛がある	**OP** 1）乳房緊満の程度 2）乳頭の状態（発赤・疼痛・亀裂・水疱の有無，柔軟性，伸展性） 3）乳管開通の状態 4）ポジショニング，ラッチオン 5）授乳後の乳頭の状態（乳頭の変形の有無） 6）Aさんの授乳に対する意欲 7）Aさんの睡眠・休息時間 8）Aさんの精神状態 9）児の体重，排泄状態 **TP** 1）正しいポジショニング（授乳姿勢）ができるように介助する 2）正しいラッチオン（含ませ方，はずし方）ができるように介助する 3）乳頭に塗布薬を用いる（純粋ラノリン，ナチュラル馬油など）。重症の場合は，医師に抗菌薬やステロイド含有の軟膏を処方してもらう 4）乳頭の循環を促進，乳頭乳輪部の伸展性を促進する目的で，痛くない程度に乳頭・乳輪部をマッサージする 5）搾乳する 6）Aさんの母乳育児に対する意向を確認しながら，希望があるときや疲労が強いときは児をあずかる 7）精神的なサポートを提供する **EP** 1）正しいポジショニング，ラッチオンができるように指導する 2）含ませ方が浅いと，乳頭亀裂の原因となり，児も長時間吸っても量が足りないことを説明する 3）一時的に乳頭の安静を図るために搾乳方法を指導する

B 子宮復古不全の母親への支援

● 事例：Bさん，36歳，産褥3日目の3経産婦。Bさんから「トイレに行ったら，レバーみたいな塊が出てきた」とナースコールがあった。

● あなたの対応は？

● Bさんについて看護師が考えたこと
・レバーみたいな塊は凝血塊なのか，胎盤なのか，卵膜なのか？
・子宮収縮状態はよいのだろうか？

看護問題	看護計画
卵膜遺残による子宮復古不全	**OP** 1）子宮の収縮状態と大きさ 2）子宮底の位置（子宮底長） 3）悪露の状態（量，色，性状，臭気，混入物の有無） 4）後陣痛の有無と程度 5）子宮の形態や位置異常の有無 6）妊娠時の経過（子宮収縮抑制薬の長期使用の有無） 7）分娩時の経過（微弱陣痛・胎盤用手剥離などの異常分娩，子宮内遺残の有無） 8）過度な安静ではないか 9）授乳の状況 10）排便・排尿状況 11）バイタルサイン 12）血液検査データ **TP** 1）子宮底部の輪状マッサージ 2）頻回授乳 3）乳頭刺激 4）排便・排尿を促す 5）Bさんの訴えを十分に聞く **EP** 1）早期離床を促す 2）悪露の中の混入物の有無を確認するよう伝える 3）産褥体操を指導する

C 母子分離を余儀なくされた母親への支援

● **事例**：Cさん，22歳，産褥1日目の初産婦。仕事をもっていたが，切迫早産の診断のため，妊娠28週から自宅安静で過ごしていた。妊娠34週4日で破水し，早産で出産したため，児は生後間もなくNICU入院となった。

● あなたの対応は？

● Cさんについて看護師が考えたこと
・初めての出産が早産となり，不安を抱えていないだろうか？
・今回の出産をどのように受け止めているのか。
・児とのかかわりが少ないが，児に対する愛着形成は順調か。

看護問題	看護計画
母子分離に伴う愛着形成阻害の危険性	**OP** 1）Cさんの表情・言動 2）Cさんの休息・睡眠状況 3）児の状況の理解度 4）児への面会状況 5）児への接し方 6）児の状況 **TP** 1）Cさんの訴えを十分に聞く 2）不安を表出しやすい環境づくりをする 3）児の面会時間を設ける

看護問題	看護計画
	4）児への声かけやタッチングを促す
	5）児の状況に対して，抱っこ，授乳，おむつ交換ができるようにする
	EP
	1）児の状況を説明する
	2）不明な点はいつでも聞いてよいことを説明する

D 肺塞栓症になった母親への支援

●事例：Dさん，32歳，初産婦。非妊時のBMIは26で，妊娠中の体重増加は12kgであった。分娩停止にて帝王切開分娩，本日術後1日目である。早期離床のため，初回歩行を行おうと座位から立位になったとき，突然，胸痛を訴え呼吸困難となった。顔面蒼白で呼びかけに応じない。

●あなたの対応は？

●Dさんについて看護師が考えたこと
・緊急事態で，自分一人では対応できない。

看護問題	看護計画
肺塞栓症による ショック状態	**OP** 1）バイタルサイン，酸素飽和度，心電図モニター 2）意識状態 3）胸痛の程度 **TP** 1）医師，看護師，助産師を呼ぶ 2）ショック体位をとらせる 3）バイタルサイン，酸素飽和度の測定 4）酸素投与（10L） 5）採血，点滴ルートの確保（18G） 6）X線，CT撮影などの準備 7）ヘパリン点滴の指示を受け，開始する 8）膀胱留置カテーテルの挿入 9）Dさんのそばを離れないで不安の軽減に努める **EP** 1）処置や検査時は説明し，不安の除去に努める 2）家族に処置や検査を説明し，不安の除去に努める

E 帝王切開術後の母親への支援

●事例：Eさん，25歳，初産婦。妊娠37週6日，児頭骨盤不均衡にて予定帝王切開が施行された。本日，術後1日目で離床予定である。バイタルサインに異常はなく，創痛は軽度あるが，我慢できている。子宮底は臍上2横指であり，子宮の硬度はやや軟らかい。産褥パッドには血性悪露が少量付着している。児との面会は昨夜，短時間でき，小さい手がかわいかったと話している。

●あなたの対応は？

● Eさんについて看護師が考えたこと
・Eさんの全身状態は落ち着いている。
・子宮底高は産褥1日目にしては高いと思われる。
・子宮の硬度は軟らかいため良好とはいえない。
・悪露は産褥1日目にしては少ない。
・児とは面会ができたが，抱っこができたら愛着形成がもっと進むかもしれない。

看護問題	看護計画
帝王切開分娩に伴う子宮収縮不良	**OP** 1）バイタルサイン 2）創部の状態（発赤・腫脹・滲出液の有無） 3）創痛や頭痛の有無と程度 4）検査結果（Hb, Ht, WBC, CRP） 5）腸蠕動の有無 6）子宮底高，硬度 7）後陣痛の有無と程度 8）悪露の量・性状・におい，混入物の有無 9）ふらつき，めまい，悪心の有無 10）下肢の痛みや運動障害の有無 11）体位変換時の酸素飽和度，呼吸困難の有無 **TP** 1）清拭 2）体位変換時は呼吸状態を観察しながらゆっくり行う 3）早期離床を介助する（状態を観察しながら半座位→座位→立位→歩行と徐々に拡大する） 4）初回歩行を介助する 5）歩行可能確認後，膀胱留置カテーテルの抜去 6）排尿を時間ごとに促す 7）子宮底輪状マッサージを創部に気をつけながら行う 8）悪露交換を3～4時間ごとに行う 9）子宮底高，硬度の確認 10）便秘予防のケアを行う 11）疼痛が強い場合は鎮痛薬を検討する 12）児との早期接触を促す 13）児との面会や授乳を介助する 14）退室するときはナースコールを手の届くところに設置する **EP** 1）悪露が多く排泄された感じがある場合は知らせるように説明する 2）臥床していてもめまいやふらつく感じがある場合は知らせるよう説明する 3）体位変換時に胸痛や呼吸困難があったら，すぐにナースコールをするよう説明する 4）膀胱留置カテーテル抜去後は，時間ごとに排尿に行くことを説明する 5）歩行時，ふらつくときや自信がない場合は一人で歩行しないように説明する 6）排尿後の消毒法を説明する 7）子宮収縮を促すためにも早期離床や時間ごとの排泄，授乳が必要であることを説明する

F 多胎児を出産した母親への支援

● 事例：Fさん，初産婦。自然妊娠で双胎妊娠であった。2絨毛膜2羊膜双胎であり，妊娠37週3日，帝王切開にて第1子女児2,550g，第2子女児2,600gを出生した。
　手術後，母子共に経過は順調であり，産褥2日目から育児技術の支援が始まった。第1子，第2子どちらも同時に啼泣し，「どうしたらいいかわからない」と困惑している。

第Ⅳ章 産褥期のアセスメントとケア

● あなたの対応は？

● Fさんについて看護師が考えたこと
・初めての育児であること，双胎であることから児への対応に困惑している。

看護問題	看護計画
双胎児であることによる育児不安	**OP** 1）Fさんの言動 2）疲労 3）育児に関する知識 4）育児技術の習得状況 5）児への栄養方法の意向 6）周囲のサポート 7）乳汁の分泌状態 8）乳房の状態 **TP** 1）児の健康状態の確認を一緒に行う **EP** 1）同時授乳について説明する 2）（乳汁分泌が少ない場合）授乳方法を別々に行うこともできることを説明する 3）自分のペースで育児を行っていくように伝える 4）双胎児のサークルなどのピアサポートを紹介する 5）社会資源について紹介する

G 産褥熱にかかった母親への支援

● 事例：Gさん，初産婦。妊娠・分娩の経過は順調であり，妊娠39週2日3,200gの男児を出産した。産褥3日目，悪寒があり，体温を測ると38.3℃であった。拡張期血圧122mmHg，収縮期血圧75mmHg，脈拍90回/分，全身体熱感あり。子宮底臍高，硬度やや不良。後陣痛あり，授乳，排泄以外は臥床していた。悪露は赤色，少量，悪臭があった。排尿回数8回，尿意あり，排尿時痛なし。乳房の痛みはなし，緊満感なし。「私は熱があるけれど，赤ちゃんには会えないのですか？」と泣きながら訴えている。

● あなたの対応は？

● Gさんについて看護師が考えたこと
・産褥期の体温の正常から逸脱している。発熱の原因について考えてみよう。
・発熱のため児に会えなくなるのではないかと不安を感じている。

看護問題	看護計画
感染による身体的苦痛	**OP** 1）バイタルサイン 2）子宮底の高さ 3）子宮の硬度 4）下腹部痛 5）悪露の量・臭気・混入物 6）外陰部の状態 7）Gさんの言動 8）食事摂取量

198

看護問題	看護計画
	9）水分摂取量
	10）排泄の状態
	11）睡眠状態
	12）乳房の状態
	13）（内服治療の場合は）服薬状況
	TP
	1）安静への支援
	2）清潔の保持
	3）発熱に対するケア
	4）（隔離時）児の様子を伝える
	EP
	1）安静の必要性を説明する
	2）苦痛の増強時にはナースコールするように説明する

文献

1) 北川眞理子・内山和美編，生田克夫監：今日の助産－マタニティサイクルの助産診断・実践過程，改訂第3版，南江堂，2013.
2) 北川眞理子・内山和美編：根拠がわかる母性看護技術，メヂカルフレンド社，2008.
3) 新道幸恵・中野仁雄・遠藤俊子編：新体系看護学全書 母性看護学② マタニティサイクルにおける母子の健康と看護，メヂカルフレンド社，2012.
4) 新道幸恵編：新体系看護学31 母性看護学② 妊婦・産婦・褥婦・新生児の看護，メヂカルフレンド社，2003.
5) 森恵美・高橋真理・工藤美子・他：系統看護学講座 専門分野Ⅱ 母性看護学①母性看護学概論，医学書院，2007.
6) 堀内成子編：パーフェクト臨床実習ガイド 母性看護実習ガイド，照林社，2007.
7) 佐世正勝・石村由利子編：ウエルネスからみた母性看護過程＋病態関連図，医学書院，2009.
8) 石村由利子編，佐世正勝編集協力：根拠と事故防止からみた母性看護技術，医学書院，2013.
9) 仁志田博司：新生児学入門，第4版，医学書院，2012.
10) 太田操編著：ウエルネス看護診断にもとづく母性看護過程，第2版，医歯薬出版，2009.
11) 松原まなみ・山西みな子：母乳育児の看護学－考え方とケアの実際，メディカ出版，2003.
12) 本郷寛子・新井基子・五十嵐祐子：お母さんも支援者も自信がつく 母乳育児支援コミュニケーション術，南山堂，2012.
13) 新道幸恵・和田サヨ子：母性の心理社会的側面と看護ケア，医学書院，1990.
14) Rubin R著，新道幸恵・後藤桂子訳：ルヴァ・ルービン 母性論－母性の主観的体験，医学書院，1997.
15) 久米美代子・堀口文編著：マタニティサイクルとメンタルヘルス，医歯薬出版，2012.
16) Cox J，Holden J著，岡野禎治・宗田聡訳：産後うつ病ガイドブック－EPDSを活用するために，南山堂，2006.
17) 立岡弓子編著：写真とCDでわかる周産期ケアマニュアル，改訂版，医学芸術社，2011.

3 退院から出産後1か月までの褥婦のケア

学習目標
- 退院から出産後1か月までの褥婦の身体的経過・心理的特徴を理解する。
- 出産後1か月頃までの褥婦のフィジカルアセスメントを行うことができる。
- 出産後1か月までの母乳育児を支援できる。
- 母乳育児に関し,正常を逸脱した場合の支援ができる。
- 多胎妊婦と家族に対する産後の支援ができる。

1 褥婦の状態の理解

1）退行性変化

分娩後の子宮は,正常経過であれば速やかに収縮し,産褥5日の子宮底長は約8cmとなる。退院後はさらに収縮し,産褥11〜14日で腹壁上から触知されなくなる。子宮復古については,本章「2 出産後から入院期間中の褥婦のケア」p.168参照。

産褥5日頃の悪露は褐色であるが,その後黄色に変化し,産後1か月頃には白色となる。悪露の分泌量も日々減少していく。しかしながら,退院後に活動量が増えることで,一時的に悪露の色が赤色や褐色に戻る,分泌量が多少増えるといったことがある。そのような変化があった場合は休息をとり,様子をみることが必要である。

なお,赤色悪露が多量に分泌する,悪露に腐敗したような臭気がある,強い後陣痛がある,発熱したという場合は,子宮復古不全や子宮内感染が疑われるため,緊急に受診が必要である。

会陰縫合を受けた場合,縫合部の痛みは退院後,徐々に消失していく。通常,縫合部は3〜4週間程度で治癒する。退院後も縫合部の痛みが消失しない,痛みが増強する,縫合部に発赤や熱感がみられるといった場合は,癒合不全や感染が疑われるため,受診が必要である。

2）進行性変化

産褥5日頃の乳房は,左右の乳頭の乳腺が多数開口し,乳頭を圧すると射乳がみられる。また,乳汁分泌機能が確立され,授乳前には乳房に生理的緊満がみられ,児に効果的に授乳を行った後は,乳房の緊満度が軽減し,乳房が軽くなるように感じる。乳汁は成乳へと変化する。

しかし,乳房の変化は個人差が大きく,特に初産婦の場合,乳房が硬く緊満感が強い状況で退院する人も少なくない。退院後1〜2週を経て,乳汁分泌機能が確立することも多いため,経過観察が必要である。

2 褥婦の心理とメンタルヘルス

　褥婦は，産褥入院中は看護師の援助を受けながら，新たに生まれた児を世話する生活に適応していく。退院後は，家族や地域のサポートを受け，家族関係を調整しながら，新たな子どもを育てる生活に適応していく。このなかで，頻回授乳による疲労や不慣れな授乳などによって自信が低下し，褥婦がストレスを感じることがある。

　このストレスに上手に対処できず適応に失敗すると，ストレス反応としての抑うつや不安というような情動の変化が起こり，持続・長期化すると産後うつ病を発症することになる[1]。産後うつ病とは，抑うつ気分または興味，喜びの喪失という2つの中核症状のほか，付加症状7項目（食欲・体重の減少・増加，睡眠障害〈入眠困難，中途覚醒，早朝覚醒〉，精神運動の制止または焦燥，気分の減退，無価値感や罪責感，思考・集中・決断の停止，自殺念慮や企図）のうち5項目以上の症状がほとんど1日中，ほとんど毎日にみられ，2週間以上持続する[2]気分障害をいう。スクリーニングとしては，エジンバラ産後うつ病自己評価票（本章「2　出産後から入院期間中の褥婦のケア」表2-3，p.175参照）がある。

　産後うつ病は見逃されがちな疾患である。うつ病の症状としての抑うつ気分，興味減退，不眠，無食欲などは普通の産褥婦でもよくみられる。また，精神症状の代わりに頭痛やだるさなどの身体症状が現れることもある[3]。

　産後うつ病は，夫婦関係の悪化や児のネグレクトをはじめとした児童虐待など，褥婦本人のみならず，家族にも大きな影響を及ぼす。褥婦本人ならびに家族に産後うつ病について情報を提供するとともに，異常を感じた場合には早急に受診するよう指導する。

看護技術の実際

A 産後健診

- ●目　　的：（1）褥婦の退行性変化および身体の回復状況を把握する
　　　　　　（2）褥婦の進行性変化と母乳栄養確立状態を把握する
　　　　　　（3）産後のマイナートラブルの有無を確認する
　　　　　　（4）産褥期のメンタルヘルスの状況を把握する
- ●適　　応：すべての褥婦に行う
- ●必要物品：手袋，血圧計，尿定性検査試験紙

	方　法	留意点と根拠
1	褥婦の表情，顔色を観察する（→❶） 　1）貧血状態ではないか 　2）疲労の状況	❶表情を観察することはメンタルヘルスの状況を把握する観点としても重要である
2	血圧，尿たんぱく・尿糖，体重を計測する 　1）血圧，尿たんぱく・尿糖（定性）検査を行う（→❷）	●正常経過であれば，血圧は成人女性の正常範囲で，尿たんぱくおよび尿糖は陰性である

方 法	留意点と根拠
2）体重を測る	❷産褥期に発症する妊娠高血圧症候群（pregnancy-induced hypertension：PIH）の報告は少ない❶といわれるが，産褥期に発症し管理を必要とする事例もあるため，血圧，尿たんぱくの観察は重要である。PIHについては，第Ⅱ章「2 妊娠中期の妊婦のケア」p.42を参照 ●正常経過であれば，体重は産褥5日で分娩時体重より4〜6kg程度減少する。産褥1か月ではさらに2〜3kg減少する
3 乳房・乳頭を観察する（➡❸） 方法は，本章「2 出産後から入院期間中の褥婦のケア」D「乳房の観察」p.178参照 1）乳房・乳頭の外観 2）乳房の発赤・硬結・疼痛・熱感の有無（➡❹） 3）乳頭の疼痛・発赤・亀裂の有無（➡❺） 4）乳汁分泌状態（➡❻）	❸母乳育児を円滑に行っていく要素として，乳房および乳頭に異常がないことは重要である ❹乳房に発赤，硬結，熱感が認められる場合には，乳汁うっ滞や急性化膿性乳腺炎を発症している可能性がある ❺乳頭の疼痛，発赤，亀裂は，効果的な授乳ができず，乳汁うっ滞や，急性化膿性乳腺炎を起こす原因となる ❻乳頭には乳腺開口が多数みられ，乳腺の閉塞や乳汁の色や粘度に異常がみられないかを確認する
4 外陰部を観察する 方法は，本章「2 出産後から入院期間中の褥婦のケア」B「会陰部の観察」p.177参照 1）会陰縫合部および痔核の状態と痛み 2）悪露の色と量（➡❼）	●会陰縫合や痔核がある場合には，その状態を観察する。産褥2週間で会陰縫合部は癒合する ❼退行性変化の観察として，産褥後2週間以降であれば子宮底は腹壁から触れなくなるため，子宮復古の状況は，悪露の色や量でアセスメントする。通常，産褥2週間以降であれば，黄色悪露，白色悪露が少量分泌される状況である
5 マイナートラブルの有無を確認する 1）手指・下肢の浮腫の有無を確認する ・指のこわばった感じや指輪がきつくなるなどの変化がないか❷ ・脛骨や足背を親指で圧迫し，圧迫後にへこみが確認される場合，浮腫があると判断できる 2）尿失禁の有無を確認する ・咳やくしゃみをしたときに尿が漏れないか（➡❽） ・尿失禁が認められる場合には，キーゲル体操（本章「2 出産後から入院期間中の褥婦のケア」図2-10，p.185参照）の実施を勧める 3）腰痛の有無を確認する（➡❾） 産褥体操などを提案する（本章「2 出産後から入院期間中の褥婦のケア」図2-10，p.185参照） 4）痔核の有無を確認する 妊娠・分娩の影響によって生じた痔核が治癒しているか 5）便秘の有無を確認する 産後に痔核痛，会陰縫合部痛や授乳などで便意を抑制することや乳汁分泌による水分量の喪失などで便秘に傾いていないか確認する	●浮腫は，疲労によって増強するため，浮腫が認められる場合には，休息を勧める ❽産褥期の尿失禁の多くは腹圧性尿失禁である ❾妊産婦は妊娠・分娩によって腰痛が起こることがあり，その腰痛が産褥期も持続することがある ●便秘薬の処方や食事指導が必要な場合がある
6 褥婦の心理的状況をアセスメントする 1）フィジカルアセスメント中の褥婦の表情や，看護師への応答の状況を観察する	

方法	留意点と根拠
2）食欲や睡眠の状態，現在の生活状態などから，褥婦の心理的状況をアセスメントする	

❶武谷雄二・上妻志郎・藤井知行・他：プリンシプル産婦人科学　1婦人科編，第3版，メジカルビュー社，2014，p.341．
❷我部山キヨ子・大石時子編：助産師のためのフィジカルイグザミネーション，医学書院，2008，p.26．

B 母乳育児相談

- 目　　的：（1）褥婦の乳房を観察し，授乳の状況を把握する
  　　　　　（2）児の成長・発育状況を把握する
  　　　　　（3）適切な母乳育児が行われているかアセスメントする
- 適　　応：母乳栄養を行っている褥婦に行う
- 必要物品：手袋，乳幼児体重計，必要に応じて授乳用クッション，新生児人形など

	方法	留意点と根拠
1	**乳房・乳頭を観察する** A「産後健診」の「方法3」に準じる	
2	**児の体重増加量を確認する** 1）体重を測定する 2）排泄の状況を確認する（排尿・排便の回数）	●適切な1日体重増加量は20〜30g以上である ●排尿は6回/日以上あり，十分な量の排便も毎日3回以上みられているか確認する
3	**授乳の状況を観察する** 1）1日の授乳回数，授乳間隔を確認する 2）1回の授乳時間を観察する ・母親が授乳時間を決めているか ・頻回に乳房から児を離すことなく，児が満足するまで吸啜させているか 3）授乳姿勢や抱き方を観察する 4）看護師が新生児人形を用いて実際の授乳姿勢を示し，母親が児に適した抱き方が行えるよう援助する 5）児の乳頭への吸着，含ませ方の状況を観察する（図3-1） 児が乳頭・乳輪を深く加え，母親が痛みを感じていない状況であるか確認する	●1日の授乳回数は8回以上であることが望ましい。1日に10回以上授乳することは通常みられる状況である ●授乳間隔は3〜4時間以上あくことがない状態が望ましい ●乳頭痛や亀裂などの乳頭のトラブル，乳汁うっ滞や児の体重増加不良などがみられる場合は助産師に相談する（→❶） 　❶乳頭のトラブルなどがあると，効果的に授乳が行えない

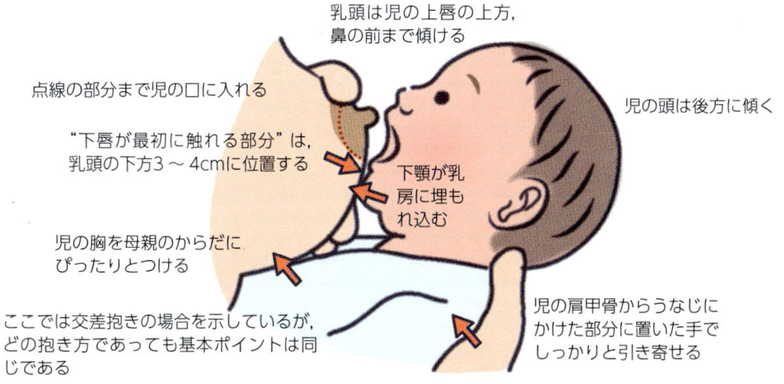

乳頭は児の上唇の上方，鼻の前まで傾ける
点線の部分まで児の口に入れる
"下唇が最初に触れる部分"は，乳頭の下方3〜4cmに位置する
児の胸を母親のからだにぴったりとつける
ここでは交差抱きの場合を示しているが，どの抱き方であっても基本ポイントは同じである
下顎が乳房に埋もれ込む
児の頭は後方に傾く
児の肩甲骨からうなじにかけた部分に置いた手でしっかりと引き寄せる

図3-1　効果的なラッチオンのタイミング（母親から見た図，左乳房からの授乳）

	方　法	留意点と根拠
4	母乳栄養に対する母親の思いを確認する	● 母親の言動から母親が母乳育児に対して抱いている思いや不安を理解する ● 看護師が適切と判断できる状況でも，母親が母乳不足や不安を感じている場合もある ● 母親が，現在の状況を自身で十分理解でき，今後どうしていくかを自分で決めていけるようかかわる

正常を逸脱した場合のケア

A 母乳分泌不足を訴える母親への支援

● **事例**：Aさん，30歳。初産婦で3,200gの女児を出産した。生後6日に母児共に退院した。退院時は，児の体重も増加し始め，母乳のみを与えるよう指導されていた。産褥14日の健診で来院したが，「赤ちゃんに母乳をあげても1～2時間しか寝てくれない。母乳が足りないのではないか心配」と訴えている。

● **あなたの対応は？**

● **Aさんについて看護師が考えたこと**
・Aさんは退院後，母乳育児を行っているが，頻回に授乳しなくてはならない状況なので，母乳不足かもしれないと不安になっている。
・本当に母乳不足かを確認する必要がある。

看護問題	看護計画
母乳が不足しているのではないかという不安がある	**OP** 1）児の体重，退院後の1日の体重増加量 2）1日の授乳回数 3）児の排尿回数と尿の色，排便回数と量 4）児の筋緊張状態，皮膚や口腔粘膜の状態（脱水徴候の有無） 5）乳房の腫脹・発赤・硬結・痛みなどの有無 6）授乳前後の乳房緊満感の変化 7）乳頭の発赤・亀裂などの異常の有無 8）乳頭の痛みの有無 9）授乳姿勢や抱き方と児の乳頭への吸着，含ませ方の状況 **TP** 1）1週間，母乳育児を続けてきたことに対するねぎらいの言葉をかける 2）母乳不足に対する不安のほか，育児で不安に思っていることがないか，訴えを傾聴する **EP** 1）1日の体重増加量が20～30g以上で，排尿は6回/日以上あり，十分な量の排便も毎日3回以上みられていれば，母乳が足りていると考えられることを説明する。また，児が十分母乳を飲んでいるサイン（表3-1）を母親と確認する 2）生後2か月頃までは児の授乳リズムも定まらず，母乳が足りていても1日に10回以上授乳することはよくあることを説明する 3）母親が，授乳姿勢・抱き方と児の乳頭への吸着，含ませ方に不安をもっている場合は実際の授乳の状況を確認する。修正が必要な場合には授乳指導を行う 4）1週間様子をみても母乳不足への不安が続くなら病院に連絡し，助産師に相談するよう説明する

表3-1 児が十分母乳を飲んでいるサイン

・赤ちゃんが24時間に少なくとも8回おっぱいを飲んでいる
・授乳の際，吸啜のリズムは母乳が出てくるとゆっくりになり，嚥下の音やごくごく飲み込む音が聞こえるかもしれない
・赤ちゃんは生き生きとしていて筋緊張がよく，皮膚の状態も健康である
・授乳と授乳の間は満足している様子である（ただし，十分に飲んでいる赤ちゃんが別の理由で機嫌が悪いことはあり，それによって母親が自分の母乳が足りないのだと思い込むこともある）
・24時間に色のうすい尿で6～8枚（布の）おむつをぬらす*
・24時間に3～8回便をする。月齢が進むと便の回数は減るかもしれない
・1日平均18～30gの割で体重が着実に増えている
・母親の乳房は授乳前には張っているような感じがあり，授乳後には柔らかくなるかもしれない。ただし，すべての女性がはっきりした変化を経験するわけではない

*訳注：紙のおむつの場合はもっと少ないこともある
UNICEF/WHO（1993），日本ラクテーション・コンサルタント協会編：母乳育児支援スタンダード，医学書院，2007，p.65．より引用

B 乳汁うっ滞をもつ母親への支援

● 事例：Bさん，35歳，経産婦。乳汁分泌良好で退院した。退院後3日目に来院し，「授乳後も乳房が強く張っている。昨日より乳房の外側が硬くなってきた。前に乳腺炎になったことがあるので心配」と話している。

● あなたの対応は？

● Bさんについて看護師が考えたこと
・Bさんは前に乳腺炎になったことがあるため，授乳後も乳房の緊満感がとれない状態に不安を感じている。
・乳汁うっ滞と推測されるが，今の乳房の状態を確認し，今後どうしたらよいかをBさんと考えていく。
・必要に応じて，助産師に指導を依頼する。

看護問題	看護計画
授乳後も乳房緊満感が強い状態が続いている	**OP** 1）乳房の腫脹・発赤・硬結・熱感・痛みなどの有無 2）授乳前後の乳房緊満感の変化 3）乳頭の発赤・亀裂，乳頭・乳輪の浮腫などの異常の有無 4）乳頭の痛みの有無 5）左右乳頭の開口状態および乳汁の分泌状態 6）乳汁の色や粘度 7）1日の授乳回数・授乳間隔と1回当たりの授乳時間 8）授乳姿勢，抱き方と児の乳頭への吸着，含ませ方の状況 **TP** 1）退院後間もないことや経産婦であることから，睡眠，休息の状態や上の子の世話，家事施行の状況なども確認する 2）疲労を考慮して，できるだけ短時間で指導する **EP** 1）強い乳頭緊満のために乳頭が扁平あるいは硬くなり，児が吸着困難な状況である場合は，授乳前に乳頭マッサージや少量の搾乳を行うことを説明する 2）授乳姿勢や抱き方が児に適していない場合には指導し，児がうまく吸着しているか確認する 3）授乳回数が8回/日未満（3～4時間以上授乳間隔があく）ないしは1回の授乳時間が両乳房で10分未満の場合は，児が効果的に母乳を飲んでいないことが危惧されるため，授乳回数や授乳時間を増やすように指導する

看護問題	看護計画
	4）児が泣いてから授乳するとより吸着させづらく，効果的な授乳ができない場合もあるため，母乳を欲しがっている早期のサインについて情報を提供する（本章「2　出産後から入院期間中の褥婦のケア」表2-8，p.191参照） 5）授乳後も乳房緊満感が強い場合は，乳房が軽くなる程度，少量の搾乳を行うよう指導する 6）乳房の熱感が強い場合には，ぬらしたタオルや乳房冷却専用シートなどで乳房外側の冷罨法を行うよう指導する。また，Bさんが温罨法を希望するなら，背部を温罨法するなどし，血行の改善を図る 7）乳房の強い緊満感が続く，乳房痛が増強する，発熱するなどがみられた場合には，病院に連絡するよう伝える 8）ブラジャーは締め付けないものを着用するよう指導する 9）乳房の緊満を心配するあまり，水分摂取を控えないよう伝える

C 乳腺炎（急性化膿性乳腺炎）のケア

●事例：Cさん，30歳，初産婦。母乳のみで児を育てており，産後3週目である。「一昨日から右の乳房の外側の痛みが続き，昨晩から39.0℃の熱がある。かぜの症状はない」と話している。

●あなたの対応は？

●Cさんについて看護師が考えたこと
・右乳房外側に痛みがあり，発熱がみられるため乳腺炎かもしれない。
・乳房の状態を確認し，Cさんがこの状況でストレスや不安を増強させず，適切な対処ができるよう対応する。

看護問題	看護計画
乳腺炎の可能性がある	**OP** 1）体温，脈拍 2）乳房の腫脹・発赤・硬結・熱感・痛みなどの有無 3）左右乳頭の亀裂の有無および乳汁の分泌状態 4）乳管閉塞の有無と乳汁の性状（色，粘度） 5）授乳姿勢・抱き方と児の乳頭への吸着，含ませ方の状況 **TP** 1）発熱がみられるため，医師の診察および助産師のケアの前後は横になる，あるいはゆったり座れるよう配慮する 2）診察中は医師の説明が理解できているか，確認のために声をかける 3）Cさんの訴えを傾聴する 4）家族が同行している場合には，Cさんと家族の両方に安静や生活の調整の必要性について説明する **EP** 1）抗菌薬の服用について説明する。また，抗菌薬を服用していても授乳は続行してよいことを説明する 2）乳腺炎を起こしている右乳房から授乳するように指導する 3）安楽のために右乳房外側に冷罨法または温罨法を行う。いずれも冷やしすぎや温めすぎがないように，冷たい水あるいは温湯に浸けて絞ったタオルや乳房専用冷却シートなどを用いる 4）疲労を増強させないように安静にし，添い寝授乳（図3-2）などで授乳の負担をできるだけ軽減するよう提案する 5）ブラジャーは締め付けないものを着用するよう指導する

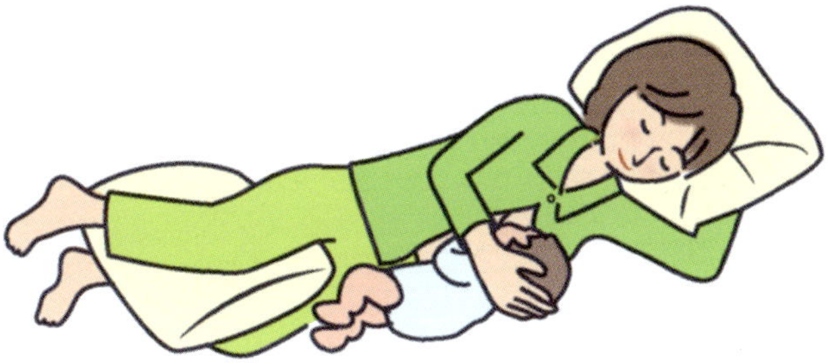

図3-2 添い寝授乳

D 多胎妊婦と家族への支援

●**事例**：Dさん，26歳，初産婦。36週に帝王切開術で双胎児を分娩した。第1児2,000g，第2児2,400gで出生し，産褥10日目に第2児と共に退院した。また，その10日後に第1児も退院した。産後1か月健診で来院したDさんは，「1人の赤ちゃんに授乳するだけでも時間がかかるのに2人に授乳すると毎日それしかしていないような状況です。現在は実家の母親が手伝ってくれているが，母が実家に帰ったらやっていけないと思う」と涙ぐんでいる。

●**あなたの対応は？**

●**Dさんについて看護師が考えたこと**
・Dさんは，この10日間の双胎児の育児でとても疲れている。
・Dさんの育児負担を減らすような援助が必要である。

看護問題	看護計画
双胎児の育児に，ストレス・疲労を感じている	**OP** 1）乳房の腫脹・発赤・硬結・熱感・痛みなどの有無 2）授乳前後の乳房緊満感の変化 3）乳頭発赤・亀裂・乳頭・乳輪の浮腫などの異常の有無 4）乳頭の痛みの有無 5）左右乳頭の開口状態および乳汁の分泌状態 6）乳汁の色や粘度 7）第1児，第2児のそれぞれの授乳状況 8）ミルクの補充状況 9）第1児，第2児の現在の体重と排泄状況（排尿回数，排便回数） 10）Dさんの睡眠状況や食事摂取状況 **TP** 1）これまで育児を頑張ってきたことに対するねぎらいの言葉をかける。また，はじめから2人の児に授乳をする生活に適応できないのは，ごく普通のことで，徐々に慣れていけばよいことを説明する 2）授乳のほか，母親が育児で不安に思っていることなどがないか訴えを傾聴する **EP** 1）各児への授乳がうまく行えていない場合は，それぞれの児の状況に合わせた授乳指導を行う。各児の授乳はうまく行えているようであれば，同時授乳の方法を説明する（図3-3）。また，混合栄養である場合には，第1児に母乳，第2児にミルクを与え，次の授乳では第1児にミルク，第2児に母乳を与える，あるいは，同時授乳のあとの授乳は2人の児にミルクを与えるなど，母親の負担がかかりにくい方法を選択し，できるだけ効率的な授乳ができるよう工夫することを提案する 2）ミルクの補充状況や第1児，第2児の現在の体重と排泄状況から，母乳が足りているか，足りていない場合にはどの程度補充しながら授乳を行っていくかを，現在の授乳間隔などからDさんと共に考えていく

看護問題	看護計画
	3）疲労を増強させないように，児の眠っているときはできるだけ一緒に横になるように説明する
	4）出産後2～3か月は，パートナーと実母などからのサポートを受け，授乳中心の生活に対応できるよう調整することを提案する。また，専門職からの継続支援や家族の負担を軽減するために市町村で提供している産後ケアなどの産後のサポート事業（家事支援を含む）を確認し，利用するように勧める
	5）地域の多胎育児をピアサポートする団体を紹介する

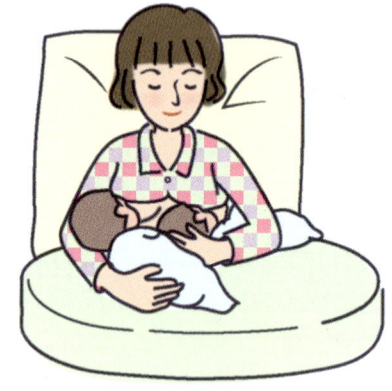

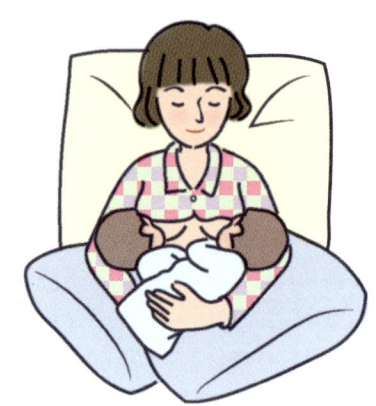

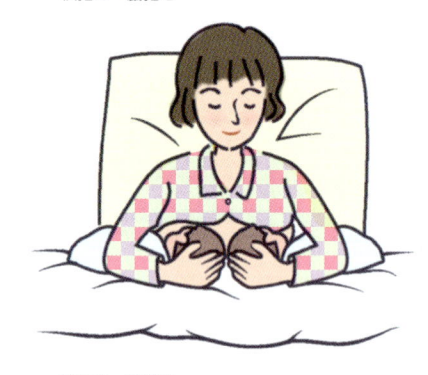

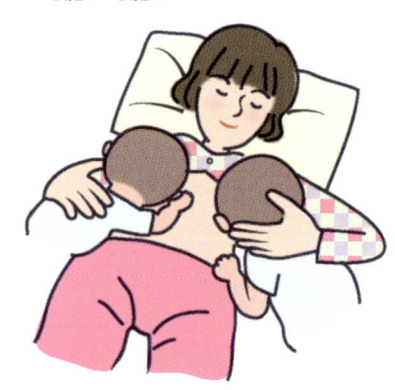

横抱き・脇抱き　　　　　横抱き・横抱き

脇抱き・脇抱き　　　　　両サイド添え乳

図3-3　多胎の母乳育児

文　献

1）北村俊則：事例で読み解く周産期メンタルヘルスの理論―産後うつ病発症メカニズムの理解のために，医学書院，2007，p.23.
2）村瀬聡美・我部山キヨ子編：助産学講座4　基礎助産学［4］母子の心理・社会学，第4版，医学書院，2008，p.63-69.
3）前掲書1），p.85.

4 産後に仕事復帰する女性のケア

学習目標
- 女性の就労状況を理解する。
- 就労している女性の育児，保育を取り巻く状況を理解する。
- 就労しながら育児を行う女性および男性に関する法律，制度を理解する。
- 産後に仕事復帰する女性の母乳育児継続への支援ができる。

1 女性の就労状況

1）女性の労働力人口と就業パターン

2012（平成24）年の女性の労働力人口は2,766万人で前年に比べ2万人減少，女性雇用者数は2,357万人となり前年に比べ10万人増加，女性の労働力率（15歳以上人口に占める労働力人口の割合）は42.2％と前年に比べ0.2ポイント上昇した。

女性の労働力率を年齢階級別にみると，25～29歳層の77.6％を1つ目のピークとしていったん下降し，35～39歳層の67.7％を底としてゆるやかに上昇，そして45～49歳層の75.7％を2つ目のピークとし再び下降している。これは修学終了とともに就業し，結婚や妊娠・出産をきっかけに退職，そして子育てが一段落し時間的余裕が出てきて再就業する，という日本独特のM字型曲線を示す就業パターンである。

M字型の底である35～39歳層についてみてみると，2011（平成23）年の67.0％より2012（平成24）年は0.7ポイント上昇している。さらに，10年前の2002（平成14）年に比べると，ほとんどの年齢階級で労働力率は上昇し，30～34歳層の8.3ポイントの上昇は最も大きい。M字型の底は30代前半から30代後半へ移り，くぼみもゆるやかになってきている（図4-1）。これは，結婚年齢や出産年齢の上昇に起因したものと考えられる。

さらに，女性の労働力率を配偶関係でみると，45歳以上の層では両者にそれほどの大きな差はみられない。しかし，20～44歳層では両者の差は大きい。有配偶者だけでみると10年間で25～29歳層は10ポイント，30～34歳層は8.9ポイント上昇しているものの，M字型の底を上げるほどの上昇に至っていないため，M字型カーブが存在している（図4-2）。このことは依然として，出産・育児期の女性が家事や育児を主に担っていること，そして「男性は仕事，女性は家庭」という日本の伝統的性別役割分業の考え方が社会のなかでいまだ根強いことを現している。

2）女性の就業形態

女性の就業形態について，2012（平成24）年の女性雇用者数を産業別にみると，医療・福

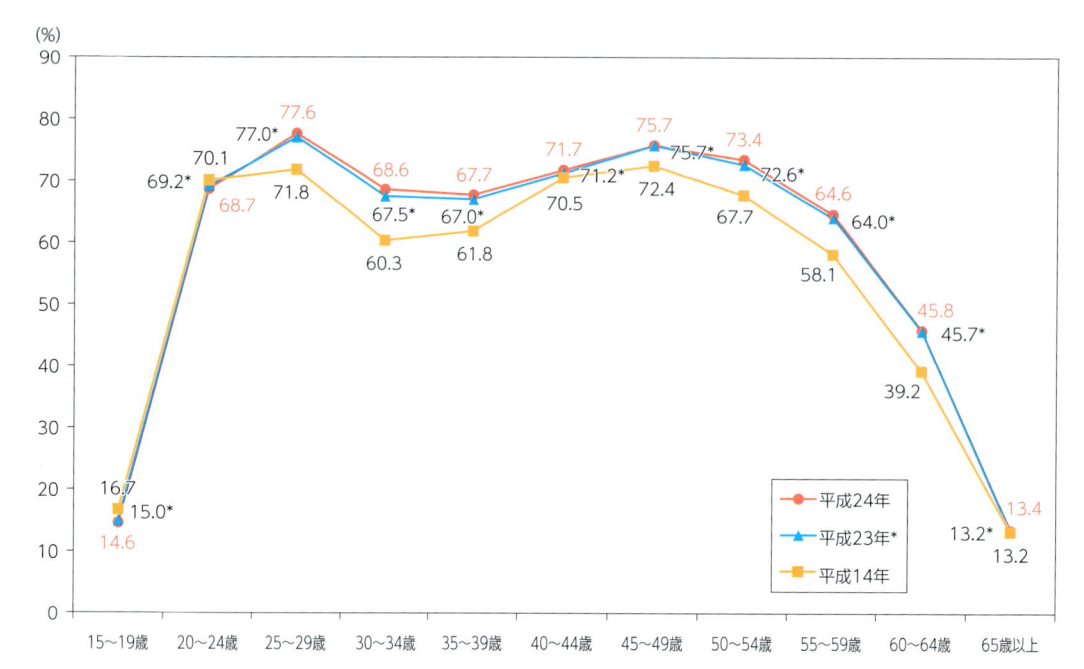

第Ⅳ章　産褥期のアセスメントとケア

図4-1 女性の年齢階級別労働力率

資料：総務省「労働力調査」（平成14, 23, 24年）
＊：平成23年は補完推計値

厚生労働省雇用均等・児童家庭局：平成24年版　働く女性の実情, p.3. より引用
http://www.mhlw.go.jp/bunya/koyoukintou/josei-jitsujo/12.html

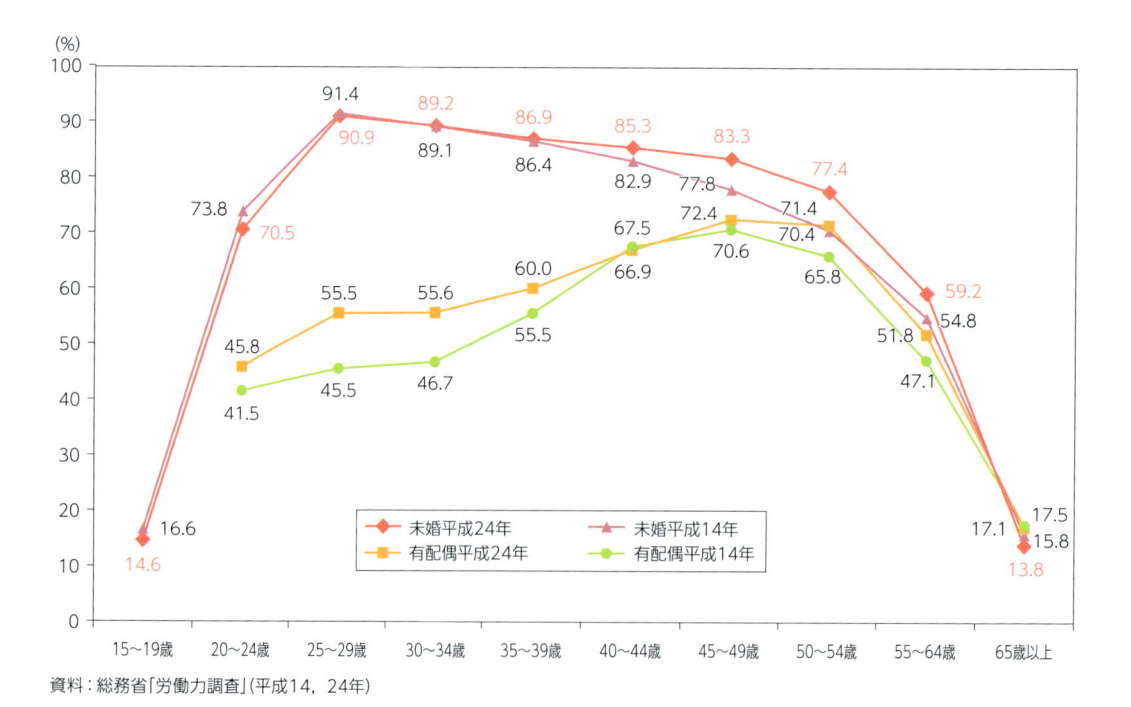

図4-2 女性の配偶関係, 年齢階級別労働力率

資料：総務省「労働力調査」（平成14, 24年）

厚生労働省雇用均等・児童家庭局：平成24年版　働く女性の実情, p.4. より引用
http://www.mhlw.go.jp/bunya/koyoukintou/josei-jitsujo/12.html

祉22.1％，卸売・小売業20.2％，製造業12.0％であった。

さらに，役員を除く雇用者数を雇用形態別にみると，正規の職員・従業員45.5％（前年より0.1ポイント低下），非正規の職員・従業員54.5％（前年より0.1ポイント上昇）であった。

女性の就業産業の40％以上は医療・福祉関係，卸売や小売業であり，雇用形態は，家庭生活にあまり影響を及ぼさない範囲で働く非正規の職員・従業員が50％以上であった。

2 就労している女性の育児，保育を取り巻く状況

2012（平成24）年の第1子出産時の母親の平均年齢は30.3歳で，晩婚化の影響を反映し年々上昇している。また，出産・育児期においても就業を継続する女性が多くなってきている。そのような状況のなかで育児や保育の状況はどうなっているのであろうか。出産後の女性の就業継続，育児休業，育児時間，保育所などの推移からみていく。

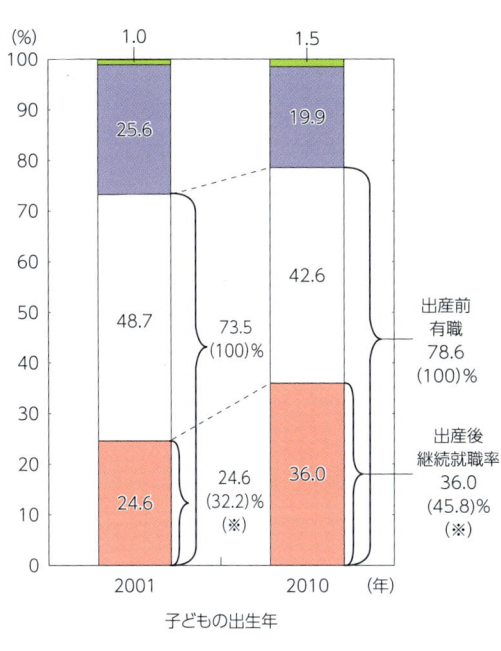

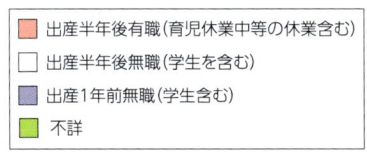

図4-3 女性の出産後継続就業率（子どもの出生年別，第1子出産前後の就業経歴の構成）

資料：厚生労働省「第1回21世紀出生児縦断調査（平成22年出生児）」

※（　）内は出産前有職者を100として，出産後の継続就業者の割合を算出

厚生労働省：平成25年版厚生労働白書，資料編，p.171. より引用
http://www.mhlw.go.jp/wp/hakusyo/kousei/13-2/

表4-1 男女別育児休業取得率

（単位：％）

	出産した女性労働者に占める育児休業取得者の割合	配偶者が出産した男性労働者に占める育児休業取得者の割合
2004年度	70.6	0.56
2005年度	72.3	0.50
2007年度	89.7	1.56
2008年度	90.6	1.23
2009年度	85.6	1.72
2010年度	83.7 [84.3]	1.38 [1.34]
2011年度	[87.8]	[2.63]
2012年度	83.6	1.89

資料：厚生労働省雇用均等・児童家庭局「女性雇用管理基本調査」（2004年度，2005年度）
厚生労働省雇用均等・児童家庭局「雇用均等基本調査」（2007年度，2008年度，2009年度，2010年度，2011年度，2012年度）
（注）2010年度および2011年度の[ ]内の比率は，岩手県，宮城県および福島県を除く全国の結果
厚生労働省：平成25年版厚生労働白書，資料編，p.171. より引用
http://www.mhlw.go.jp/wp/hakusyo/kousei/13-2/

1）出産後の女性の就業継続

出産後の継続就業率をみると2010（平成22）年は出産前有職者のうちの45.8％が就業を継続しており，2001（平成13）年の32.2％に比べ13.6ポイント上昇している（図4-3）。約10年前に比べれば出産後継続就業率は増加しているものの，有職女性の5割以上は出産後に離職していることを示しており，育児と仕事の両立において厳しい状況がうかがえる。

2）育児休業

男女別育児休業取得率をみると，女性は2008（平成20）年度90.6％と9割以上の後，多少の増減をしながら2009（平成21）年度以降80％台を維持している。それに対し男性は，2007（平成19）～2010（平成22）年度までは1％台で，2011（平成23）年度に2.63％と上昇したが，翌年は1.89％と1％台に戻った（表4-1）。男性の育児休暇取得率は依然として低いといわざるを得ない。

3）育児時間

すでに1人以上の子どもがいる夫婦に対し，その後の8年間で子どもを出産した（1人以上）夫婦は「出生あり」，子どもを出産しなかった夫婦は「出生なし」として追跡調査した。「出生あり」で子どもを2人以上出産した場合は，末子についての夫の家事・育児時間の状況をみた（図4-4）。総数に対し「出生あり」47.4％，「出生なし」52.6％であった。家事・育児時間が2時間，4時間，6時間と増えるにつれて，「出生あり」の割合が「出生なし」より増加している。このことから，第2子以降の出生によって，夫の家事・育児時間が多くなる傾向がある。

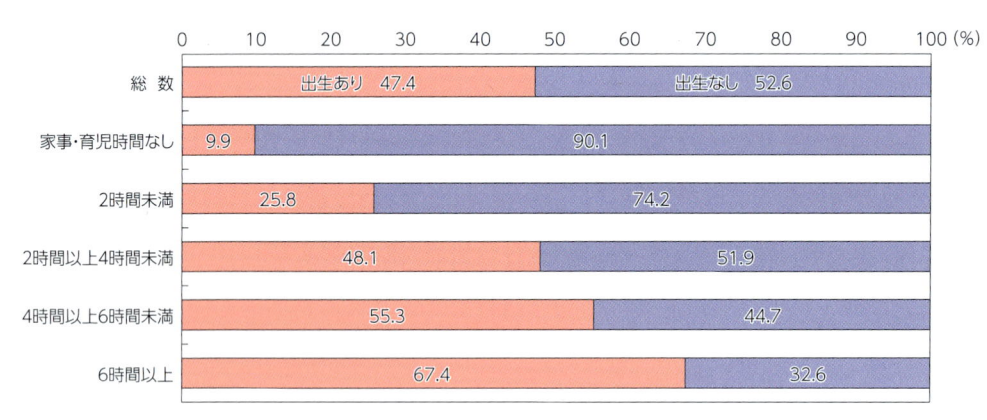

資料：厚生労働省大臣官房統計情報部「第9回21世紀成年者縦断調査」
(注) 1. 集計対象は，①または②に該当し，かつ③に該当する同居夫婦である。ただし，妻の「出生前データ」が得られていない夫婦は除く
　①第1回調査から第9回調査まで双方が回答した夫婦
　②第1回調査時に独身で第8回調査までの間に結婚し，結婚後第9回調査まで双方が回答した夫婦
　③出生前調査時に，子ども1人以上ありの夫婦
2. 家事・育児時間は，「出生あり」は出生前調査時の，「出生なし」は第8回調査時の状況である
3. 8年間で2人以上出生ありの場合は，末子について計上している
4. 総数には，家事・育児時間不詳を含む

図4-4 夫の休日の家事・育児時間別にみたこの8年間の第2子以降の出生の状況

厚生労働省：平成25年版厚生労働白書－若者の意識を探る，p.116．より引用
http://www.mhlw.go.jp/wp/hakusyo/kousei/13/

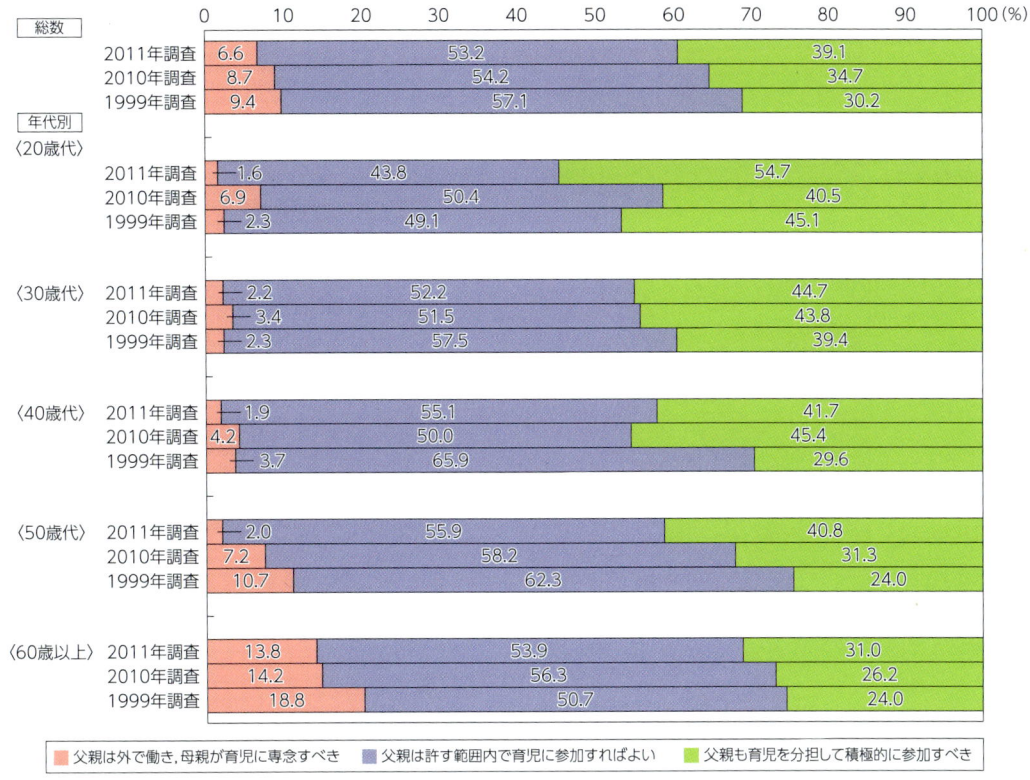

| | | 0 | 10 | 20 | 30 | 40 | 50 | 60 | 70 | 80 | 90 | 100(%) |

（総数）
- 2011年調査: 6.6 / 53.2 / 39.1
- 2010年調査: 8.7 / 54.2 / 34.7
- 1999年調査: 9.4 / 57.1 / 30.2

年代別
〈20歳代〉
- 2011年調査: 1.6 / 43.8 / 54.7
- 2010年調査: 6.9 / 50.4 / 40.5
- 1999年調査: 2.3 / 49.1 / 45.1

〈30歳代〉
- 2011年調査: 2.2 / 52.2 / 44.7
- 2010年調査: 3.4 / 51.5 / 43.8
- 1999年調査: 2.3 / 57.5 / 39.4

〈40歳代〉
- 2011年調査: 1.9 / 55.1 / 41.7
- 2010年調査: 4.2 / 50.0 / 45.4
- 1999年調査: 3.7 / 65.9 / 29.6

〈50歳代〉
- 2011年調査: 2.0 / 55.9 / 40.8
- 2010年調査: 7.2 / 58.2 / 31.3
- 1999年調査: 10.7 / 62.3 / 24.0

〈60歳以上〉
- 2011年調査: 13.8 / 53.9 / 31.0
- 2010年調査: 14.2 / 56.3 / 26.2
- 1999年調査: 18.8 / 50.7 / 24.0

■ 父親は外で働き，母親が育児に専念すべき　■ 父親は許す範囲内で育児に参加すればよい　■ 父親も育児を分担して積極的に参加すべき

資料：一般社団法人中央調査社「父親の育児参加に関する世論調査（2011年8月）」

図4-5 父親が育児に参加することに対する考え

厚生労働省：平成25年版厚生労働白書－若者の意識を探る，p.117．より引用
http://www.mhlw.go.jp/wp/hakusyo/kousei/13/

　夫の育児参加について，「父親は許す範囲内で育児に参加すればよい」と「父親も育児を分担して積極的に参加すべき」をあわせると90％以上であり，年代別では20歳代に「父親も育児を分担して積極的に参加すべき」が50％以上と多かった（図4-5）。

　具体的な参加状況は，「お風呂に入れる」「遊び相手をする」が70％台，「おしめをかえる」「ミルクを飲ませたり，ご飯を食べさせたりする」が40％台であった（図4-6）。

　さらに，育児時間を国際比較してみると，6歳未満の子どもをもつ夫の育児時間は1日平均約40分程度で，欧米諸国と比較して半分程度である（図4-7）。

　これらのことから，男性の育児参加は進んでいないが，育児参加への考えは肯定的な方向であるといえる。これらに対し，2010年の第三次男女共同参画基本計画では，2020年までに6歳未満の子どもをもつ夫の育児・家事関連時間を1日につき2時間30分，育児休業取得率13％を目標としている。

4）保 育 所

　新たな少子化社会対策大綱として，保育サービスなどを含めた総合的な「子ども・子育てビジョン」が2010年に制定された。潜在的な保育ニーズの充足の視野の1つとして，保育所待機児童の解消がある。2013（平成25）年4月の「保育所関連状況取りまとめ」（厚生労働省）

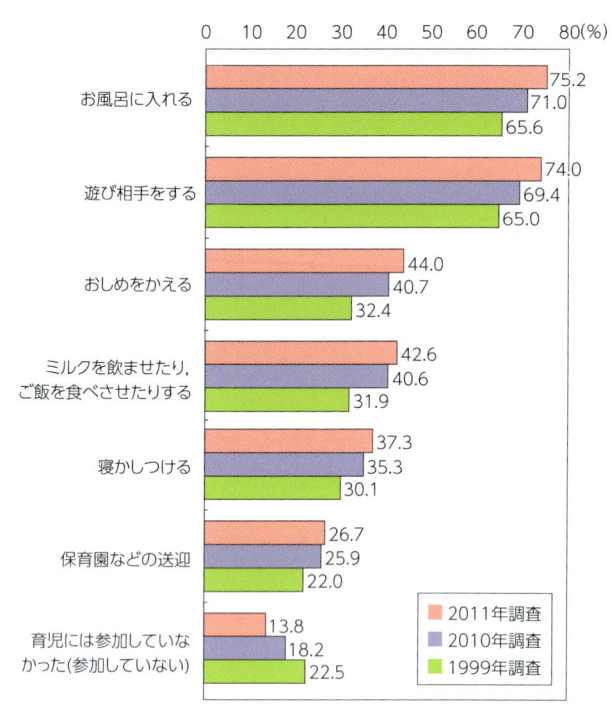

図4-6 父親の育児参加状況

項目	2011年調査	2010年調査	1999年調査
お風呂に入れる	75.2	71.0	65.6
遊び相手をする	74.0	69.4	65.0
おしめをかえる	44.0	40.7	32.4
ミルクを飲ませたり，ご飯を食べさせたりする	42.6	40.6	31.9
寝かしつける	37.3	35.3	30.1
保育園などの送迎	26.7	25.9	22.0
育児には参加していなかった（参加していない）	13.8	18.2	22.5

資料：一般社団法人中央調査社「父親の育児参加に関する世論調査（2011年8月）」

厚生労働省：平成25年版厚生労働白書－若者の意識を探る，p.117.より引用
http://www.mhlw.go.jp/wp/hakusyo/kousei/13/

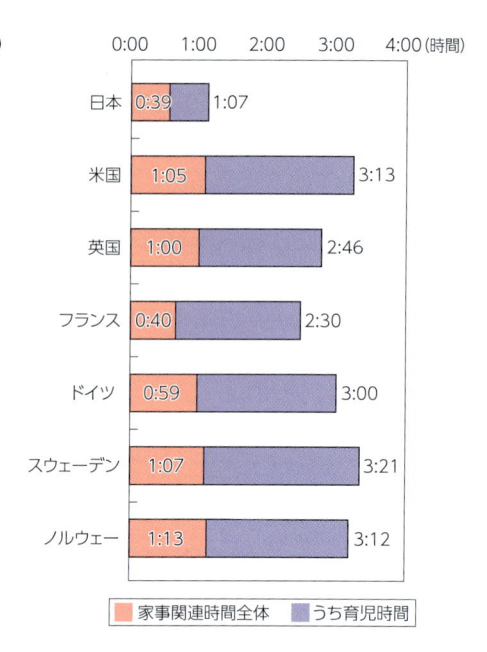

図4-7 6歳未満児をもつ夫の家事・育児時間

国	家事関連時間全体	うち育児時間
日本	1:07	0:39
米国	3:13	1:05
英国	2:46	1:00
フランス	2:30	0:40
ドイツ	3:00	0:59
スウェーデン	3:21	1:07
ノルウェー	3:12	1:13

資料：Eurostat "How Europeans Spend Their Time Everyday Life of Women and Men"(2004), Bureau of Labor Statistics of the U.S. "America Time-Use Survey Summary" (2006), 総務省「社会生活基本調査」（平成23年）
※日本の数値は，「夫婦と子供の世帯」に限定した夫の時間である

内閣府：平成25年版少子化社会対策白書，p.20. より引用
http://www8.cao.go.jp/shoushi/shoushika/whitepaper/measures/w-2013/25pdfhonpen/25honpen.html

によれば，保育所数2万4,038（2012年より327増），定員数228万8,819人（2012年より4万8,641人増）と拡大を続けている。これに対し，保育所の待機児童数は2万2,741人（2012年より2,084人減）で，年齢区分でみると低年齢児が82.0％，特に1,2歳児は1万5,621人となっている。保育所待機児童の数は減少に向かっているといえる。

　就業しながら育児を行う女性にとって，労働環境の整備，男性の育児参加，保育所の充実，子どもが病気になったときの対応など，多くの関連事項が整うことが，安心して子どもを産み育て，仕事と育児を両立できる家庭生活へとつながる。そのために，男性も女性も仕事と生活が調和する社会を目指し，長時間労働の抑制やテレワークの活用など，男性の育児参加の促進を内容とした「働き方の見直し」，仕事と家庭が両立できる職場環境の実現のために，様々な制度の普及や定着，企業の取り組みの「見える化」が推進されている。

3 就労しながら育児を行う女性および男性に関する制度

　男女共に子育てをしながら働き続けることができる環境を目指して，仕事と育児の両立を支援する制度がある。2014（平成26）年6月現在の支援制度の利用可能期間を図4-8に，出産後に焦点を当てた支援制度の関係法律を表4-2に示す。その他，経済的支援として出産

	妊娠〜出産前	出産日	出産 8週後	1歳	3歳	6歳（小学校入学まで）
女性就業者	深夜勤務および時間外勤務の制限					
	健康診査および保健指導のための職務専念義務免除					
	業務軽減など					
	産前休暇		産後休暇			
				育児時間の請求		
				育児休業		
				短時間勤務などの措置		
				所定外労働の免除		
				時間外労働および深夜業の制限		
				子の看護休暇		
男性就業者	配偶者出産のための休暇					
	育児参加のための休暇					
			育児休業			
			短時間勤務などの措置			
			所定外労働の免除			
			時間外労働および深夜業の制限			
			子の看護休暇			

図4-8 出産・育児に関する両立支援制度の利用可能期間

人事院：育児・介護のための両立支援ハンドブック．を参考に作成

育児一時金，出産手当金（被保険者本人の出産時のみ），育児休業給付金，社会保険料の免除がある。

4 産後に仕事復帰する女性の母乳育児継続へのケア

　母乳育児は，子どものためだけではなく母親の健康上においても有益であり，また，母親が自信や満足感を得られるなど育児をするうえで多くの利点がある。以下，母親が仕事復帰のため，1日のうち何時間かは直接授乳できないときの母乳育児継続へのケアについて述べる。

　直接授乳できない場合，搾乳した搾母乳を子どもに与え母乳育児を継続するという方法がある。搾乳を保存した保存母乳には，新鮮母乳，冷凍母乳，解凍母乳がある。新鮮母乳は搾乳後のそのまま新鮮な母乳，あるいは搾乳後冷蔵保存中の母乳をいう。冷凍母乳は搾乳後に冷凍した母乳であり，解凍母乳とは冷蔵庫内で解凍中の母乳，あるいは完全に解凍し冷蔵保存中の母乳である。栄養面では，新鮮母乳，冷蔵母乳，冷凍母乳の順で優れて

表4-2 出産・育児に関する両立支援制度の関係法律と内容

法律（条項）	項　目	内　容
労働基準法（第66条）	深夜勤務および時間外勤務の制限	妊産婦（産後1年までを含む）の深夜勤務および正規の勤務時間以外の勤務を制限する
男女雇用機会均等法（第12, 13条）	健康診査および保健指導のための職務専念義務免除	妊産婦（産後1年までを含む）が健康診査および保健指導の受診のために勤務しないことを認める
労働基準法（第65条）	業務軽減など	妊産婦（産後1年までを含む）の業務の軽減または他の軽易な業務に就かせることを認める
労働基準法（第65条）	産後休暇	出産の翌日から8週間は就業することができない。ただし、産後6週間経過後に医師が認めた場合は請求により就業できる
労働基準法（第67条）	育児時間	生後満1年に達しない子を育てる女性は、休憩時間のほかに1日2回各々少なくとも30分、子を育てるための時間を請求できる
育児・介護休業法（第5, 9条）	育児休業	・労働者は申し出により、子が1歳に達するまでの間、育児休業することができる。また、両親共に育児休業を取得する場合は、子が1歳2か月に達するまでの間に各々1年間取得できる（**パパ・ママ育休プラス**） ・子が1歳を超えても休業が必要と認められる一定の場合は、1歳6か月に達するまで認められる ・父親が出産後8週間以内に育児休業を取得した場合、再度、育児休業を取得することができる
育児・介護休業法（第23条）	短時間勤務等の措置	3歳に満たない子を養育する労働者で、育児休業をしていない者は、申し出により1日の所定労働時間を6時間とする短時間勤務などの措置を受けることができる
育児・介護休業法（第16条）	所定外労働の免除	3歳に満たない子を養育する労働者が請求した場合、会社はその労働者を所定労働時間を超えて労働させてはならない
育児・介護休業法（第17, 19条）	時間外労働および深夜業の制限	小学校入学前の子を養育する労働者は、1か月24時間、1年150時間を超える時間外労働の制限を請求できる また小学校就学前の子を養育する労働者は、深夜業（午後10時から午前5時まで）の制限を請求できる
育児・介護休業法（第16条）	子の看護休暇	小学校入学前の子を養育する労働者は、会社に申し出ることにより、年次有給休暇とは別に1年に5日、2人以上であれば1年に10日まで、病気やけがをした子の看護のために休暇を取得できる
育児・介護休業法（第5条）	配偶者出産休暇、育児参加のための休暇	これは男性のみの休暇である。配偶者の出産に伴う入院などの日から出産後2週間を経過するまでの間に2日の範囲（**配偶者出産休暇**）、配偶者が6週間以内に出産予定または出産後8週間以内に5日の範囲（**育児参加のための休暇**）で休暇が取得できる

男女雇用機会均等法：雇用の分野における男女の均等な機会及び待遇の確保等に関する法律、育児・介護休業法：育児休業，介護休業等育児又は家族介護を行う労働者の福祉に関する法律

いる。搾乳は手で行う方法と搾乳器を使用する方法があるが，手で行うほうが簡便であり乳房のトラブルも起こしにくい。

看護技術の実際

A 搾乳・冷凍母乳

- ●目　　的：母乳育児を継続するために，適切に手で搾乳し，搾乳した母乳を保存し，保存した母乳を子どもに飲ませることができる
- ●適　　応：産後に仕事復帰する母乳育児継続の意思のある女性に行う
- ●必要物品：搾乳容器（カップなど），母乳冷凍パック

1）搾乳と搾母乳の保存

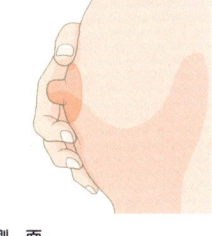

方　法	留意点と根拠
1　**搾乳の準備について説明する** 　1）石けんと水で手をよく洗う 　2）搾乳容器を準備する 　3）児の近くで，あるいは児のことを考えながら，リラックスできる場所で楽な姿勢をとる（➡❶）	●搾乳容器は広口で消毒したものとする ❶児を意識する（考えたり，泣き声を聞いたり，においをかぐなど）ことで，オキシトシン分泌を促し，射乳反射が起こりやすい条件をつくる❶ ●好きな音楽を聞く，あるいは気分を落ち着かせるにおいをかぐなどでリラックスする ●乳頭・乳輪部は清拭しない（➡❷） ❷乳頭・乳輪部の皮脂を拭き取ると，乳頭が傷つきやすくなる，常在菌が除去される，母親のにおいが消えるなどの弊害がある
2　**搾乳の方法を説明する** 　1）搾乳前に乳房を外側から乳頭に向かってやさしく円を描くようにマッサージする 　2）母指・示指で乳頭にそっと触れ，児の非栄養的吸啜（non nutritive sucking：NNS）に似た刺激を与える（➡❸） 　3）乳頭が弛緩または射乳反射が起き始めるタイミングを確認する 　4）搾乳する手指の力を抜き，乳頭の中心から2〜3cm程度離れたところ，または乳輪の外側辺りの対角線上に，母指と示指を置く（図4-9）（➡❹）。指の関節を曲げ，指の腹でそっとつまむ 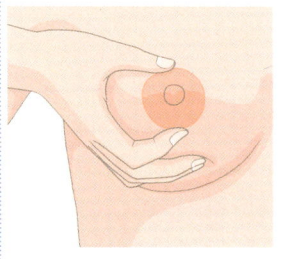 正　面　　　　　側　面 図4-9　搾乳の指を置く位置	❸射乳反射を誘発するため ❹赤ちゃんが乳房をくわえたときの上唇と下唇と同じ位置（乳腺体と乳輪の境目）である 〈指を置くときのポイント〉 ●乳輪が広い場合は乳輪の内側に，狭いかあるいは陥没乳頭で乳輪が引き込まれている場合は乳輪の外側に指を置く ●大きめの乳房は残り3本の指で持ち上げ，小さめの乳房は肋骨に手を固定するように添える ●姿勢は前かがみにならず，肩が上がりすぎず，首や肩，肘，手関節が緊張しないようにする

方　法	留意点と根拠
5) ゆっくりと乳房に沈めるように，母親の胸壁に向かって垂直に軽く押す（図4-10） 6) 押した母指と示指の腹は，乳頭直下で合わせるようにし，次いで乳頭先端（乳管口）の方向に指の力点を移動させ（ローリングするように半回転させてしぼる，図4-11），指の力を抜く。「押す→ローリング→力を抜く」を繰り返す	● 痛みを感じるほどの圧を加えないように注意する ● このとき，児が乳房を吸啜する舌の動きをイメージするとよい ● 指は皮膚につけたまま指の力点だけを移動させ，乳房表面の皮膚を指でこすらないように気をつける（擦過傷の予防） ● 乳頭をひねる，ねじる，つまむ，押し込む，しごく，引っ張るなどは，乳頭への負担となる

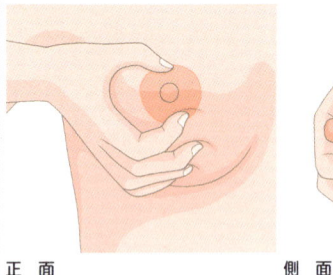

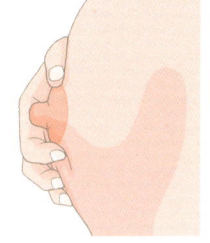

図4-10　搾乳の方法①
　　　　母指と示指で胸壁に向かって軽く押す

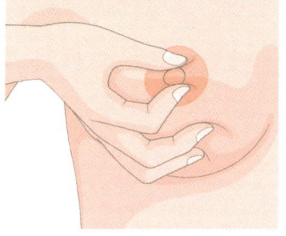

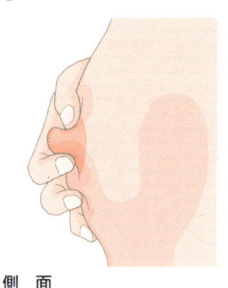

図4-11　搾乳の方法②
　　　　指をローリングする

7) 児が母乳を飲むときの吸啜と嚥下のサイクルに合わせて4)〜6)をリズミカルに繰り返し搾乳する 8) 上下（図4-12a），左右（図4-12b），斜めなど，指を置く位置を変え，まんべんなく全方向から搾乳する	● 赤ちゃんが母乳を飲むときの吸啜と嚥下のサイクルは1秒間に1〜2回である ● 搾乳中，射乳反射によって勢いよく分泌するときと，ごく少量の分泌のときが，交互に，または両乳房同時にやってくるが，このサイクルは不規則である

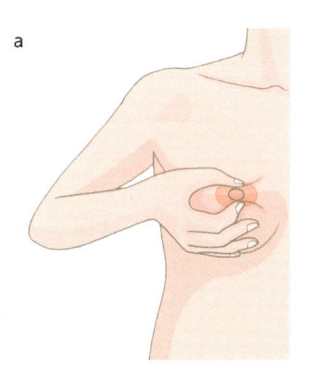

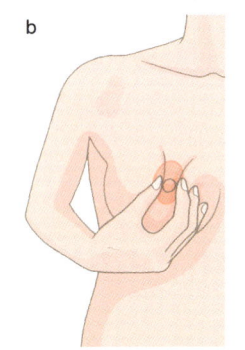

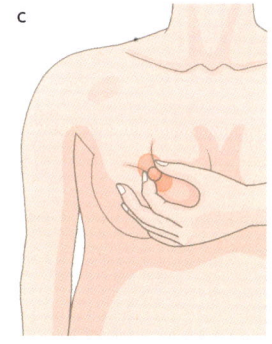

図4-12　いろいろな方向からの搾乳

右手で搾乳しにくい場合は左手を使う

9) 片側の乳房の分泌の勢いが弱まったらもう一方の乳房へと交代する。何往復か搾乳することで前乳だけでなく後乳も搾乳する	● 1回の搾乳時間は20〜30分とする
3　搾母乳の保存方法を説明する	● 保存方法は，搾乳後にどれくらいの時間で子どもへ搾母乳を与えるかにより異なる ● 搾母乳の保存期間は表4-3参照 ● 冷凍する場合は母乳冷凍パックが便利である

❶日本ラクテーション・コンサルタント協会編：母乳育児支援スタンダード，新装版，医学書院，2014, p.233.

表4-3 搾母乳の保存期間

	健康な乳児	早産児
室温（26℃）	4時間未満	4時間未満*1
冷蔵庫（4℃，新鮮）	8日未満*2	8日未満*2
完全解凍→冷蔵庫保存（4℃）	24時間未満	24時間未満
1ドア冷蔵庫冷凍室	2週間	勧められない
2ドア冷蔵庫冷凍室（−20℃）	12か月未満*3	12か月未満*3
クーラーボックス（15℃）	24時間未満	勧めない（運搬時は可）

*1：冷蔵する予定の母乳は搾乳後ただちに冷蔵する
*2：細菌数は8日以降も減少するが，栄養的，免疫的な質は長期冷蔵で損なわれる可能性がある
　　（筆者注：したがって従来どおり48時間を目安とすることが望ましい）
*3：ただし3か月未満が理想

日本ラクテーション・コンサルタント協会編：母乳育児支援スタンダード，新装版，医学書院，2014，p.233.より引用

2）冷凍母乳の解凍・加温

	方　法	留意点と根拠
1	**冷凍した母乳を解凍する** 冷蔵庫内での解凍，流水解凍，微温湯（44〜49℃）の解凍とする	●電子レンジや熱湯は使用しない（➡❶） ❶母乳中の免疫グロブリンA（IgA）濃度は，温乳器（62.5℃，30分）や700W電磁波50秒で解凍すると有意に低下する❶
2	**解凍した母乳を加温する** 40℃前後のお湯で湯煎し，加温温度は37℃までとする	●電子レンジは使用しない（➡❷） ❷加温に最も弱いのは母乳由来リパーゼで，15・25・38℃では24時間まで安定だが，40℃を超えると急速に失活する❶

❶日本ラクテーション・コンサルタント協会編：母乳育児支援スタンダード，新装版，医学書院，2014，p.233.

正常を逸脱した場合のケア

A 授乳をしながら仕事復帰する女性への支援

● **事例**：Aさん，30歳，初産婦。出産した女児の7か月の健診で来院。児の成長発育は順調。現在，夫と3人暮らし。Aさんは，1年の育児休業の終了後，事務職として仕事復帰を予定している。これまで完全母乳で育児を行っており，母乳育児は継続していきたいという強い思いがある。「仕事をしながら母乳育児を継続していけるか不安です」という相談が健診時にあった。
　Aさんに子どものあずけ先を確認すると，実家（自宅から徒歩10分）の母親にあずけるということだった。実家と職場との距離は車で20分である。Aさんは，これまで搾乳をしたことがない。

● あなたの対応は？

● Aさんについて**看護師**が考えたこと

- Aさんは仕事復帰に向けて母乳育児が継続できるかどうか不安に思っている。
- Aさんの場合，短時間勤務制度が利用できるのではないか？
- 職場で授乳できるか，あるいは母乳を搾乳する場所などの環境はどうか？
- 仕事復帰後の母乳育児継続について一番不安に感じていることを確認する。

看護問題	看護計画
仕事復帰後の母乳育児継続に不安がある	**OP** 1）授乳回数や授乳状況 2）乳房の張りや乳汁の分泌状況 3）夫の協力状況 4）職場で搾乳可能な時間と場所の確保 5）職場での理解者の有無 **TP** 1）児の成長・発達が順調であることを説明し，母乳育児を継続していくことに自信をもってもらう 2）母乳育児を続ける意思と母乳育児の利点について確認する 3）児と離れる時間を確認し，職場での搾乳回数，保存方法などを一緒に検討する 4）授乳や搾乳に適した服装を一緒に検討する 5）職場復帰日は休日の2, 3日前からとし，休息や調整のための休日が確保されているか確認する **EP** 1）手による搾乳方法と搾母乳の保存方法，保存母乳の児への与え方をパンフレットにより指導する（必要であればAさんの母親にも説明する） 2）出勤直前と直後には直接授乳を行うことを説明する 3）夜間や週末など休日は頻繁に直接授乳することを説明する 4）乳腺炎などを起こしている心配があるときは，早めに専門家に相談するよう説明する 5）仕事復帰前に短時間勤務制度の利用ができるかどうか職場に確認するよう説明する

B 就労しながら育児を行う女性への支援

● **事例**：Bさん，28歳，初産婦。出産後1年間の育児休業をとって，現在，仕事復帰し2か月経過している。夫は，児の保育所への送迎，入浴，休日は遊ぶなど協力的である。Bさんから「昼間は仕事があり，帰宅後は夜間の授乳や家事のため睡眠不足でつらい。ミルクにするとよく眠ってくれると聞いたが，母乳を続けたほうがいいですか？」という相談があった。

● あなたの対応は？

● Bさんについて看護師が考えたこと
- Bさんは仕事復帰後2か月で，仕事や家事や育児を頑張っている。
- Bさんは仕事と家事，夜間の授乳のリズムにまだ慣れていない。
- Bさんの睡眠不足や身体疲労の程度はどのくらいか？
- Bさんの乳汁の分泌状況や子どもの成長発達は順調か？

看護問題	看護計画
仕事復帰後の生活リズムに慣れないため，身体の疲労を感じている	**OP** 1）身体疲労の程度 2）トータルの睡眠時間 3）食欲や食事摂取状況 4）乳房の張りや乳汁の分泌状況 5）児の状態（食欲，睡眠，排泄，機嫌など）

看護問題	看護計画
	6）児への思い 7）夫の協力状況 TP 1）平日と休日の1日の生活リズムを一緒に確認し，無理がないか検討する 2）仕事や家事の合理化や夫への家事分担について一緒に検討する 3）1），2）を踏まえて休養の時間を検討する 4）地域の子育てサポートセンターや子育て支援センターなどへの参加を勧める（仕事や生活するうえでのヒントを得る） 5）身体疲労の程度によって，休養をとることが必要なときは少しだけミルクを追加し母乳育児を継続することを勧める EP 1）保育所入所間もない時期は伝染性の病気にかかりやすく，母乳を飲んでいたほうが軽症ですむ，あるいはかかりにくいこと，児が感染症にかかりにくければ仕事を休むことも少ないことを伝える 2）母親との分離不安に対し，母乳育児はスキンシップを補い，児の情緒を安定させることを説明する

文 献

1) 厚生労働省雇用均等・児童家庭局：平成24年版 働く女性の実情.
   http://www.mhlw.go.jp/bunya/koyoukintou/josei-jitsujo/12.html
2) 厚生労働省：平成25年版厚生労働白書－若者の意識を探る.
   http://www.mhlw.go.jp/wp/hakusyo/kousei/13/
3) 厚生労働省：平成25年版厚生労働白書，資料編.
   http://www.mhlw.go.jp/wp/hakusyo/kousei/13-2/
4) 内閣府：平成25年版少子化社会対策白書.
   http://www8.cao.go.jp/shoushi/shoushika/whitepaper/measures/w-2013/25pdfhonpen/25honpen.html
5) 内閣府男女共同参画局：第3次男女共同参画基本計画，2010.
   http://www.gender.go.jp/about_danjo/basic_plans/3rd/
6) 厚生労働省雇用均等・児童家庭局：保育所関連状況取りまとめ（平成25年4月1日）.
   http://www.mhlw.go.jp/stf/houdou/0000022684.html
7) 人事院：育児・介護のための両立支援ハンドブック.
   http://www.jinji.go.jp/ikuzi/handbook.pdf
8) 厚生労働省都道府県労働局雇用均等室：改正育児・介護休業法のあらまし，2010.
   http://www.mhlw.go.jp/topics/2009/07/dl/tp0701-1o.pdf
9) 日本ラクテーション・コンサルタント協会編：母乳育児支援スタンダード，新装版，医学書院，2014.
10) 武市洋美：手による搾乳方法の基本，助産雑誌，60(6)：478-485，2006.
11) 真木めい子：働くお母さんへの母乳育児をどうする？助産雑誌，66(4)：317-321，2012.

第Ⅴ章

新生児期のアセスメントとケア

1 出生直後の新生児のケア

学習目標
- 出生直後の新生児の胎外生活適応状態について,バイタルサインの測定と一般状態の観察を行ううえで必要な知識,技術を習得する。
- 出生時の児の身体発育,成熟度,神経学的発達をアセスメントするために必要な観察・計測技術を習得する。
- 出生直後の児の生理的特徴を理解し,保温,清潔,安静に努め,胎外生活への適応を促すために適切なケアができる。
- 出生直後の児の呼吸障害や新生児仮死をアセスメントし,救命・安定化のケアができる。
- 低出生体重児の母親とその家族への支援が理解できる。

1 新生児の呼吸の特徴

　新生児は鼻呼吸(横隔膜の動きによる腹式呼吸)を主に行っているが,気道が閉塞しやすく,また呼吸調節中枢が未熟であるため,生理的にも10秒以内の呼吸休止を認めることがある。呼吸が10〜20秒休止し徐脈やチアノーゼを伴う場合や,20秒以上呼吸が休止している場合を無呼吸といい,明らかな異常である。数秒間呼吸が休止した後で,50〜60回/分ペースの速めの呼吸がみられ,徐脈やチアノーゼを認めない場合を周期性呼吸[1]といい,未熟児に多くみられる。

　呼吸障害は,シルバーマン(Silverman WA)のリトラクションスコア(表1-1)で評価する。成熟児では2点以上が,低出生体重児では5点以上が呼吸障害と判断される[2]。呼吸状態

表1-1 シルバーマンのリトラクションスコア

点数	胸と腹の動き	肋間腔の陥没	剣状突起部の陥没	下顎の沈下 鼻翼呼吸	呼気時の呻吟
0	同時に上下する	なし	なし	なし	なし
1	胸がわずかに動き,腹だけが大きく上下する	わずかに認める	わずかに認める	下顎は下がるが口は閉じている。鼻翼はわずかに動く	聴診器でわかる
2	胸と腹はシーソー呼吸	著明	著明	下顎が下がり,口を開く。鼻翼呼吸著明	聴診器なしでわかる

は，呼吸数やリトラクションスコアだけでなく，経皮的酸素飽和度（SpO$_2$）などと併せて総合的に評価する。

2 胎児循環から新生児循環への移行

出生後，児が肺呼吸を開始するのに伴い，血中酸素分圧の上昇により肺動脈が拡張し，肺循環が増加する。その結果，右房圧が低下し，左房圧が上昇する。また，胎盤循環が消失することで体循環の血圧が上昇し，左房圧が上昇する。「左房圧＞右房圧」となることで，卵円孔は機能的に閉鎖する。さらに，血中酸素分圧が上昇することで動脈管は収縮し，機能的に閉鎖する。

早産児や低酸素血症のある児は動脈管の閉鎖が遅れるため，動脈管開存に伴う心雑音が持続して聴取されることがある。なお，臍帯静脈と静脈管は，血流が途絶えることにより閉鎖する。

3 体温喪失ルートと低体温の影響

新生児の体温調節機能には以下のような特徴がある。
・体重当たりの体表面積が成人に比較して大きい。
・皮膚・皮下脂肪が薄い。新生児の皮膚の厚さは成人（表皮と真皮で1.5mm，表皮は約0.2mm）の半分で，特に角質層が薄い[3)4)]。
・筋の震えによってではなく，後頸部，肩甲骨間，脊柱，腎臓・副腎周囲に分布する褐色脂肪組織がグリコーゲンに分解されることにより熱産生する。

新生児は，環境との熱交換により体表から体温を喪失しやすい。そのルートには，①蒸散（児の体表がぬれている場合，それが乾燥する際に熱が奪われる），②輻射（児の体温より周囲の環境温のほうが低い場合，熱が奪われる），③伝導（タオル，衣類，リネン類が児の体温より冷たい場合，熱が奪われる），④対流（児の周囲の気流により熱が奪われる）の4つがある。

特に，出生直後の児は羊水でぬれていることと，低酸素状態から回復する過程にあるため，低体温による低酸素血症や代謝性アシドーシスを起こしやすい。体温喪失を最小限にするよう適切なケアが必要である。

4 早期母子接触[5)]

早期母子接触の詳細はⅢ章「4 分娩2時間までのケア」p.147参照。

出生直後に行う母子の皮膚接触である早期母子接触は，児の呼吸や循環動態を安定させるほか，愛着形成での有効性が明らかになっている。一般状態が安定してきているNICU内で行うカンガルーケアとは異なり，出生直後の新生児は，胎内環境から胎外生活へと急激な変化に適応する時期であり，呼吸・循環機能が破綻し，全身状態が急変する可能性があるため，呼吸休止やチアノーゼ，全身状態の変化の有無を注意深く観察し，適切に管理し

ながら行う必要がある。

急変に備えるため，すべての出産施設は，新生児蘇生法（neonatal cardiopulmonary resuscitation：NCPR）の研修を受けたスタッフを配置し，常時付き添えない場合はSpO$_2$モニターにより急変の早期発見に努めることとされている。

あわせて，施設ごとの実情に応じた「適応基準」「中止基準」「実施方法」のマニュアルを作成し，十分な説明によりリスク管理を図る。また，実施時には希望を確認したうえで希望者にのみ行い，そのことをカルテに記録することが，留意点として8つの関連学会・職能団体から示されている。

看護技術の実際

A 呼吸の観察

- 目　　的：生理的に変動しやすい新生児の呼吸の正常・異常を観察する
- 適　　応：すべての新生児に行う
- 必要物品：聴診器，ストップウオッチ，消毒綿，トレイ，記録用紙・筆記具（診療録入力用情報端末）

	方　法	留意点と根拠
1	必要物品を点検・準備する チェストピース（ヘッド）は清潔にした手で握って温めておく（➡❶）	❶児への刺激を減らすことができる
2	児を仰臥位（基本的には水平）にし，衣服をゆるめ，前胸部，腹部を露出する	● 不必要な露出を避け，対流や蒸散による熱喪失を最小限にする ● 出生直後（着衣前）の児は，ラジアントウォーマー下の温かい環境で行う
3	胸郭や腹壁の動きから，呼吸の規則性や深さ，呼吸音を聴取・観察する 1）呼吸数を1分間測定し，規則性，深さを視診または聴診にて観察する ・胸郭・腹壁の動き，シーソー呼吸の有無，肋間腔・剣状突起部陥没，鼻孔拡大・下顎沈下，呻吟（シルバーマンのリトラクションスコア，表1-1参照） ・無呼吸，周期性呼吸における呼吸休止の有無 2）聴診器のチェストピース（ヘッド）を利き手に持ち，膜型で呼吸音を聴診する ・左右差，ラ音，喘鳴，減弱を確認する ・大きな泡沫音を聴取した場合，羊水を排出させるため，側臥位にしタッピングと吸引を行う	● 自発呼吸の観察のため，刺激を多く与えないうちに呼吸を観察する ● 呼吸数の正常値は40～60回/分 ● 視診または聴診の測定部位は鎖骨下，呼吸音の左右差は全肺野で聴取する ● 肺胞・気管支の呼吸音聴取のため，全肺野を左右交互に聴取する（図1-1） ● 特に，出生直後の場合は，肺液吸収の過程にあり，微細な泡沫音を聴取することがある

方法	留意点と根拠

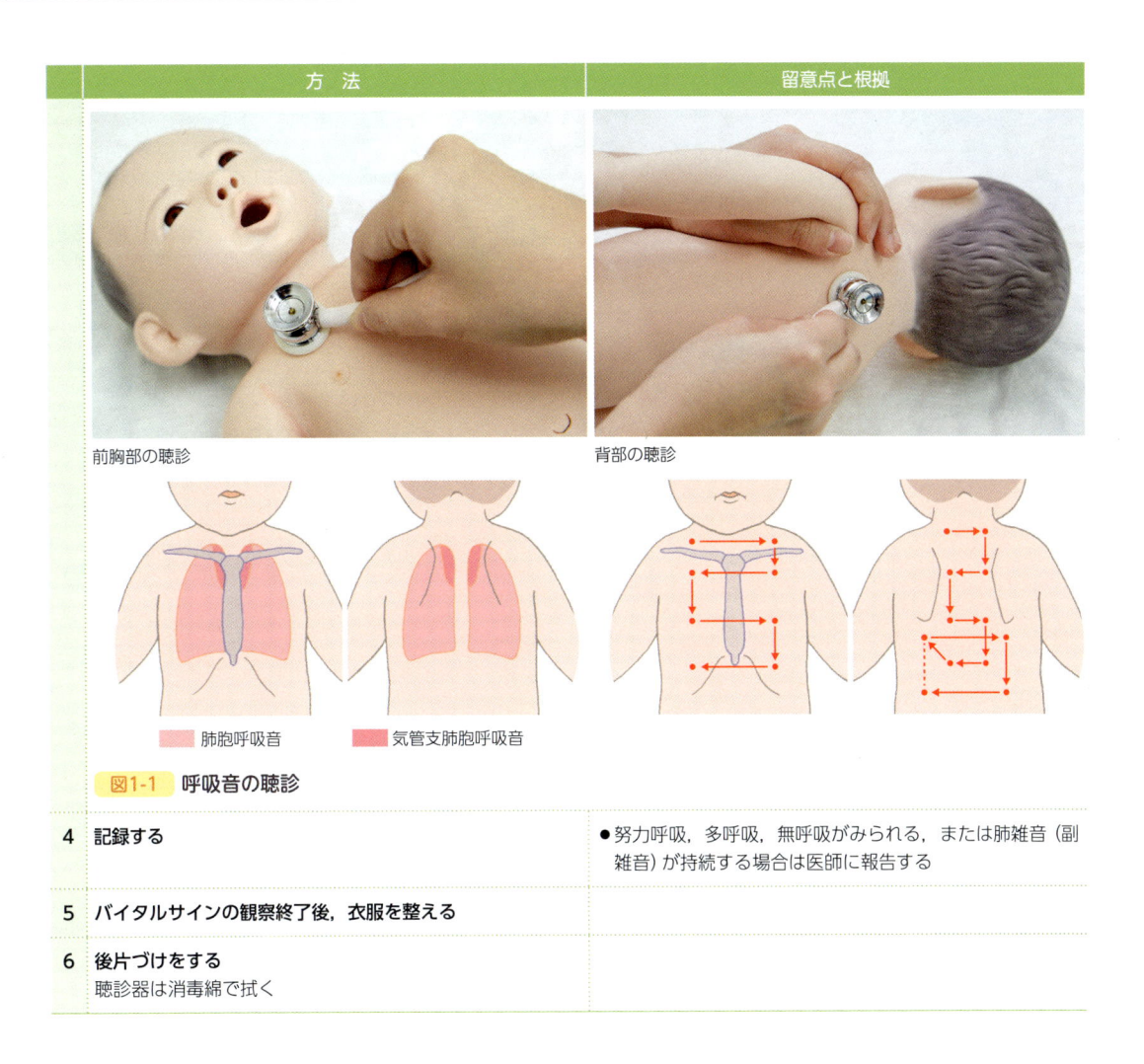

前胸部の聴診　　　　　　　　　背部の聴診

肺胞呼吸音　　気管支肺胞呼吸音

図1-1 呼吸音の聴診

	方法	留意点と根拠
4	記録する	●努力呼吸，多呼吸，無呼吸がみられる，または肺雑音（副雑音）が持続する場合は医師に報告する
5	バイタルサインの観察終了後，衣服を整える	
6	後片づけをする 聴診器は消毒綿で拭く	

B 心拍数の観察

- ● 目　　的：生理的に変動しやすい新生児の心拍数の正常・異常を観察する
- ● 適　　応：すべての新生児に行う
- ● 必要物品：聴診器，ストップウオッチ，消毒綿，トレイ，記録用紙・筆記具（診療録入力用情報端末）

	方法	留意点と根拠
1	必要物品を点検・準備する チェストピース（ヘッド）は清潔にした手で握って温めておく（➡❶）	❶児への刺激を減らすことができる
2	児を仰臥位（基本的には水平）にし，衣服をゆるめ，前胸部，腹部を露出する	●不必要な露出を避け，対流や蒸散による熱喪失を最小限にする ●出生直後（着衣前）の児は，ラジアントウォーマー下の温かい環境で行う

V-1 出生直後の新生児のケア

方法	留意点と根拠
3 心拍数を測定する 1) チェストピース（ヘッド）を利き手で持ち，ベル型を心尖部（図1-2）に当てる 2) リズムの整・不整，心雑音の有無を聴きながら1分間の心拍数を測定する	● 正常な心拍数は，睡眠時120〜140回/分，覚醒安静時130〜160回/分 ● 慣れないうちは，心拍数の測定後，心雑音を観察するのでもよい ● 心拍数90回/分以下，200回/分以上，リズム不整，心雑音がレヴァイン分類（表1-2）でⅡ度以上の場合は医師に連絡する 〈心拍数の異常により予測される疾患〉 ● 徐脈（90回/分以下）：低酸素症，頭蓋内出血，先天性房室ブロック ● 頻脈（200回/分以上）：心不全，心筋炎，脱水

図1-2 心拍数の測定

表1-2 レヴァイン分類（心雑音の強さの表現）

Ⅰ度	最も微弱で，聴診を始めて最初の数秒間は聴こえず，注意深い聴診によってのみ明らかとなる
Ⅱ度	聴診器を当てると同時に聴こえるが，特に弱いもの
Ⅲ度	Ⅱ度とⅤ度の中間で弱いもの。振戦を触れない
Ⅳ度	Ⅱ度とⅤ度の中間で強いもの。振戦を触れる
Ⅴ度	非常に強いが，聴診器を胸壁から離すと聴こえなくなるもの
Ⅵ度	聴診器を胸壁から離しても聴かれるきわめて強い雑音

方法	留意点と根拠
4 記録する	
5 バイタルサインの観察終了後，衣服を整える	
6 後片づけをする 聴診器は70％消毒綿で拭く	

C 体温（直腸温）の観察

- ● 目　　的：生理的に変動しやすい新生児の体温の正常・異常を観察する。特に，出生直後の深部体温を把握する（鎖肛の確認につながる）
- ● 適　　応：すべての新生児（腋下温），出生直後の新生児（直腸温）に行う
- ● 必要物品：直腸体温計（デジタル），潤滑剤（オリーブ油），ガーゼまたはカット綿，ストップウオッチ（秒針つき時計），消毒綿，トレイ，記録用紙・筆記具（診療録入力用情報端末）

方法	留意点と根拠
1 トレイに必要物品を用意し点検する 1) バイタルサインを呼吸，心拍，体温の順で測定できるよう用意する 2) すべての必要物品はあらかじめ点検しておく 体温計の電池が消耗していないか	
2 ガーゼまたはカット綿に潤滑剤を垂らし（➡❶），体温計の感温部を含む2cmの挿入部分に塗布する	❶ 体温計の肛門部への挿入を容易にする

方　法	留意点と根拠
3　児の体位を整える 　1）仰臥位にし，おむつの前側を開き，殿部の下には敷いたままとする 　2）非利き手で児の足関節を持ち，下肢を屈曲させ，腹壁に近づけて固定する（図1-3）	● 途中で排便があった場合は中断し，便を拭き取ってから再度測定する❶（→❷） ❷ 児の体動により体温挿入の深さが変わり，直腸粘膜へ刺激となるのを避けるため
図1-3　体温計の挿入と児の下肢の固定	
4　体温を測る 　1）利き手で体温計の感温部から2〜3cmのところを持ち，肛門から脊柱と水平に3cm挿入し，同一体位を保つ 　2）体温を測る	● 直腸温は外界の影響を受けるため，2〜3cm奥に体温計を挿入する❷ ● 粘膜を傷つけないように，測定中に体動がないように気をつける
5　体温計をはずし，消毒綿で体温計を拭く	● 先端（感温部）に向けて1回拭く
6　体温を読み取り記録する	● 出生直後に36.5℃未満であれば，1時間後に測定し，安定するまでは1時間ごと，安定後は4〜6時間ごとに測定する。ただし，繰り返し直腸検温を行うことは，直腸粘膜損傷のリスクがあるため，皮膚温の測定に切り替える
7　児におむつを着け，衣類を整える	
8　体温計を消毒し，ケースに収納する	

❶ 和田攻編：第一線のナースと保健師のための実践臨床看護手技ガイド，文光堂，2003.
❷ 深井喜代子監：ケア技術のエビデンス，へるす出版，2006，p.9-10.

D　酸素飽和度の測定

- ● 目　　的：出生直後の新生児のSpO₂値ならびに心拍数を経皮的に連続して測定し，呼吸状態を確認する
- ● 適　　応：蘇生や呼吸補助が必要な児（あるいは，すべての新生児）に行う
- ● 必要物品：パルスオキシメーター（SpO₂モニター），新生児用プローブ，記録用紙・筆記具（診療録入力用情報端末）

方　法	留意点と根拠
1　必要物品を用意し点検する 　パルスオキシメーター本体の電源を入れる	

方　法	留意点と根拠
2　児の右手首または右手掌にプローブを装着する（→❶） Ⅲ章「4　分娩2時間までのケア」図4-3，p.148参照	❶胎児循環から新生児循環に移行する過程にある出生直後においては，動脈管前のSpO₂値は動脈管後の値より高値である。出生直後に蘇生を必要としない早産児を含めた新生児の右手首または右手掌に装着したSpO₂値の参考範囲も報告されている。これらのことから，蘇生や呼吸補助の必要な場合は，動脈管の影響を受けない右手首または右手掌にパルスオキシメーターのプローブを装着する❶
3　データを読み取る 1）30～90秒で波形が正しく表示される 2）心拍数，SpO₂値を読み取る	● 90秒以内で測定可能である❶ ● 蘇生の評価指標❶は，出生時の状態で蘇生の初期処置を行い，目標SpO₂値が出生1分後60％以上，3分後70％以上，5分後80％以上，10分後90％以上とする ● 酸素を使用している状況で95％以上なら，必ず酸素濃度を減量する。また，95％に達していなくても，SpO₂値が下限値以上で上昇傾向にあれば，酸素投与をいったん中断してSpO₂モニターで経過観察をしてもよい❶
4　SpO₂モニターを継続的に行う（→❷） 1）出生後の経過時間に沿った目標SpO₂値に達しているか観察する 2）目標SpO₂値に達している場合は，医師に報告し，蘇生後のケアを行う 3）目標SpO₂値を下回り，呼吸・循環動態が安定しない場合は，医師に報告し，新生児蘇生法アルゴリズム（図1-4）に従って処置し観察を継続する	❷SpO₂モニターはLEDを用いている。新生児および低出生体重児は皮膚が未成熟であり，プローブの装着部位は通常2～3°C温度が上昇するため，熱傷を生じることがある。また，装着部位で圧迫壊死を生じることがある❷
5　記録する	

❶田村正徳監：日本版救急蘇生ガイドライン2010に基づく新生児蘇生法テキスト，改訂第2版，メジカルビュー社，2011，p.57.
❷日本光電工業：パルスオキシメータ OLV-3100 オキシパル ネオ添付文書.
　http://www.nihonkohden.co.jp/iryo/documents/pdf/H001671C.pdf

E 臍帯血の血液ガス分析

- 目　的：分娩中の胎児の状態評価により，神経学的予後を推定する
- 適　応：すべての新生児に行う
- 必要物品：血液ガス採取専用シリンジ，止血鉗子，臍帯剪刀，手袋（出生直後，臍帯切断前に分娩介助者や立ち会い医が採取する場合は，分娩セットの止血鉗子，滅菌手袋など）

方　法	留意点と根拠
1　必要物品を準備する 1）血液ガス採取専用シリンジを滅菌物の取り扱いに準じて準備しておく（→❶） 2）シリンジをヘパリンでぬらして使用する場合は，不要なヘパリンを十分出し切ってから使用する❶（→❷）	❶児出生直後に採血するので，準備をしておく ❷ヘパリンはpHを変化させるため
2　臍帯をクランプする 1）児出生後，助産師が臍帯を10～20cm以上離れた2か所でクランプする（→❸） 2）または，2か所でクランプして切断し，胎盤と児から分離する	❸分娩中の胎児の状態を把握するため，出生後速やかにクランプする

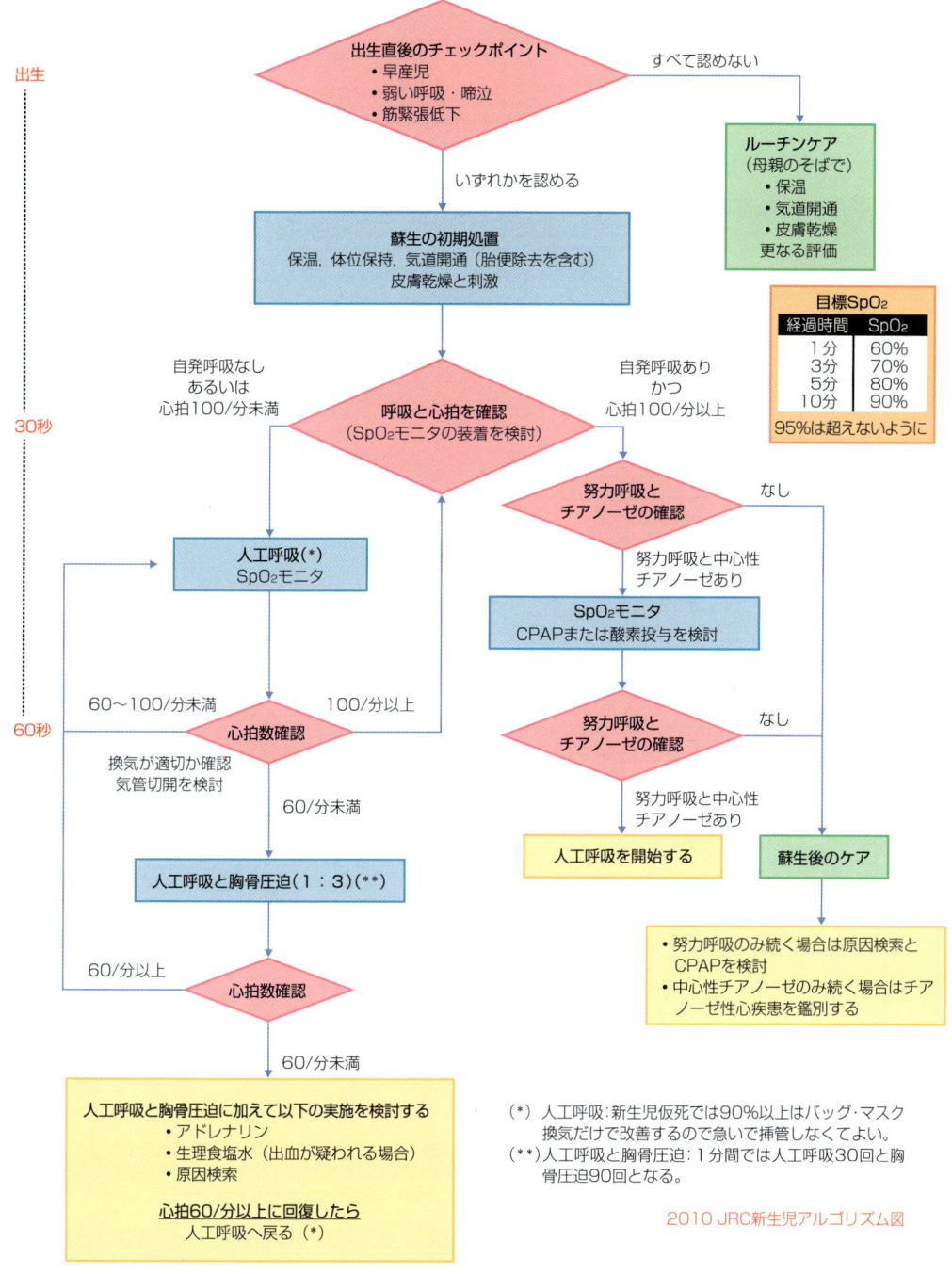

出生直後のチェックポイント
- 早産児
- 弱い呼吸・啼泣
- 筋緊張低下

すべて認めない → ルーチンケア（母親のそばで）
- 保温
- 気道開通
- 皮膚乾燥
- 更なる評価

いずれかを認める → 蘇生の初期処置
保温, 体位保持, 気道開通（胎便除去を含む）
皮膚乾燥と刺激

目標SpO₂

経過時間	SpO₂
1分	60%
3分	70%
5分	80%
10分	90%

95%は超えないように

呼吸と心拍を確認（SpO₂モニタの装着を検討）

自発呼吸なし あるいは 心拍100/分未満 → 人工呼吸(*) SpO₂モニタ

自発呼吸あり かつ 心拍100/分以上 → 努力呼吸とチアノーゼの確認
- なし → 蘇生後のケア
- 努力呼吸と中心性チアノーゼあり → SpO₂モニタ CPAPまたは酸素投与を検討 → 努力呼吸とチアノーゼの確認
  - なし → 蘇生後のケア
  - 努力呼吸と中心性チアノーゼあり → 人工呼吸を開始する

心拍数確認
- 100/分以上
- 60～100/分未満 → 換気が適切か確認 気管切開を検討
- 60/分未満 → 人工呼吸と胸骨圧迫（1：3）(**)

心拍数確認
- 60/分以上 → 人工呼吸へ戻る
- 60/分未満 → 人工呼吸と胸骨圧迫に加えて以下の実施を検討する
  - アドレナリン
  - 生理食塩水（出血が疑われる場合）
  - 原因検索

心拍60/分以上に回復したら 人工呼吸へ戻る(*)

- 努力呼吸のみ続く場合は原因検索とCPAPを検討
- 中心性チアノーゼのみ続く場合はチアノーゼ性心疾患を鑑別する

(*) 人工呼吸：新生児仮死では90%以上はバッグ・マスク換気だけで改善するので急いで挿管しなくてよい。
(**) 人工呼吸と胸骨圧迫：1分間では人工呼吸30回と胸骨圧迫90回となる。

2010 JRC新生児アルゴリズム図

©日本周産期・新生児医学会

図1-4　新生児の蘇生法アルゴリズム
日本周産期・新生児医学会　新生児蘇生法普及事業　2010アルゴリズム図．より引用

	方法	留意点と根拠
3	血液ガス採取専用シリンジを用いて，臍帯動脈血を採取する	●採取血管と採取時間を明記し，速やかに測定する❶
4	速やかに分析に回す	
5	pH，PCO_2，HCO_3^- を把握し，酸塩基平衡を解釈する（表1-3）	

表1-3 血液ガスの正常値

pH	PCO_2 mmHg	HCO_3^- mmol/L	診断
↓	↑	→	呼吸性アシドーシス
↓	→	↓	代謝性アシドーシス
↑	↓	→	呼吸性アルカローシス
↑	→	↑	代謝性アルカローシス
7.28（7.20）	49.2（50）	22.3（20）	正常値平均（覚えやすい値）
7.15〜7.43	31.1〜74.3	13.3〜27.5	範囲

原書の一部改訂として掲載されており，その表に本文中の解説をもとに，正常値の覚えやすい値（整数）・範囲を追加した
PCO_2：二酸化炭素分圧，HCO_3^-：重炭酸イオン
Yeomans ER, et al：Umbilical cord pH, PCO_2, and bicarbonate following uncomplicated term vaginal deliveries. Am.J.Obstet. Gynecol. 151(6), 798-800, 1985
細野茂春：検査値から何がわかる？ 臍帯血ガスドリル，第3回 臍帯血ガス測定の方法と読み方の基本，ペリネイタルケア，32(3)：296-299, 2013. より引用改変

❶細野茂春：検査値から何がわかる？ 臍帯血ガスドリル，第3回 臍帯血ガス測定の方法と読み方の基本，ペリネイタルケア，32(3)：296-299, 2013.

F 筋緊張の観察

- ●目　　的：出生直後の新生児の神経・筋の発達，出生時の低酸素状態による筋緊張の低下を観察する
- ●適　　応：すべての新生児に行う
- ●必要物品：ラジアントウォーマー，手袋，ディスポーザブルエプロン（分娩介助者の場合は，ガウン・手袋着用のまま），記録用紙・筆記具（診療録入力用情報端末）

	方法	留意点と根拠
1	手を洗い，エプロン，手袋を着用する	
2	出生直後の児の姿勢（筋緊張）を観察し，アプガースコアで判定する アプガースコアは，Ⅲ章「4 分娩2時間までのケア」表4-1，p.144参照 1）だらんとしている（➡❶）（0点） 2）いくらか四肢を曲げる（1点） 3）四肢を活発に動かす（2点）	❶早期産児の場合，低酸素状態でなくても，屈筋の発達が十分でないためにだらんとしており，低い評価になりやすいことに留意する
3	心拍数・呼吸・筋緊張・反射・皮膚の色の得点を合計し採点する	
4	記録する	

G 反射の観察

- ●目　　的：中枢神経系の発達・成熟度を評価する指標として原始反射を観察することにより神経

系や運動機能の異常，分娩外傷（骨折，神経麻痺）を早期発見する
- 適　　応：すべての新生児，分娩によるストレスから状態が安定している児に行う
- 必要物品：ラジアントウォーマー，手袋，ディスポーザブルエプロン，記録用紙・筆記具（診療録入力用情報端末）

方　法	留意点と根拠
1　手を洗い，エプロン，手袋を着用（出生直後の場合）する	
2　児の体位を整える 1）手を温めておく（➡❶） 2）ラジアントウォーマー上に静かに仰臥位に寝かせ，観察する（➡❷） 3）着衣後であれば衣服を脱がせて，静かにラジアントウォーマーに移動する	❶観察者が冷たい手で触れると，その刺激で児が啼泣してしまう ❷観察するには，静かで覚醒している状態が望ましい。児の神経学的所見は意識レベルに大きく影響され，啼泣したり，活発に動いたりしている状態では正確に観察することができない
3　反射を観察する（手掌把握反射→引き起こし反射→モロー反射の順に観察する）（➡❸） 口唇追いかけ反射は，本章「3　出生2日目から退院までの新生児のケア」p.281参照 1）手掌把握反射（図1-5a） （1）観察者の母指を児の手掌に当てて軽く圧をかける。両手を同時に行う （2）児が全指を屈曲し，観察者の母指を握ること，左右差がないことを確認する （3）観察者の母指を握らせたまま，静かに児の手関節を握る（➡❹） 2）引き起こし反射（図1-5b） （1）1）の（3）のままゆっくりと児を引き起こす （2）上体が垂直になると，後方に垂れていた頭部が付いてきて，瞬間的に垂直位になること，筋緊張の有無・程度を観察する 3）モロー反射（図1-5c） （1）母指を握らせていた観察者の手を近づけて，児の両手を一方の手で把持し，空いたほうの手で児頭を支え，両手を把持していたほうの手を離す （2）児頭を支えている手で児頭をやや前屈させ，急に数cm下げる （3）両上肢と手指を伸展させて外転，次いで側方から正中方向に抱き付くような動作をすること，左右差を確認する	❸児に必要な神経学的所見を得るため，児の啼泣を誘発しやすいものを最後に行う ● 反射の欠如は，脳障害や上部脊髄障害を，左右差がある場合には，上部脊髄障害を疑う ❹手背を押さえると手を開くので，手背を押さえないよう手関節を把持する ● 腰が滑らないように弧を描くように児を引き起こす ● 筋緊張が低下している児は，肩や上肢の筋肉が伸展し，瞬間的な首の座りが認められない。また，筋緊張が亢進している児は，肘関節を強く曲げて下肢を伸展する ● 児頭をしっかりと手掌で受け止める ● モロー反射の誘発には，仰臥位の児の両手をもって肩をベッドから少し引き上げたところで急に両手を離す方法もある ● 何度も繰り返して誘発しない。慣れが生じるため，反射が誘発されにくくなる ● 左右差がある場合，上腕神経叢麻痺（エルプ麻痺）や鎖骨骨折などの分娩外傷が疑われる
4　反射を確認したら，静かに児を寝かせ，衣服を整えて，コットに移動する	

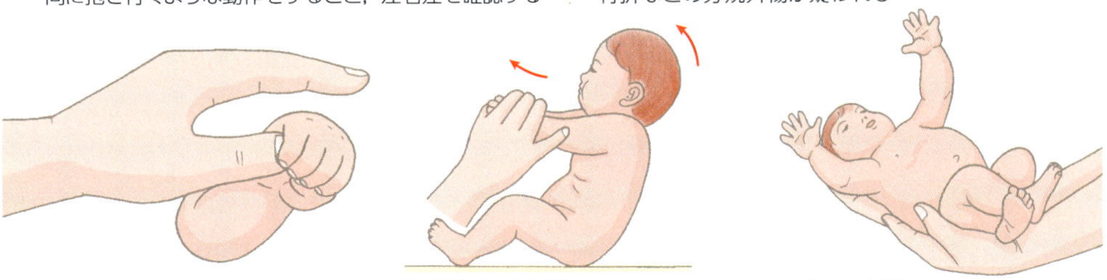

a　手掌把握反射　　b　引き起こし反射　　c　モロー反射

図1-5　反射の観察

方 法	留意点と根拠
5　後片づけをし，手を洗う	
6　観察所見を記録し，全身状態と併せて評価する	

H 身体計測

- ●目　　的：新生児の成長・発育状態，分娩侵襲の状態，異常の有無を知る指標とする
- ●適　　応：出生直後の新生児に行う
- ●必要物品：メジャー，新生児身長計，体重計（デジタル体重計，表示単位2〜10g），児頭計測器，ノギス，バスタオル，記録用紙・筆記具（診療録入力用情報端末）

	方　法	留意点と根拠
1	手を洗い，エプロン，手袋を着用（出生直後の場合）し，測定の準備をする 1）デジタル体重計の電源を入れ，皿部分にバスタオルを敷き，風袋引きをして0にする 2）身長計にゆがみがないこと，メジャーの目盛が不鮮明でないことを確認する。メジャーは，消毒綿で拭いておく 3）児頭計測器の足端部を密着させて（計測器を閉じる）目盛が0を示すことを確認する 4）ノギスを閉じて0を指すことを確認する 5）室温24〜26℃，湿度50〜60％に設定し，すきま風が入らないことを確認する	●出生直後のケアで行う場合であり，沐浴後の児の場合は，手洗いのみでエプロン，手袋は必要ない ●体重計は固定された台の上に水平に設置（水準器使用）する ●身長計，メジャー，児頭計測器が正しく作動し，手早く計測できるように準備する ●出生直後の新生児の保温のために，室温は25℃以下にしない
2	体重を測定する 1）非利き手の手掌で児の頭部から肩甲部にかけて，母指と示指または中指で耳の後ろを把持して支える（➡❶）。利き手の母指は鼠径部に，残り4指は殿部に回してはさむようにして把持する 2）体重計のゼロセットを確認し，児の殿部から体重計の皿に載せ，ゆっくりと寝かせる（➡❷） 3）児を手で覆いながら（図1-6）（➡❸）数値を読む。分銅式体重計の場合は，目の高さを目盛と水平にして読む 4）児を1）の支え方で体重計から抱き上げ，もとの場所に寝かせる	❶定頸前の新生児の頸部を支えるとともに，落下を防止し，安全に移動する ❷急に移動すると児が驚くのでゆっくりと移動する。体動による落下を防ぐ ❸児が激しく動いた場合に支えることができ，落下を防ぐ ●平均体重（2012年次データ）[1]は男児3,060g，女児2,940g ●安全な移動に努める

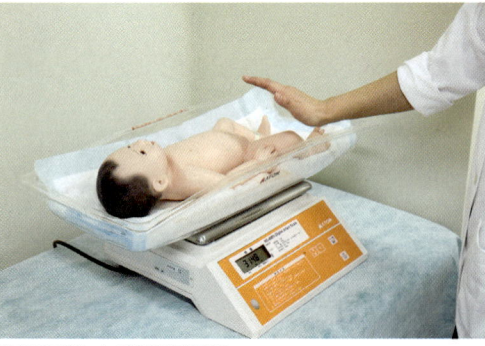

児を手で覆いながら数値を読む
図1-6　体重測定

方 法	留意点と根拠
3 身長を測定する 〈身長計使用：仰臥位・下肢伸展位〉 1）児を仰臥位にし，1人が眼と耳孔を結ぶ線（耳顔面）が垂直になるように頭部を固定板にぴったりと付けて固定する（→❹）	● 耳顔面とは，眼窩点（眼窩の下縁の最も下方）と耳珠点（耳孔前の耳珠の上の付け根）を通る面❷❸ ❹ 頭部と固定板にすきまができないよう固定し，下肢を伸展させる。2名で行う。過度に下肢の伸展をさせることは股関節に負担をかけるため避ける
2）もう1人が児の両膝を軽く押さえて下肢を伸展させ，移動板を足底に密着させて目盛を読む（図1-7）	● 平均身長（2009年次データ）は男児49.1cm，女児48.6cm

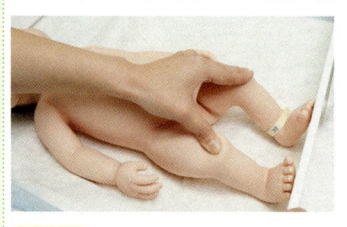

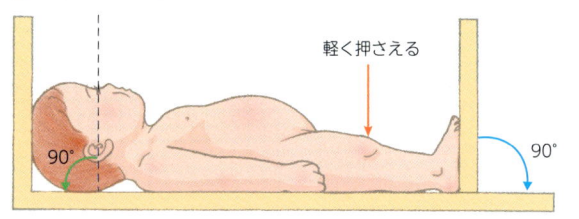

図1-7 身長計使用の身長測定法

〈メジャー使用：側臥位・下肢屈曲位〉
1）児を左側臥位にする
2）メジャーの0点を非利き手の示指と中指ではさみ，手掌を児の頭頂部に当て，利き手でメジャーを脊柱に沿わせて殿部まで伸ばし，殿部まで計測する（図1-8）

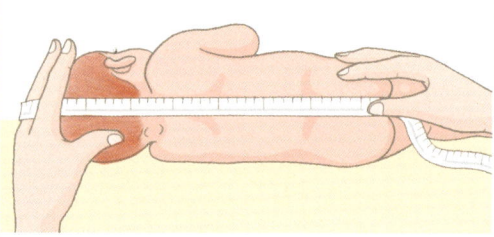

● メジャーはピンと伸ばし，正確に測定する

図1-8 側臥の身長測定法

3）殿部までの目盛を読んだら，利き手母指を離さず，頭部に当てていた非利き手を離し，殿部の利き手と持ち替える
4）非利き手で殿部に当てている目盛がずれないように押さえ，利き手で上になっている下肢の後面をメジャーで殿部〜膝窩部，膝窩部〜足底部まで連続的に計測する

● 下肢伸展位による方法よりも3cmほど長くなる

〈メジャー使用：仰臥位・下肢伸展位；石原式計測法〉
1）児を仰臥位にする
2）メジャーを用いて，頭頂，乳様突起，大転子，膝関節外側中央点，外果，足底部の6点を通過するように計測する（図1-9）

● 股関節脱臼のある児，脳性麻痺の児の計測に用いられる。出生直後の新生児では，関節などの変形をみることは少ないが，メジャーを用いて下肢伸展位で行う場合がある

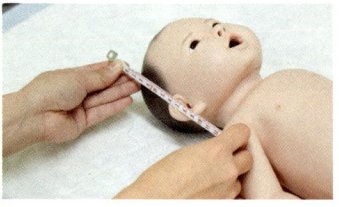

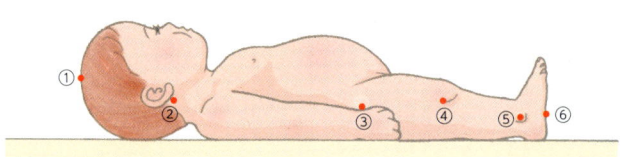

図1-9 石原式計測法

①頭頂（正中線上における最高点），②乳様突起（耳介の後方下で明確に視・触察できる），③大転子（大腿外側の最突出点），④膝関節外側中央点，⑤外果，⑥足底部（踵部）

方 法	留意点と根拠
4 頭囲を測定する 1）児を仰臥位にし，頭部を支えて数cm持ち上げ，メジャーを後頭部の下に置き，静かに頭部を下ろす 2）顔を上に向け，眉間と後頭結節の周囲（前後径周囲）をメジャーで計測する（図1-10）	● 児の体動に加え，顔を上に向けることにより，見えにくい後頭結節のメジャーのずれに注意する ● 着衣後に行うことも可能である ● 平均値は33.5cm
5 肩囲を測定する 1）児の頭部を数cm持ち上げ，もう一方の手でメジャーの端を持って肩の下に敷き込む 2）児を仰臥位にし，腕を体幹にぴったり付ける 3）両肩の三角筋の中央を通る周囲を計測する（図1-11）	● メジャーを児の皮膚に密着させたまま引っ張ってずらし，皮膚を傷つけないように注意する ● 平均値は35cm

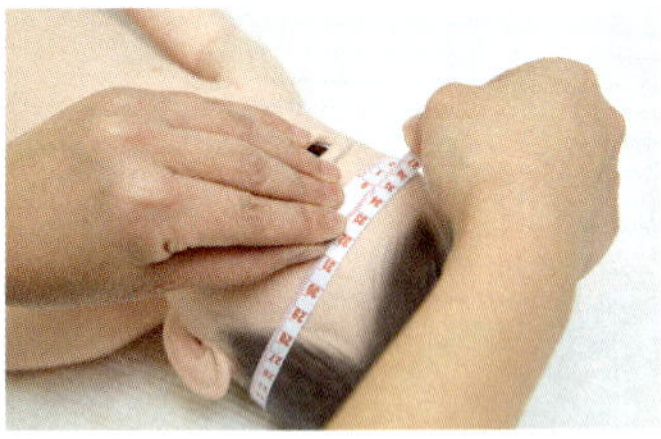

図1-10 頭囲の計測 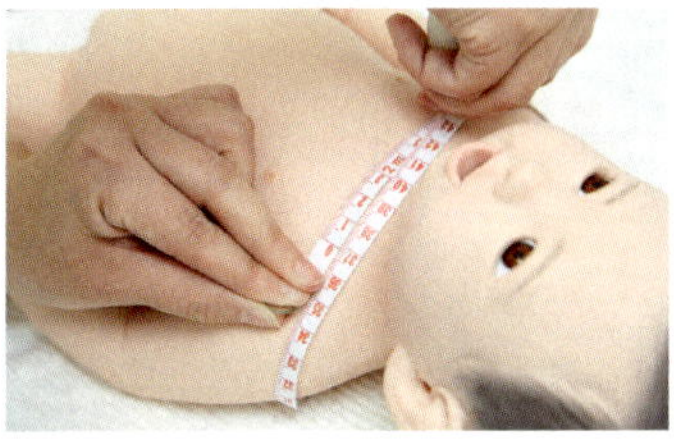　　図1-11 肩囲の計測

方 法	留意点と根拠
6 胸囲を測定する 1）児の頸部を支えて，もう一方の手でメジャーを胸部までずらす 2）両乳頭と肩甲骨下縁を通る周囲を計測する（図1-12） 3）メジャーは体表面に密着させるが，きつく締めすぎないようにし，呼気時に目盛を読む	● きつく締めすぎて測定誤差を生じさせない ● 平均値は31～32cm
7 腹囲を測定する 1）児の殿部を軽く持ち上げて背部を少し浮かせ，メジャーを腹部（臍の高さ）までずらす 2）児を仰臥位にし，臍輪部を通り，腹部に垂直な面の周囲径をメジャーで計測する（図1-13） 3）メジャーは体表面に密着させるが，きつく締めすぎることがないようにし，呼気時に目盛を読む	● きつく締めすぎて，測定誤差を生じさせない ● 平均値は33cm
8 腰囲を測定する 1）腹囲に引き続き，児の殿部を軽く持ち上げ，もう一方の手でメジャーを腰部までずらす 2）児を仰臥位にし，両大転子を通る周囲径をメジャーで計測する（図1-14） 3）メジャーは体表面に密着させるが，きつく締めすぎることがないようにして目盛を読む	● きつく締めすぎて，測定誤差を生じさせない ● 平均値は26～27cm

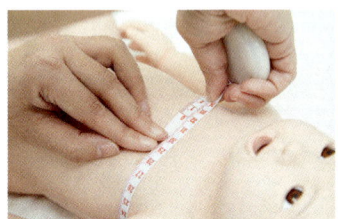

図1-12 胸囲の計測 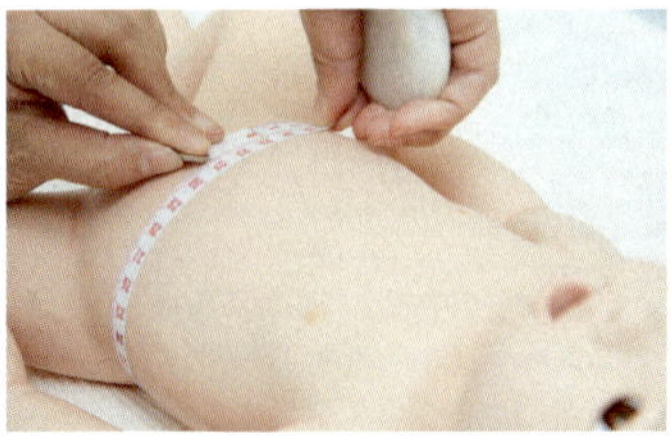　　図1-13 腹囲の計測 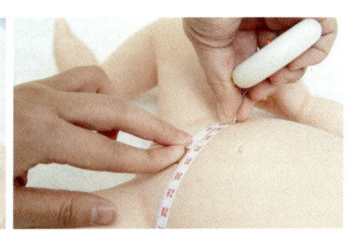　　図1-14 腰囲の計測

方　法	留意点と根拠
9　肩幅を計測する 　1）児を仰臥位にし，上肢を体幹に付ける 　2）児頭計測器の足端部を指頭で保護しながら両肩の三角筋の中央（肩峰）に当て，距離を計測する（図1-15）	● 計測器の足端部は三角筋の中央にぴったりと付ける。強く押さえすぎて測定誤差を生じさせない ● 平均値は11 〜 12cm
10　腰幅を計測する 　1）肩幅に引き続き，計測器を持った手を児の腰部まで下げる 　2）児を仰臥位に保ち，左右大転子間の距離を計測する（図1-16）	● 計測器の足端部は皮膚にぴったりと付けるが，強く押さえすぎない ● 平均値は9cm
11　児におむつを着け，衣服を整える（➡❺）	❺出生直後の体温低下を最小限にする
12　児頭を計測する 　児を仰臥位にし，顔を上に向けて以下を計測する	● 足端部は母指・示指・中指で持ち，環指・小指で児頭を支える ● 計測部位（図1-17）を示指または中指で触知し，位置を確認してから，足端部をぴったりとつける ● 強く押さえすぎて児頭に過剰な力が加わったり，測定誤差を生じないように行う

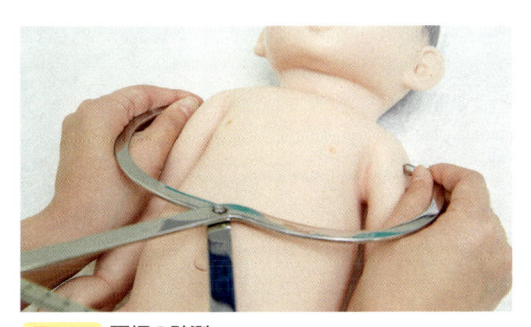

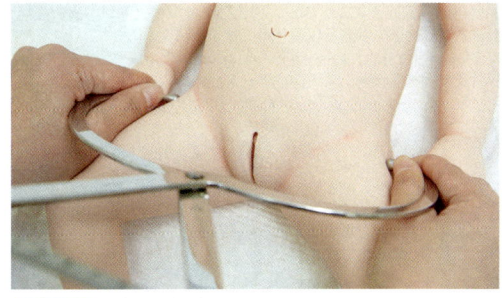

図1-15　肩幅の計測

図1-16　腰幅の計測

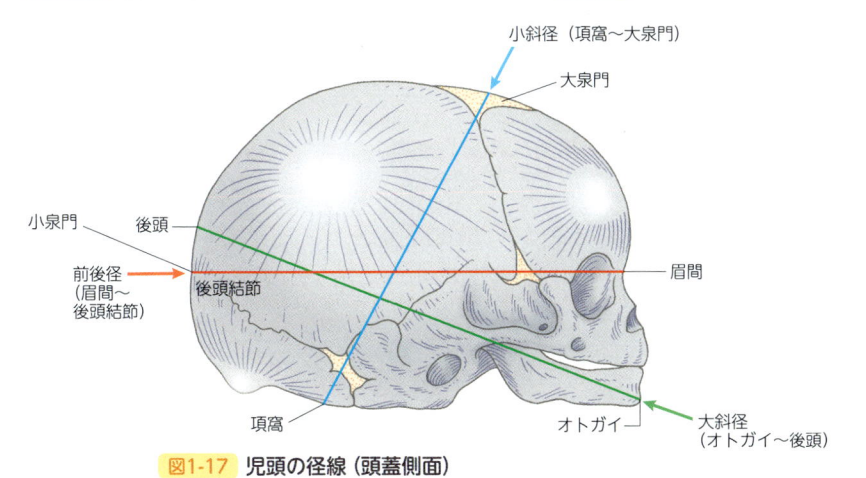

図1-17　児頭の径線（頭蓋側面）

方　法	留意点と根拠
〈小横径〉 1）児頭計測器の足端部を指頭で保護しながら持つ 2）冠状縫合の最大距離を測る（図1-18a） 〈大横径〉 1）左右頭頂骨結節間の距離を測る（図1-18b） 〈大泉門径〉 1）大泉門を構成する前頭骨・頭頂骨の辺縁を触診により確認する 2）ノギスで向かい合う辺の中央間の距離を測る（図1-18c） 〈前後径〉 1）児の顔を横に向けるか，側臥位にして前腕で児の体幹をはさむようにして支える 2）眉間と後頭結節間の距離を測る（図1-19a） 〈小斜径〉 1）〈前後径〉の1）に準じる 2）大泉門中央と後頭結節窩の距離を測る（図1-19b） 〈大斜径〉 1）〈前後径〉の1）に準じる 2）児の口を閉じ，オトガイ部先端と後頭間の最大距離を測る（➡❻）（図1-19c）	●小横径の平均値は7cm ●大横径の平均値は9cm ●大泉門径の平均値は約2cm ●前後径の平均値は11cm ●足端部を大泉門に当てる際，強く押さえすぎない ●小斜径の平均値は9～9.5cm ❻足端部に添えている指をオトガイ部に当てて軽く押し，児の口を閉じて測ることで測定誤差を生じさせない ●大斜径の平均値は13～13.5cm
13　各計測値を記録する	●複数項目を連続して計測し記録してもよい
14　使用した器具・物品を消毒綿で拭き片づける	

❶内閣府：平成26年版 子ども・若者白書，2014，p.5.
　http://www8.cao.go.jp/youth/whitepaper/h26honpen/pdf/b1_02_01_01.pdf
❷乳幼児身体発育評価マニュアル，平成23年度厚生労働科学研究費補助金（成育疾患克服等次世代育成基盤研究事業）「乳幼児身体発育調査の統計学的解析とその手法及び利活用に関する研究」，2012，p.17.
　http://www.niph.go.jp/soshiki/07shougai/hatsuiku/index.files/katsuyou.pdf
❸製品評価技術基盤機構：人間特性データ計測マニュアル，p.3.
　http://www.tech.nite.go.jp/human/jp/pdf/20FYdata/manual%5Bbody%20measurements%5D.pdf

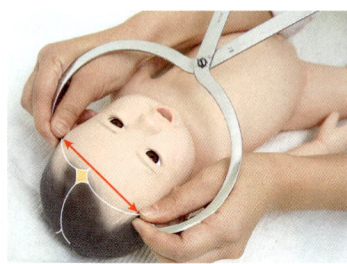

a　小横径　　　　　　　　　b　大横径　　　　　　　　　c　大泉門径＝(a+b)/2

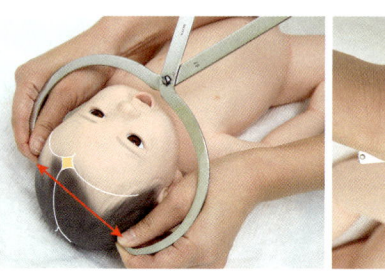

図1-18 小横径・大横径・大泉門径の計測

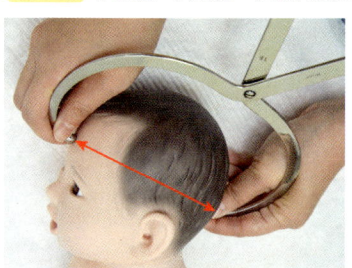

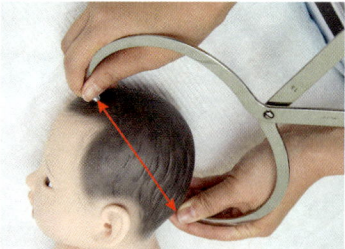

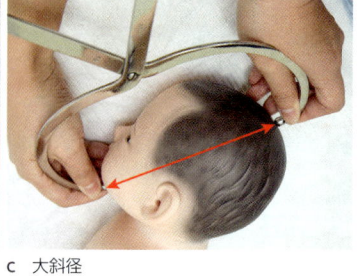

a　前後径　　　　　　　　　b　小斜径　　　　　　　　　c　大斜径
＊：写真は測定部位をわかりやすくするため反対側から計測している。図1-18と同じように児の足元側に立って計測する

図1-19 前後径・小斜径・大斜径の計測

I 成熟度判定

- ●目　　的：新生児の全身の観察ならびに成熟度判定により，身体発育および健康状態をアセスメントする
- ●適　　応：出生直後の児に行う。成熟度判定（ニューバラード法〈表1-4〉，デュボヴィッツ〈Dubowitz〉法など）の外表所見は出生直後から可能であり，神経学的所見は分娩時のストレスから回復した生後数時間〜24時間以内（デュボヴィッツ法では生後12〜48時間以内）に実施する
- ●必要物品：ラジアントウォーマー，メジャー，成熟度判定用のチェックリスト，消毒綿，筆記具（診療録入力用情報端末）

表1-4 ニューバラード法（new Ballard scoring system, 1991年）外表所見

	-1	0	1	2	3	4	5
皮膚	湿潤しているもろく，透けて見える	ゼラチン様紅色で半透明	滑らかで，一様にピンク静脈が透けてみえる	表皮の剥離または発疹静脈はわずかにみえる	表皮の亀裂からだの一部は蒼白静脈はほとんどみえない	厚く，羊皮紙様深い亀裂血管はみえない	なめし皮様亀裂しわが多い
うぶ毛	なし	まばら	多数密生	うすくまばら	少ないうぶ毛のない部分あり	ほとんどない	
足底表面	足底長40〜50mm：-1＜40mm：-2	足底長＞50mmなし					
足底部のしわ			かすかな赤い線	前1/3にのみ	前2/3にあり	全体にしわ	
乳房	わからない	かろうじてわかる	乳輪は平坦乳腺組織は触れない	乳輪は点刻状乳腺組織は1〜2mm	乳輪は隆起乳腺組織は3〜4mm	完全な乳輪乳腺組織は5〜10mm	
眼/耳	眼裂は融合しているゆるく：-1固く：-2	眼裂は開口している耳介は平坦で折り重なったまま	耳介にわずかに巻き込みあり軟らかく折り曲げるとゆっくりもとに戻る	耳介に十分な巻き込みあり軟らかいが折り曲げるとすぐにもとに戻る	耳介に十分な巻き込みあり硬く，折り曲げると瞬時にもとに戻る	耳介軟骨は厚く耳介は十分な硬さあり	
性器（男児）	陰嚢部は平坦で表面はなめらか	陰嚢内は空虚陰嚢のしわはかすかにあり	精巣は上部鼠径管内陰嚢のしわはわずかにあり	精巣は下降陰嚢のしわは少ない	精巣は完全に下降陰嚢のしわは多い	精巣は完全に下降し，ぶら下がる陰嚢のしわは深い	
性器（女児）	陰核は突出陰唇は平坦	陰核は突出小陰唇は小さい	陰核は突出小陰唇はより大きい	大陰唇と小陰唇が同程度に突出	大陰唇は大きく，小陰唇は小さい	大陰唇が陰核と小陰唇を完全に被う	

	方　法	留意点と根拠
1	**手を洗い，エプロン，手袋を着用（出生直後の場合）し，準備をする** 1）ラジアントウォーマーの電源を入れる（➡❶） 2）手を洗い，エプロンと手袋を着用する（➡❷） 3）室温24〜26℃，湿度60％に設定し，すきま風が入らないことを確認する	●出生直後のケアで行う場合であり，沐浴後の児の場合は，手洗いのみでエプロン，手袋は必要ない ❶体温の喪失を最小限にする ❷児への水平感染を予防する。出生直後は羊水などが付着しているためスタンダードプリコーションに基づく
2	**児をラジアントウォーマーに移す**	●移動時は，安全・落下防止のために頭部，殿部と鼠径部を把持する
3	**全身を観察し成熟度を判定する** 1）脱衣させ，全身の姿勢とバランスを観察する 2）全身を系統的に観察し（➡❸），成熟度（外表所見），外表奇形・分娩外傷の有無などをアセスメントする 3）排泄物がある場合は，おしりふきで清拭し，新しいおむつを殿部の下に敷く	●出生直後の場合は，着衣前の一連の観察で行う ❸見落としのないように，頭頂から腹部，背面は頸部から腰部，外陰部，下肢と観察する。観察による児への負担が過大にならないように優しく児を扱う ●外表所見は，表1-4参照 ●神経学的所見は出生直後ではなく，24時間以内でもよい（➡❹） ❹分娩直後は分娩侵襲の影響が残るため
4	**児におむつを着け，衣服を整え，新生児用コットに移す**	●移動時の安全確保のため，児を正しく把持する
5	**記録する**	
6	**使用した器具・物品を消毒綿で拭き片づける**	

J 乾式清拭（ドライケア・ドライテクニック）

- ●目　的：出生直後の呼吸・循環動態の不安定な時期において体温保持を図り，皮膚の損傷を最小限にとどめ，清潔を保持する❶
- ●適　応：すべての新生児に行う
- ●必要物品：カット綿またはガーゼ，バスタオル

	方　法	留意点と根拠
1	**環境を整え，必要物品を準備する** 1）ラジアントウォーマーの電源を入れる（➡❶） 2）室温24〜26℃，湿度60％に設定し，すきま風が入らないことを確認する 3）バスタオルを温めておく	❶体温の喪失を最小限にする
2	**手を洗い，手袋を着用する（出生直後の初回清拭の場合）**	
3	**乾式清拭を行う** 1）温めておいたバスタオルで児を包み，全身の羊水・血液などをやさしく押さえ拭きする（➡❷） 2）頭髪に付着している血液は，乾燥する前にやさしく拭き取る	●皮膚の二面が接する関節や腋窩などの拭き残しに注意する ❷児の皮膚の厚さは成人の半分で，特に角質層が薄い。児の皮膚を強くこすることで皮膚を損傷する可能性があることを念頭にやさしく清拭する

方　法	留意点と根拠
	●胎脂は自然に消退するので，無理にこすって落とさない（➡❸） ❸胎脂は，保水性と疎水性をもち，出生後は皮膚の表面で抗菌作用を担っている[2]
4　着衣する 　1) 清潔なおむつ，肌着，長着を広げておき，児をその上に寝かせる 　2) おむつを当てる（➡❹） 　3) 袖は迎え手（➡❺）をしながら通す（迎え手は本章「3 出生2日目から退院までの新生児のケア」図3-25, p.279参照） 　4) 臍処置を行う 　5) 非利き手でおむつの上から殿部を支えて腰背部を浮かせ，利き手で長着のしわを伸ばしてから衣服の前を閉じる。長着の裾は裾広がり（➡❻）に整える	❹排尿による衣服の汚染を防ぐ ❺肩関節脱臼の防止 ❻下肢の運動を妨げない
5　頭髪をくしやブラシで毛の流れに沿って整える	●頭髪は皮膚に対して斜めに生えており，毛根に強い刺激を与えないようにする
6　後片づけをする	
7　記録する	

[1] American Academy of Pediatrics Committee on Fetus and Newborn. Skin care of newborns, *Pediatrics*, 54(6)：682-683, 1974.
[2] Tollin M, Bergsson G, Kai-Larsen Y, et al：Vernix caseosa as a multi-component defence system based on polypeptides, lipids and their interactions, *Cellular and Molecular Life Sciences*, 62(19-20)：2390-2399, 2005.

K 点　眼

- 目　　的：産道通過による結膜炎を予防する（以前は淋菌感染による膿漏眼の予防の「クレーデの点眼」であったが，近年はクラミジア感染による結膜炎の予防を主とする）
- 適　　応：すべての新生児で生後30分以内，眼脂のある場合に行う
- 必要物品：滅菌済み清浄綿，点眼薬（エリスロマイシンやその合剤である抗菌薬），記録用紙・筆記具（診療録入力用情報端末），（膿漏眼予防として）1％硝酸銀溶液・生理食塩水

方　法	留意点と根拠
1　手を洗う	●出生直後のケアでは，手袋を着用する
2　清浄綿を2枚に分け，左右の眼を観察しながら1枚目で眼裂を清拭する 　眼脂の有無，眼瞼の浮腫・発赤・腫脹などを観察する	
3　母指・示指で眼瞼を開き，反転した結膜に1滴ずつ滴下し，静かに眼を閉じる	●角膜に滴下しないように注意する
4　眼からあふれた点眼薬を，2枚目の清浄綿で目頭から目尻に向けて拭く	●眼脂を認める場合，目頭に開口する涙管に細菌性の排出物が入らないようにする（➡❶） ❶目尻から目頭に清拭するとする文献もある
5　手を洗い，後片づけをする	
6　観察事項，実施について記録する	

L 臍の消毒

- **目　　的**：臍の清潔を保つことで感染を予防し，臍帯脱落，正常な臍窩の形成に至る
- **適　　応**：すべての新生児の出生直後，臍帯脱落前および臍部湿潤時に行う
- **必要物品**：消毒綿，記録用紙・筆記具（診療録入力用情報端末）

	方　法	留意点と根拠
1	手を洗う	
2	臍の消毒をする 〈出生直後のケア〉 1）臍帯断面，臍帯，臍輪部を消毒綿で消毒し，最後に臍クリップを清拭する 2）清潔なガーゼで覆い（➡❶），尿の汚染を避け，肝臓を圧迫しないよう，児の左上腹部側に向ける 〈日々のケア〉 1）臍部の状態，臍出血・臍輪部の発赤・湿潤の有無を観察する 2）沐浴・乾式清拭後または臍出血時に，消毒綿（➡❷）で臍輪部を消毒する	❶臍の乾燥のためガーゼなどで覆わない場合がある。また，ワルトン膠様質が乾燥する1日程度ガーゼで包み，絆創膏で皮膚に固定する場合，ガーゼがとけないよう絆創膏でガーゼ同士をとめ，皮膚に固定しない場合がある ❷清潔にし，消毒薬を使用しないほうが脱落までの期間が短いとの報告もある。また，臍輪部を水で絞った使い捨てガーゼなどで清拭し，消毒薬を使用しない場合がある[❶]
3	手を洗い，後片づけをする	
4	観察事項，処置内容を記録する	

[❶] 江藤宏美・八重ゆかり・堀内成子・他：使える！助産ケアのエビデンス，第46回 出生後に，新生児の臍帯の消毒は必要か？，ペリネイタルケア，29(10)：982-987，2010．

M 温度・湿度の管理

- **目　　的**：新生児に適切な温度環境に整え，体温を維持する
- **適　　応**：すべての新生児，特に出生直後と低出生体重児に行う
- **必要物品**：開放式保育器（出生直後のケアに使用する輻射式保育器），体温計，温度計（室温湿度計），温めたタオル・衣類一式，帽子や湯たんぽ（必要時）

	方　法	留意点と根拠
1	環境を整え，必要物品を準備する 1）室温・湿度を確かめ，季節に応じて環境を整える ・空調による気流が発生する場所にコットを置かない ・夏季はコットをエアコンの吹き出し口近くに置かない ・冬季はコットを窓側に置かない（➡❶） 2）新生児室は，室温24〜26℃，湿度40〜60％に調節する 3）分娩室は，室温26〜28℃前後，湿度50〜60％であることを確認する。児の出生前には，エアコンのスイッチを切る	●熱喪失ルートの輻射，対流，蒸散，伝導を考慮し，適切に調整する ❶児の熱喪失を防止する。直接冷気が当たる場合のみならず，冬季は窓側での熱喪失が大きくなる
2	出生前情報を把握する 1）母体の健康状態，妊娠経過，分娩経過 2）胎児の健康状態・在胎週数・推定体重，合併症・異常の有無	

方法	留意点と根拠
3　ケアをする場所の環境を調整する 　1）ラジアントウォーマーの電源を入れ，バスタオル（2枚），衣類，おむつを温めておく 　2）コットは，湯たんぽや電気あんかなどで温めておく	●ラジアントウォーマーは温度設定に注意し，温まる時間を考えて準備しておく ●児に触れる衣類などは，伝導による熱喪失を防ぐために温めておく ●児の在胎週数・推定体重により，衣類，帽子，タオル，毛布などを用意する ●湯たんぽの栓が水漏れしないこと，電気あんかの温度設定を確認する
4　児の出生が近づいたら，手を洗い，エプロン，手袋を着用する	●冷たい手で児に触れないため，温水で衛生学的手洗いをする
5　出生直後の処置，ケアを行う 　1）出生直後にラジアントウォーマーで温めてあるタオルの上に寝かせる 　2）児に付着している血液や羊水を速やかにタオルで押さえ拭きし，ぬれたタオルは取り除く 　3）温かい乾いたタオルの上でバイタルサインを測定し，全身の観察，身体計測，臍処置などのケアを行い，着衣する	 ●血液や羊水を拭くときは，スタンダードプリコーションに則り，手袋を着用する
6　児の適応状態が良好であれば，早期母子接触を行う 早期母子接触（早期皮膚接触）はⅢ章「4　分娩2時間までのケア」p.147参照	
7　児を保温する 　1）あらかじめ温めておいたコットに寝かせ，継続的に児の状態を観察する 　2）体温が皮膚温で36.5〜37.5℃の範囲にあるか，頭部や四肢の冷感がないかを30〜60分ごとに確認し，安定するまで保温する 　・バスタオルなどでおくるみにし，帽子を着用する（図1-20） 　・毛布を掛ける 　・衣類の枚数を増やしたり，衣類の材質を厚手のものに変えたりする 　・湯たんぽを使用する 　3）保温により体温が高めになった場合は，2）の各項を徐々に中止し，経過をみる 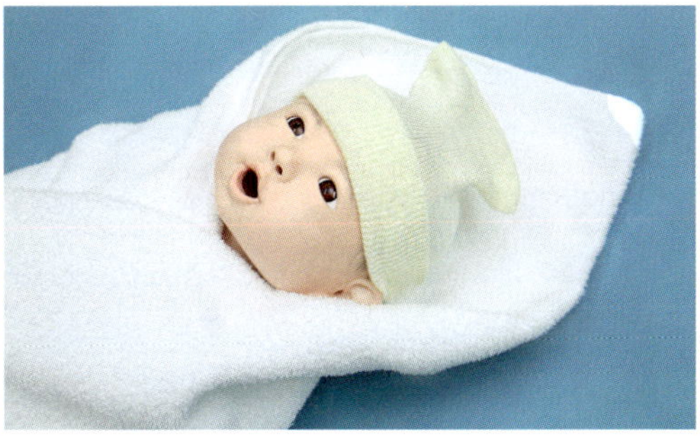	●帽子は柔らかい素材で，児の大きさに合ったものを使用する ●おくるみを使用する場合は，下肢の動きを妨げないよう，きつく巻くことは避ける ●湯たんぽの湯の温度は50〜60℃とし，カバーをかけて使用する。低温熱傷を予防するため，児の肌に直接当たらないようにセットする

図1-20　おくるみと帽子で保温中の新生児

8　「方法7」のケアによっても体温を維持できない場合は，閉鎖式保育器に収容する	●酸素消費エネルギーが最小となる至適環境温度に設定する

正常を逸脱した場合のケア

A 新生児蘇生

- **事例**：Aちゃん，在胎週数40週，推定体重2,900g。母親は初産婦で既往歴，感染症はなく，妊娠経過は順調であった。陣痛が発来し，分娩第1期は順調な経過をたどったが，子宮口全開大後に人工破膜したところ，淡緑色の前羊水が流出した。努責開始後に遅発一過性徐脈が出現し，吸引分娩となった。

  出生時に呼吸はなく，四肢をだらんとさせていた。出産に立ち会った医師が口腔内・鼻腔内の吸引を行い，助産師が羊水などを拭くが，自発呼吸の出現がなく，速やかに臍帯を切断してラジアントウォーマーに児を寝かせた。温めておいたタオルで羊水などを拭き取り，口腔内に分泌物を認めたため口腔内吸引を行い，児の背部をこすり刺激を行って，気道確保をした。生後30秒の現在，呼吸をしておらず，心拍数は聴診で50回/分程度である。

- **あなたの対応は？**

- **Aちゃんについて看護師が考えたこと**
- ・在胎週数40週の正期産児である。
- ・羊水混濁の状況ならびに胎児心拍数モニタリングの所見から，子宮口全開大前後から低酸素状態が存在し，出生直前には胎児機能不全の状態にあったと考えられる。
- ・出生時の状態は，無呼吸・筋緊張低下があるので，新生児の蘇生法アルゴリズム（図1-4参照）に従い蘇生の初期処置を行っているが，出生後30秒の時点で自発呼吸がなく，心拍50回/分のため2次性無呼吸[1]と考えられる。救命のために人工呼吸が必要である。

看護問題	看護計画
胎児機能不全に引き続く2次性無呼吸（新生児仮死の危険性）による呼吸確立の遅延	**OP** 1）新生児の蘇生法アルゴリズム[6]に沿って，30秒ごとに評価する 2）呼吸 　①自発呼吸・無呼吸（あえぎ呼吸）の有無 　②自発呼吸開始後，努力呼吸（陥没呼吸，多呼吸，頻呼吸，呻吟）の有無，肺雑音の有無 　③人工呼吸開始後，胸の上がり，空気流入音 3）筋緊張の有無，程度 4）心拍数：聴診によるカウント（6秒間×10＝1分間心拍数） 5）口腔内の分泌物の有無 6）SpO_2値（装着後30〜90秒で表示） 7）中心性チアノーゼの有無（末梢チアノーゼは出生後しばらくは正常新生児でも認める） 8）冷感の有無 9）児の体位（気道が確保できているか） **TP** 1）児の頭がラジアントウォーマーの蘇生の術者側に向くように寝かせる 2）羊水などを拭き取る 3）気道確保の体位（図1-21）をとらせる 4）分泌物を認める場合，口腔内吸引→鼻腔内吸引の順に行う。吸引カテーテル（羊水混濁がある場合は太めを使用）またはゴム球式吸引器を用いる。深く長時間吸引しないように注意する 5）拭き取りや吸引の刺激で自発呼吸がない場合は，皮膚刺激（足底または背部をやさしくこする，図1-22）を行う

看護問題	看護計画
	6）1）〜5）を行い（生後30秒），「自発呼吸なし」あるいは「心拍100回/分未満」の場合は，人工呼吸を開始する ①児の鼻と口を覆い，目を圧迫しない大きさのマスクを選択する（図1-23） ②マスクを皮膚に密着させて固定する（図1-24） ③1分間に40〜60回/分（最初の数回は20〜30cmH$_2$O，その後は胸の上がりを見ながら調整する）のペースでバッグを押す 7）OP 2）の①，③を評価して人工呼吸を30秒行う。以後，30秒ごとに評価する ①自発呼吸あり・心拍100回/分以上の両方を認めた場合はSpO$_2$モニター＋CPAPまたは酸素投与，認めない場合は蘇生後の一連の観察・ケアを行う ②心拍60〜100回/分未満の場合は人工呼吸を続ける ③心拍60回/分未満の場合は人工呼吸＋胸骨圧迫（1：3→30：90回/分のペース）（図1-25） ④気管挿管する 　(1)肩枕を除去し，1人が児の肩と頭部を固定する（図1-26） 　(2)気管チューブを術者に渡す 　(3)挿管後，気管チューブにバッグを接続する 　(4)児の口角に気管チューブを固定する 　(5)呼吸音のチェックのため術者に聴診器を装着する 8）1）〜7）までを行い，NICUなどへ児を搬送する 9）産婦と分娩に立ち会っている家族に，蘇生処置を必要とする児の状態について説明し，不安に対応する ①分娩室内もしくは隣接する室内で行う場合，その一部始終を間近に見る可能性がある。必要な説明をし産婦を一人にしない ②他施設へ搬送する場合，可能な限り児と対面できるよう配慮する

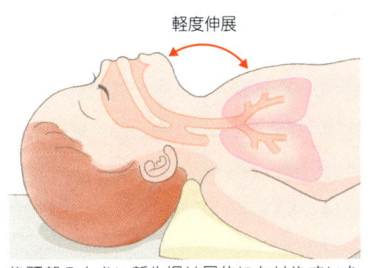

軽度伸展

後頭部の大きい新生児は屈位になりやすいため，肩の下に畳んだハンドタオルかおむつを敷く

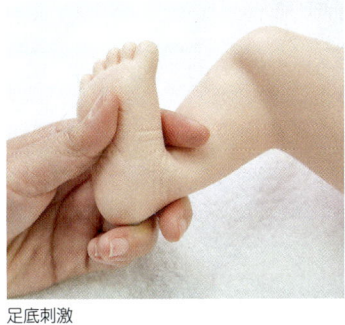

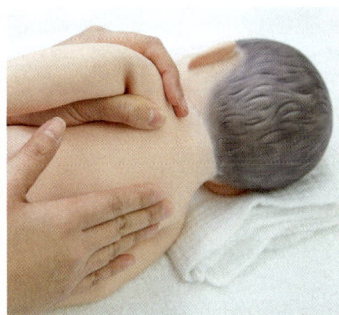

図1-21 気道確保のための体位（sniffing position）

足底刺激　　背部刺激

図1-22 呼吸誘発のための皮膚刺激

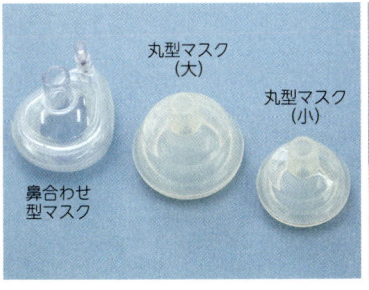

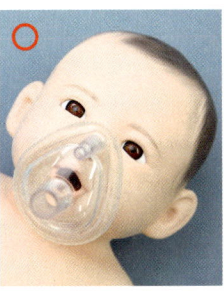

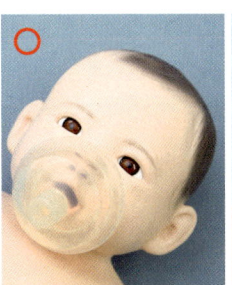

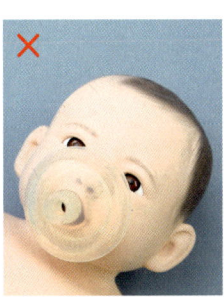

鼻合わせ型マスク　丸型マスク（大）　丸型マスク（小）

図1-23 マスクの大きさ

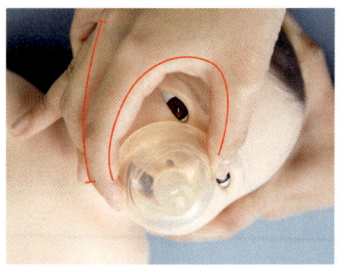

図1-24 マスクの固定（ICクランプ）

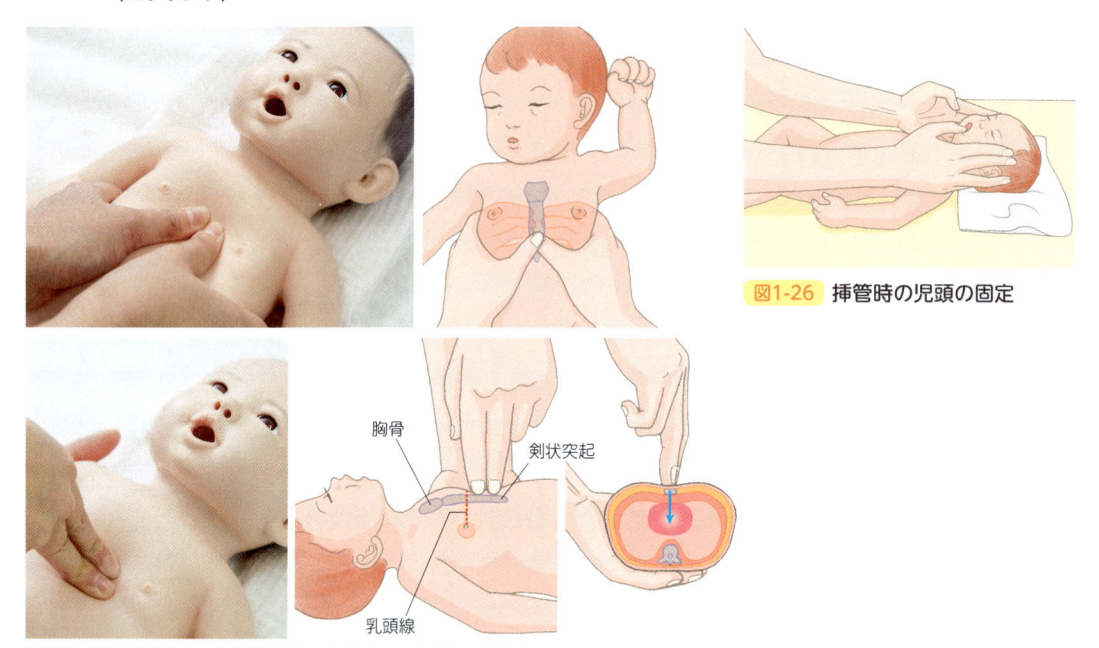

図1-26 挿管時の児頭の固定

胸骨の下部1/3のところを胸壁の厚さ1/3程度へこむ強さで圧迫する

図1-25 胸骨圧迫

B 低出生体重児の母親とその家族への支援

● 事例：Bちゃん，在胎週数34週で出生した2,150gの早産児。母親は1回経産婦で，前期破水のために電話連絡の後，心配そうな表情で夫，長男（2歳）と共に来院し，完全破水のため入院となった。破水から2時間後に陣痛発来し，そのまま5時間後に分娩に至った。出生前に胎児機能不全の徴候はなく，羊水は透明であった。分娩時には，上の子どもを実家にあずけ，病院に戻っていた夫が立ち会った。

出生後の児は弱々しい啼泣であったが，羊水などを拭き取り口腔内の羊水を吸引すると，元気に啼泣した。アプガースコア1分値は8点（四肢を軽く曲げ，皮膚色は体幹ピンク，末梢軽度チアノーゼ）であった。臍帯切断後にラジアントウォーマーに収容すると，頻呼吸（60回/分），軽度の肋間陥没，鼻翼呼吸を認めたため，気道確保の体位をとり，さらに羊水などを拭き取り，保温した。再び口腔内に分泌物がみられ，口腔内吸引を行ったところ，陥没呼吸は軽減した。身体計測を行い，タオル類でくるみ，父母と面会をしてから，閉鎖

式保育器に収容した。

母親は,「元気で良かったけれど,早く産んでしまってかわいそうなことをした」と涙を浮かべていた。

● あなたの対応は？

● Bちゃんについて看護師が考えたこと
- 在胎週数34週の早産児で,低出生体重児であるが,在胎週数相当の体重であることから,早期産AFD (appropriate for date) 児である。
- 出生後1分のアプガースコアは8点で,正常である。
- シルバーマンのリトラクションスコアは2点で,低出生体重児では5点以上が呼吸障害と判断されるため,生理的範囲であり,適応状態は良好である。
- 早産児は体温調節機能が未熟なため,低体温による呼吸状態の悪化,代謝性アシドーシスを引き起こすリスクを回避する必要がある。
- 母親は予想外の早産に至ったことで,児に対する自責の念を抱いている可能性がある。
- 夫と上の子どもも,出生した児との接触が制約されることで,今後の生活に不安を抱く可能性がある。

看護問題	看護計画
母親・家族の早期産・低出生体重児であることに関連した健康状態への不安	**OP** 1) 児のバイタルサイン,一般状態など胎外生活適応状態における逸脱の有無 2) 母親の児に対する思い,不安の有無 3) 父親の児に対する思い,不安の有無 4) 上の子 (長男) の反応 **TP** 1) 児の健康状態を伝え,母親・父親の不安な思いにこたえる 2) 分娩後の母親の健康状態を踏まえ,できるだけ早期に児との面会を行い,希望に沿ってタッチングなどの機会を調整する 3) 母親の出産体験・児に対する思いの表出を促し,傾聴する 4) 母親・父親の意向を尊重しながら,できる限り児のケアへの参加を促す

■ 文 献

1) 田村正徳監：日本版救急蘇生ガイドライン2010に基づく新生児蘇生法テキスト,改訂第2版,メジカルビュー社,2011,p.44-46.
2) 北川眞理子・内山和美編,生田克夫監：今日の助産－マタニティサイクルの助産診断・実践過程,改訂第3版,南江堂,2013,p.945.
3) 加藤しおり：清潔援助技術－保育器内での清拭,ネオネイタルケア,25(4)：354-355,2012.
4) Kahle W, Leonhardt H, Platzer W著,越智淳三訳：解剖学アトラス,第3版,文光堂,1990,p.388.
5) 日本周産期・新生児医学会・他：「早期母子接触」実施の留意点,2012.
 http://www.midwife.or.jp/pdf/h25other/sbsv12_1.pdf
6) 前掲書1),p.8.

2 出生後24時間以内の新生児のケア

学習目標
- 新生児の出生後24時間の観察項目がわかり，アセスメントできる。
- アセスメントに基づいた処置やケアを行うことができる。
- 新生児の安全・安楽な体位を理解し，体位変換ができる。
- 新生児の清潔の意義を理解し，沐浴や更衣などの清潔援助を行うことができる。
- 母子にとって安全で快適な環境を理解し，整備できる。

1 新生児の意識

新生児の行動を観察すると，深い睡眠から啼泣まで様々な様子を観察できる。ブラゼルトン（Brazelton TB）は，新生児を外界との相互作用によって諸機能を獲得する主体ととらえ，新生児の発達は自律神経系，運動系，状態系（State），注意・相互作用系の4つの行動系の組織化と中枢神経系の発達，外環境との相互作用によって獲得されるとしている。このなかで状態系は，睡眠-覚醒リズムや意識状態を調整して外界とかかわる能力を示すといわれる[1)2)]。このブラゼルトンの状態系の分類を活用し，新生児の覚醒状態を評価することができる（図2-1）[3)]。たとえば，児に接する場合，State 5の活動覚醒状態の児とは相互作用がはかりにくく，State 1の静睡眠中の児を起こすのは，睡眠リズムを妨げるリスクがあることからも好ましくない。児に接するにはState 4の静覚醒（目を開けて注視している状態）が最適であり，母子の相互作用に効果的であると考えられる。

児は出生後の子宮外生活への適応の過程において，第1次反応期から第2次反応期にみられるような生理学的，行動学的な変化の段階を経る（図2-2）[4)]。第1次反応期はState 4の意識レベルで，外界での感覚が最も鋭い時期である。児の覚醒状態を評価することで睡眠や安静を保ち，処置やケアのタイミングをはかり，安全で快適なケアを提供する。

2 授乳のサイン：母乳育児の早期開始

ユニセフ/WHO（世界保健機関）の「母乳育児を成功させるための10か条」では，分娩後30分以内の早期母子接触，早期授乳を勧めている[5)6)]。出生直後の新生児は，分娩のストレスによるカテコラミンの分泌上昇の影響で意識は鮮明である。前述したとおり，生後1～2時間は覚醒状態にあり，加えて探索反射と吸啜反射は分娩直後に強く現れる。早期に授乳を開始することにより嗅覚や味覚などの五感が刺激され，新生児は自ら乳房のほうへと探索行動をする，口を大きく開けて吸着するといった母乳を欲しがっているサイン（Ⅳ章「2

	意識レベル (State)					
	1. 静睡眠（深い眠り）	2. 活動睡眠（浅い眠り）	3. 朦朧状態（まどろみ）	4. 静覚醒（目を開けて注視）	5. 活動覚醒（活発，時に泣く）	6. 啼泣（激しく泣く）
活動性	体動なし，時々びっくり反射	体動わずか，からだを少し動かす	変化する	体動は少ない	活発，時に泣く	活発，号泣
呼吸パターン	ゆるやか，規則的	規則的	不規則	規則的	不規則	乱れる
眼球運動	なし	急速眼球運動（REM）	まぶたが重そう，目は開くか閉じる	ぱっちり目を開け注視する	開眼，あまりはっきり開けていない	開眼，または固く閉じる
顔面の動き	時に吸啜，ほかの運動はなし	時に微笑，ぐずり泣き	時々動く	明るく，目覚めた状態	活発な顔面の運動あり	しかめっ面
反応性	強い刺激に反応，覚醒困難	外的・内的刺激に反応亢進	反応が遅い	環境内刺激に注意を向ける	刺激（空腹，疲労，不快）に敏感	不快な刺激に敏感

図2-1 新生児にみられる意識レベル（State）とその特徴

竹内徹：新生児期における母子相互作用，教育と医学，50(6)：17，2002. より引用改変

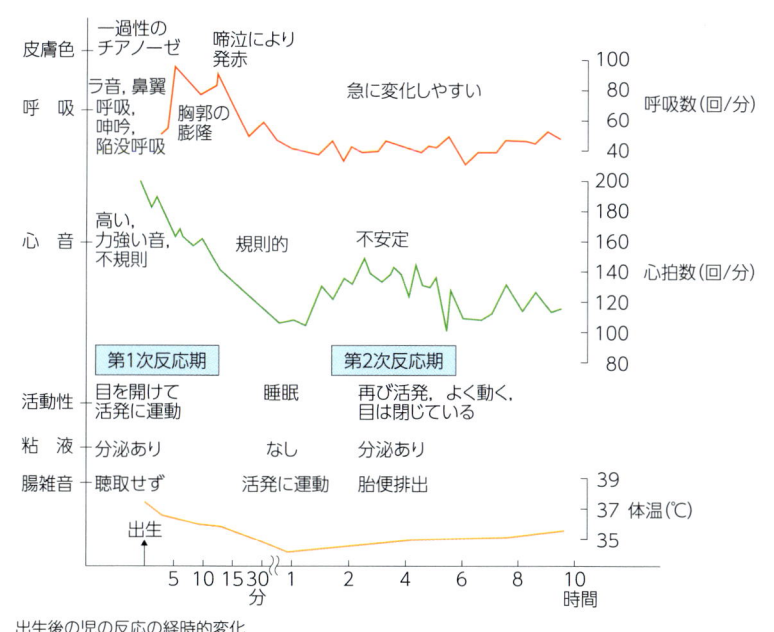

図2-2 新生児における子宮外生活適応現象（Desmond, 1966）

出生後の児の反応の経時的変化
第1次反応期はState 4の意識レベルで外界への感覚が最も鋭い時期である

荒木勤：最新産科学 正常編，改訂第22版，文光堂，2008，p.343. より引用

出産後から入院期間中の褥婦のケア」表2-8, p.191参照)を示す。

　早期母子接触, 早期授乳は, 母乳育児の確立を有意に促進する[7]と同時に, 母子の肌と肌の触れ合いによる児の体温維持, 血糖低下の予防, アシドーシスの回復, 呼吸数の改善など出生後の生理的変化を安定させ, 母親の常在細菌叢が児に早期に定着するなどの効果がある[8]。母子の相互作用においても貴重な時間である。

　早期母子接触, 早期授乳の際には, 児の保温に努め, バイタルサインなどの変化を見逃さないこと, 母児の触れ合いが円滑に進むように母親の疲労に配慮すること, 母児の体勢を安全に整えることに留意してケアを行う。早期母子接触はⅢ章「4　分娩2時間までのケア」p.147, 早期授乳はⅣ章「1　出産後24時間の褥婦のケア」p.161参照。

3 初期嘔吐

　新生児の胃は縦型で噴門部の括約筋が弱く, 解剖学的および機能的に容易に胃内容が食道さらに口腔へと逆流しやすい。新生児が授乳後に飲み込んだ空気を排気しやすいことや溢乳, 吐乳は, 胃からの生理的逆流と考えられる。

　初期嘔吐は, 生後24時間以内に始まり2〜3日間で治癒する一過性の嘔吐症である。哺乳開始前なら羊水や粘液, 時にコーヒー残渣様の血性吐物（仮性メレナ）を嘔吐し, 哺乳開始後なら黄色, 乳汁様吐物を嘔吐する[9]。嘔吐の回数は1日数回以内で, 嘔吐量は少なく, 哺乳を開始すると自然に消失するものがほとんどである。授乳後は排気を行い, 排気がみられない場合は側臥位をとらせて誤嚥, 窒息を予防する。

　生理的体重減少を逸脱するほどの頻回の嘔吐, 胆汁や血液の混じる嘔吐（血性, 緑色）, 腹部膨満感を伴う嘔吐がみられる場合は異常を疑い, 哺乳の意欲, 嘔吐した時期, 吐物の性状, 回数, 量, 色, 吐き方, 腹部膨満, 便の色調, 哺乳状態を観察する。

4 生理的黄疸と早期黄疸

　黄疸とは, 全身の皮膚および眼球結膜の黄染を主とする徴候である[10]。黄疸は血性ビリルビン値を測定することで程度を把握でき, 8mg/dL以上で肉眼的に観察できる。

　新生児にみられる生理的黄疸は, 一般的に出生後2〜3日で出現し, 4〜5日で最高値を示し, 7〜10日で消失する。

　胎児期は胎盤を介して母体の肝臓でビリルビンの代謝が行われる。その目的は第1に, 肝臓のグルクロン酸抱合系の活性を低く保ち, 非抱合型ビリルビンをできるだけ抱合型ビリルビンに変えることなく血中にとどめておくことである。第2に, グルクロン酸抱合された腸管に排泄された抱合型ビリルビンを, 再び腸管粘膜中のグルクロン酸分離酵素によって非抱合型ビリルビンに戻し, 腸管から吸収することである。

　新生児は, 出生後は児自身でビリルビン代謝を行う経路に切り替わる。児の肝機能は未熟であるため, 少なくとも出生後の数日間は代謝が追い付かず, 血中ビリルビン値が上昇し, 生理的黄疸として現れる（表2-1）。

　生理的黄疸の範囲を逸脱したものを病的黄疸といい, 特に生後24時間以内に現れる早発

表2-1　新生児のビリルビン代謝の機序

1) 赤血球の寿命が短い
　胎児赤血球の寿命は80〜90日で成人赤血球（120日）より短い。赤血球は寿命がくると，細網内皮系においてヘモグロビンからビリルビンに代謝される
＊脾臓の細網内皮系でヘモグロビンから代謝されたビリルビンは間接ビリルビン（非抱合型ビリルビン）とよばれ，アルブミンと結合して蓄積され（結合ビリルビン），毒性はない。しかしながら，アルブミンと結合していない状態（非結合ビリルビン）では血液脳関門を通過して脳神経細胞に障害を与える

2) Yたんぱく質が少ない，グルクロン酸転移酵素の活性が少ない
　間接ビリルビンは，肝細胞質内の担体たんぱくの一つであるYたんぱくによって肝内の小胞体に運ばれてグルクロン酸抱合を受け，直接ビリルビン（抱合型ビリルビン）になる。出生後1週間くらいまでは，肝細胞への取り込みに関与するYたんぱくが少なく，グルクロン酸転移酵素の活性も低い。母体から児へ経胎盤的に移行していたエストロゲンはグルクロン酸抱合を阻害する。このため肝臓の処理が追いつかなくなり，間接ビリルビンが上昇する
＊新生児の黄疸の多くは間接ビリルビンの上昇が主体である

3) 腸肝循環の亢進
　直接ビリルビンは，胆汁になり小腸に排泄され，その後便中と尿中に排泄される
＊腸管に排泄された直接ビリルビンの一部は加水分解され，再吸収されて再び肝循環を経て血中に戻る

4) 生理的多血症
　ヘモグロビンF（胎児ヘモグロビン）の崩壊，新生児が生理的に多血症であること，出生（分娩）に伴う機械的な溶血は，血中ビリルビン濃度を上昇させることから生理的黄疸に関連が深い

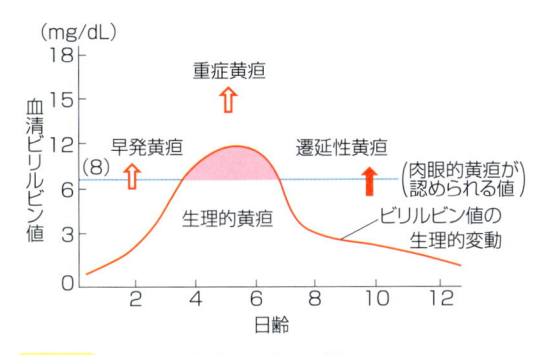

図2-3　新生児黄疸（生理的と異常）

仁志田博司：新生児学入門，第4版，医学書院，2012，p.307．より引用

黄疸に留意しなければならない。早発黄疸は可視的に黄疸が認められる状態であり，そのままにしておけばビリルビン値が生理的範囲を超えて上昇する可能性がある。観察を続け医師に報告する（図2-3）[11]。黄疸の進行と血清ビリルビン値は，クレイマーの分類で評価する（本章「3　出生2日目から退院までの新生児のケア」表3-2，p.265参照）。

5　低血糖

　胎児期において，胎児は胎盤を介して栄養補給をされる。胎児の血糖値は母体血糖値の70〜80％の値となっており，必要エネルギーを脂肪やグリコーゲンとして貯蔵している。母体由来のインスリンは胎盤通過性がなく，胎児は自身のインスリンを用いて血糖コントロールを行っている。しかし，胎児の血糖コントロールは成熟しておらず，母体の血糖コントロールの影響を受けやすい。

　出生後，新生児は臍帯から分離されることにより母体からの酸素，栄養の供給が遮断される。同時に，分娩によって受けるストレス，胎外生活への適応過程における呼吸および循環の確立や寒冷刺激によってエネルギー消費量が増加することから，血糖値は生理的に

表2-2 低血糖の定義

成熟児 出生後72時間以内	成熟児 出生後72時間以降	低出生体重児
血糖値 全血　<30mg/dL 血清　<35mg/dL	血糖値 全血　<40mg/dL 血清　<45mg/dL	血糖値 全血　<20mg/dL 血清　<25mg/dL

Cornblath M, Ichord R：Hypoglycemia in the neonate, *Seminars in Perinatology*, 24(2)：136-149, 2000. より引用

低下し，低血糖に陥りやすい。これは，出生後は児自身で血糖を維持するためのグルコースの産生を開始するが，成人ほどスムーズではなくゆるやかであることが原因である。

　SGA（small for gestational age）児，早産児，新生児仮死や低体温を認めた児，母体に糖尿病や妊娠高血圧症候群の合併がある場合は，低血糖のリスクを予測してケアを行う。

　低血糖症状には，けいれん，振戦，易刺激性，反射の亢進，活気の低下，嗜眠傾向，無呼吸，多呼吸などがある。症状を認めたらただちに医師に報告し，連携してケアにあたる。出生時から，特に生後72時間以内は，観察とともに血糖値の測定を密に行い，早期に授乳を開始する（表2-2）[12]。

看護技術の実際

A 血清ビリルビン値の測定

- ●目　　的：核黄疸（ビリルビン脳症）の予防，早期治療を行うために，血清ビリルビン値または総ビリルビン値を把握する
- ●適　　応：一般的な新生児黄疸の経過に沿って出生後の経皮的ビリルビン値が逸脱した場合，上昇が認められた場合に測定する。早発黄疸のリスク（母体の不規則抗体が陽性など）がある場合は，出生直後から測定を開始する
- ●必要物品：ランセットあるいは21G注射針，ディスポーザブル手袋，消毒綿，ガラス毛細管，滅菌ガーゼ，絆創膏，パテ（粘土）

	方　法	留意点と根拠
1	児の氏名を確認する（➡❶）	❶検査を受ける児の取り違いを防止する
2	必要物品を準備する	●物品の準備と必要検体量（採血量），採血部位をあらかじめ確認しておく ●採血において，児が啼泣していない状態が望ましい
3	児の足底部に冷感がみられる場合は温めておく（➡❷）	❷温めることで血液循環を促し，血管が拡張することで採血を行いやすくする
4	手を洗い，ディスポーザブル手袋を装着する	●スタンダードプリコーションの原則に従う
5	採血する 1）消毒綿70％アルコールで採血部位を消毒し，十分に乾燥させる（➡❸）	●消毒綿は不潔にならないように開いておく ❸消毒部位の乾燥が不十分であると，採血した血液が流れ出てしまい，汚染の原因となる

方法	留意点と根拠
2）採血を行う踵部を，母指と示指ではさみ込むように確実に把持し（図2-4），利き手でランセットまたは21G注射針を持ち，採血部位（図2-5）を垂直に穿刺する 3）採血した血液は，最初の1滴は滅菌ガーゼで拭き取る（→❹） 4）踵部を把持したまま，ガラス毛細管に血液を吸い込ませるようにして2本採取する（図2-6） 5）ガラス毛細管には8割程度の血液を採取する。採取後は，ガラス毛細管の先端（開放部）にパテを詰め，栓をして血液が流れ出さないようにする 6）穿刺部位を滅菌ガーゼで圧迫し，止血できたことを確認してから絆創膏を貼る	●採血部位は神経走行を考慮し，踵骨を避け，踵の外側縁部あるいは内側縁部で行う ●児の皮膚は薄いため2〜3mm以上の穿刺は避ける。また，穿刺部位から血液を搾り出さないようにする ❹最初の1滴は，組織液を含んでいるので，混入を避ける ●毛細管現象を利用して，血液を採取する。採血部位よりもガラス毛細管の位置を低くして血液を採取すると，血液をガラス毛細管に受けやすい。このとき，空気の混入に注意する ●穿刺部位から血液が出なくなったり，凝固した場合は，把持した踵部の力をゆるめ，血液を循環させたり，凝固した血液を消毒綿で拭き取る ●検体を破損しないように，慎重に扱う

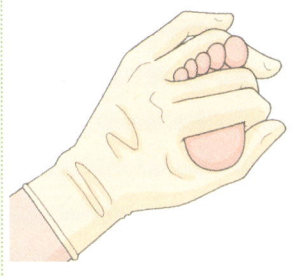

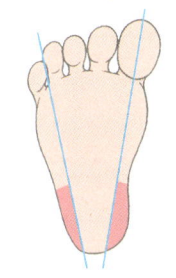

図2-4 採血部の固定　　図2-5 採血部位　　図2-6 血液の採取

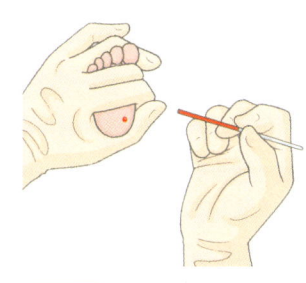

	方法	留意点と根拠
6	児の衣服を整え，啼泣している場合は，抱き上げ落ち着かせる	●児の衣服，シーツなどに血液汚染がないか確認する

B 血糖測定

- ●目　　的：血糖値の変動や安定性を把握する予防的測定，観察に基づいた低血糖症状の早期発見のために行う
- ●適　　応：SGA児，早産児，新生児仮死や低体温を認めた児，母体に糖尿病合併や妊娠高血圧症候群の合併がある児に行う。特に，生後1〜4時間の血糖値は最も低下するため，低血糖症状の有無とともに観察する
- ●必要物品：血糖測定器，測定チップ，血糖測定用採血針と採血用穿刺器具あるいは21G注射針，滅菌消毒用エタノール，ディスポーザブル手袋，医療廃棄物用容器，滅菌ガーゼ，絆創膏

	方法	留意点と根拠
1	児の氏名を確認する（→❶）	❶検査を受ける児の取り違いを防止する
2	必要物品を準備する	●物品の準備と必要検体量（採血量），採血部位をあらかじめ確認しておく。採血部位は，第1選択として血清ビリルビン値の測定に用いた部位と同様でよい（図2-5参照）

方　法	留意点と根拠
	● 採血において，児が啼泣していない状態が望ましい
3　血糖測定器に測定チップの表面を手前にして奥まで挿入する	● 血糖測定器が正常に作動するように，チップの挿入の向きを確認する
4　児の足底部に冷感がみられる場合は温めておく（➡❷）	❷温めることで血液循環を促し，血管が拡張することで採血を行いやすくする
5　手を洗い，ディスポーザブル手袋を装着する	● スタンダードプリコーションの原則に従う
6　採血する 　1）ランセットまたは21G注射針を穿刺針として準備する 　2）消毒綿で採血部位を消毒し，十分に乾燥させる（➡❸） 　3）採血を行う踵部を，母指と示指ではさみ込むように確実に把持し，利き手でランセットまたは21G注射針を持ち，図2-5に示した部位を垂直に穿刺する 　4）踵部を把持したままで，血糖測定器のチップ部に血液を吸い込ませる 　5）使用後の採血針を廃棄する	● 消毒綿は，不潔にならないように開いておく ❸消毒部位の乾燥が不十分であると，採血した血液が流れ出てしまい，汚染の原因となる ● 採血部位の神経走行を考慮して，踵骨を避け，踵の内側あるいは外側で行う（図2-5参照） ● 児の皮膚は薄いため2〜3mm以上の穿刺は避ける。また，穿刺部位から血液を搾り出さないようにする ● 穿刺部位から血液が出なくなったり，凝固した場合は，把持した踵部の力をゆるめ，血液を循環させたり，凝固した血液を消毒綿で拭き取る（図2-6参照）
7　血糖測定器に表示された血糖値を確認する	● 血糖測定器にエラー表示がなく，正確に測定されているかどうか，血糖値を読みながら確認する
8　穿刺部位を滅菌ガーゼで圧迫し，止血できたことを確認してから絆創膏を貼る	
9　児の衣服を整え，啼泣している場合は，抱き上げ落ち着かせる	● 児の衣服，シーツなどに血液汚染がないか確認する

C　ビタミンKの投与

- ● 目　　的：新生児，乳児が自分自身で産生できないビタミンKを予防投与することで，消化管出血や頭蓋内出血を症状とする新生児出血性疾患を予防する
- ● 適　　応：出生時から24時間（母乳栄養および初回哺乳時），生後5〜6日目（施設からの退院時），生後1か月（1か月退院時）の3回投与する
- ● 必要物品：ビタミンK_2シロップ剤，5％ブドウ糖液，哺乳びん，乳首，（母乳育児を希望している褥婦の新生児には原則として哺乳びんと乳首を用いない。コップ，スプーン，スポイド，経口用カテーテルチップシリンジなどを使用する），ガーゼタオル

方　法	留意点と根拠
1　手を洗い，手指消毒を行う	
2　5％ブドウ糖液（20mL）をボトルごと湯煎などで温めておく	● 人肌程度を目安に温めておく
3　ビタミンK_2シロップ剤1mLをスポイトや注射器で正確に吸い上げて哺乳びんに入れる	● ビタミンK_2シロップ剤は，内服薬なので正確に量を測定する
4　ビタミンK_2シロップ剤の入った哺乳びんに5％ブドウ糖液を5〜10mL程度混入する（➡❶）	● 児の状態を考慮し，5％ブドウ糖液を加えた量が1度で全量摂取できるように調整する

方法	留意点と根拠
	❶ビタミンK₂シロップ剤は粘調であるため，5％ブドウ糖液で希釈する
5 児に摂取させる 　1）ビタミンK₂シロップ剤と5％ブドウ糖液の入った哺乳びんを摂取させる 　2）全量摂取したことを確認し排気を行う	●児の哺乳意欲や覚醒状態を確認する。空腹時がよい ●哺乳びんを用いる場合は，児の舌の上に乳首をのせ，吸啜と嚥下を確認する ●スプーン，スポイドやコップを用いて摂取させる場合は，少量ずつ口腔内に含ませ，嚥下を確認する ●排気しないと空気が胃内に残り，嘔吐する場合がある
6 児の衣服を整え，コットに寝かせる	

D 初回排尿・初回排便の観察

- **目　的**：（1）初回排尿の時期，尿の性状，量を確認・観察することにより排泄機能をアセスメントし，腎尿路系の閉塞などの異常を早期に発見する
  （2）初回排便の時期，便の性状，量を確認・観察することにより排泄機能をアセスメントし，消化管の通過障害などの異常を早期に発見する
- **適　応**：出生後の児が胎外生活に適応する全身状態の観察を行う一環として，出生直後から状態が安定するまで24時間以内に行う
- **必要物品**：おむつ，おしり拭き，手袋，擦式手指消毒薬

方法	留意点と根拠
1 手を洗い，ディスポーザブル手袋を装着する	●スタンダードプリコーションの原則に従う
2 初回排尿・排便を確認する 出生直後から状態が安定するまでの間と，安定後も定期的に（出生後2・4・6・8・12・16・24時間）児の全身状態を観察する	●おむつを観察するときは，手袋を装着する ●初回排尿・排便はたいてい生後24時間以内にみられる
3 〈初回排尿の観察〉 　1）初回排尿の時期（生後何時間めか），尿の色，量を観察する 　2）おむつを観察し，尿の色やおおよその量を確認し記録する 〈初回排便の観察〉 　1）初回排便の時期（生後何時間めか），便の色，量を観察する（図2-7） 　2）初回の胎便確認時に，おおよその排泄量を確認し記録する 胎便　　　移行便　　　乳便 写真提供：田淵紀子先生（金沢大学医薬保健研究域保健学系） **図2-7　新生児の便**	●初回尿の色は，無色透明であることが多い ●尿量は20mL以上みられることが多い ●初回排便は，無臭，粘調かつ暗緑色をしている胎便がみられる ●胎便の総量は約100gであり，生後2〜3日間にわたって排泄される。それ以降は移行便，黄金色の泥状便（乳便）へと変化して排泄される（本章「3　出生2日目から退院までの新生児のケア」p.281参照） ●血便がみられたときは，新生児メレナ（消化管出血）が疑われる。血液の性状が鮮血かタール様かを注意して観察する ●灰白色便がみられたときは，先天性胆道閉鎖症が疑われる ●出生後24時間以内に排便がみられない場合は，先天性消化管閉鎖症などが疑われるため，同時に早発黄疸や腹部膨満などがないか観察する
4 新しいおむつに取り替える	

E 更衣

- ●目　　的：新生児の衣類の清潔を保ち感染を防止する
- ●適　　応：すべての新生児に行う
- ●必要物品：おくるみ用のバスタオル，新生児用の肌着，前開きのラップスタイルの長着服を2枚重ねて使用する

	方　法	留意点と根拠
1	手を洗い，手指消毒を行う	● スタンダードプリコーションの原則に従う
2	**衣服を準備する** バスタオルの上に更衣する清潔な肌着と上の衣服を合わせて袖を組んでおき，児の横に広げる	● 児の皮膚の露出時間をなるべく少なくして，更衣を行えるよう準備する
3	**衣服を脱がせる** 1）上の衣服のスナップをはずし，肌着のひもをほどく 2）まず右側の袖を脱がせるので，右側の衣服を広げる 3）児の右腕の肩から肘までを，衣服の内側から看護師の右手で軽く握る（図2-8a）（→❶）。看護師の左手で袖口を持ち，身頃側は親指で持ち，身頃側から衣服を引き抜き，児の右腕を脱がせる 4）同様に左腕を脱がせる	● 児の左側の衣服は保温のために児のからだに被せておく ❶ 脱臼防止のため ● 袖を脱がせるときは，児の腕を引っ張らないようにして，袖を移動させて脱がせる ● 両袖を脱がせたら，保温のために児の衣服はからだに被せたままにしておく（図2-8b）

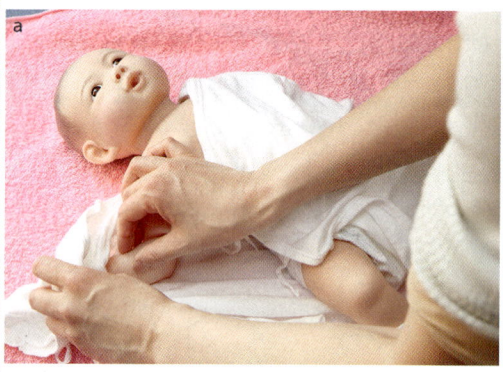

児の右腕の肩から肘までを，衣服の内側から看護師の右手で軽く握る

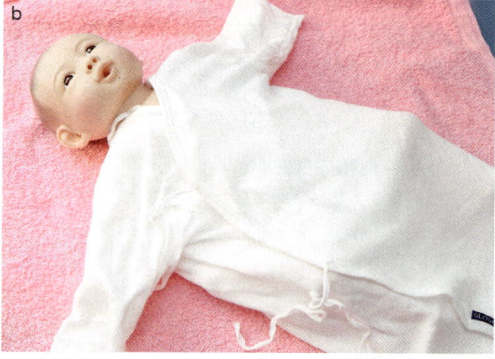

両袖を脱がせたら，保温のために衣服はからだに被せたままにしておく

図2-8　衣服を脱がせる

4	**児を着替えの衣服の上に移動させる** 1）児に被せていた衣服を開く（一枚の状態にする） 2）両手で児の頭部を支え，少し持ち上げる 3）非利き手で児の頭部を支える 4）利き手で殿部の下（児の股間）のほうから挿入し，児の全身を持ち上げ，更衣する衣服（広げた状態）の上に移動させる	● 児の衣服は，児の真横にセッティングしておき，衣服の上をスライドさせるように移動させる
5	**衣服を着せる** 1）児の殿部を支えていた利き手を離して，児の頭部に添える 2）両手で児の頭部を支えながら，ゆっくりと寝かせる 3）看護師の左手を，児の服の右袖の外側から袖口に入れ，児の右手を握る	● 児の肘・肩関節を無理に引っぱらない。迎え袖（図2-9）をする

方　法	留意点と根拠
4）児の右手指を，看護師の左手で包み込むように握る（→❷） 5）看護師の右手で衣服を上げて袖を通す 6）児の袖を通した右の身頃で上半身を覆う 7）反対側も同様にして袖を通す 8）肌着のひもを結ぶ。上の衣服のスナップをとめる 9）児の両手指が袖の中に入っているように整える 10）看護師の利き手で殿部を下（児の股間）から支え，もう片方の手で児の背中の衣服を下方に引いて，衣服のしわを伸ばす	❷袖を通すときに指だけ巻き込まないようにする ●児の右腕を引っ張り上げないように，迎え袖をする ●服の合わせの左が上になるようにし，横結びにする 図2-9　迎え袖
6　バスタオルでおくるみをする（図2-10）（→❸） 図2-10　バスタオルのおくるみ	❸保温のため
7　汚れた衣服は内側にくるみ，児の足元側に置くかランドリーボックスに入れる	

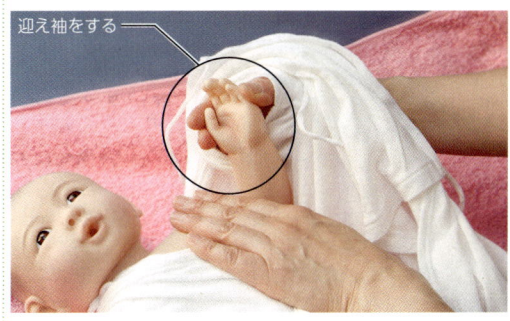

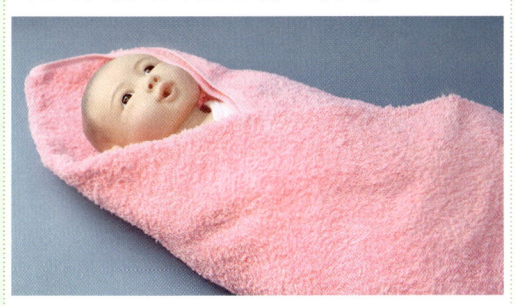

F おむつ交換

- **目　的**：（1）おむつに触れる皮膚（陰部，殿部，肛門部）の清潔を保ち感染を防止する
  - （2）皮膚の状態，排泄物を観察する機会とする
- **適　応**：すべての新生児に行う
- **必要物品**：紙おむつ，または布おむつとおむつカバー，おしり拭き（ウェットタオルまたは綿花），ごみ箱，ランドリーボックス

方　法	留意点と根拠
1　おむつ交換の準備をする 　1）手を洗い，手指消毒を行う 　2）ディスポーザブル手袋を装着する 　3）必要物品がそろっているか確認する	●スタンダードプリコーションの原則に従う ●おむつ交換の途中での排泄に備え，おむつの予備を準備しておく

方法	留意点と根拠
4）児の心窩部のあたりまでの衣服のひもと肌着のひもをほどく	●おしり拭きは多めに準備する
2 排泄物を確認する 1）紙おむつ，またはおむつカバーの両サイドのテープをはがし，排泄物を確認する ・排泄物の性状（色，量，形状，におい，血液混入の有無，粘液・帯下の有無，胎便，移行便，黄金色の泥状便など） ・健康状態（正常，異常） 2）テープは内側に折り込む（➡❶）	❶足部の皮膚を傷つけないため
3 排泄物を拭き取る 1）おしり拭きの面をなるべく大きく取り，陰部を上から下に拭き下ろす（図2-11a） 2）汚れたおむつは児の殿部の下の部分で内側に折り込む（図2-11b） 3）便の場合，おむつの汚れていない部分を使って，汚れた部分を拭き，拭き終わったら便を内側にくるむ 4）児の両足をM字型に屈曲した状態で，片手で軽く押さえて固定する 5）女児は，左右の陰唇を上から下の方向へ拭く 6）男児は陰茎を拭き，その裏に便が付着しやすいのでしわを伸ばして陰嚢を持ち上げて拭き取る 7）男児，女児共に左右の鼠径部を上から下に拭く 8）おしり拭きの拭く面を変える 9）大腿部など足に付着した汚れを拭き取り，最後に肛門を拭く 10）肛門周囲は，肛門を中心に，周囲から肛門に向かって拭き取る 11）殿部の皮膚の状態を観察する おむつかぶれである発赤，びらん，潰瘍などがないか	●女児は，尿道口と膣口が不潔にならないように，上から下へ拭く ●皮膚を強くこすらないようにする ●男児は，亀頭の尿道口付近の汚れを拭き取る ●おしり拭きは一度拭いた面で再度拭かない ●汚れたおしり拭きは破棄し，そのつど新しいものを使用する

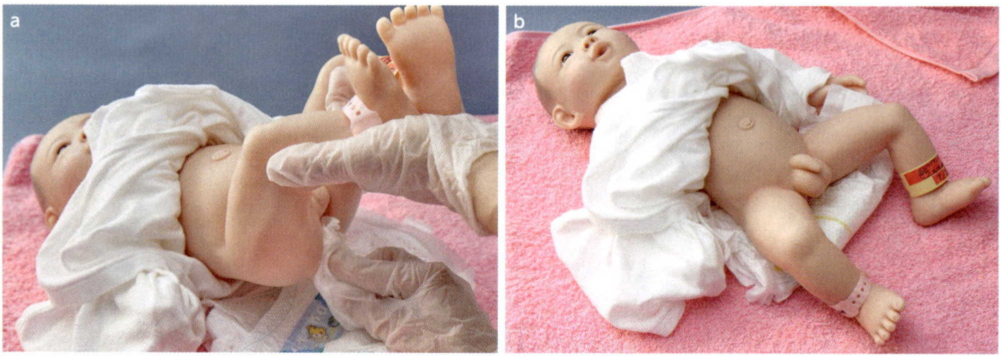

a　おしり拭きで陰部を上から下に拭き下ろす　　b　汚れたおむつは殿部の下の部分で内側に折り込む

図2-11　排泄物の拭き取り

4 おむつを交換する 1）おむつの前後の面を確認する 2）児の腰部の下から殿部に向かって看護師の両手を入れて，10度ほど上へ持ち上げる 3）看護師の片手は児の殿部を持ち上げたままにする 4）看護師の利き手で汚れたおむつの部分を内側に閉じ込めるようにして，児の股間から下方に引き抜く	●脱臼の原因になるため，児の足首を持ち上げない ●児の足や服などを汚さないように注意する

方　　法	留意点と根拠
5）布おむつの場合は，おむつカバーが汚れていなければカバーは残し，おむつのみを汚れた面を内側にくるむようにして引き抜く 6）引き抜いたおむつは児の足元側に置く 7）看護師の利き手で，交換用のおむつを児の腰の下から挿入する 8）おむつの上端を児の腰の位置まで当て，看護師の利き手を抜く 9）布おむつの場合は，おむつカバーからはみ出ないようにし，臍部にかからないように外側に折り込む 10）紙おむつの場合は，ギャザーをたてる（図2-12） 11）良肢位を保つようにカバー，または紙おむつのマジックテープが左右対称になるようにとめる 12）臍帯クリップをしている児は，おむつカバーの前面の上端を外側に折り込む 13）紙おむつの場合は，ギャザーが内側に折り込まれていないかを確認する 14）フィッティングを確認する ・足の屈曲を妨げない ・股関節脱臼を起こさない ・呼吸運動を妨げない ・看護師の指が2本入るゆとりがある	●使用済みのおしり拭きは，おむつの内側にくるんでおく 紙おむつの場合は，ギャザーをたてる **図2-12** おむつの交換
5 衣服を整える 1）肌着のひもを結ぶ 2）長着のスナップをとめる 3）看護師の非利き手で殿部を下から支え，もう片方の手で児の背中の衣服のしわを伸ばす	
6 バスタオルでおくるみをする（→❷）	❷保温のため
7 汚れたおむつなどを捨てる 1）汚れた紙おむつは，マジックテープでとめて所定のごみ箱に入れる 2）布おむつは，内側にくるんでいたおしり拭きを取り，感染性医療廃棄物容器へ棄てる 3）汚れた布おむつは，汚染面を内側に小さく折り，ランドリーボックスに入れる	
8 ディスポーザブル手袋を廃棄し手を洗う	

G 体位変換

- **目　　的**：（1）仰臥位から側臥位の体位変換により，同一体位による苦痛を軽減する
  （2）良肢位をとることによって，不良姿勢を予防し安静を保持❶する
- **適　　応**：体重が小さめで良肢位をとりにくかったり，泣き続けたりする新生児に行う
- **必要物品**：タオルやベビースナッグル

方　　法	留意点と根拠
1 体位変換の準備を行う 1）手を洗い，手指消毒を行う 2）手を温める	●スタンダードプリコーションの原則に従う

方　法	留意点と根拠
3）タオルやベビースナッグルを準備する	
2　児のバイタルサイン，一般状態を確認する（➡❶）	❶体位変換は，児の状態が安定しているときに行う
3　仰臥位から側臥位へ体位変換する 　　1）児は仰臥位の状態で下肢を屈曲させる 　　2）看護師の利き手の手掌全体と指の腹で，児の下肢と上肢を包み込むように支える 　　3）2）の状態を保持しながら，非利き手の手掌全体と指の腹で児の背部を支え，体位変換したい方向へゆっくりと回旋させる（図2-13） 　　4）児を支えている利き手を離し側臥位にする 腕をつかむ 図2-13　仰臥位から側臥位への体位変換	●指先に力を入れて強く押さえたりしない。やさしい力加減で，かつ安全に児を支える ●急激な回旋を行わない
4　腰背部や胸腹部にロール状にまいたタオルを当て，安定した姿勢を保持する（図2-14） 腰背部や胸腹部にロール状にまいたタオルを当て，姿勢を保持する 図2-14　安定した姿勢の保持	●ロール枕が大きすぎ，児の上肢や下肢が持ち上がったりしないように適度な高さに調節する
5　児の状態を確認する 　　1）バイタルサインや皮膚の色調などに変化がないか 　　2）安定した状態か	

❶木原秀樹・中村友彦・廣間武彦：ポジショニングが早産児の睡眠覚醒状態や脳波に及ぼす影響，日本周産期・新生児医学会雑誌，42（1）：40-44，2006．

H 褥室と同室時の整備（母児同室）

- **目　　的**：（1）母親が離れずに過ごすことで，愛着形成を促進する
　　　　　　　（2）児の欲求に合った授乳を行うことで，母乳育児の確立をすすめる
　　　　　　　（3）児の欲求に合った世話を行い，育児技術を習得する
- **適　　応**：医療介入が必要でない母児

	方　法	留意点と根拠
1	**母児同室の環境を整える** 1）母親の褥室のベッドの隣に児のコットを配置する（母親のベッドで母児同床でもよい）	〈母児同室の利点〉 ● 母児が常に接触することで，きずなを育んだり愛着を深めたりできる ● 児が母乳を欲しがったときに，時間をあけずに児の欲求を満たすことができる❶ ● 頻回の授乳による吸啜刺激で，プロラクチンとオキシトシンの分泌が促される。プロラクチンは乳汁の産生量を増やし，オキシトシンは産褥子宮の収縮を促し，また鎮痛作用の効果がある
	2）室温24〜26℃，湿度50〜60％に調整する 3）昼夜の区別をつける（→❶）。日中でも母親の視野や視界を確保しながら照度を下げるよう工夫する	❶早産児に関する研究では，昼夜の区別がある環境で保育された児のほうが恒明環境や恒暗環境で保育された児より発達が早い❷
2	**事故防止・感染管理を図る**	● 新生児室で管理されている児よりも母児同室の児は，医療者を介しての水平感染のリスクが低くなる。ただし，乳幼児を含む家族との面会などでは，万全の感染対策が必要である
3	**セキュリティ対策を講じる** 施設に出入りする人の確認，児が入院している区域への規制，施錠などを徹底する（→❷）	❷児の連れ去りを防ぐ
4	**母親が不在時の対策を講じる** 母親と児は常に行動をともにすることを前提として，母親がトイレに行く場合，シャワー浴や面会などで児から離れる場合は看護師にあずけるよう指導する	

❶日本母乳の会運営委員会編：WHO/ユニセフ共同声明，母乳育児成功のために－産科医療施設の特別な役割，だれでも知っておきたい母乳育児の保護，推進，支援，日本母乳の会運営委員会，1999．
❷Rivkees SA：Developing circadian rhythmicity in infants，*Pediatrics*，112（2）：373-381，2003．

I 取り違えの防止

- **目　　的**：児の標識（ネームバンド）の確認などで，取り違えを防ぐ
- **適　　応**：すべての新生児に行う

	方　法	留意点と根拠
1	**第1標識を装着する** 1）出生直後，マジックで児の下腿に「〇〇ベビー」と名前を記載する 2）児の状態をみながら速やかに児の足首と母親の手首に第1標識を装着する	● 誰にでも見えやすくするために，下腿に大きな字で記載する ● 標識は母児に同じシリアルナンバーが記されたもので，児の性別，出生日時を記載し，1本のものを2等分して，母児それぞれに装着する。どの母親から生まれた児であるのかを示し，取り違えを防止する

方　法	留意点と根拠
	● 看護師は単独ではなく，2人以上で確認しながら標識をつけることが望ましい
2　児の標識（ネームバンド）を確認する 　1）はずれている場合は，ただちに付け直す 　2）出生時の第1標識（児の下肢などに直接書かれている），コットネーム，母親が身につけている標識と合わせて確認する	
3　診察や沐浴などで児を集めてケアをする場合の注意点 　1）児の標識とコットネームを確認する 　2）違う児のコットに寝かせない 　3）母親に児を渡す場合にも必ず標識を確認する	

文献

1) Brazelton TB, Nugent JK編, 大城昌平訳：ブラゼルトン新生児行動評価, 第3版, 医歯薬出版, 1998.
2) 大城昌平：ブラゼルトン新生児行動評価, 理学療法ジャーナル, 39(3)：253, 2005.
3) 竹内徹：新生児期における母子相互作用, 教育と医学, 50(6)：17, 2002.
4) 荒木勤：最新産科学 正常編, 改訂第22版, 文光堂, 2008, p.343.
5) BFHI 2009翻訳編集委員会：UNICEF/WHO 赤ちゃんとお母さんにやさしい母乳育児支援ガイド ベーシック・コース－「母乳育児成功のための10カ条」の実践, 医学書院, 2009, p.114-127.
6) 日本母乳の会運営委員会編：WHO/ユニセフ共同声明, 母乳育児成功のために－産科医療施設の特別な役割, だれでも知っておきたい母乳育児の保護, 推進, 支援, 日本母乳の会運営委員会, 1999.
7) 日本ラクテーション・コンサルタント協会編：母乳育児支援スタンダード, 医学書院, 2007, p.28.
8) WHO著, 大矢公江・大山牧子・瀬尾智子・他訳：カンガルー・マザー・ケア実践ガイド, 日本ラクテーション・コンサルタント協会, 2004.
9) 池ノ上克担当編集：新女性医学大系31 新生児とその異常, 中山書店, 2000, p.289.
10) 前掲書9), p.140
11) 仁志田博司：新生児学入門, 第4版, 医学書院, 2012, p.307.
12) Cornblath M, Ichord R：Hypoglycemia in the neonate, *Seminars in Perinatology*, 24(2)：136-149, 2000.

3 出生2日目から退院までの新生児のケア

学習目標
- 新生児の生理的特徴を理解し，母体外への生活適応状態がアセスメントできる。
- 新生児期に必要な検査の意義と重要性を理解し，検査を実施するための基礎的知識を習得する。
- 児の清潔ケアが根拠をもって安全に実施できる。
- 母親が児の特徴を理解し，健全な母子相互作用確立のための適切な育児環境が整えられるように援助できる。
- 光線療法中の児と母親を適切に援助できる。

1 生理的体重減少

　生理的体重減少は新生児期に出生体重より減少することをいう。出生後しばらくは母乳の分泌が十分ではなく，尿や胎便の排泄や不感蒸泄などの排泄量が摂取量を上回るために生じるものである。通常，出生直後から減少し始め，3～4日目頃をピークに出生体重の3～10％減少するが，1～2週以内に出生体重に復帰する。出生体重の10％未満が生理的な範囲である。

　正期産の新生児は，体重の80％近くが水分であり，このうち，細胞間液を含む細胞外液

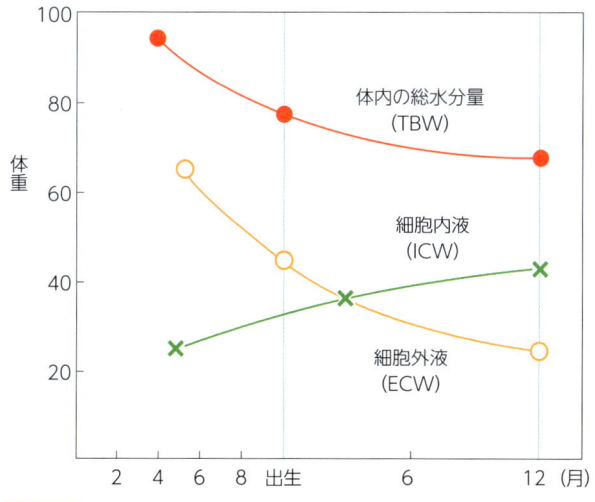

図3-1　出生前および出生後の体液成分組成の月齢による変化

小川雄之亮・多田裕・中村肇・他編：新生児学，第2版，メディカ出版，2000，p.217. より引用

が40〜45％を占め，細胞内液よりも多い（図3-1）[1]。胎児および新生児早期においてみられる細胞外液が多い，すなわち間質液が多いという現象は，羊水中の胎児の環境によるためと考えられるが，胎児では生理的と考えられた多量の間質液は，出生後は過剰となる[2]。出生後の体重減少は，間質の水分が不感蒸泄や尿として排泄されていくことによりみられるものであり[2]，胎児期から新生児期に移行する際の適応現象の一つといえる。

生理的体重減少の程度に影響する要因[1]は，児の摂取量，出生体重，在胎週数，日齢などのほか，外的要因として環境温度および湿度，ラジアントウォーマーの使用や光線療法などがある。

2 新生児黄疸の管理

生理的黄疸と早期黄疸は，本章「2 出生後24時間以内の新生児のケア」p.250を参照。以下，重症黄疸と遷延性黄疸について，症状とその管理法を述べる。

重症黄疸は，血清総ビリルビン値が正常域を超えて高いものをいう。急速に進行する黄疸（血清ビリルビン値5 mg/dL/日以上）に注意する。

遷延性黄疸は，生後2週間以上続く可視的黄疸をいう。母乳性黄疸のほか，感染症や代謝性疾患，肝疾患などの全身的な疾患の症状としてみられることがある。特に，抱合ビリルビンが上昇する閉塞性黄疸を見逃さないことが大切である。母子健康手帳に掲載されている「胆道閉鎖症の早期発見のための便色カラーカード」を利用して母親に指導する。

1）黄疸の症状と所見

生理的黄疸を逸脱する危険性のある児を予測し，異常を早期に発見するには，母体情報や妊娠分娩情報（表3-1），核黄疸発症の危険因子のアセスメントが重要となる。黄疸は，頭部から胸部，腹部，四肢へと進行するが，その評価にはクレイマー（Kramer M）の分類が用いられる（表3-2）。また，生後早期から客観的で非侵襲的な測定法である黄疸計で測定し，哺乳状態や活気，排泄物の性状，または神経症状（傾眠傾向，筋緊張低下など）も併せて観察する。

表3-1 黄疸を予測するための母体情報と妊娠分娩情報

母体情報	・血液型：O型，RhD・E・C（−） ・家族歴に貧血，黄疸，胆石 ・甲状腺疾患 ・糖尿病，妊娠糖尿病 ・投与薬剤
妊娠分娩情報	・分娩様式（鉗子分娩，吸引分娩） ・新生児仮死 ・臍帯クランプ時間 ・子宮収縮抑制薬 ・IUGR ・双胎 ・母体感染徴候 ・前期破水

IUGR：子宮内胎児発育遅延
宮本聡美・他：黄疸，ネオネイタルケア，2006年春季増刊，47，2006．より引用

表3-2 黄疸の進行と血清ビリルビン値（クレイマーの分類）

区域		血清ビリルビン値 (mg/dL) (平均値±標準偏差)	最低〜最高 (mg/dL)
Zone 1	頭部および頸部	8.6±2.2	3.9〜12.7
Zone 2	臍から上の体幹	10.2±2.5	4.3〜15.2
Zone 3	腰部，下腹部と上腿	12.5±3.2	6.0〜18.3
Zone 4	膝→足関節，上腕→腕関節	15.9±3.0	8.8〜19.7
Zone 5	手と足（手のひらと足底を含む）	19.3±2.6	14.1〜27.8

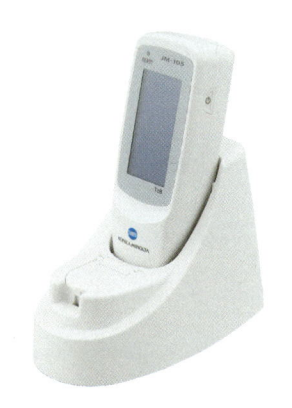

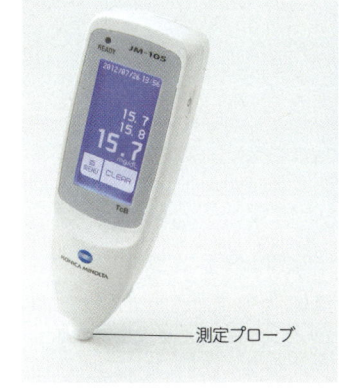

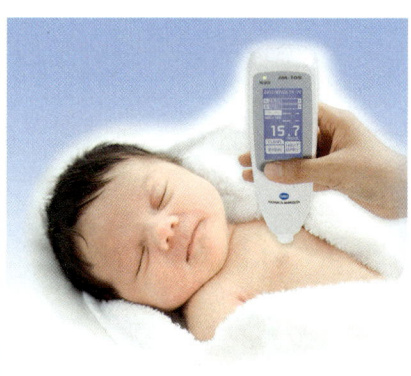

黄疸計 JM-105
写真提供：コニカミノルタ株式会社

図3-2 黄疸計

2）検　査

（1）経皮ビリルビン濃度測定法

　児の皮下組織に存在するビリルビン濃度を非侵襲的に測定するものに黄疸計がある（図3-2）。機器の先端部にある測定プローブを皮膚に垂直に押し当てることで内蔵された発光管が発光し，皮膚および皮下の黄色調を数量として現し，血清ビリルビン相当値に換算してデジタル表示する。

　使用法は，測定プローブを前額部や胸骨部に垂直に当て，発光するまで軽く押す。

　何回か測定した平均値を測定値とするが，あくまでも血清ビリルビン値を推定するものなので，スクリーニングとして使用する。一例として，ノモグラムを使用した管理方法がある（図3-3）。高値の場合は，採血により血清ビリルビン濃度を測定する。

（2）血清ビリルビン値の測定法

　足底部の採血法を図3-4に，手背部の採血法を図3-5に示す。

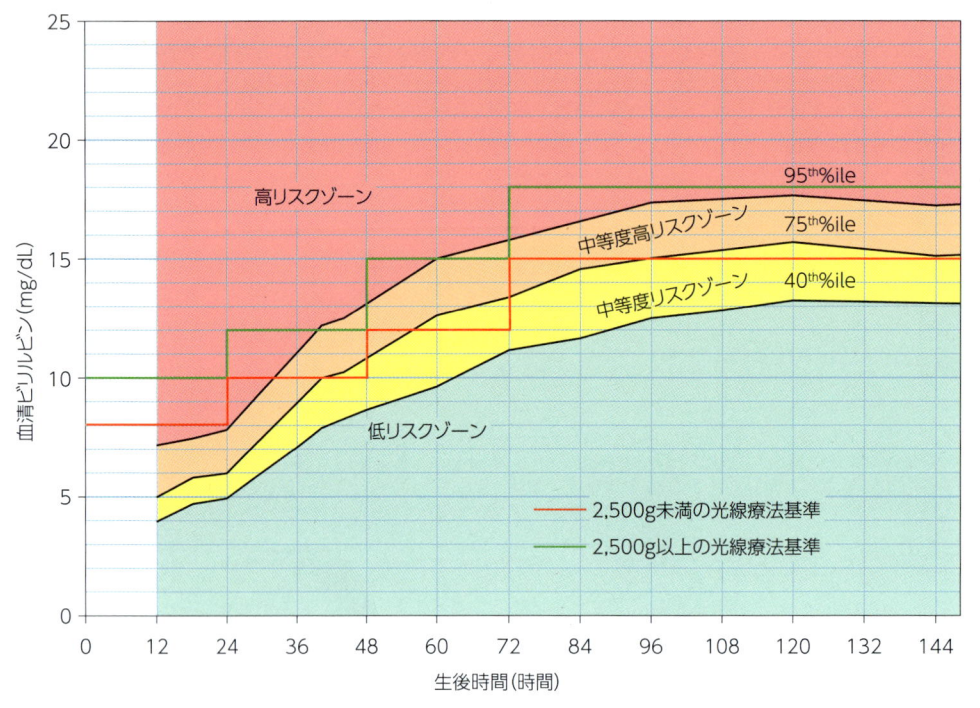

図3-3 生後時間によるビリルビン値のノモグラム

Bhutani VK, Johnson L, Sivieri EM：Predictive ability of a predischarge hour-specific serum bilirubin for subsequent significant hyperbilirubinemia in healthy term and near-term newborns, Pediatrics, 103(1)：6-14, 1999. より引用

①足底部をアルコール消毒

②23G 注射針にて穿刺

図3-5 血清ビリルビン採血（手背部）

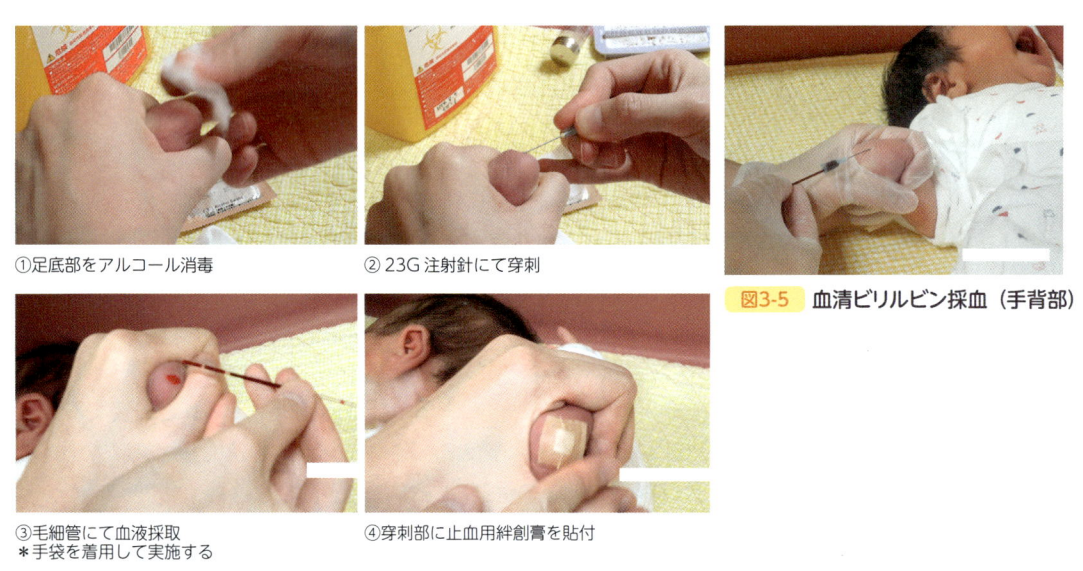

③毛細管にて血液採取
＊手袋を着用して実施する

④穿刺部に止血用絆創膏を貼付

図3-4 血清ビリルビン採血（足底部）

3）黄疸の治療

黄疸の治療には，一般的に光線療法が行われるが，核黄疸のリスクの高い児には交換輸血が必要となる。ほかに薬物療法がある。光線療法および交換輸血の適応基準を表3-3に示す。

（1）光線療法

光線療法は，人工的に作り出された光線を当てて血中ビリルビンを分解する治療法である。光線にはブルーライトやグリーンライトがあり，照射の方法としては，保育器の上から照射するものや，図3-6のように，ベッドと衣服が一体型になって児の背面や児を包むように照射するビリベッドがある。ビリベッドは，母児同室のまま治療を受けられる利点があり，母乳育児の推進にも有用である。

ビリベッド使用中の留意点を以下に述べる。
- 児は，おむつのみを当てた裸の状態でビリベッドの衣服を着用する。
- 光線照射中は体温の上昇に注意し，発汗の状態を観察する。
- 授乳以外は，光が十分に照射されるように留意する。
- 24時間照射後に，血清ビリルビン濃度を測定し，治療の効果を確認する。

表3-3 光線療法・交換輸血の適応基準

血清総ビリルビン濃度による基準（mg/dL）

出生体重	＜24時間 光線/交輸	＜48時間 光線/交輸	＜72時間 光線/交輸	＜96時間 光線/交輸	＜120時間 光線/交輸	＜5日 光線/交輸
＜1,000g	5/8	6/10	6/12	8/12	8/15	10/15
＜1,500g	6/10	8/12	8/15	10/15	10/18	12/18
＜2,500g	8/10	10/15	12/18	15/20	15/20	15/20
≧2,500g	10/12	12/18	15/20	18/22	18/25	18/25

血清アンバウンドビリルビン濃度による基準（μg/dL）

出生体重	光線療法	交換輸血
＜1,500g	0.3	0.8
≧1,500g	0.6	1.0

神戸大学医学部小児科編：新版 未熟児新生児の管理，日本小児医事出版社，2000, p.233. より引用改変

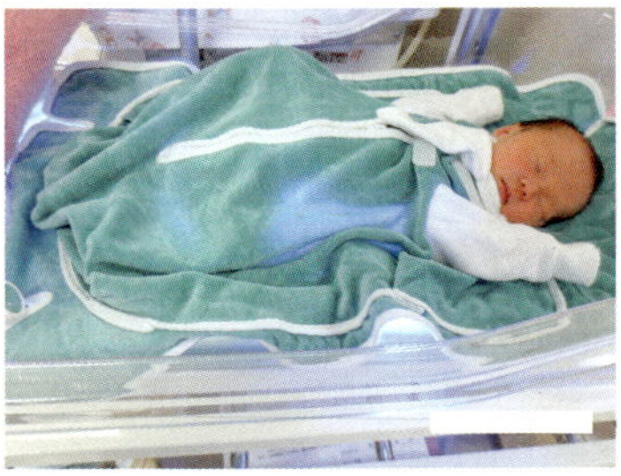

図3-6 光線療法（ビリベッド）

(2) 交換輸血

核黄疸のリスクが高い場合に交換輸血が行われることがある。交換輸血は，瀉血と輸血を繰り返し行い，児の循環血液を入れ替えることによりビリルビンを除去する。

(3) 薬物療法[3)]

γグロブリンや血清アルブミンが有用とされている。γグロブリンは血液型不適合による溶血性黄疸に有用とされ，血清アルブミンはアンバウンドビリルビンと結合することにより，アンバウンドビリルビンの血中濃度を低下させることに有用とされる。

3 新生児マス・スクリーニング

1) 新生児マス・スクリーニングとは

早期発見，早期治療を目的に，児の予後に重大な障害をもたらす先天性疾患を対象にスクリーニングすることをいう。マス・スクリーニング対象疾患には，発症する前に診断が可能なもの，放置すると重大な障害を引き起こす可能性があるもの，治療法があるものなどが対象となる。

2) これまで行われてきた新生児スクリーニング

わが国では母子保健施策として，新生児マス・スクリーニング検査が公費負担で実施されている。1977年からアミノ酸代謝異常症（フェニルケトン尿症，メープルシロップ尿症，ホモシスチン尿症）と糖質代謝異常症（ガラクトース血症）の先天性代謝異常症に，1980年には先天性甲状腺機能低下症（クレチン症）が，また1989年には先天性副腎皮質過形成症が追加され，計6疾患を対象に検査が行われてきた。

3) タンデムマス法によるスクリーニング

質量分析計という精密機器を2つ並べた分析機器をタンデム型質量分析計（タンデムマ

表3-4　タンデムマス法により発見しうる疾患

アミノ酸代謝異常	1. フェニルケトン尿症 2. ホモシスチン尿症 3. メープルシロップ尿症 4. シトルリン血症1型 5. アルギニノコハク酸尿症 6. シトリン欠損症 7. 高チロシン血症1型 8. 高アルギニン血症		14. 複合カルボキシーラゼ欠損症 15. グルタル酸血症1型 16. βケトチオラーゼ欠損症
		脂肪酸代謝異常	17. MCAD欠損症 18. VLCAD欠損症 19. 三頭酵素欠損症 20. CPT-1次損症 21. CPT-2次損症 22. CACT欠損症 23. 全身性カルニチン欠損症 24. グルタル酸血症2型 25. SCAD欠損症
有機酸代謝異常	9. メチルマロン酸血症 10. プロピオン酸血症 11. イソ吉草酸血症 12. メチルクロトニルグリシン尿症 13. ヒドロキシメチルグルタル酸血症		

下線のある16疾患は見逃しの少ない一次対象疾患
山口清次：新しい新生児マススクリーニング　タンデムマスQ&A 2012，厚生労働科学研究（成育疾患克服等次世代育成基盤研究事業），2012，p.11．より引用改変

ス）といい，これを使用することで1回の分析で多くの疾患を調べることが可能となった。日本では，2011年3月に厚生労働省から「積極的に先天代謝異常の新しい検査法（タンデムマス法）を導入することが望ましい」という通達が出された。タンデムマス法で発見できる疾患は25種類あるが，このうちの16疾患が見逃しの少ない1次対象疾患である（表3-4）[4]。

4）タンデムマス法を用いた拡大スクリーニング

タンデムマス法を用いることで，表3-4に示した疾患のほか，先天性甲状腺機能低下症，先天性副腎過形成，ガラクトース血症の3疾患をスクリーニングすることができる。

現行の新生児マス・スクリーニングでは年間500～600人の児が早期発見され恩恵を受けているが，タンデムマスの導入により年間100人以上が上乗せされると考えられている[5]。

現在，タンデムマス法を導入している自治体が増えている。

4 聴覚検査

1）新生児聴覚スクリーニング検査の概要

新生児聴覚スクリーニング検査は，新生児の耳の「聴こえ」の状態を調べる検査である。

一般に出生1,000人に1～2人の割合で，新生児の聴覚障害（難聴）が発生するといわれている[6)7]。生後6か月までに療育を開始することで，知能・言語理解の発達が良好となることが示されているため，早期診断・早期治療の観点からもマス・スクリーニングとして重要な検査である。

2）新生児聴覚スクリーニング検査の種類

新生児聴覚スクリーニング検査方法として，自動聴性脳幹反応検査と耳音響放射法による検査がある。

（1）自動聴性脳幹反応（automated auditory brainstem response：AABR）検査

AABR検査は，音に対する脳幹からの電気的信号を分析して判定するものである。新生児の前額部，項部，肩の3点に電極を貼付し，音刺激直後に発生する脳波をコンピュータに蓄積されたデータベースと照合することで聴力を判定する。正常（pass）か要再検（refer）かいずれかに判定される。

（2）耳音響放射（otoacoustic emission：OAE）法

OAE法は，内耳から反射される振動を音響信号としてとらえ，内耳機能を調べる方法である。この方法には，誘発耳音響放射（transiently evoked otoacoustic emission：TE-OAE）法と，歪成分耳音響放射（distortion product otoacoustic emission：DP-OAE）法がある。どちらも外耳道にイヤプローブを装着するだけで，内蔵されている機器により情報が解析され，正常または要再検の判定がされる。

OAE法はAABR法に比べて簡便で，機器の値段も安い。しかしながら，内耳は正常で聴神経以降に聴力障害がある場合（感音性難聴の10％を占める）は検出されない。

3）聴覚マス・スクリーニングの現状

わが国では，1998年に旧厚生省科学研究班が発足し，2000年に新生児聴覚検査のモデル事業が予算化された。しかし，モデル事業が廃止され，現在は自費検査となっている。自治体により全額公費負担のところもあるが，希望者のみに有料で行うところも多い。

日本産婦人科医会の2013（平成25）年の1年間を対象にした調査[8]では，分娩取り扱い機関の88％で検査が実施されていたが，全例検査が施行されていたのは44％にすぎないという結果であった。

看護技術の実際

A 新生児マス・スクリーニング

- ●目　　的：先天性代謝異常などを早期発見・早期治療することで，障害などの発生を防ぐ
- ●適　　応：全新生児を対象に，出生後4〜5日目に実施する
- ●必要物品：検査用紙（専用濾紙），23G注射針または穿刺器具（ランセット），消毒綿，滅菌ガーゼ，止血用絆創膏，医療廃棄物用容器，ディスポーザブル手袋，処置用シーツ

方　法	留意点と根拠
1　事前に検査の目的を説明し，同意書を得る（図3-7）	
2　手を洗い，ディスポーザブル手袋を装着する	
3　トレイに必要物品を準備し点検する（図3-8）	

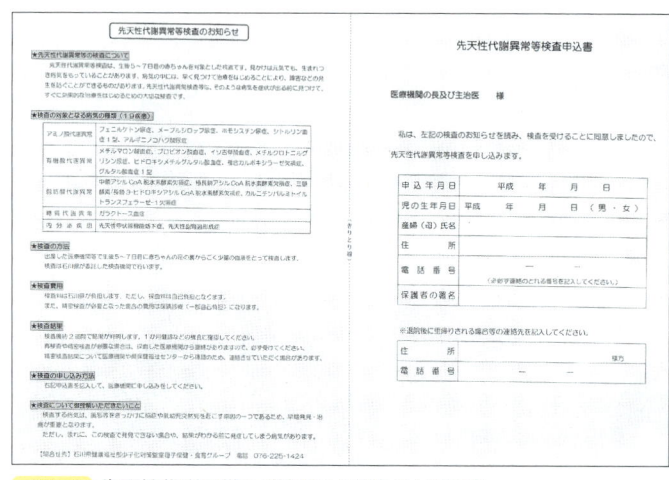

図3-7　先天性代謝異常など検査のお知らせと同意書

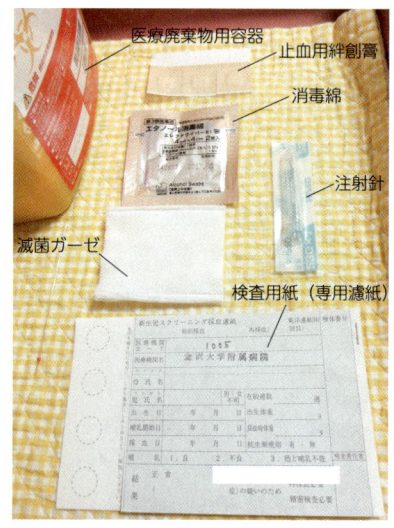

図3-8　必要物品

方　法	留意点と根拠
4 検査用紙に必要事項が記入されているか確認する 　1）取り違えのないよう母親名をあらかじめ記載しておく 　2）児について，生後4〜5日目（➡❶）で，哺乳が十分されているか，抗菌薬などの使用の有無を確認する（➡❷）	❶採血時期が重要なのは，十分にたんぱく質が摂取されていないと異常が検出されないためである。また，出生直後は甲状腺刺激ホルモン（TSH）が高く出るため，出生後早期の採血も適さない❶❷ ❷この検査はアミノ酸を必要とする枯草菌を用いて行うため，抗菌薬使用中は正確な検査結果が得られない可能性がある❸
5 児の準備を行う 　1）沐浴する（➡❸） 　2）処置台に寝かせる	❸血液循環がよくなり，採血が容易になる
6 採血部位を確認し，処置用シーツを敷く	●児の採血部位は，一般的には足底部が最も安全と考えられている（本章「2　出生後24時間以内の新生児のケア」図2-5，p.253参照） ●穿刺部位は血管や神経の走行を考慮し，踵骨を避ける（➡❹） ❹検査用紙（濾紙）に血液をしみこませるため，足底部内側より，外側縁部（踵の頂点より上方1.5〜2.0cmの部位）のほうが採取しやすい❹
7 採血する 　1）採血するほうの足を保持する 　2）採血部位（本章「2　出生後24時間以内の新生児のケア」図2-5，p.253参照）を消毒綿で消毒する 　3）注射針またはランセットにて穿刺する 　4）穿刺した器具は，そのまま医療廃棄物用容器に捨てる 　5）最初の1滴は滅菌ガーゼなどで拭き取る（➡❺） 　6）自然に穿刺部から滴下する血液を検査用紙（濾紙）の〇印の部分に吸収させる（➡❻）（図3-10） 　7）穿刺部を滅菌ガーゼで止血し，絆創膏を貼る 〈手背部から採取の場合〉 図3-11を参照	●採血する側の足関節を，非利き手の示指と中指ではさみ（図3-9a），足底部を足指のほうから踵に向かって血液を集めてくるように圧すると採取しやすい（図3-9b，c） ●採血部位を消毒したら乾燥させてから穿刺する。アルコールが乾く前に穿刺すると，穿刺部にアルコールがしみて児に痛みを与える ●穿刺は垂直に，深さは2〜3mm（注射針の場合は針の孔が隠れるくらい）とする ❺アルコールの影響と組織液の混入を避けるため ❻自然に穿刺部から滴下する血液を採取するのは，局所を強く絞ると組織液が混入する❺ためである。血液採取が難しい場合は，再度穿刺する ●〇印をはずれたり，血液が十分にしみこんでいないと正確な検査結果が得られない。また，二度づけすると血液量が多くなり，正確な値が得られない

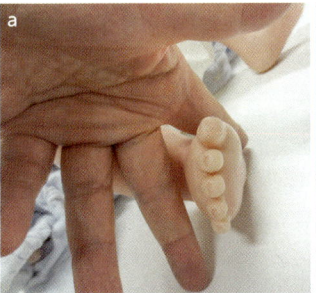

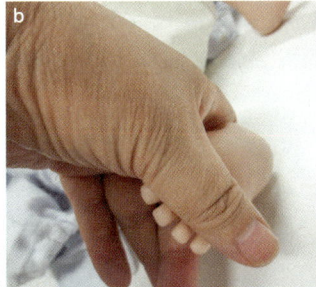

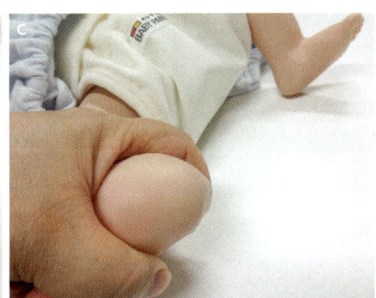

図3-9 採血部の固定（足底部）

方 法	留意点と根拠

図3-10　先天性代謝異常検査の検査用紙

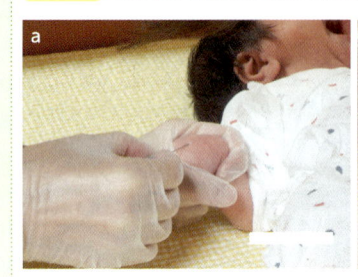

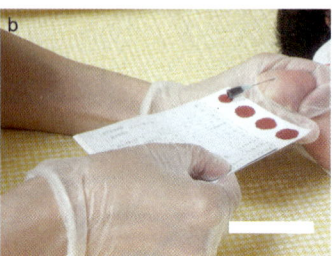

図3-11　手背部の採血

8	児の衣服を整え，コットに寝かせる	●児が泣いている場合は，抱き上げてなだめてからコットに寝かせる
9	採血後の検査用紙は，乾燥させてから検査センターに送付する	●検査用紙は高温多湿を避け，室温で2～4時間水平に保ち乾燥させる ●当日，投函できない場合は，乾燥後，ビニール袋に入れて冷蔵庫に保存する
10	後片づけをし，手を洗う	
11	記録する 検査事項，採血時間，採血部位，特記事項などを記入する	
12	検査結果を説明する 1）正常の場合は，1か月健診時などで結果を説明する 2）要再検査の場合は速やかに連絡し，再検査する	

❶成瀬浩・松田一郎編：新生児マススクリーニングハンドブック，南江堂，1989，p.182.
❷原田正平：ガスリー正しい採血法，助産師，65（1）：38-39，2011.
❸仁志田博司編著：産科スタッフのための新生児学―出生から退院までの医療とリスク管理，改訂2版，メディカ出版，2007，p.52-53.
❹前掲書❶，p.178.
❺多田裕・村田文也：臨床新生児ハンドブック，第4版，金原出版，1992，p.113-114.

B 聴覚検査（AABR検査）

- 目　　的：スクリーニングによって先天性難聴などを早期に発見し早期に適切な指導を開始することで，知能・言語理解の発達の遅れなどの障害を軽減する
- 適　　応：全新生児に行う
- 必要物品：AABR聴力検査装置，救急カート，血中酸素飽和度モニターなど

方　法	留意点と根拠

1. **事前に検査の目的を説明し，同意書を得る（図3-12）**

図3-12 新生児聴覚スクリーニング検査の案内と同意書

2. **検査の準備をする**
   1）静かな環境を準備する
   2）AABR聴力検査装置（図3-13a）を準備する

   - 検査は自然睡眠下で行う。授乳後1時間以内の睡眠時に検査が行えるよう，授乳時間などを調整しておく（→❶）
     ❶児が検査の間に覚醒しなければ，検査が短時間で終了する
   - 医師，臨床検査技師，言語聴覚士，助産師，看護師などが検査を実施する。あらかじめ検査法の原理，検査機器の扱い方，児の聴覚器などの基礎知識を身につけておく

3. **検査を実施する**
   1）児の後頸部と肩に電極を装着する
   2）両耳を覆うようにカプラを装着し，前額部で髪の生え際に電極を装着する（図3-13b）

   - 電極を貼付する際に，児を覚醒させないように注意する。また，電極を装着する際に衣服を開くので室温にも留意する
   - 電極の貼付場所によって電極の色が違うので，機器のマニュアルに従って正確に貼る
   - カプラは通常右耳が赤色，左耳が青色である（図3-13c）

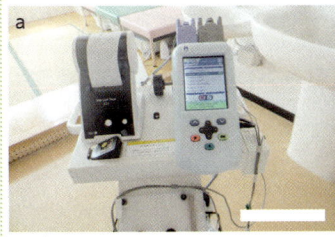

a　AABR聴力検査装置
b　両耳を覆うようにカプラを装着し，前額部で髪の生え際に電極を装着する
c　カプラは通常右耳が赤色，左耳が青色である

図3-13　AABR聴力検査装置

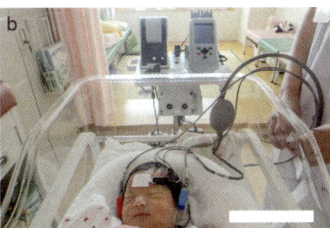

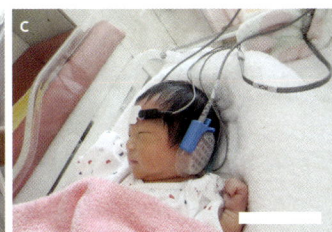

第Ⅴ章 新生児期のアセスメントとケア

方　法	留意点と根拠
3）検査装置に表示される指示に従って電極の貼付状態を確認する 4）検査を開始する ・検査が終了すると自動的に結果が出力される ・検査中は児の顔色や呼吸状態などに留意する（➡❷） ・児の急変に備えて，救急カートや血中酸素飽和度モニターなどを準備しておく 5）電極をはずす	❷AABRから出力される音圧は表示音圧よりも高く，音刺激が児に負担になることがある ●電極はシール状になっているので，はずすときに児の皮膚を傷つけないようにする
4　児を母親のもとに移送する 母親に検査の終了を伝え，結果は1か月健診時に確認するよう話す	

C 沐　浴

- 目　的：（1）皮膚の清潔を保ち，新陳代謝および血液循環を促す
  - （2）全身を観察する機会とする
  - （3）児とのスキンシップを図り，愛着形成を促す
- 適　応：生後1日目以降の新生児（出生時は体温管理のため沐浴はしない）で，一般状態が安定している児に行う。発熱（37.5℃以上），低体温（36.5℃未満），授乳の直前や授乳直後の時間帯は避ける
- 必要物品：沐浴槽かベビーバス，洗面器またはボール，沐浴布，ガーゼハンカチ，ベビーソープかベビー用ボディシャンプー，湯温計，バスタオル，ベビー服，肌着（季節により長着），おむつ・おむつカバー（紙おむつ），ヘアブラシ，綿棒，臍処置用アルコール

	方　法	留意点と根拠
1	沐浴施行者の準備をする 1）身じたくをする 2）流水と石けんで手を洗う（➡❷）	●名札や胸ポケットのボールペン，指輪，時計などをはずす ●爪は短く切り，手入れされていることを確認する（➡❶） ❶児の皮膚を傷つけないようにする ●施行者自身に感染徴候がないことを確認しておく ❷抵抗力の弱い児への感染を防ぐ
2	環境を整える 1）室温24〜26℃，湿度50〜60％に保つ（➡❸） 2）採光を調節する（➡❹） 3）沐浴槽やベビーバスを洗浄しておく 4）すきま風や人の出入り，空調の吹き出し口に留意する（➡❻）	❸児の最適環境（酸素消費量が最小となる至的環境）とする ❹皮膚の状態が観察できるよう適度な明るさを確保する ●沐浴槽やベビーバスが清潔であることを確認する（➡❺） ❺児への感染を防ぐ ❻児の体温低下を防止するため，熱の喪失経路（対流，輻射など）に配慮する
3	必要物品を準備する 1）沐浴槽に湯を入れ，湯温計を入れておく 2）着替えの衣服，肌着の袖を通しておく（図3-14a）（➡❼） 3）着替えの衣服を着せる順に重ね（図3-14b），一番上にバスタオルを二つ折りにして菱形に置いておく（図3-14c）（➡❽）	●湯温は40〜41℃（夏場は38℃）にする ❼児に負担がかからないよう一度に着せることができるようにする ❽狭い場所でも効率よく（場所を取らずに）セッティングできる

方　法	留意点と根拠
4）沐浴物品を使いやすい位置に配置し，点検する	●沐浴中に不足がないように点検しておく（➡❾） ❾沐浴中に不足物品に気づいてそろえることは，裸の児を放置することにつながり，危険を伴う

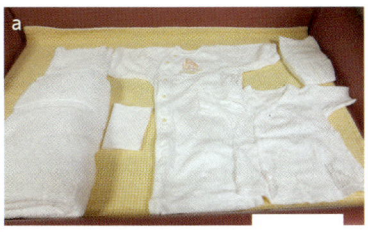

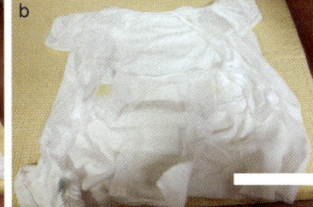

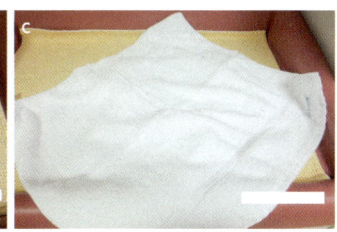

a　衣服の袖を通しておく
b　着せる順に重ねる
c　バスタオルをかける

図3-14　衣服の準備

方　法	留意点と根拠
4　児の準備をする 　1）沐浴前に，児を観察する（➡❿） 　　・発熱（腋下温で37.5℃以上），活気，哺乳力，嘔吐，発疹，下痢などの症状 　　・授乳直前・直後ではないか（➡⓫） 　2）沐浴を行ってもよい状態か判断する	❿沐浴による状態悪化を避ける ⓫空腹時の沐浴はエネルギー消費が激しく，授乳直後は嘔吐しやすいため避ける
5　物品を再度点検する 　1）湯の温度を確認する 　2）ボールに顔拭き用の湯を準備し，そのなかにガーゼを入れる（➡⓬）	●湯温を湯温計で測り，手を入れて適温かどうか確認する ⓬顔や目は清潔な湯で拭くため，身体が入る浴槽とは別のものを準備し，湯の清潔を保つ
6　児の衣服を脱がせ，沐浴布で覆う 　1）児の衣服を脱がせ，全身の皮膚に異常がないか観察する 　2）沐浴布で覆う（➡⓭）	●児に声をかけながら行う ⓭児は裸になることで不安を感じ，啼泣しやすくなるため，沐浴布で覆い，安心感を与えるようにやさしく声をかける。沐浴布は，裸の児に対する保温の意味もある ●沐浴布は児を包み込むようにするか，児の前面（胸腹部，肩，腕）を覆うように上からかけるだけでもよい
7　児を抱いて浴槽に入れる 　1）非利き手で後頸部から背中にかけて広く支えるようにして児頭を保持する（➡⓯）。その際，母指と中指で児の耳孔を塞ぐようにする（指が届かない場合は無理に塞がなくてもよい） 　2）利き手は児の殿部から股関節にかけて支えるようにし，鼠径部に母指を当てる（股関節をつかむ）ようにして抱く（図3-15）	●浴槽内に入れてから上げるまでの時間は5分以内とする（➡⓮） ⓮児の疲労，エネルギーの消耗を最小限にする ⓯新生児は定頸していないので，頭だけでなく頸部をしっかり支える必要がある。耳を塞ぐのは，耳に湯が入らないようにするためで，塞げない場合は児の耳に湯が入らないように注意する

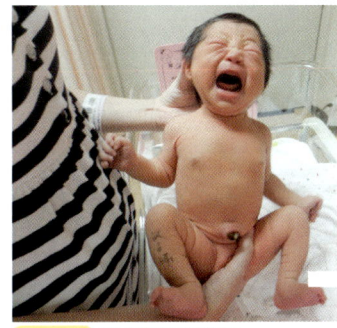

図3-15　裸の児の抱き方

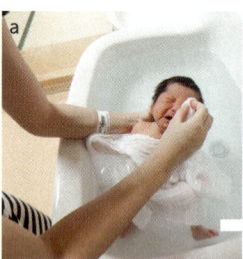

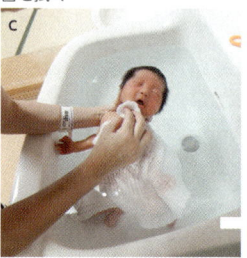

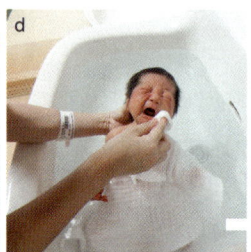

方 法	留意点と根拠
3）児の足のほうから静かに湯に入れる（→⑯） 4）児のからだ全体に静かに湯をかける	⑯急激な温度変化を避け，馴染ませる ●非利き手の前腕部を浴槽の縁に固定すると安定する
8 顔を拭く 1）ボール内の湯でガーゼを絞る 2）目尻から目頭に向かって拭く（図3-16a，b） 3）顔は，額→頬→あごの順に3の字を描くように右側，左側と拭く。あるいはSを描くように，額→頬上部→鼻下→反対側の頬下部→あごの順に拭き，反対側も同様に拭く（図3-16c，d） 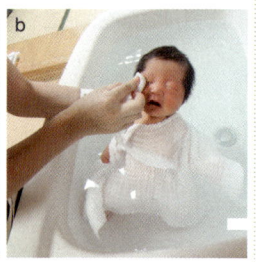 a　b 目を拭く c　d 顔を拭く 図3-16 顔の拭き方	●最初に目を拭く。目頭から目尻に拭くことが一般的であるが，涙の流れに逆行しないように目尻から目頭に拭いてもよい。目尻から目頭の方向に拭くことが推奨されている（→⑰） ⑰涙の流れる仕組みに逆行しないように排泄方向に沿って拭く。涙は上瞼の内側にある涙腺から排泄管を通って，瞬きにより目頭にある上下の涙点から涙小管を通り，涙嚢を通って鼻涙管，鼻腔へと流れる（図3-17）❶ ●目を拭くときは，ガーゼを硬く絞り，示指にガーゼを巻きつけるようにすると拭きやすい ●一度使用したガーゼの同じ面で拭かないようにする。目やになどが除去できないときは，ガーゼを湯の中ですすぐか，持ち替えて使用していない面で拭く ●顔を拭くときは，ガーゼの面を広く使うようにすると拭きやすい 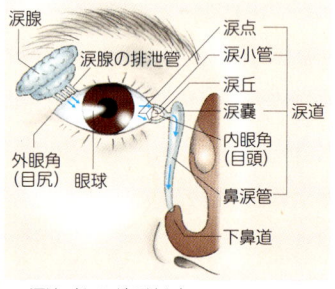 涙腺／涙腺の排泄管／涙点／涙小管／涙丘／涙嚢／涙道／内眼角（目頭）／鼻涙管／下鼻道／外眼角（目尻）／眼球 →涙液（なみだの流れ） 図3-17 涙液（なみだ）の流れ
9 頭部を洗う 1）頭髪を湯で十分にぬらす（図3-18a） 2）手にボディソープをとり，よく泡立て頭部につけて洗う（図3-18b） 3）石けん分をガーゼを用いて洗い流す 4）頭部の水分を拭き取る 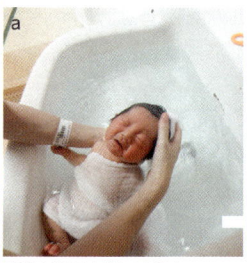 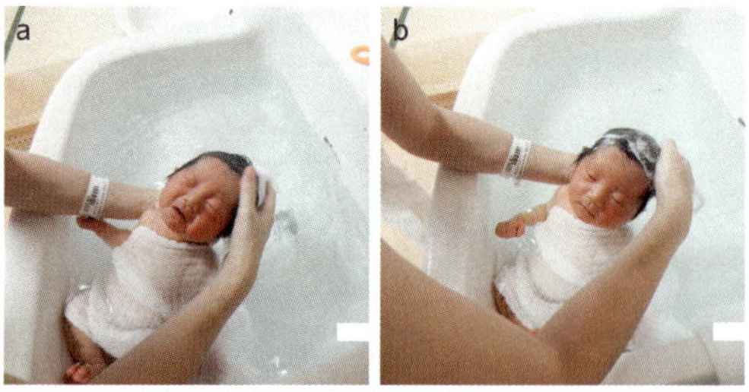 a　b 頭髪を湯で十分にぬらす　ボディソープをよく泡立て頭部につけて洗う 図3-18 頭部の洗い方	●ガーゼを用いて髪全体をぬらす ●指の腹で円を描くように洗う ●ガーゼを絞って，頭部の水分をよく拭き取る（→⑱） ⑱頭髪がぬれたままだと，蒸発による熱喪失が起こる

方法	留意点と根拠
10 **上半身を洗う** 沐浴布をはずしながら，以下の部位をボディソープをつけて洗った後，ガーゼや手で石けん成分を洗い流す 〈頸部から胸部〉（図3-19a, b） 1）頸部は，児の頭を少し反らすようにし，利き手の母指と示指でV字をつくり，指と指を合わせるように洗う 2）胸部・腹部は円を描くように洗う 〈上肢〉（図3-19c〜e） 1）片腕ずつ，肩から脇，上腕，前腕，手首に向かってクルクルと実施者の手を回転させながら洗う 2）児の上半身が湯につかっていないため，体温が低下しないように適宜かけ湯を行う（図3-19f） 〈腹部〉（図3-19g, h）	● 沐浴布は保温のため一度にはずさず，洗う部分に応じて少しずつ（上半分，下半分，右半分，左半分のように）はずして洗う ● 手に石けんをつけたらすぐに湯の中に手を入れて石けん分を洗い流す（➡⑲） ⑲児が石けんのついた手を口に入れないようにするため ● 児はしっかりと手を握っていることが多いが，手の甲を軽く刺激するか，握っている小指側から母指を挿入すると開きやすい

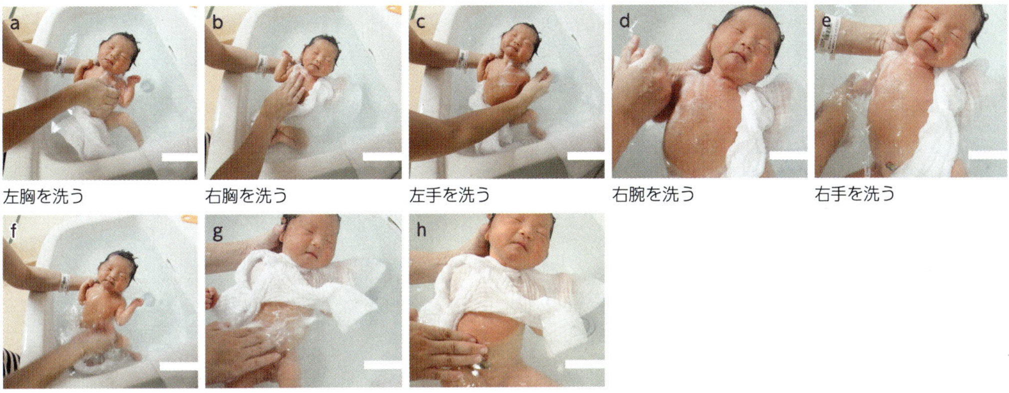

a 左胸を洗う	b 右胸を洗う	c 左手を洗う	d 右腕を洗う	e 右手を洗う
f かけ湯	g 腹部を洗う	h		

図3-19 上半身の洗い方

方法	留意点と根拠
11 **下肢を洗う** 1）湯の中でボディソープを使用して洗う（図3-20） 2）上肢を洗うときのようにクルクルと回転させながら洗う	

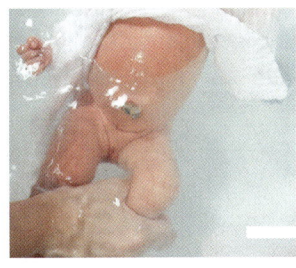

図3-20 下肢の洗い方

方法	留意点と根拠
12 **背部を洗う** 1）沐浴布をはずし，実施者の利き手を児の対側の腋窩に差し込む．児の肩をつかむようにし，児のあごが実施者の手首にくるようにゆっくりと児を腹臥位にする（図3-21a） 2）背部，後頸部，耳の後ろ，殿部を洗う（図3-21b, c）	● 児の手を実施者の前腕にかけると安定した体位となる ● 児の顔面が水面につかないように注意する ● 仰臥位でのときに児の頭を支えていたため洗えなかった後頸部や耳の後ろを忘れずに洗う

方　法	留意点と根拠

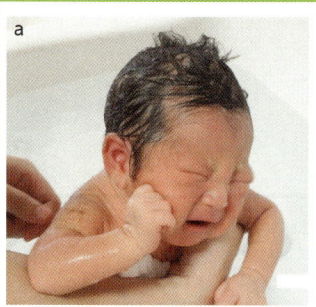

a　背中を洗うときの児の支え方　　b　背中を洗う　　c　後頸部から背中を洗う

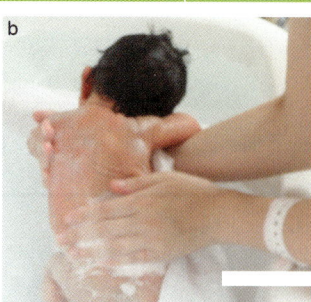

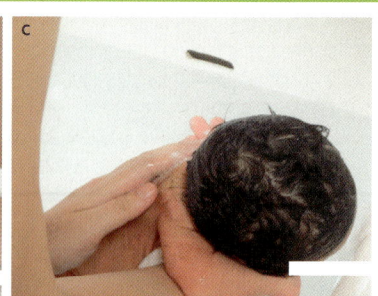

図3-21　背部の洗い方

13　陰部・肛門を洗う 1）実施者の非利き手で児の後頸部から背中にかけて支え，母指と中指で児の両耳の後ろを押さえながら児頭を固定して仰臥位にする（図3-22a） 2）陰部・肛門を洗う（図3-22b）	● 殿部を洗ったら，腹臥位から仰臥位に戻す ● 男児は陰茎・陰嚢の後ろも洗う ● 女児は前方から後方（肛門部）に向かって洗う ● 女児は陰唇の間も洗う

a　腹臥位から仰臥位へ　　b　陰部・肛門を洗う

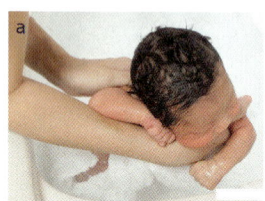

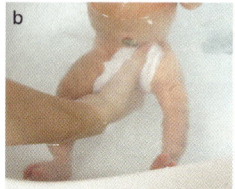

図3-22　陰部・肛門の洗い方

14　からだを温める	● 全体に湯をかけたり，湯の中に肩までしっかりつける
15　かけ湯をして湯から上げる 1）沐浴布をとり，足元から順に上の方に向かって体幹全体にかけ湯をする（図3-23a，b） 2）静かに児を湯から上げる（図3-23c） 3）児を湯から上げる際に殿部を支えていた利き手の母指以外の4指の指先を下方に向けて水気を切る	● かけ湯の温度に注意し，冷めていたらかけ湯はしなくてよい ● 湯から上げるとき児を振らない

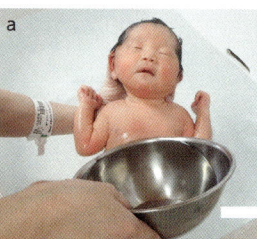

a　かけ湯　　b　　c　出　槽

図3-23　湯から上がる

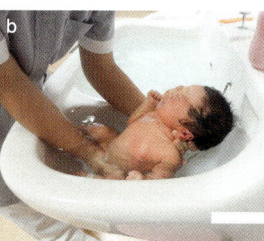

16　水分を拭き取る 1）準備しておいたバスタオルの上に児を置き（図3-24a），すばやく顔以外の全身を包み込む（図3-24b） 2）こすらず，バスタオルの上から静かに押さえるようにして水分を拭き取る（図3-24c）（→[20]） 頭部の水分は特に十分に拭き取る（→[21]）	[20] 児の皮膚はデリケートなため，損傷を受けやすい [21] ぬれたままだと，蒸発による熱喪失が起きる（低体温となる）

方　法	留意点と根拠

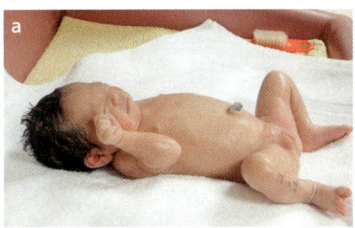

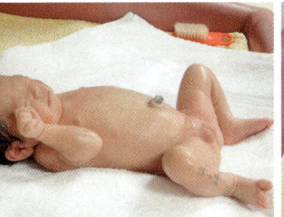

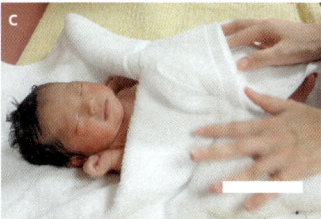

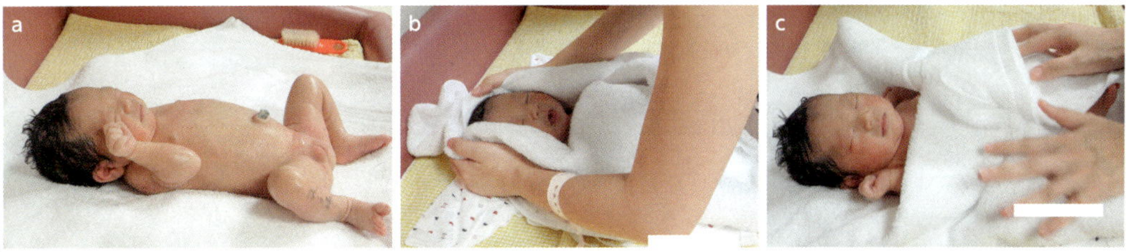

図3-24　水分の拭き取り方
a　バスタオルの上へ置く
b　タオルで包み込む
c　バスタオルの上から静かに押さえるようにして水分を拭き取る

方　法	留意点と根拠
17　服を着せる 1）肌着・衣服の両袖に両腕を通し（図3-25），軽くおむつを当てる（→㉓） 2）臍処置を行う 3）おむつを当てる ・紙おむつの場合は，ギャザーが内側に折り込まれていないか確認し，ギャザーは外側に向ける ・布おむつでおむつカバーを当てる場合は，おむつカバーから布おむつがはみ出していないか確認し，おむつカバーの中におむつを入れる（→㉔） 4）衣服を整える	●水分を拭き取ったバスタオルは速やかに取り除き，衣服を着せる（→㉒） ㉒ぬれたバスタオルの上に児を置いておくと蒸発による熱喪失が起きる（低体温となる） ●袖を通す際は，迎え手と送り手で速やかに行う ㉓排尿による汚染を防ぐため ●おむつは指2本が入る余裕をもって当てる ㉔尿漏れを防ぐため ●下着や衣服のしわがないよう衣服の裾を整える

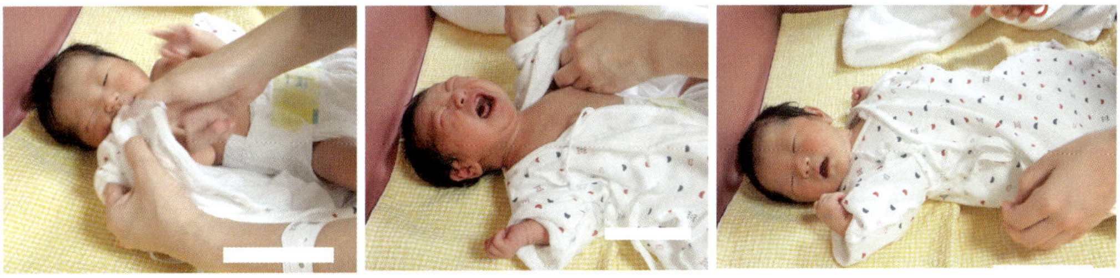

図3-25　着　衣
衣服の袖をたぐり寄せる。送り手と迎え手で児の腕を袖に通す
衣服を整える

18　整髪する（図3-26）
ヘアブラシで整髪する

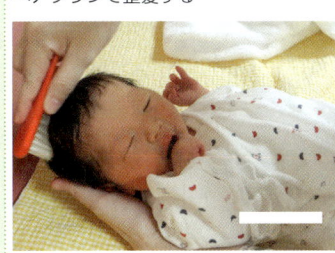

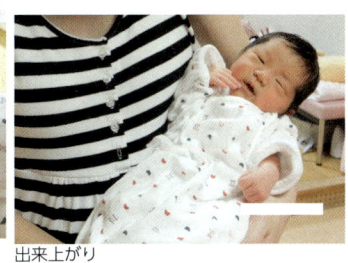

図3-26　整髪
髪を整える
出来上がり

19　後片づけをする
沐浴槽は中性洗剤で洗浄し，熱湯をかけておく

方　法	留意点と根拠
20　記録する 実施した清潔方法，実施者，児の状態，排泄状況などを記録する	

❶佐藤達夫監：新版 からだの地図帳，講談社，2013, p.28.

D 母親への新生児の特徴の説明とケアへの助言

- 目　　的：（1）新生児の生理的特徴を母親に理解してもらうことで，母親の不安を取り除く
　　　　　（2）新生児に適切な環境やケアを提供する
- 適　　応：すべての母親に行う
- 必要物品：パンフレットなど資料

方　法	留意点と根拠
1　新生児の外観について以下の点を説明する 1）姿勢（四肢屈曲，W型の腕，M型の足，子宮内体勢） 出生直後は，子宮内体勢が残り，四肢を屈曲させている（図3-27） 出生直後は，子宮内体勢が残り，四肢を屈曲させている 図3-27　出生直後の体勢 2）頭　部 ・応形機能は，経腟分娩（頭位）の新生児が，産道を通過する際に骨盤の形状に合わせて頭蓋骨を重なり合わせながら下降してくるために生じる形状変化である。帝王切開分娩で出生した児に比べて頭部が長く，骨重積がみられることがある ・産瘤は，産道を通過する際に，周囲からの圧迫によって先進部の皮下の軟部組織に浮腫や出血が起こるために生じるもので，骨縫合の境界を超えてできる。生後1～2日で消失する ・頭血腫は，産道を通過する際に，頭蓋骨の骨膜下に血液が貯留してできるもので，骨縫合を超えることはない。2個できることもある。生後2，3か月で消失する ・大泉門は，左右の頭頂骨と前頭骨の間の間隙部分で，矢状縫合と冠状縫合の接合した部分（前頭部中央）に菱形の形状（約2.5×2.5cm）で触れる。生後6か月以降に閉じる❶	● 初産婦は，初めて見る子どもがイメージと異なり不安を感じる場合がある。それらがなぜ生じているのか，いつ頃なくなるのかを児を見ながら触れながら説明する ● 四肢を無理に伸ばそうとせず，腕はからだの前になるように丸く抱くと児は落ち着くことを説明する ● 大泉門を強く押したりしないように説明する

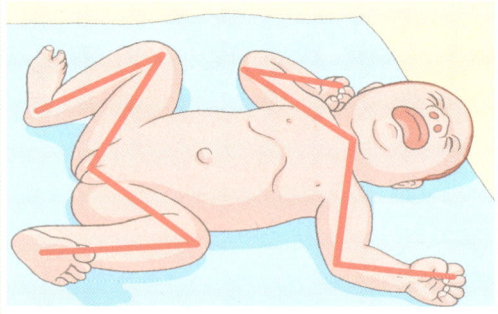

方　法	留意点と根拠
3）胸　部 母親のエストロゲンの作用により，男女を問わず乳房の腫脹がみられる。2〜3か月で消失する	●圧すると乳汁分泌がみられる（魔乳）こともあるが，搾ったりしないように説明する
2　**新生児の皮膚について以下の点を説明する** 　1）皮膚の色，落屑，亀裂 ・新生児の皮膚は薄く，生理的に多血であるため赤くみえる。生後2〜3日目頃から生理的黄疸となり黄色く見えるようになる ・新生児は，出生前まで母胎内羊水環境であったため，出生後の大気環境で皮膚が乾燥し，落屑がみられることがある ・落屑は在胎週数が多いほど顕著で，足部や腹部などの皮膚に亀裂がみられることがある 　2）中毒性紅斑 成熟徴候の一つとして成熟児の約半数に認められる❷。紅斑だけのものと紅斑の中央に黄色の丘疹がみられるものもある 　3）稗粒腫 白色または黄色の数mmの丘疹で，鼻や頬などに成熟徴候としてみられる。数週間で消失する❷ 　4）児　斑 日本人の新生児の90％にみられる青色色素性母斑❸は，児斑とよばれ背部や殿部に，時に肩などにもみられる。通常は7〜8歳頃までに，遅くとも成人になるまでに自然に消失する	
3　**便について以下の点を説明する** 本章「2　出生後24時間以内の新生児のケア」図2-7, p.255参照 　1）胎　便 出生後から2〜3日目までに排泄される暗緑色の粘稠で無臭の便を胎便という 　2）移行便 胎生期中に飲み込んだ羊水や毳毛，消化管分泌液，胆汁，胎脂などを排泄するので，のりの佃煮様であり，びっくりする母親が多いが，乳汁の摂取量が増えてくると黄色い便に移行する 　3）乳　便 母乳を摂取している児の便は水分が多く軟らかい。顆粒が少なく黄色い	
4　**反射について以下の点を説明する** 　1）モロー反射 本章「1　出生直後の新生児のケア」p.233参照 新生児の頭を持ち上げて急に落とすような動作をしたときや大きな音がしたときに，両上肢を大きく開き，側方から正中方向に抱きつくような動作をする 　2）把握反射 児の手掌に指などを入れて刺激すると握るような動作をする。また，足の指の付け根を圧迫すると，足の指全体，足底部が屈曲する（図3-28a） 　3）口唇追いかけ反射（ルーティング反射）（図3-28b） 児の口唇の周りを指で刺激すると，刺激した側に向かって口を開く	●新生児は中枢神経系の発達が未熟なため，原始反射がみられる。生後3〜4か月頃から消失しはじめ，6〜7か月頃には認められなくなる

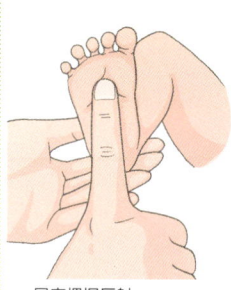

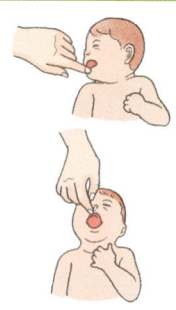

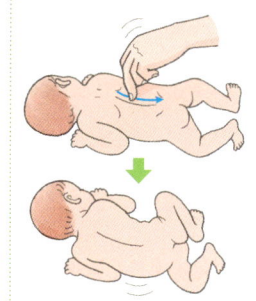

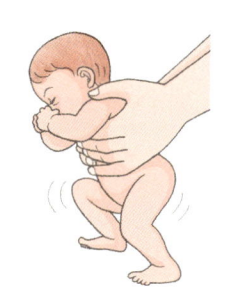

方　法	留意点と根拠
4）側彎反射（図3-28c） 腹臥位で水平に児を抱き，脊柱に沿ってその外側を尾側にこすると，刺激された側へ体幹が彎曲する 5）吸啜反射 口の中に入ったものを吸啜する 6）自動歩行反射（図3-28d） 児の両脇を両腕で支えて児の足底部を台などにつけると，下肢を交互に曲げ伸ばして，ちょうど歩行しているような動作をする	a　足底把握反射　　　　b　口唇追いかけ反射 c　側彎反射　　　　　　d　自動歩行反射 **図3-28** 反射の種類
5　臍部について説明し，消毒法を指導する 1）臍部の変化を説明する 出生直後の臍帯はみずみずしいが，臍帯の水分は蒸発・乾燥し，生後5～7日目に臍脱する 2）臍部の消毒法を指導する （1）沐浴後に臍部を消毒・観察する （2）エタノールで臍の根本を消毒する（図3-29） （3）臍輪部の出血，発赤，腫脹，異常な臭気などの感染徴候がないか観察する 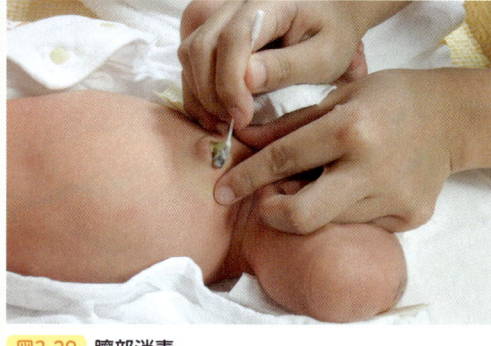 **図3-29** 臍部消毒	●乾燥を促すためガーゼなどは使用しない．臍部が尿などで汚染された場合は，そのつど消毒する ●臍脱後も分泌物が付着しなくなるまで消毒を続ける ●臍脱後にいつまでもジクジクと乾燥せず，肉芽形成がみられる場合は，結紮もしくは硝酸銀棒で焼却後，生理食塩水で中和する．未脱のまま退院する場合は，母親に臍の観察と消毒の方法を伝えておく

❶仁志田博司：新生児学入門，第4版，医学書院，2012，p.56．
❷前掲書❶，p.54．
❸前掲書❶，p.55．

E 便の排泄の援助

- 目　　的：便秘や下痢の症状があった場合に適切な対処行動がとれる
- 適　　応：すべての新生児と母親に行う
- 必要物品：綿棒，ベビーオイル，おむつ，湯

方　法	留意点と根拠
1　児の排泄状況をアセスメントする 　1）3日以上排便がなく，腹部が膨満していて苦しそうにしている，真っ赤な顔でいきんでいる場合は便秘である 　2）1日に何回も水のような便の排泄があり，おむつからはみ出すような場合は下痢である	●新生児期は頻回に排便がみられ，特に母乳栄養児の便は水分が多く軟らかく下痢っぽい。1日に8～10回以上少量ずつ排便する児もいれば，1日に1回大量にする児など，個人差が大きい。したがって，いつもより便の回数が多い，反対に2～3日排便がなかったとしても，機嫌がよく哺乳力や哺乳意欲が良好であれば，経過を観察してよい
2　便秘への援助を行う 　1）手を洗う 　2）臍部を中心に「の」の字を書くように手掌全体でマッサージする 　3）綿棒にベビーオイルをつけて肛門から2cmほど挿入し，ゆっくりと綿棒を回して刺激する	●肛門粘膜を傷つけないように，挿入の深さ，潤滑油の塗布，刺激の仕方に注意する
3　下痢への援助を行う 　1）体温を測定する 　　ウイルスや細菌など感染徴候がないか 　2）発熱している，いつもの元気がない場合は，医療機関を受診する 　3）頻回に排便があると，皮膚が汚染されてただれやすいので，こまめにおむつを交換する 　4）殿部の座浴や温かい湯のシャワーをかける 　5）殿部はドライヤーのゆるめの温風などを当てて乾かす	●汚れを頻回に拭き取ることも皮膚への刺激となるので，できるだけ柔らかい布で拭き取る ●おむつ交換の際は，前後に石けんを用いて手を洗う（➡❶） 　❶下痢便には，細菌やウイルスが含まれていることが多いので，2次感染を防ぐ

正常を逸脱した場合のケア

A 光線療法中の新生児と母親への援助

- 事例：Aさん，28歳，初産婦。在胎週数38週3日で，3,120gの男児を吸引分娩にて出産した。児は元気に啼泣し，出産直後から早期母子接触が行われ，その日から母児同室となった。Aさんは母乳育児を希望しており，夜間も1～2時間ごとの授乳を頑張っている。児には吸引による頭血腫がみられていたため，生後1日目からビリルビン値を観察した。生後3日目，児の体重は2,890g，黄疸計によるビリルビン値は14.8mg/dLで，血清ビリルビン値を測定すると15.4mg/dLであった。医師に報告し光線療法が開始となった。
- あなたの対応は？

●Aさんについて看護師が考えたこと
・光線療法が開始され，母親や家族は不安を抱いているかもしれない。
・母親は，母乳哺育が継続できるか心配していると思われる。
・児のビリルビン値が正常化するように，効果的に光線療法を行う。
・光線療法は，母児同室のためビリベッドを使用する。

看護問題	看護計画
光線療法開始に伴い，母親や家族の不安が増大する可能性がある	**TP** 1）医師からの治療の説明が理解できているか確認し，必要時，補足説明を行う 2）母親の不安が表出できるように十分に時間をかけて話を聴く **EP** 1）光線療法中であっても母乳を中断する必要はなく，授乳は児が欲するときに与えてよいことを説明する 2）授乳時間以外は速やかに光線治療が行えるようにスイッチの切り方，入れ方などを説明する
光線療法に伴う副作用の出現，治療後のリバウンドの可能性がある	**OP** 1）黄疸の観察（皮膚色，血清ビリルビン値） 2）バイタルサインの観察（定期的な体温測定） 3）排便・排尿の回数，性状の観察 4）活気，哺乳力の観察 5）体重 **TP** 1）児はおむつのみ着用し，ビリベッドに収容する 2）光線が効率的に照射されるように，授乳やおむつ交換以外は速やかに児をビリベッドに戻し，光線照射を続ける 3）水分補給に努める 4）保清に努める **EP** 1）光線照射中は，児の体温が上昇しやすく，不感蒸泄の増加により発汗が多いことを説明し，搾母乳や水分の補給が必要になることを説明する

文献

1) 小川雄之亮・多田裕・中村肇・他編：新生児学，メディカ出版，1995，p.210.
2) 仁志田博司：新生児学入門，第4版，医学書院，2012，p.187-189.
3) 和田浩：新生児黄疸，小児科診療，77（増刊号）：947-949，2014.
4) 山口清次：新しい新生児マススクリーニング タンデムマスQ&A 2012，厚生労働科学研究（成育疾患克服等次世代育成基盤研究事業），2012，p.11.
5) 前掲書2），p.88.
6) 仁志田博司編著：産科スタッフのための新生児学―出生から退院までの医療とリスク管理，改訂2版，メディカ出版，2007，p.53-54.
7) 前掲書2），p.88.
8) 松田秀雄：新生児聴覚検査の実態調査報告，第77回日本産婦人科医会記者懇談会，2014.
   http://www.jaog.or.jp/all/document/77_140611.pdf
9) 前掲書2），p.30-31，66，85-88，218-223，306-307.
10) 前掲書6），p.134-135.
11) 日本ラクテーション・コンサルタント協会編：母乳育児支援スタンダード，新装版，医学書院，2012，p.200.
12) 和田浩：黄疸，小児科診療，77（3）：367-374，2014.
13) 多田裕・村田文也：臨床新生児ハンドブック，第4版，金原出版，1992，p.94-99.
14) 神戸大学医学部小児科編：新版 未熟児新生児の管理，日本小児医事出版社，1991，p.205-224.
15) 堺武男編著：写真で流れがみえる基礎からコツがわかる 新生児医療と看護の臨床手技70〈ネオネイタルケア2007年春季増刊〉，メディカ出版，2007，p.272-276.

4 退院から出生後1か月までの新生児のケア

学習目標
- 退院から1か月までの新生児の成長・発達の特徴を理解する。
- 退院から1か月までの新生児の身体的・心理社会的発達のアセスメントが実施できる。
- 成長・発達を促進するためのケアや環境整備ができる。

1 新生児の成長・発達の特徴

1）体重

　退院時に多くの新生児は生理的体重減少から回復し，体重増加に転じている。しかし，出生体重にまで回復している新生児は少ない。退院後は1日当たり30g前後増加するため，生後1か月までの体重増加は600〜800g程度となる。

2）身長・頭囲・胸囲

　生後1か月間で身長は約4〜5cm，頭囲は3cm，胸囲は約4cm増加する[1]。

3）臍

　入院中に臍帯脱落（臍脱）することもあるが，退院後にみられることもある。臍脱は臍が徐々に乾燥して起こる。臍脱直後の臍窩は湿潤し，時には少量の出血がみられるが，臍脱後1〜2週間で自然乾燥し，湿潤や出血はみられなくなる。

4）運動機能

　覚醒時には手足を活発に動かす。1か月頃には腹臥位の場合，瞬間的に顔を上げることもある。退院直後の仰臥位の姿勢は，四肢を屈曲させていることが多いが，1か月頃には顔の向いているほうの上・下肢を軽度伸展させ，反対側の上・下肢は屈曲させて手を軽く握っている姿勢，あるいは上肢を下におろしている姿勢になってくる。

5）原始反射

　原始反射は生後2〜4か月で消失しはじめるため，生後1か月以内の新生児ではすべてが観察される。

6）黄　　疸

生理的黄疸は生後4〜5日がピークになり，その後7〜10日で軽減する。しかし，母乳栄養児では2週間以上黄疸が持続する場合があり，母乳性黄疸とよばれている。多くは3〜4週間で軽減する。母乳性黄疸では児の哺乳力や体重増加が良好であり，薄黄色の尿や黄色の便が多量に観察される。

7）睡　　眠[2]

昼夜の区別が明瞭ではなく，不規則に覚醒や睡眠を繰り返すが，徐々に昼間覚醒し夜間睡眠するパターンができはじめる。総睡眠時間は16時間弱で，生後1週より約50分短縮し，最長の持続睡眠時間は1時間近く延長する。また，昼間の覚醒状態の総時間は増加する。

8）感覚器系

1か月頃には明るいほうを見たり，人の顔のような図形を注視したりする。最も焦点が合う距離は30cm程度である（母親が児を抱いたときの母と児の顔の距離と一致する）。

また，母親や父親の声がすると，顔を向けたり泣きやんだりする。

児は甘味を好み，苦味や酸味を嫌う。この時期には，母親のにおいと母親以外の人のにおいが区別できるといわれている。

9）心理・社会的発達

しばしば笑ったような表情になるが自発的微笑であり，楽しい，嬉しいという感情を伴った反応ではない。自発的微笑は生後1〜4週にかけて増加する。また4週頃には，母親の高い調子の声に誘発されて微笑を浮かべる。この微笑を誘発的微笑という。

2　新生児健診[3)-7)]

生後1か月では，成長・発達の評価や異常所見のチェックを目的に新生児健診を行う。体重増加不良，哺乳力が弱い，筋緊張の低下や姿勢の異常などがあった場合は，脳障害やその他の疾患の可能性を考えて経過観察となる。その他，皮膚トラブルも多くみられるので，ケアの方法を指導する。さらに，両親の育児に対する疑問を解決したり不安を軽減したりすることも目的とする。

まず，母子健康手帳や産科診療録から，妊娠期・分娩期，出生直後から退院までの情報を収集する。さらに問診によって生後4週間の情報を収集する（表4-1）。その際には，母子健康手帳の「保護者の記録　1か月頃」の項目への回答も参考にする（表4-2）。

診察では，身体計測，視診，聴診，触診を行う。診察項目を表4-3に示す。また，入院中に実施されている先天性代謝異常の検査結果を確認する。新生児・乳児ビタミンK欠乏性出血症の予防として，ビタミンK_2シロップ剤1mL（2mg）を滅菌水で10倍に薄めて経口投与する。

表4-1 問診などによる情報収集の項目

時　期	項　目
妊娠期	母親の年齢，初経の別，妊娠の異常（妊娠高血圧症候群，妊娠糖尿病など）の有無
	胎児の成長（体重増加の推移，生物物理的プロフィールスコア[*1]） 胎児の異常（器質的異常，機能的異常）の有無
出生時	分娩様式，出生時在胎週数，アプガースコア[*2] 出生時身体計測値（体重，身長，頭囲，胸囲）
入院中	体重減少と増加，退院時体重，哺乳力と哺乳内容，黄疸，けいれん・嘔吐などの異常，ビタミンK_2投与，先天性代謝異常の検査，自動聴性脳幹反応（AABR）検査
退院後 〜1か月	哺乳力と哺乳内容，機嫌，便・尿の回数と性状，小児科受診の有無とその理由，その他気がかりなこと，母親の育児不安

[*1]：生物物理的プロフィールスコアは，Ⅱ章「3　妊娠末期の妊婦のケア」表3-2，3-3，p.74参照
[*2]：アプガースコアはⅢ章「4　分娩2時間までのケア」表4-1，p.144参照

表4-2 母子健康手帳にある「保護者の記録 1か月頃」の内容

・裸にすると手足をよく動かしますか
・お乳をよく飲みますか
・大きな音にビクッと手足を伸ばしたり，泣き出すことがありますか
・お臍はかわいていますか
・子育てについて気軽に相談できる人はいますか
・子育てについて不安や困難を感じることがありますか
　＊成長の様子，育児の心配，かかった病気，感想など自由に記入しましょう

表4-3 新生児の1か月健診時の主な診察項目

診　察	項　目
身体計測	体重，身長，頭囲，胸囲
視　診	外表奇形，皮膚色と皮膚の状態，四肢の動き，姿勢，運動，口腔内 対光閉瞼反射，聴原性閉瞼反射，固視
聴　診	呼吸音，心拍数と心雑音，腸音
触　診	頭部：大泉門の大きさと膨瘤の有無，頭血腫の有無 頸部：斜頸を疑う腫瘤・鎖骨骨折の有無 腹部：肝脾腫・腹部腫瘤・臍ヘルニア・鼠径ヘルニア・陰嚢水腫・停留精巣・陰唇癒合などの有無 股関節：股関節脱臼（クリックサイン，開排制限，両下肢長の差など）の有無 背部：後頭部から背部・殿部の異常の有無 神経：原始反射（引き起こし反射，モロー反射など）

看護技術の実際

A 体重増加の評価

- 目　的：体重の変化から児の成長・発育を評価する
- 適　応：授乳と授乳の中間時（授乳前後1時間程度あけた時間帯）に行う

- 必要物品：体重計（デジタル体重計，1目盛2〜10g），バスタオル，母子健康手帳，メモ用紙，筆記具

	方　法	留意点と根拠
1	測定の準備をする 1）体重計を点検する 2）室温25℃，湿度60％に設定し，すきま風が入らないことを確認する	●体重測定値に授乳が影響しないよう，授乳前後1時間程度あけて測定する
2	児の衣服を脱がせ体重計に乗せる	●安全に移動させるために，児の頭部と殿部をしっかり支える
3	体重を測定する	●バスタオルなどを敷いた体重計の上に児を安全に乗せて測定する
4	児を体重計から下ろし着衣する	
5	退院後から1か月健診までの間の体重測定の場合，母子健康手帳の後期新生児「生後1〜4週」の経過の欄に記載する	
6	今回の体重測定値と前回の測定値，退院時の測定値との差を算出し日数で割る（→❶）	❶前回の測定値，退院時の測定値を使用することにより，最近の体重変化，退院時からの体重変化を判断できる
7	健康状態について情報収集する 1）授乳内容，授乳回数，授乳量 2）全身状態	●1回の体重測定値では体重増加の判断が難しいこともある ●体重増加は児の健康状態を知る重要な指標であり，全身的な判断が必要となる
8	体重増加について判断する 1）体重増加は30g/日程度か確認する 2）授乳内容，授乳量や授乳回数，全身状態から，体重増加に影響している要因を明らかにする	

B 身体計測の評価（パーセンタイル値，成長曲線）

- 目　的：児の身長・体重・胸囲・頭囲を測定して，成長・発育状態を評価し，異常を予測する指標とする
- 適　応：月齢1か月時で，授乳と授乳の間に行う
- 必要物品：メジャー，体重計（デジタル体重計，1目盛2〜10g），バスタオル，母子健康手帳，メモ用紙，筆記具

	方　法	留意点と根拠
1	必要物品を準備し，環境を整える 1）必要物品を準備し点検する 2）室温25℃，湿度60％に設定し，すきま風が入らないことを確認する（→❶）	❶体温の喪失を最小限にする
2	頭囲を計測する 1）児をバスタオルなどの上に寝かせる 2）後頭部を支えて少し持ち上げ，メジャーを伸ばした状態で入れる 3）頭囲測定部位を確認し，眉間でメジャーの0点と他方の目盛を一致させて計測する 4）母子健康手帳に記載する 5）出生時の測定値と比較して評価する	●着衣のまま計測する ●前後径周囲（眉間と後頭結節の周囲径）を計測する ●児頭の支持が不安定ならば，介助者と共に行う ●生後1か月間で3cm増加する❶

	方 法	留意点と根拠
3	胸囲を計測する 1) おむつ以外を脱がせて仰臥位にする 2) メジャーを体側から背部に入れて、両乳頭上と肩甲骨下線を通る周囲を計測する 3) 児の背部を支えてメジャーをゆっくり引き抜く 4) 母子健康手帳に記載する 5) 出生時の測定値と比較して評価する	● 胸囲の計測が正確に実施できるだけの皮膚の露出にとどめる ● メジャーは体表に沿わせ、ゆるみを出したり締め付けたりしない ● メジャーの0が胸部の中心に来るようにして計測する ● 生後1か月間で約4cm増加する
4	身長を測定する 1) おむつと服を脱がせ側臥位にする 2) メジャーの0点を非利き手の示指と中指の間にはさみ、手掌を頭頂部に当てて、メジャーを伸ばして利き手の母指で殿部に固定し測定する 3) 利き手の母指は固定したまま非利き手を頭部からはずし、母指で固定しているメジャーを反対の手に持ち替える 4) 利き手で上になっている側の下肢の後面を膝窩部を通り、足底部まで連続的に測定する 5) 母子健康手帳に記載する 6) 出生時の測定値と比較して評価する	● 一人では児を支えることが困難なため、介助者が児を側臥位に保持する ● 新生児身長計を用いた測定より、測定値が3cmほど長くなる ● 新生児身長計を用いて下肢を伸展させる測定方法より、少ない負担で安全に測定できる ● 生後1か月で4〜5cm増加する❶
5	体重を測定する A「体重増加の評価」の「方法1〜8」に準じる	
6	着衣する	
7	総合的に成長・発育状態を評価する	

❶横尾京子編：助産学講座8 助産診断・技術学Ⅱ[3]新生児期・乳幼児期，第5版，医学書院，2013，p.182．

C 神経発達の評価

- ●目　　的：児の中枢神経系の発達を評価し、異常の発生を予測する指標とする
- ●適　　応：すべての新生児に対し、授乳と授乳の間で児が落ち着いているときに行う
- ●必要物品：バスタオルまたは布団、メモ用紙、筆記具

	方 法	留意点と根拠
1	必要物品を準備し、環境を整える 1) 必要物品を準備し点検する 2) 室温25℃、湿度60％に設定し、すきま風が入らないことを確認する（➡❶）	❶体温の喪失を最小限にする
2	児の準備をする 1) 脱衣する 2) バスタオルや布団などの上に仰臥位にする	
3	神経発達を評価する 1) 自然な仰臥位にして、上・下肢、顔の向き、手の握り方など筋緊張の状態を観察する	● 1か月児の仰臥位の姿勢は、上・下肢を半屈曲し両手を上げているか、顔を向けたほうの上・下肢が伸展し後頭部側の上・下肢が屈曲している緊張性頸反射(TNR)の姿勢、両手を下に下ろしている姿勢をとる ● 手は軽く握っている

方　法	留意点と根拠
2）顔を正中に向け仰臥位にした児の両手を握り，ゆっくりと座位に引き起こしながら（図4-1），頭部の屈曲，上肢の屈曲状態を観察する（図4-2） 3）児の体幹を両手で支えて仰臥位から腹臥位にして，上・下肢と頭部の挙上を観察する 4）児の背部から両手の第2〜5指を胸部側に入れ，第1指は背部側において腋下から体幹を支え，垂直抱きして下肢の屈曲を観察する（図4-3a） 5）両手で支えている状態から，片手で胸部全体を支え，その手掌に児の体幹を乗せて水平抱きして，頭，体幹，四肢の状態を観察する（図4-3b）	●自発運動は分節的，全体的運動である ●児を引き起こすときには頭は背屈し，上肢は伸展，下肢はそのままである ●引き起こされたときしばらく首がすわった状態になるが数秒で前屈する ●頭が極端に背屈したり，肘関節が完全に伸展する，からだが棒のように立ってしまう場合は，正常からの逸脱を疑う ●頭部は自分で挙上しないこともあるが，瞬間的に上げることもある ●極端にそりかえる場合は，脳障害が疑われる ●下肢は半屈曲かやや伸展する ●下肢を完全に伸展あるいは屈曲させたままの状態は，筋緊張の異常が疑われる ●頭，体幹，四肢がともに軽度屈曲するか，肩の位置まで頸部が伸展し，体幹と四肢が軽度屈曲している ●体幹が屈曲し，四肢がだらりとしている場合，筋緊張の低下の姿勢である

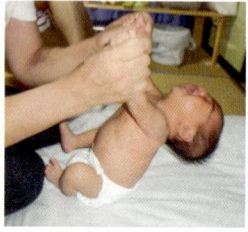

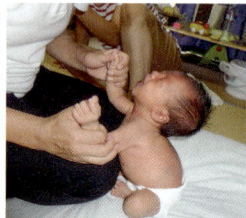

図4-1　引き起こすときの姿勢

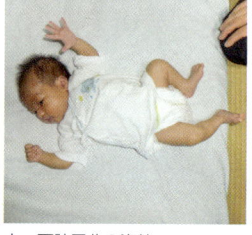

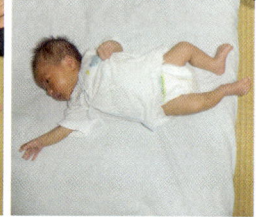

図4-2　屈曲・伸展の観察
上・下肢屈曲の姿勢　　顔を向けているほうの上・下肢を伸展

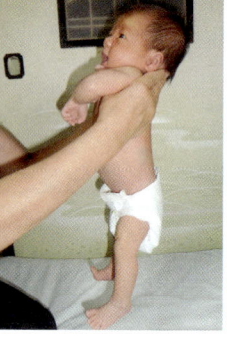

図4-3　神経発達の評価
a　垂直立ちの姿勢
b　水平抱きの姿勢

4　着衣し，仰臥位にする

D 皮膚トラブルの予防とトラブルへの対処

- ●目　　的：児の皮膚の防御機能を保持するためのスキンケアと，皮膚トラブル発生時に対処する
- ●適　　応：沐浴後あるいは1日数回（皮膚乾燥がある場合やおむつ交換ごと）行う
- ●必要物品：オリーブオイル，保湿剤や治療薬，沐浴の必要物品は本章「3　出生2日目から退院までの新生児のケア」C「沐浴」p.274参照

方法	留意点と根拠
1 沐浴をする	●頭部や顔の皮脂分泌量が多い場合には，弱酸性ベビーシャンプーや石けんをよく泡立てて手でていねいに優しく洗い，湯で十分洗い流す（➡❶，❷） ❶生後1週間～3か月が皮脂の分泌が多い時期である❶❷ ❷皮脂をきれいに洗い流すことが，皮膚とトラブルの予防になる
2 健康な皮膚のケアを行う 1）乾いたタオルの上に寝かせる 2）手に保湿剤を取って，顔，耳介，頸部，胸部，腹部，背部，上・下肢，陰部，殿部に塗布する（図4-4）	●沐浴終了後すぐに保湿剤を塗布する（➡❸，❹） ❸新生児の皮膚の水分保持機能は十分ではなく，経皮的水分喪失が大きい ❹皮膚の保湿は，皮膚のバリア機能の保持に有効である ●皮膚全体がしっとりするくらいの十分な量を使用する ●皮膚の乾燥がみられたら，沐浴後だけでなく数回行う

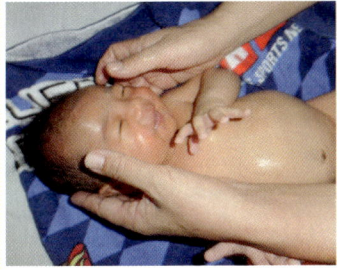

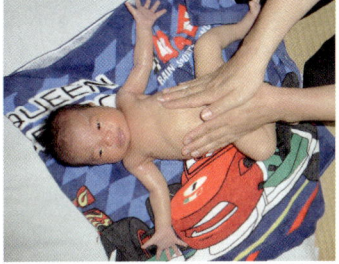

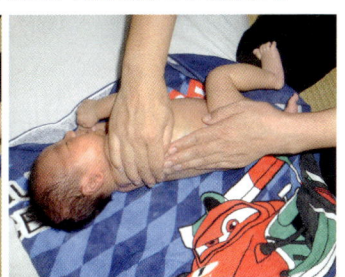

図4-4 保湿剤の塗布

3 皮膚トラブルへの対処を行う 〈脂漏性湿疹〉 1）洗顔前に乳痂の部分にオリーブオイルを塗布する（➡❺） 2）沐浴を実施する 3）乳痂部位に治療薬を塗布する 〈おむつかぶれ〉 1）ぬるま湯やオリーブ油を浸した柔らかいティッシュペーパーや綿花で殿部に付着した便や尿を拭き取るか，シャワーで洗い流す（➡❾） 2）殿部の水分を柔らかいタオルやガーゼで押し拭きをして乾燥させる 3）保湿剤あるいは治療薬を塗布する（➡❿） 4）新しいおむつを当てる	❺オリーブオイルによって，乳痂部が浸軟する ●1回の塗布で乳痂をすべて除去しようとしない ●頭は弱酸性のベビーシャンプー，顔は弱酸性のベビー用石けんをよく泡立てて手でていねいにやさしく洗い，湯で十分洗い流す（➡❻～❽） ❻新生児の皮膚は弱酸性である❸ ❼新生児の皮膚は成人の1/2程度と薄く，手で洗うことが刺激を最小限にする❸ ❽顔面や頭部の過剰な皮脂分泌が密接に関係しているため，皮脂を洗い流すことが大切である ●症状が消失したあとでも，石けんを使ってていねいに洗い，保湿剤を塗布する ❾尿や便中の尿素やアンモニアは，皮膚への化学的刺激となる ❿殿部の洗浄や清拭などで除去された皮脂の代替として保湿剤や治療薬を塗布し，皮膚のバリア機能を補助する ●おむつは布製よりも紙製のものを選択する ●日頃からおむつを長時間つけたままにしないで，こまめに交換する（➡⓫） ⓫おむつを長時間つけたままにすると，皮膚を湿潤環境にさらし，表面の角質が浸軟しバリア機能が低下する

❶玉置邦彦総編集：最新皮膚科学大系 特別巻1　新生児・小児・高齢者の皮膚疾患，中山書店，2004, p.2-6.
❷Zouboulis CC：Acne and sebaceous gland function, *Clinics in Dermatology*, 22 (5)：360-366, 2004.
❸日野治子：子どもの皮膚の機能と発達，小児科, 51 (5)：509-515, 2010.

E 予防接種のスケジュール作成への援助

- ●目　　的：母親や家族が児の予防接種の必要性を理解しスケジュール作成ができるよう援助する
- ●適　　応：（妊娠期から）生後1か月までの新生児に行う
- ●必要物品：母子健康手帳，予防接種モデルスケジュール表（図4-5）

ワクチン名	対象疾患	不活化/生	定期/任意	年齢（月例）	標準的な接種条件など	接種回数
B型肝炎	B型肝炎	不活化	任意	①② ③ (0〜13)	出生直後から可能	3
ロタウイルス	ロタウイルス胃腸炎	生	任意	①②	5価ワクチンは4か月に3回目	2 (3)
ヒブ（ヘモフィルス・インフルエンザ菌b型：Hib）	ヒブ感染症（細菌性髄膜炎）	不活化	定期	①②③ ④ 27〜56日間隔で3回，4回目は初回から7〜13か月後	初回は生後2〜7か月	4
小児肺炎球菌	肺炎球菌感染症	不活化	定期	①②③ ④ 27日以上の間隔で3回，1歳まで，4回目は生後12〜15か月	初回は生後2〜7か月	4
四種混合	ジフテリア，破傷風，百日咳，ポリオ	不活化	定期	①②③ ④	Ⅰ期4回，Ⅱ期11歳で2種混合1回	4+1
BCG	結核	生	定期	①		1
MR（麻疹・風疹混合）	麻疹（はしか），風疹	生	定期	①	1回目は1〜2歳　2回目は6歳前後	2
おたふくかぜ	流行性耳下腺炎	生	任意	①	2回目は3〜6歳	2
みずぼうそう	水痘	生	定期	①	2回目は初回接種から3か月後	2
日本脳炎	日本脳炎	不活化	定期	3〜4歳の間に2回，1年後に3回目，4回目は3回目の接種から5年経過した後		4
インフルエンザ	インフルエンザ	不活化	任意	初回は生後6か月以降の10〜11月頃，2回目は4週間後		
HPV（ヒトパピローマウイルス）	子宮頸がん	不活化	定期	初回は13歳，1か月間隔で2回，初回から6か月後に3回目	女児のみ	3

①〜④は接種回数，⟷は推奨期間，□は同時接種

図4-5 ワクチンの種類と対象疾患，接種時期

	方　法	留意点と根拠
1	**予防接種について説明する** 1）効果的な接種方法を説明する ・接種可能年齢になったらすぐに接種を開始する（➡❶） ・流行している対象疾患を優先する ・効率的な接種（同時接種）をする	●不明な点などは早めに相談するよう伝える ❶生後4か月頃から髄膜炎，菌血症の発症がみられることから，接種開始の推奨年齢が生後2か月になっている

方　法	留意点と根拠
2）ワクチン名と接種回数，接種間隔，ワクチン接種で予防できる疾患について説明する ・接種開始月例や児の健康状態によって接種の時期が変更となる可能性を説明する ・母親がB型肝炎キャリアか確認する（➡❷） 3）定期接種と任意接種の違いを説明する 任意接種と定期接種の違いは疾患の重症度ではなく，予防接種法で定められているか否かであることを説明する（➡❸） 4）同時接種可能なワクチンを説明する（➡❹） 5）生ワクチンと不活化ワクチンの違いを説明する 生ワクチンはウイルスや病原体を弱毒化させたものであり，不活化ワクチンは死滅病原体やウイルスから抽出されたワクチンである	●種類が多いので簡潔に説明する ●ワクチン接種は2～6か月が過密スケジュールになるので，特に生後6か月までの接種についてていねいに説明する ❷母親がB型肝炎キャリアの場合，B型肝炎ワクチンは健康保険で接種できる ❸予防接種法によって，定期接種ワクチンは定められた期間内であれば公費負担である。任意接種は多くの場合全額自己負担である ❹児の負担軽減のため
2　スケジュール案を作成する	●児の体調などによって変更があることを説明する

F　家庭内の養育環境整備への援助

- 目　的：家庭内の適切な養育環境について指導する
- 適　応：母子共に退院した対象に行う

方　法	留意点と根拠
1　**適切な室内環境について説明する** 1）適切な温度・湿度とその調整を説明する ・夏は室外との温度差5℃以内，冬の室温は20℃，湿度は50～60％とする ・冷暖房機や扇風機の送風が直接児に当たらないようにする 2）照明や明るさについて説明する ・直接日が当たらない場所に寝かせる ・夜間は照明を落として，大人が睡眠をとる環境と同様にする 3）音環境について説明する 静かな環境に寝かせる。人の話し声，テレビの音，電話の呼び鈴などは50～60dBである（➡❶） 4）落下物の危険がない場所に寝かせる 5）ペットによる危害を避けるために，ペットと一緒の部屋には寝かせない	●掛け物や衣服で調整する ❶乳幼児の聴力閾値は6歳頃に成人閾値に達するが，1歳児の聴力閾値はそれより低く40～55dB程度である ●動物は母乳や人工乳のにおいに反応して，児に近づくことがある
2　**寝かせ方について説明する** 腹臥位は避け，仰臥位で寝かせるよう説明する（➡❷，❸）	❷腹臥位は乳幼児突然死症候群発生のリスクである ❸仰臥位のほうが児の顔色や表情などの観察が容易である
3　**育児支援者と援助内容を調整するよう説明する** 1）育児支援者を確認する ・分娩後に実家に帰るのか，自宅に帰るのか ・育児支援者は誰か 2）育児支援者との役割分担を調整する	●援助内容はできるだけ具体的にして役割分担する
4　**車での移動時の安全確保について説明する** 1）幼児用補助装置（チャイルドシート）を必ず使用する	●チャイルドシートは年齢に合ったものを使用する

方　法	留意点と根拠
2）公的援助について情報提供する	●チャイルドシートは，市町村などによる貸し出しや購入費の補助がある場合がある

❶徳光裕子・内山勉・伊集院亮子：乳幼児の発達と聴力閾値の変化，*Audiology Japan*，39（5）：423-424，1996.

文　献

1) 横尾京子編：助産学講座8 助産診断・技術学Ⅱ [3]新生児期・乳幼児期，第5版，医学書院，2013，p.182.
2) 大藪泰：新生児心理学―生後4週間の人間発達，川島書店，1992，p.11-50.
3) 福岡地区小児科医会・乳幼児保健委員会編：乳幼児健診マニュアル，第4版，医学書院，2011，p.35-47.
4) 仁志田博司：一カ月健診，日本産科婦人科学会雑誌，60（3）：981-989，2008.
5) 杉山剛・窪川理恵・寺島由美子・他：1ヶ月健診を受診した新生児の母親による新生児スキンケアの現状，日本小児皮膚科学会雑誌，33（1）：7-12，2014.
6) 小川雄之亮：新生児健診と早期乳児健診，周産期医学，30（1）：47-55，2000.
7) 齋藤孝美：1カ月健診のポイント，周産期医学，42（2）：251-257，2012.
8) 前川喜平：写真でみる乳児健診の神経学的チェック法，改訂6版，南山堂，2003，p.117-126，
9) 斎藤義朗：乳児の運動発達－原始反射・姿勢・姿勢反射の診かた，小児科診療，75（5）：753-760，2012.
10) 日野治子：子どもの皮膚の機能と発達，小児科，51（5）：509-515，2010.
11) 佐藤嘉純・渡邊美和・田中聖子・他：乳幼児の皮膚とスキンケア，日本小児皮膚科学会雑誌，27（2）：190-194，2008.
12) 小松令以子・山本一哉：ベビースキンケアのたどった道，アレルギーの臨床，434：954-958，2012.
13) 米山万里枝・永田裕子・西山実里・他：新生児の皮膚ケア 後編，助産雑誌，64（10）：934-940，2010.
14) 馬場直子：新生児痤瘡・乳児脂漏性皮膚炎・汗疹・おむつ皮膚炎，小児科診療，72（11）：1963-1969，2009.
15) 山本一哉：おむつかぶれの治療とスキンケア，チャイルドヘルス，13（7）：487-508，2010.
16) 岡部信彦：予防接種法の改正と今後の予防接種・ワクチン，小児科臨床，67（4）：515-520，2014.
17) 中野貴司：インフルエンザワクチン―小児での予防効果と新しいワクチン，小児科臨床，67（4）：569-574，2014.
18) 中山哲夫：同時接種について考える小児科臨床，67（4）：593-599，2014.
19) 徳光裕子・内山勉・伊集院亮子：乳幼児の発達と聴力閾値の変化，*Audiology Japan*，39（5）：423-424，1996.
20) 玉置邦彦総編集：最新皮膚科学大系 特別巻1　新生児・小児・高齢者の皮膚疾患，中山書店，2004，p.2-6.
21) Zouboulis CC：Acne and sebaceous gland function，*Clinics in Dermatology*，22（5）：360-366，2004.

索引 index

[欧文]

50gGCT　52
75gOGTT　52
AABR検査　272
ALSO　136
B型肝炎　292
B群溶血性レンサ球菌　37, 54
BCG　292
BMI　28
BPS　73, 77
GBS　54
GDM　36, 53
HELLP症候群　49
hPL　171
HPV　292
ICクランプ　246
LDR　122
MR　292
NST　73, 78
PIH　42, 56
SI　136, 139
sniffing position　245

[和文]

あ

アクティブチェア　109
アプガースコア　144
アールフェルト徴候　133
アロマセラピー　107
安藤の方法　46

い

育児・介護休業法　216
育児休業　212
育児時間　212
移行便　281
意思決定　7
石原式計測法　235
一過性徐脈　99
一過性頻脈　98
溢乳　190
遺伝カウンセリング　39
今井の方法　46

インフルエンザ　292

え

会陰・腟壁血腫　165
会陰部　95
　　──の観察　177
エジンバラ産後うつ病自己評価票　175
エストロゲン　171
エンパワーメント　8
塩分摂取　57

お

横位　37
黄疸　250
　　──計　265
オキシトシン　171
おくるみ　257
おたふくかぜ　292
おむつ交換　257
悪露　155, 168
　　──交換　159
温罨法　107
音楽療法　107

か

外陰部の消毒・清拭法　128
開口期　90
回旋異常　118
解凍母乳　215
過期産　90
下肢のけいれん　82
下肢の浮腫　25
過重型妊娠高血圧腎症　42
仮性陥没乳頭　51
家族計画指導　192
肩幅の計測　237
過短臍帯　146
過長臍帯　146
仮面高血圧　70
看護過程　9
鉗子分娩　92, 127
間接ビリルビン　251
γグロブリン　268

き

器官形成期　16
奇形形成の臨界期　16
吸引分娩　92, 126, 129
急性化膿性乳腺炎　206
吸啜反射　282
キュストナー徴候　133
胸囲の計測　236
胸骨圧迫　246
筋緊張の観察　232

く

クアトロ検査　41
屈位　37
クラミジア　37
　　──検査　53
　　──検体採取方法　54
クリステレル胎児圧出法　127
クレイマーの分類　265

け

ケアリング　8
頸管裂傷　140
経腟エコー　22, 39
　　──の介助　21, 47
経腟プローブ　21
経皮ビリルビン濃度測定法　265
経腹エコー　39
血液ガス分析　230
血液検査　48
血管迷走神経反射　49
月経の再来　170
血清アルブミン　268
血清ビリルビン値　265
　　──の測定　252
　　──の測定法　265
血清マーカー検査　41
血糖測定　253
ゲートコントロール理論　106
ケトン体　19
肩囲の計測　236
原始反射　285

こ

更衣　256
交換輸血　267, 268
後期流産　90
高血圧基準　70
後産期　90
口唇追いかけ反射　281
後陣痛　133, 155, 168
光線療法　267
後方後頭位　118
呼吸音の聴診　227
腰幅の計測　237
骨産道　95, 97
骨盤位　37
骨盤支持ベルト　67
骨盤底筋群　95
骨盤底筋体操　63

さ

細菌性腟症　26
細菌性腟症の検査　26
臍処置　145
臍帯　117, 145, 146
臍帯血　230
　　──検査　41
臍動脈血流　73
サイナソイダルパターン　100
臍部消毒　282
搾乳　217
搾母乳　217
　　──の保存期間　219
産科危機的出血への対応ガイドライン　137
産科出血　135
産科DICスコア　136
産後うつ病　5, 174, 201
産後健診　201
産褥　154
産褥期　154
産褥精神病　175
産褥体操　185
　　──の禁忌　184
産褥熱　198
産褥復古　157
産前産後休業　69
酸素飽和度の測定　229
産痛緩和　105, 129
産道　90, 116

し

耳音響放射法　269
痔核　82
子癇　42
弛緩出血　151, 166
弛緩法　106
耳顔面　235
子宮下部　95
子宮峡部　95
子宮頸管　95
子宮頸管長の測定　48
子宮頸部　95
　　──細胞診検査　22
子宮底高　176
子宮底長の測定　46
子宮復古　168
子宮復古の観察　176
子宮復古不全　194
子宮輪状マッサージ　182
死産　92
自然分娩　92
児頭大横径　40
自動聴性脳幹反応検査　269
児頭の回旋　119
児頭の径線　237
自動歩行反射　282
児斑　281
斜位　37
射乳反射　171
縦位　37
重症黄疸　264
絨毛検査　41
手掌把握反射　233
出血量の測定　139
出産準備　76, 83
　　──教育　77
　　──教室　30
出生前診断　39
出生体重　29
授乳期の食事摂取基準　188
授乳のケア　161
授乳のサイン　191
授乳場面の観察　180
シュルツェ様式　134
シュレーダー徴候　134
常位胎盤早期剥離　104, 120, 131
小横径　238
小斜径　238
小児肺炎球菌　292

静脈瘤　82
初期嘔吐　190, 250
ショック指数　135, 136, 139
進行性変化　200
人工妊娠中絶　34
人工破膜　117
真性陥没乳頭　51
新生児　5, 143
新生児期　5
新生児健診　286
新生児蘇生　244
新生児の蘇生法アルゴリズム　231
新生児マス・スクリーニング　268, 270
新鮮母乳　215
身体計測　234
身長測定法　235
陣痛　92
　　──の観察　104
　　──の強さ　93
陣痛持続時間　93
陣痛周期　93
陣痛トランスデューサー　78
心拍数の測定　228
心拍トランスデューサー　78

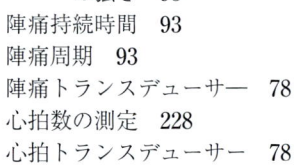

す

推定エネルギー必要量　57

せ

正期産　90
生産　92
成熟度判定　239
成乳　172
生物物理的プロフィールスコア　73
生理的黄疸　250, 264
生理的体重減少　190, 263
生理的多血症　251
切迫早産　71
切迫流産　32
セルフケア　7
遷延一過性徐脈　118
遷延性黄疸　264
前期破水　97
前駆陣痛　92
前後径　238
前方後頭位　94

そ

早期黄疸　264
早期新生児期　5
早期破水　97
早期母子接触　5, 143, 147, 225
早期離床ケア　159
早期離床の禁忌　189
早期流産　90
早産　90
早発一過性徐脈　118
側彎反射　282

た

胎位　37, 94
第1胎向　37
第1分類　37
体位変換　259
大横径　238
胎芽　16
胎向　37, 95
退行性変化　200
胎児　5, 16, 94
胎児血流　77
　　──の評価　73
胎児心音の聴取　23
胎児心拍数基線　98
　　──細変動　98
胎児心拍数陣痛図　98
胎児心拍数波形のレベル分類　98
胎児心拍数モニタリング　98, 117
胎児体重推定式　40
胎児付属物　145
胎児モニタリング　102
大斜径　238
体重測定　234
胎勢　37, 94
大泉門径　238
大腿骨長　40
耐糖能検査　52
第2胎向　37
第2分類　37
胎嚢　22
胎盤　145
　　──の構造　146
　　──の臍帯付着部位　146
胎盤圧出法　134

胎盤剥離出血　133
胎盤剥離徴候　133
胎盤娩出様式　134
胎便　281
多血症　49
多胎児　197
多胎妊婦　207
多胎分娩　90
ダンカン様式　134
男女雇用機会均等法　69, 216
単胎分娩　90
タンデム型質量分析計　268
ダンデムマス法　269
たんぱく質摂取量　57

ち

腟　95
遅発一過性徐脈　118
中毒性紅斑　281
超音波検査　39, 41
　　──の介助　77
超音波ドップラー　24
聴覚検査　269, 272
聴覚マス・スクリーニング　270
直接ビリルビン　251
直腸温　228

て

帝王切開　75, 196
低血糖　252
低在横定位　118
低出生体重児　246
ディック・リードの理論　106
適時破水　97
鉄欠乏性貧血　43
点眼　145, 241

と

頭位　37
頭囲の計測　236
頭殿長　22
特発性血小板減少性紫斑病　49
ドライケア　240
ドライテクニック　240
取り違えの防止　261

な

内診台　20
内診の介助　19
軟産道　95

に

日本人の食事摂取基準　28
日本脳炎　292
乳管　179
乳汁　172
　　──の分泌　155
　　──分泌　171
　　──うっ滞　205
乳腺炎　206
乳頭　51
乳便　281
乳房トラブル　193
乳房　50
　　──の外観　179
　　──の観察　50
　　──の触診　179
ニューバラード法　239
尿検査　17, 18
尿失禁　63
尿たんぱく　18
尿中エストリオール　73
尿糖　19
妊産婦死亡　3
妊娠　14
妊娠悪阻　33
妊娠高血圧　42
妊娠高血圧症候群　42, 56, 202
妊娠高血圧腎症　42, 49
妊娠陣痛　92
妊娠性貧血　43
妊娠糖尿病　36, 53
妊娠の届け出　16
妊娠反応　17
妊婦運動の禁忌　60
妊婦健康診査　27
　　──の目的　28
妊婦体操　57

の

ノンストレステスト　73, 78

は

把握反射　281
肺塞栓症　159, 196
稗粒腫　281
排臨　97
白衣高血圧　70
播種性血管内凝固症候群　120, 135
破水　97
バースレビュー　4
発露　97
母親になること　173
バルサルバ法　123
パルスオキシメーターの装着　148
バルブシリンジ　149
反屈位　37, 118
反射の観察　232

ひ

引き起こし反射　233
ビショップスコア　95, 96
ビタミンKの投与　254
ヒト胎盤性ラクトーゲン　73, 171
ヒブ　292
病的黄疸　250
病的嘔吐　190
ビリベッド　267
貧血　49
ピンチテスト　51
頻尿　82

ふ

腹圧　93
腹囲　40
　──の計測　236
　──の測定　47
腹帯　66
浮腫　82
フリードマン曲線　94
プロゲステロン　171
プロラクチン　171
分娩　90
　──第1期　90, 97
　──第3期　90, 97, 133
　──第2期　90, 97, 116
　──第4期　90, 142

　──の間接介助　120
　──の経過　91
分娩開始　93, 97
分娩監視装置　79
分娩期　4
分娩所要時間　94
分娩陣痛　93
分娩予定日　14

へ

臍の消毒　242
娩出期　90
娩出物　90, 117
娩出力　90, 92, 116
変動一過性徐脈　118
便秘　64, 82
扁平乳頭　51

ほ

保育所　213
母子健康手帳　16
母子相互作用　186
母子同室　164
母児同室　261
母子分離　195
母性健康管理指導事項連絡カード　31, 76
母性健康管理措置　69
母性保護規定　69
保存母乳　215
母体血胎児染色体検査　41
母乳育児　215
　──相談　203
　──の支援　190
母乳性黄疸　286
母乳分泌不足　204

ま

マイナートラブル　41, 75, 81, 202
マタニティウェア　61
マタニティサイクル　2
マタニティブルーズ　173

み

ミクリッツ・ラデッキー徴候　134

みずぼうそう　292

む

迎え袖　257
無痛分娩　75

め

免疫学的妊娠反応　17

も

沐浴　274
モロー反射　233, 281

ゆ

誘発分娩　92

よ

腰囲の計測　236
羊水　147
羊水検査　41
腰部・背部痛　81
予防接種　292
四種混合　292

ら

ラッチオン　191, 203
卵膜　146

り

リトラクションスコア　224
流産　90
リラクセーション　107

る

ルーディング反射　281

れ

冷罨法　107
冷凍母乳　215, 219
レヴァイン分類　228
レオポルド触診法　43

ろ

労働基準法　69, 216
ロタウイルス　292

わ

ワクチン　292

看護実践のための**根拠**がわかる
シリーズラインナップ

基礎看護技術
●編著：角濱春美・梶谷佳子

成人看護技術―急性・クリティカルケア看護
●編著：山勢博彰・山勢善江

成人看護技術―慢性看護
●編著：宮脇郁子・籏持知恵子

成人看護技術―リハビリテーション看護
●編著：粟生田友子・石川ふみよ

成人看護技術―がん・ターミナルケア
●編著：神田清子・二渡玉江

老年看護技術
●編著：泉キヨ子・小山幸代

母性看護技術
●編著：北川眞理子・谷口千絵

小児看護技術
●編著：添田啓子・鈴木千衣・三宅玉恵・田村佳士枝

精神看護技術
●編著：山本勝則・藤井博英・守村洋

在宅看護技術
●編著：正野逸子・本田彰子

看護実践のための根拠がわかる　母性看護技術

2008年8月8日　第1版第1刷発行	定価（本体3,200円＋税）
2015年10月20日　第2版第1刷発行	
2018年9月6日　第2版第7刷発行	

編　著　　北川眞理子・谷口千絵©　　　　　　　　　　　　　　　　＜検印省略＞

発行者　　小倉啓史

発行所　　株式会社メヂカルフレンド社

〒102-0073　東京都千代田区九段北3丁目2番4号
麹町郵便局私書箱48号　電話（03）3264-6611　振替00100-0-114708
http://www.medical-friend.co.jp

Printed in Japan　落丁・乱丁本はお取り替えいたします　　　印刷／大日本印刷（株）　製本／(有)井上製本所
ISBN978-4-8392-1594-1　C3347　　　　　　　　　　　　　　　　　　　　　　　　　　　107126-179

本書の無断複写は，著作権法上での例外を除き，禁じられています．
本書の複写に関する許諾権は，㈱メヂカルフレンド社が保有していますので，複写される場合はそのつど事前に小社（編集部直通 TEL 03-3264-6615）の許諾を得てください．